U0230233

临床实用心电图学

增补版

主　编　吕聪敏　潘二明　汤建民
主　审　冯海新　方炳森

科学出版社

北京

内 容 简 介

本书为《临床实用心电图学》的增补版，分为心电图学、起搏心电图学和彩色心电向量图学三篇，共34章。增补版补充了之前未涉及或涉及不深的内容，增加了心电学领域的新进展，如国际最新心电图诊断标准及鉴别流程、心电向量新知识、新型起搏器功能等；从方法学的角度，指导心电学初学者把握知识点；以编写者的经验为实例，选用典型图例进行解析，提醒读者从何处入手，亮点何在，如何从机制上展开分析。

本书既是心电学知识的讲解，又是心电图学工具书，贴近临床、贴近读者，可供广大心电图工作者、内科医生及医学院校师生参考使用。

图书在版编目（CIP）数据

临床实用心电图学：增补版 / 吕聪敏，潘二明，汤建民主编 . —北京：科学出版社，2022.9
ISBN 978-7-03-071267-7

Ⅰ . ①临⋯ Ⅱ . ①吕⋯ ②潘⋯ ③汤⋯ Ⅲ . ①心电图 Ⅳ . ① R540.4

中国版本图书馆 CIP 数据核字（2022）第 003165 号

责任编辑：杨小玲 王先省 / 责任校对：张小霞
责任印制：肖 兴 / 封面设计：龙 岩

科 学 出 版 社 出版
北京东黄城根北街16号
邮政编码：100717
http://www.sciencep.com

北京汇瑞嘉合文化发展有限公司 印刷
科学出版社发行 各地新华书店经销

*

2022年9月第 一 版 开本：889×1194 1/16
2022年9月第一次印刷 印张：32
字数：880 000
定价：198.00元
（如有印装质量问题，我社负责调换）

编写人员

主　　编　吕聪敏　潘二明　汤建民

副 主 编　潘　登　潘　月　吴照科　赵　森　王　凯

主　　审　冯海新　方炳森

主编助理　王鸿涛

编　　者　（按姓氏汉语拼音排序）

冯月华　何晓丹　侯明宇　胡云霞　李　莉

李小妞　刘　玥　吕聪敏　牛景美　潘　登

潘　月　潘二明　孙　露　汤建民　王　凯

王鸿涛　王文田　王逸华　吴照科　谢相屹

许慧艳　许悦悦　闫春秀　翟寒静　张　娟

张　雯　张萍萍　赵　森　赵心珠　朱银川

主编简介

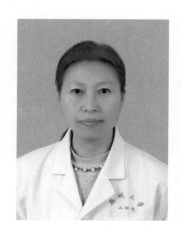

吕聪敏　主任医师、教授，硕士研究生导师，现就职于中国高血压联盟河南省协作中心——郑州大学第二附属医院心内科。任河南省高血压研究会常务理事、中国心电图会诊中心常委、河南省远程心电诊断组副主任委员等。擅长食管心脏电生理、心律失常及起搏心电图分析。以第一作者在 *European Geriatric Medicine*、*Circulation* 各发表论文 1 篇，在《中华心律失常学杂志》《临床心血管病杂志》《中国急救医学》《现代预防医学》等中文核心期刊发表研究论文 30 余篇。主持科研项目 8 项。曾获河南省科技成果奖 6 项。主编学术著作 2 部，其中《临床心电学及图谱详解》获河南省教育厅科技成果奖一等奖。

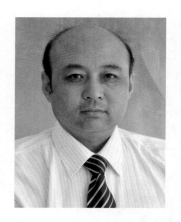

潘二明　河南省生物医学工程学会立体心电图（中国）研发与培训中心主任。现就职于河南省漯河市心血管病医院心电图室。任河南省生物医学工程学会常务理事、中国心电图会诊中心常务委员、河南省漯河市医学会心电生理与起搏分会副主任委员等。

从事心电学专业 40 余年，在心电向量图方面造诣颇深。主导的研发团队消除了以前心电向量图仪只能分析固定单心搏的弊端，添加了心搏编码功能，便于快速分析心律失常；添加了多心搏彩色心电向量环叠加打印和显示功能，便于快速识别正常与异常心电向量环差异及异位心搏的定位诊断；添加了 P 环、QRS 环、T 环和 QRS 环的起始部、中部和终末部不同颜色的显示等百余项功能，获国家级专利十余项。在《中华儿科杂志》《中国循环杂志》《心电学杂志》等发表论文 40 余篇，主编、参编著作 5 部。荣获地市级科技成果奖 11 项。

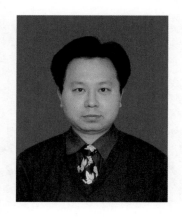

汤建民　主任医师、硕士研究生导师，郑州大学第二附属医院心血管内科一病区科主任。任河南省生物工程学会心血管预防康复分会副主任委员、河南省医师协会心血管病专业委员会冠心病学组副组长、河南省高血压研究会常务理事等。

主要研究方向：心血管病的介入治疗与起搏电生理。在国内外学术期刊上发表论文 50 余篇，主编、参编专著 5 部；获河南省科技成果奖 2 项；主持郑州大学教学改革项目 2 项及河南省教育厅研究项目、河南省科技厅研究项目各 1 项。

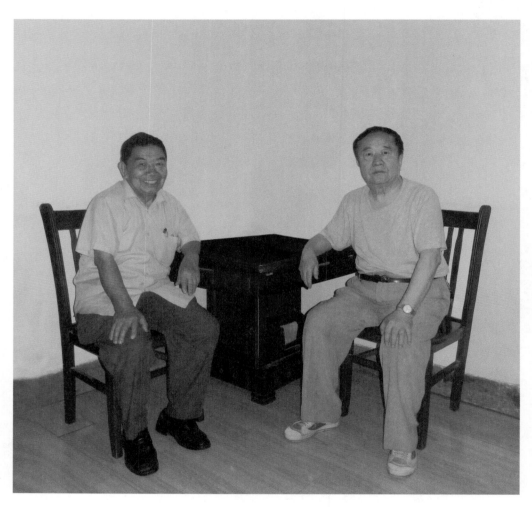

主审方炳森（左）、冯海新（右）

序

"书是'写书者'写给'读书者'看的"，这是最为浅显直白的话。但有的"写书者"似乎没有或者较少有这方面的理念，便出现了这样的现象：心电学书籍琳琅满目，但只印一次就告别了读者的图书绝不只是个案！原因很多，从"写书者"方面而言，没有做到"以读者为中心"去写，也就是没有"以人为本"，没有充分考虑到"读书者"的需要是什么，这恐怕是最为主要的原因。拔高了讲，就是没有解决好"为什么人"的问题。

《临床实用心电图学》自2016年6月出版以来，在5年多的时间内共计印刷6次，得到了同行的厚爱。有的读者自外地远途来主编住地，进行切磋，提出看法，这是对学术的尊重，更是对编写者的关爱。作为主审，我们亦深受感动，感动之余，深切认识到：全体编写者和审稿人应该心中永远装着"读书者"，为他们着想，为他们服务好，亦就是一定要解决好"为什么人"的问题。

为此，主编反复酝酿，与科学出版社编辑多次联系，希望再版，以飨广大读者对《临床实用心电图学》的需求和厚爱。主编也征求了我们俩的意见。正因为编写者应牢记要以"读书者"为本，认为：①《临床实用心电图学》出版仅5年多，心电学虽有很大进展，但尚未达到"必须重写"的境地；②如再版，必然会出现内容和《临床实用心电图学》有较多的重复，造成资源、人力的浪费，增加读者负担，何况编写者也无更多的精力投入，殊难在短期内再版；③如何弥补《临床实用心电图学》的不足，以及这5年多学科的进展，可以另辟蹊径。

经过集思广益，决定编写《临床实用心电图学·增补版》：①弥补《临床实用心电图学》的不足，以及增加了《临床实用心电图学》以后心电学的新进展，如国际最新心电图诊断标准及鉴别流程、心电向量新知识、新型起搏器功能等。②对于刚接触心电学知识的同仁，从"方法学"层面，如何把握知识点，真正在"传道、授业、解惑"时以"传道"为统领，提高读书学习效率。"道"者即方法，知其然，更要知其所以然。有了"方法学"的金钥匙，才能打开心电知识宝库的大门。③以"增补版"为试验田，力求从写作上以编写者的经验为实例，对选用收集到的典型图例作解析，提醒读者从何处入手，告知亮点何在；又如何从机制上展开解析。④力求使增补版的编写达到"既是知识的讲解"，又成为"辞典类"的工具书；体现在目录上为以"知识点"排序，突出基本理念的特点，目录不仅仅是知识门类的框架。⑤设有"索引"，编写成如同辞典的条目，不仅提供《临床实用心电图学》知识点对应的页码，也有《临床实用心电图学·增补版》重要内容的检索，以不同字体排列在一起，以利对接、比较分析和查找。务使《临床实用心电图学》和《临床实用心电图学·增补版》成为一个整体。⑥最后，编写者以"导读"提示如何使用《临床实用心电图学·增补版》。做到"以读者为中心"，让读者、编写者成为向知识前进的同盟军。

全体编写者永远牢记"书是'写书者'写给'读书者'看的",牢记"为什么人的问题是重要的原则问题",一定以这样的理念指导自己的医疗实践;作为主审,既高兴,也担心,因为这是一种新的尝试。读者是否认可、是否满意,读者说了算,读者永远是上帝!希望编写者的目标能够基本达到。

基于以上认识,乐于作序,衷心感谢全体编写者的付出,更祈请广大读者不吝指正。

中华医学会广西分会心电学学会顾问 方炳森

郑州大学第二附属医院原心电图室主任 冯海新

2022 年 6 月

前　言

　　《临床实用心电图学》自2016年6月由科学出版社出版发行以来，多次重印，得到了广大心血管内科医师、心电图工作者的较好评价。编委经过反复酝酿，又与主审及科学出版社编辑沟通后，决定编写《临床实用心电图学·增补版》。

　　本书是《临床实用心电图学》的有力补充，其中90%以上内容与《临床实用心电图学》不尽相同。力求"新异"，主要是补充《临床实用心电图学》未涉及或涉及不深的内容，有相当一部分内容是广大心电图工作者在临床工作中遇到的。本书首次将彩色心电向量图呈献给读者，属国内首创。本书将心律失常中较为复杂的难点如窦房干扰分离现象，用具体的心电图展示，使读者可循着心电图表现去理解和掌握，简化了许多推理过程。还有，右位心患者如何佩戴动态心电图记录仪，才能便于观察ST-T变化。对于不同品牌的起搏器心室自动阈值夺获功能归纳出共性特点，将并行心律的递配对现象从本质上进一步归纳和阐述等。另外，书中还有相当一部分内容为国内外研究进展 [如 Fontaine 双极胸导联、左束支阻滞合并心肌梗死诊断2020年巴塞罗那（BARCELONA）标准、左右心室流出道室性早搏或室性心动过速鉴别标准（V_2 导联 QRS_{i40} 鉴别标准）、致心律失常性右室心肌病的心电图诊断新标准（TAD 延长）、右束支阻滞伴 V_6 导联 R/S < 1.0 的宽 QRS 波心动过速鉴别诊断新标准]，具体详见"本书特点"，在此不一一展开。

　　本书详细的目录展示了基本内容，为方便检索，索引将《临床实用心电图学》与本书合二为一，以不同的字体予以彰显，提升了本书的可读性。本书面向临床，力求深入浅出，以期达到科学性、新颖性、实用性和可读性的高度统一。

　　在本书编写过程中，我们再次邀请我国心电学界享有盛誉的方炳森老师和冯海新老师审阅书稿，两位德高望重的心电学界老前辈在逐字逐句审阅过程中，提出了许多宝贵的修改意见，在此谨向二位致以崇高的敬意和诚挚的谢意！本书能顺利出版，离不开科学出版社的鼎力支持，在此表示衷心的感谢！另外，河南华南医电科技有限公司也给予我们大量技术支持，亦表示感谢！书中有少部分图片来自全科医学心电培训群及QQ心电群，对提供原图的作者表示感谢。本书在编写过程中参阅了大量参考文献，正是这些作者的辛勤付出，让我们开阔了视野，丰富了本书的内容。由于心电学领域知识博大精深，而我们的知识水平和能力有限，书中不完善之处在所难免，敬请各位专家和读者不吝赐教，给予批评指正。

吕聪敏　潘二明　汤建民

2022 年 3 月

导读：如何使用本书

当翻阅一本新书时，有的读者并不首先阅读序言、前言、引言、后记、跋之类的辅助内容，而这些恰恰是读者应该了解的。这些叙述通常会说明该书是由于什么原因、为了什么目的、在什么情况下、根据什么材料写成的，该书的读者对象是谁，有时会说明该书有什么值得关注的，读者应该注意什么。

《临床实用心电图学·增补版》是对《临床实用心电图学》的补充和拓展，《临床实用心电图学》中已有的，如心电原理、测量方法、正常值、常见的心电改变，只能在《临床实用心电图学》中查找。《临床实用心电图学·增补版》90% 以上内容是《临床实用心电图学》没有涉及或未深入展开的。这在"本书特点"中已有叙述，再结合本书详细的目录，读者会有自己的判断。

如果要了解某一专题，请充分利用"目录"和"索引"，这在《临床实用心电图学》及《临床实用心电图学·增补版》中均可查到。如能将两书的索引作综合分析，读者可以更为完善地了解某一专题。

本书特点

1. 将最新的彩色心电向量图呈献给读者：①多个心搏彩色心电向量环叠加打印和显示便于快速识别正常与异常心搏心电向量环的差异，方便异位心搏的定位；②P 环、QRS 环、T 环及 QRS 环的起始部、中部和终末部用不同颜色显示，便于快速解析心电向量图。

2. 将心律失常中最为复杂的难点如窦房干扰分离现象，抽丝剥茧，去伪存真，总结了发现窦房干扰分离的重要线索，减少了许多复杂的逻辑推理、思维过程，实用性强。

3. 详述了窦性心律的变异，具有一定的创新性。

4. 详细描述了前、中、后 Epsilon 波。

5. 详细阐述了并行心律逆配对现象的本质。

6. 介绍了国际上最新的心电图诊断标准。

- 左束支阻滞合并心肌梗死诊断 2020 年巴塞罗那（BARCELONA）标准。
- 左右心室流出道室性早搏或室性心动过速鉴别标准（V_2 导联 QRS_{i40} 鉴别标准）。
- 致心律失常性右室心肌病的心电图诊断新标准（TAD 延长）。
- 右束支阻滞伴 V_6 导联 R/S < 1.0 的宽 QRS 波心动过速鉴别诊断新标准。

7. 介绍了国际上最新的宽 QRS 波心动过速鉴别诊断的室性心动过速鉴别新流程（D12V16 流程）及研究新方向（Pachon 积分法）等。

8. 阐述了一些特殊的心律失常，如吞咽性心律失常、体位性心律失常、呼吸性心律失常等。

9. 进一步阐述夺获，总结了经典夺获与起搏夺获的区别，夺获搏动在鉴别诊断中的重要性，以及常见隐匿性夺获的诊断思维和顺序。

10. 总结了室房传导与心律失常。

11. 详细介绍了双侧束支阻滞的简易诊断分析方法（束支阻滞图译法、束支阻滞分析法）。

12. 介绍了传出阻滞的间接推断方法。

13. 归纳总结了起搏心电图中的有关鉴别诊断。

- 心房颤动传导反应（CAFR）功能和心室感知反应（VSR）功能的鉴别诊断。
- 空白期心房扑动搜索（BFS）功能与心室起搏管理（MVP）功能的房室传导检测的鉴别诊断。
- 空白期心房扑动搜索（BFS）功能与心房同步起搏（ASP）功能的鉴别诊断。
- 频率适应性 AV 间期与 AV 间期负滞后搜索功能的鉴别诊断。
- 心房同步起搏（ASP）功能与非竞争性心房起搏（NCAP）功能的鉴别诊断。
- 室性早搏后一次起搏功能（a pace on PVC）与非竞争性心房起搏（NCAP）功能的鉴别诊断。
- 心房同步起搏（ASP）功能与心室起搏管理（MVP）功能的鉴别诊断。

· AV 间期正滞后搜索功能与起搏器文氏型阻滞的鉴别诊断。

· 心室安全起搏功能与起搏功能不良的鉴别诊断。

· 心室自动阈值管理功能与心室安全起搏功能的鉴别诊断。

· 心室自身优先（VIP）功能与心室起搏管理（MVP）功能的鉴别诊断。

14. 展示了许多少见的心电图图片，如隐匿性房性早搏、房性心动过速伴异房交接区传出双径路、交接性搏动伴干扰性前向及逆向传导中断、间歇性 B 型预激综合征合并右束支阻滞、顺向型房室折返性心动过速伴房室结快慢径路交替前传、分支型左束支阻滞、急性心肌缺血时 T 波及巨大 U 波同时倒置、多个心搏彩色心电向量环叠加等。

15. 归纳总结了导致起搏心电图 AV 间期缩短的 17 种常见情况。

16. 心电图解析欣赏一章，用精练的语言，旁征博引分析了比较少见的心电案例，可使读者开阔视野。

17. 提出并总结了心电学分析的方法论：总纲（起源 - 传导 - 图形结果）、序列性及四级定位。

18. 索引更加详细，将《临床实用心电图学》与《临床实用心电图学·增补版》内容词条采用不同字体进行合排，极大地方便了读者查阅。

目　　录

第一篇　心电图学

第二篇　起搏心电图学

第三篇　彩色心电向量图学

第一篇 心电图学

第一章

P 波及窦性心律变异

第一节　心电图基本概念

一、激　　动

激动（excitement）（或冲动）常指能引起可扩布动作电位的兴奋，也指心脏起搏点发出的可扩布的动作电位，可沿心脏自律传导系统及心肌传导，在体表心电图上不一定有表现。激动是心肌细胞应激性的重要指标，激动后可发生电活动和机械性收缩反应，即激动在心房或心室的机械性收缩之前已经发生。

二、搏动（心搏）

搏动（beat）或心搏（heart beat）是指心脏跳动（包括心房或心室的跳动），即心脏的节律性收缩运动，在心电图学上表现为 P 波（称心房波）或 QRS-T 波（称心室波）等可见的波形。

三、激动与搏动的关系

搏动由激动引起，一般激动多能形成搏动，而且同一激动在传导过程中可不只产生一个搏动，如同一窦性激动传至心房时产生窦性 P 波，传至心室时产生窦性 QRS-T 波。某些情况下，窦性激动还可通过房室交接区的短路或另一条径路逆传心房，又产生逆行 P 波而构成窦性反复搏动。有的激动可以完全不产生搏动，如隐匿性交接性早搏在心电图上并无表现，只能通过其对其他搏动的影响而推断该激动的存在。

四、脱　漏　搏　动

在没有弥漫性完全性心房肌传导阻滞和弥漫性心室肌内传导阻滞的条件下，窦性或房性激动，在从窦房结或房性起搏点至心室肌的传导过程中，发生传导中断的心电图表现统称为脱漏搏动（dropped beat），简称漏搏。

五、心　　律

心律（heart rhythm）是指 3 次或 3 次以上的心搏，心脏的某一起搏点连续发出 3 次或 3 次以上的兴奋时，即可构成该起搏点的心律。心律一词，尚具有起搏点在何处的含义。正常心律的激动起源于窦房结，由它发出的激动基本规则，频率也在一定的范围，并按一定的传导速度和顺序传布至两个心房、交接区、左右束支、左束支分支、浦肯野纤维，最后到达左心室肌、右心室肌，称为窦性心律。如果窦房结以外的潜在异位起搏点转为有效起搏点，则产生异位心律。

六、节　　律

节律（rhythm）专指心律的规则与否。需要注意的是，节律重整包括频率和（或）节律的重整。当同一起搏点在一定时间内发出一系列激动时，若其节律绝对规则或基本规律，即称为自律性稳定。心电图表现为每个 PP 间隔或每个 RR 间隔完全相同，或虽稍有差别，但相差时间不超过 0.12s。

七、心　　率

心率（heart rate）是心脏跳动的节律快慢，也称心搏频率。心电图上的心率是指每分钟 R 波出现的个数（心室率）或每分钟 P 波出现的个数（心房率）。

八、联　　律

联律是频发性早搏的一种特殊类型。早搏与主导搏动成对或成组规律性反复出现时，称为联律（coupling）。1 次或 2 次主导搏动后紧随 1 次早搏且接连规律地发生者，称为"二联律"或"三联律"，以此类推。若在联律中预期要发生的早搏没有出现，而被主导搏动所代替，但以后的早搏仍按时出现，则那些未出现的早搏称为隐匿性早搏。

九、间期与间距

间期（interval）是指两个个体之间有派生关系；间距（spacing）则是指两个独立个体之间的并列关系，或尚未证实两者有派生关系。例如 P-R 间期，则是肯定了 P 波与后继 R 波有依附的传递关系；P-R 间距则指尚未证实 P 波与后继 R 波有依附的传递关系，即 P 波与后继 R 波以两个独立个体并列存在。

第二节　P 波常见问题

P 波形态的改变十分常见，类别复杂，P 波是各波段中动态变化最大和最频繁的一个波，体表心电图常以 P 波形态推断激动起源于窦房结、心房、房室交接区还是心室。下面仅对临床医生实际工作中遇到的、容易忽视的一些 P 波问题进行详细阐述。

一、窦性心律不齐的相对值指标

《临床实用心电图学》（2016 年）对窦性心律不齐做了详细全面的介绍，现对窦性心律不齐另一个判断指标——相对值指标，做一补充。作为窦性心律，它的频率范围相对较为宽泛，以成年人为例，显著的窦性心动过缓心率 < 35 次 / 分，此时对于合并窦性心律不齐者，如仍采用"互差 > 0.12s（或 > 0.16s）"的指标，则不足以反映其真正的心律状况。1994 年就有学者谈到"P-P 间期的最大差值（互差）变化超过 10%"这一指标。2000 年 Zipes 更是明确地指出，最长与最短周期之差除以最短周期超过 10%。显然，窦性心动过速（如 160 次 / 分）和显著窦性心动过缓（＜ 35 次 / 分），都采用同一指标判定窦性心律不齐，是不合适的。采用相对值指标就较为合理，值得倡导推广。

窦性心律不齐的相对值指标，随基础心率快慢的不同以 10% 的波动为标准来判断，较之不论基础心率的快慢，仅仅以 0.12s 或 0.16s 的绝对值作为标准衡量，相对合理，值得采纳。

二、房性 P′ 波

若心房除极波不是窦房结激动引起，而是房内自身存在的节律点激动所致，则称为房性 P′ 波（atrial P′ wave）。房性 P′ 波多以早搏的形式表现，房内激动的起源点不同，房性 P′ 波的形态也不尽相同，如房内激动的起源点在右心房的上部，则引起的心房除极 P′ 波难以与窦性 P 波相区别，只有和同导联中的窦性 P 波比较才能确定。房性 P′ 波在 QRS 波群之前，P′-R 间期≥ 0.12s，是与交接性心律的鉴别点之一，但交接性心律伴前向传导延迟亦可出现 P⁻-R 间期≥ 0.12s。

三、交接性 P⁻ 波

交接性 P⁻ 波（junctional P⁻ wave）系指起源于交接区的异位激动逆传心房并使其除极时所产生的逆行 P⁻ 波。心脏节律的激动点不在心房内而在房室交接区，该区发出的激动无疑是双向传导的，逆向传导使心房除极形成倒置的 P⁻ 波，前向传导使心室除极形成 QRS 波群，心房除极的 P⁻ 波是倒置的（在 Ⅰ、Ⅱ、aVF、V₅、V₆ 导联）。由于房室交接区的激动点位置不同，P⁻ 波与 QRS 波群的关系会发生变化，可出现下列 3 种情况。

1. 交接区激动点在交接区的上部，距心房比较近，激动先抵达心房除极产生一个倒置的 P⁻ 波，后抵达心室除极产生一个 QRS 波群，因此 P⁻ 波在 QRS 波群之前，P⁻-R 间期≤ 0.12s。

2. 交接区激动点在交接区的中部，激动逆向传导和前向传导同时抵达心房和心室除极，故倒置的 P⁻ 波重在 QRS 波群之中，心电图上不能显示出 P⁻ 波。

3. 交接区激动点在交接区的下部，激动先抵达心室，使心室先除极产生一个 QRS 波群，后抵达心房，使心房除极产生一个倒置的 P⁻ 波，故 QRS 波群在前，P⁻ 波在后，R-P⁻ 间期一般≤ 0.16s，很少达 0.20s。

上述 P⁻ 波和 QRS 波群的时序关系，推测是在逆向传导和前向传导速度"相等"的前提下出现的改变，如果逆向传导或前向传导速度不相等，则 P⁻ 波和 QRS 波群的关系也会发生改变。P⁻-R 间期或 R-P⁻ 间期并不代表房室或室房传导时间，而是顺向传导与逆向传导的"时间差"。

四、室性 P⁻ 波

室性 P⁻ 波（ventricular P⁻ wave）是指异位激动点在心室内，心室先除极产生一个宽大畸形的 QRS 波群，其后面出现一个倒置 P⁻ 波。这种现象多出现在室性早搏的心电图上。异位激动点发出的激动使心室除极的同时，又通过房室交接区（预激综合征患者可能通过房室旁道）逆行传至心房，使心房除极产生一个倒置的 P⁻ 波。一般 R-P⁻ 间期≤ 0.20s，多数情况下 P⁻ 波重叠在 ST 段和 T 波中。如果室性早搏的激动未发生逆向传导，室性早搏后可不出现逆行 P⁻ 波。

五、游 走 心 律

（一）游走心律应该具有以下特点

1. "自律性正常或基本正常的不同起搏点"这一定性，应该是十分重要的。这就排除了各种异常起搏点之间的转变，如心房扑动转变为心房颤动、室性心动过速转变为心室颤动。

2. 游走心律是节律点的转移，而且是有序的、在节律点之内的转移，或者是"相邻"两类节律点之间的转移。任意的、不相邻的两类节律点之间的转移就不应该定义为"游走心律"，如窦性心律时出现的室性早搏、早搏后伴有长的代偿间歇时发生的另一个起源点的逸搏，就不应该定义为游走心律。原因：①窦性心律与室性起源的早搏不是"相邻"的两类起搏点（它们有各自的固有频率）；②室性早搏的发生也不是"自律性正常或基本正常的不同起搏点"的转移；③至于"心动过缓到一定程度时出现的心房或房室交接处逸搏"也不应该是发生游走心律的要件；④更为重要的是无"反复移位轮流发出激动，以控制一系列（3次以上）的心电活动"。这些都不符合"游走心律"的要件，不然所有心律失常都可以判为游走心律，泛化了游走心律，也是望文生义解释游走心律。更何况心律失常都有节律点的转换变化。

（二）游走心律可以从不同类别进行讨论

1. 同一节律点内游走 窦房结内头部向尾部的游走：由于头部发放的频率高，因此 P-P 间距短，而尾部的频率低，则 P-P 间距长，"头部的 P-P 间距短、振幅高""尾部的 P-P 间距长、振幅低"。《周氏实用心电图学》（第 5 版）的叙述：当起搏点位置较高时，心率增快，"下壁导联"的 P 波振幅增高，当起搏点向窦房结尾部移动时，心率减慢，"下壁导联"的 P 波振幅降低，应该是确切的。

2. 不同起搏点的游走 必须限定于相邻两种不同节律点之间、因兴奋性高低不同而渐渐变换，可参阅《临床实用心电图学》。

六、隐没的 P 波

隐没的 P 波（occult P wave）系指心电图上不易辨认的 P 波。心电图上看不见 P 波有两种可能：一种是心房电活动完全消失；另一种是 P 波与 QRS 波群、ST 段或 T 波重叠，难以辨认。下面讨论的隐没的 P 波是指后一种情况。

（一）P 波与 QRS 波群重叠

P、P′、P⁻ 波振幅较低，如果隐没于 QRS 波群之中，根本无法辨认。逆行 P⁻ 波位于 QRS 波群起始部分类似 Q 波，位于 QRS 波群终末部分又类似 S 波。

（二）P 波与 ST 段重叠

P 波与 ST 段重叠也常可见到，尤其是逆行 P⁻ 波，常落在 ST 段上。

（三）P 波与 T 波重叠

P 波也可与 T 波重叠，常见于房性早搏、房性心动过速、窦性心动过速伴一度房室阻滞或 2：1 房室阻滞等。特别是房性早搏的 P′ 波与 T 波重叠，可使 T 波波峰增高、变尖，或使 T 波呈假的切迹增宽，或使 T 波前支有切迹，或使 T 波的后支变形。有时未下传的房性 P′ 波落在 T 波之后，类似 U 波或倒置的 U 波。

（四）寻找隐没的 P 波方法

当心电图上 P 波不能明示时，应该结合同步 12 导联心电图逐波对应观察、对比、分析，特别应注意 QRS 波群起始或终末部分有无切迹、ST 段有无突起、T 波有无变形等。另外，还应注意 P 波有无规律，能否测量出 P-P 间期，P-P 间期的序列性常是确定隐没的 P 波的重要依据。同时在任何早搏中，或出现较长的 P-P 间距时，应考虑 T 波波峰及前后有无 P 波与 T 波重叠的可能，关键是将某一 T 波与同导联其他窦性 T 波相比较，可避免漏诊或误诊。

七、P 波的识别

识别 P 波是心律失常诊断和鉴别诊断的重要步骤，特别是分析复杂心律失常时，识别 P 波将是诊断正确与否的关键一环。一个正常的 P 波通常表示起源于窦房结，即窦性 P 波；而一个不正常的有别于窦性 P 波的 P′ 波通常表示是异位性的起源，但是不要忘了，窦性 P 波有时也会受前面异位激动作用影响而变形，如钟氏现象，即房内差异性传导。

（一）放大 P 波的方法

识别 P 波除要从形态、速率及节律来确定 P 波的起源外，还可采取下列方法获得。

1. 增加心电图的敏感度，将心电图机的电压标准提高 1 倍（使 1mV=20mm）或者更多倍，以加大到基线不发生抖动、无明显交流电干扰为度，纸速增加至 50mm/s 或 100mm/s，则可使 P 波的幅度增加而易于辨认。

2. 记录 S_5 导联，又称胸骨旁导联、S_{5R} 导联、Lewis-S_5 导联。方法是将 Ⅰ 导联的正极置于胸骨右缘第 5 肋间，负极置于胸骨柄处。在其他导联 P 波不明显时，此导联能使 P 波放大而易于识别。在该导联上窦性 P 波和异位 P′ 波的鉴别和 V_1 导联相同，但 P 波较 V_1 导联更明显，而且宜用于长期监护。

3. 应用食管导联，将食管电极送入食管内，用食管导联记录心电图，可清楚地显示心房激动，有助于 P 波的识别。可参阅《临床实用心电图学》"第 40 章　经食管心脏电生理检查"。

4. 兴奋迷走神经以显示 P 波，如按压颈动脉窦，常可使 P 波清晰显现，或可使传导改变，出现节律上的裂隙，而使可能隐没在 QRS 波群中的 P 波显现。注意：按压颈动脉窦时，不能双侧同时按压。

5. 应用腹臂导联放大 P 波。该方法是利用胎儿心电图机放大 P 波。可参阅《临床实用心电图学》"第 35 章　提高心房波振幅的新导联——腹臂导联"。

6. 对于已经描出的心电图，可采取复印放大的方法，将 P 波放大。

（二）识别 P 波的注意事项

1. Bix 规则　当室上性心动过速的 P′ 波每次都准确地落在两个心室波群中间时，很可能还有另一个 P′ 波隐没在 QRS 波群内，实际 P′ 波数是可见 P′ 波数的 2 倍，称为 Bix 规则，常见于心房扑动 2∶1 下传心室和慢 - 快型房室结折返性心动过速伴前向 2∶1 传导。了解到可能存在 2 倍于表现的 P′ 波数是很重要的，因为此时如房率变慢，有时可出现危险，心室率会因心房率减慢而成倍增加。所以 Bix 规则是一个很好的预告信号，提示应采取措施避免心室率危险性加快。

2. 草堆原理　当在一定的导联内不能发现可疑的 P 波或起搏信号时，总是应选择一个电压最小的导联（心室波群最小），如 aVR 导联，才可能有助于识别 P 波，这就像在一堆干草中寻找一根针，总是希望在小草堆中找，而不希望在大草堆中寻找，故形象地比喻为草堆原理。

3. 注意识别 P 波样的波　所谓 P 波样的波实际上是 QRS 波群的一部分，由于其紧跟在 QRS 波群之后，很像 P 波，故识别 P 波需十分谨慎，不可将所有这种类似 P 波的波都认作 P 波。识别时应仔细测定 QRS 波群的时限，并多导联同步对比 QRS 波群起始和终末，如包括在 QRS 波群时限内，则这种可疑的 P 波很可能是 QRS 波群的一部分，如不包括在 QRS 波群时限内，则可能是 P 波。

4. 注意裂隙　是指节律上的裂隙。在节律的裂隙处最可能发现端倪，常是肯定诊断的关键。在一基本规整的心律中，突然出现了节律的改变（裂隙），常能在开始处显出在规整节律中被隐没的波群，因而可肯定诊断。

第三节　窦性心律变异

一、窦性心律判定依据及意义

窦性心律是大多数正常人具有的心律。对于窦性 P 波的判定，心电图不可能达到窦房结电图（属有创性）那么精准。正如世界上并没有"完全相同的两片树叶"一样，也没有两颗完全相同的心脏，窦性 P 波的外形也不会完全一样。然而，窦性心律又具有标杆意义，举凡房性、交接性、室性起源的定位，都要以它为参照，外形判定不能缺少。

判定依据：①要有确切的窦性 P 波（含窦性融合波）外形特征；②具有窦性节律的序列性（即构成窦性的心电诊断指标）。所有心律的确定，均具有各自的"①"与"②"特征。

二、P 波外形比较的局限性

心电图从建立后的百余年来，"外形比较"一直是心电分析的传统经典方法。作为方法学，"外形比较"方法有值得商榷之处：对于正常窦性 P 波的外形，无论是被誉为心电图金标准参考书的《Marriott 实用心电图学》《周氏实用心电图学》，还是经正式审定的高等医学院校教材，描述并不完全一致。早在 20 世纪 70 年代，国际心电学大师 Chung 提出的窦性心律的 5 条标准中，以"P 波平均电轴（PMEA）正常"作为量化标准，并非用"直立、双向、倒置"，这是非常有见地的理念，基于不同年龄、体型有不同的 PMEA 数值，值得采用。

窦性心律是定位的称谓，正常心律是"属性判断"，两者的内涵与外延都不相同。窦性心律中也包括有异常的"属性判断"，如窦房折返性心动过速、窦性并行心律、不适当性窦性心动过速、窦室传导（即没有窦性 P 波外形的窦性节律）等。窦性心律的界定：只要符合窦性起源的特征及序列性的要求，不论 P 波、QRS 波群、T 波形态有何变化，即使因干扰（或阻滞），窦性 P 波短暂缺失不显，也并不能改变窦性的定位判断。序列性表现比 P 波外形更具价值，外形特征居次要地位。

三、正常窦性心律与窦性心律变异

1. 被审定对象的 P 波外形与经典表述的"窦性 P 波"可以有差异，但是只要符合窦性心律序列性特征，"窦性心律变异"的理念就是成立的。临床上所谓的"肺型""二尖瓣样""圆顶尖角形""先天性""交感性""电轴左偏""左心房逆传"等前缀词附加于 P 波之前，都可以是窦性的起源，显示了窦性 P 波的多态性。诚然，非窦性起源，亦可以表现类似的种种外形；外形固然和起源有关，但两者是有区别的，并不是一回事。

2. 体表心电图上，有时无法严格区分是"起源"，还是"传导"环节带来的波形改变，两者的结果却类同。心电图主要是依据结果（即波形）来判断的，具有极大程度上的推理性。有学者提出"隐匿性窦性心律"，指体表心电图上无窦性 P 波，但在右心房可记录到 A 波，可分为持续性与间歇性两类，形成机制尚不完全明了。持续性者，往往见于晚期风湿性心脏病等各种原因引起的心房肌广泛纤维化导致仅有少数残存的心房肌除极、心房电活动显著减弱，引致 P 波不显，但在右房电图上可以见到 A 波。

窦房结和房室结之间有 3 条结间束（亦称房内优势通路），只要有一条可以传导，即使是减弱的心房激动，也有机会下传。确切地讲，这不应称为"隐匿性"窦性心律，它类同于高血钾导致的心房肌麻痹。所谓"隐匿性"的认定，应该同时具有"显性"心电表现作为佐诊的必备前提。没有"显性"的窦性表现，"隐匿性"就难以确定。

3. 著名心电学大师 Chung 于 1977 年提出"正常窦性心律"应该具有以下 5 条标准：① P 波平均电轴（PMEA）正常；② P-R 间期正常（0.12～0.20s）且恒定；③在同一导联中 P 波形态保持不变；④心率为 60～100 次 / 分；⑤ P-P（或 R-R）周期恒定。这些只能界定"正常"窦性心律，未涵盖"不正常窦性心律"。

4. 窦性心律变异的提出并受到关注，有其重要意义。据目前检索到最早的文献（Stock JPP. Diagnosis and treatment of cardiac arrhythmias. 2nd ed. Oxford：Butterworths，1970，34.）认为，除了"正常窦性节律"者外，其他窦性节律者（包括异常）都应包含在内，如窦性心动过缓、窦性心动过速、窦性心律不齐、短 P-R 间期综合征等患者。有学者提出窦性心律"建议标准"的 P 波外形特征是"P_{aVR} 倒置，$P_{V_5、V_6}$ 直立"，而"P-P 序列性"则更为重要。必须在序列性原理指导下，判定 P 波外形。这就使"不正常"的窦性心律呈现的 P 波畸变，不致判定为非窦性心律，或判为房性异位节律。仅凭借"P 波外形的不同"定位"房性异位"是不可靠的：窦性 P 波平均电轴也有一定的变动范围，而 P 波平均电轴的变动即可使 P 波外形互异，成为"窦性心律变异"。"变异"一词，系借用生物学的概念，2004 年国外已经提出"正常变异"心电图。有学者认为钟氏现象连续出现 3 次以上即是"窦性心律变异"。

四、P 波平均电轴是审定 P 波较好的指标

P 波平均电轴是从机制层面弥补"直立、双向、倒置"外形描述的不足，以揭示和表达出不同导联 P 波外形差异的原因；更能从额面六个导联之间的"相关关系"上，有机地阐述它们"量"的差异及导联之间的内在联系。应该认为，对 P 波外形用 P 波平均电轴表述，进而用来作为比对，看似抽象，却极具创新意涵，取代了传统自然主义的形态描述和比较。它是从导联之间的内在联系上做出的剖析。

令人遗憾的是，业内有这样一种倾向，以 QRS 波群的平均电轴来代表心电轴。实际上心电轴不能仅仅用 QRS 波群平均电轴代表，心电轴既应包括 QRS 波群平均电轴，也应该包括 P 波平均电轴、T 波平均电轴等。心电学上的波形都有向量作为基础，只有尚未认识的向量，需要去探索、发掘，没有"无用"的波形，如 δ 波、Dow 波、Brugada 波、Osborn 波、Epsilon 波、Ta 波、Lambda 波、T 波等。

在 aVR 导联上，窦性额面 P 波平均电轴可有 180° 的变动范围，P 波都是被显示为"倒置"。其他额面导联就会随电轴数值不同显示出 P 波"直立、双向、倒置"。因此，在 aVR 导联以外的其他额面导联中 P 波呈现任何外形的表现都是允许的。Fisch 在 2000 年也指出窦性 P 波向量为 –50°～+60°（指正常的窦性范围）。当右心房负荷过重时，P 波平均电轴可 > +75°，甚或 > +90°，此时高度提示慢性阻塞性肺疾病，但这并不是否定"窦性心律"的判断（图 1-1）。当 P 波平均电轴为 +90° 时，Ⅰ 导联几乎看不到 P 波，称为"Ⅰ 导联征"。这种"不正常的窦性"依然还是属于窦性起源。无怪 Chung 只认定在 aVR 导联 P 波始终倒置是窦性的起源，笔者认为尚应附加横面 V_5、V_6 导联上 P 波的直立，并且结合序列性原理，判为窦性心律就更为全面。

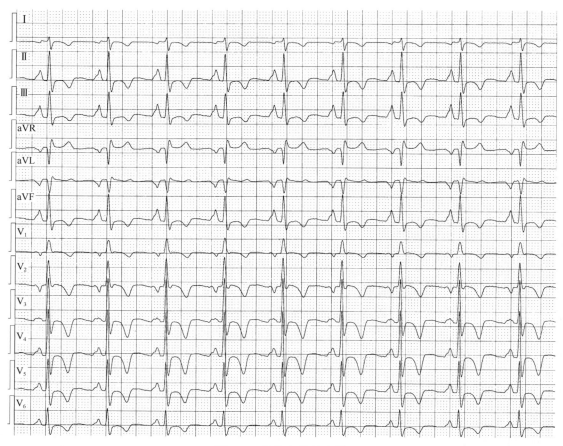

图 1-1　窦性心律的变异

患者，男性，24 岁，先天性心脏病，房间隔缺损，双侧心房肥大、右心室肥大。P 波规律显现，P-P 间期 0.78s，心率 77 次 / 分。本图额面 P 波电轴 +100°（＞ +90°）。P 波在 I 导联倒置，II、III、aVF 导联直立，V_1 导联正负双向，V_4 ～ V_6 导联直立，aVR 导联倒置。结合病史及心电图表现，应明确为窦性心律。本图体现了由于额面 P 波电轴偏移，I 导联 P 波表现为倒置，以 aVR 导联 P 波倒置和 V_5、V_6 导联 P 波直立判定窦性心律较妥当

五、由"起源 - 传导 - 图形"解读"窦性心律变异"

心电图只能记录心脏激发电场中的电位变化，而不能直接记录电源本身的电活动。各种定位的形态判断标准都具有很大程度上的间接推理性；推理会受大前提内涵是否完整的制约，具有局限性。四级定位标准也必然如此。例如，由早搏引起的早搏后第一个乃至多个连续窦性心搏的 P 波变形，即为房内差异性传导（AAC，又称钟氏现象）（图 1-2）。

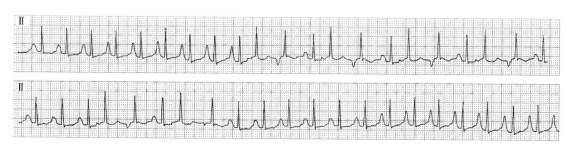

图 1-2　窦性心动过速、肺型 P 波、房性早搏、房内差异性传导（钟氏现象）

上下两条非连续记录，上图 P_1 ～ P_9 为起源于窦房结的 P 波，在房性早搏（P_{10}）后恢复窦性的那一次（或多次）P 波，在有房内差异性传导时，外形可以与基本窦性 P 波截然相反。房性早搏引起房内差异性传导致进行性增高的巨大 P 波

这实际上就是"窦性心律变异"的实例。窦房结起源如果与其下传径路上的任一兴奋点（此时已位于窦房结以外，如心房肌）的起源无法区分，则不易仅仅从 P 波外形上的不同做出两者起源不同的结论。因此，基本节律的窦性 P 波平均电轴外形和序列性特征的结合成为论证窦性心律的重要依据。至于房性、交接性的定位则要依赖于 P′ 波、P⁻ 波的平均电轴，也要以两者的序列性特征作为依据，不能仅仅依据 P 波平均电轴。

第四节　P 波与后继 QRS 波群的相关性

心电图对房室阻滞（AVB）的诊断价值具有"唯一性"，即"非他莫属"，心电图是无创检查中判断 AVB 的金标准。传统一直应用 P-R 间期"数值"超过正常值，即 P-R 间期延长直至 ∞（即漏搏）作为表述房室传导延迟或中断的指标。遗憾的是，它没有揭示出隐藏在数值后面的原因。数值只是表达原理的外在表象，不能将表象当作本质，要看机制、原理；更不能静止地看待数值指标，要从动态序列性演变着眼。

一、"传递与否"是"房 - 室"关系的核心

"传递与否"不是静态的"数值"可以回答的，解读 P 波与 R 波的相关性是心律失常明确诊断过程中至关重要的一步。两者是否相关是定义 P-R 间期和 P-R 间距的关键。两者虽只是"一字之差"，内涵却截然不同：①间期是指有派生关系，即 QRS 波群是由 P 波下传派生的；②间距则是两个独立个体之间的并列关系。P 波与 QRS 波群是两个个体，相关与否，是有待证明的。在尚未证实有无传递关系时，只能暂时称为 P-R 间距，留待"证实"或"证伪"后，再予以界定。可惜传统心电图学在介绍 P-R 间期时，未厘清两者的这种不同。P-R 距离有间距和间期之分。P-R 数值看似明晰好记，但具体数值并不能证明两者必然相关；即使 P-R 间期在 0.12 ～ 0.20s（或 0.21s），也只是统计学上推导的结论。此时，只有在序列性原理指导下，证明了 P 波与 R 波有传递相关关系后，数值才能做出有意义的表达。

二、判断 P 波与后继 QRS 波群传递关系的步骤

1. 确定连续出现 ≥ 3 次的同一起源性质的 P 波，其构成的 ≥ 2 次 P-P 间距有所变动。
2. P-P 间距的变动又能引发 R-R 的变动。
3. P-R 间距可以相同或不同。

只有同时满足了以上 3 点，才能成为"P 波与 R 波'有'相关性"的有效证明，即具有序列性原理的支撑；远非静态数值（如正常值）所能证实。

"正常值"是对被调查的特定人群，按设定的置信区间（95% 或 99%），经统计学处理后得到的对象，作为该区间内特定人群的正常数值。至于在 95% 或 99% 正态分布两侧的 5% 或 1% 的对象，并不能绝对肯定是异常的。必须指出：正常数值和"房室可以传递"绝对不是同义词，千万不要将两者画等号。应用数值界定房室传导关系是有缺陷的、不严谨的。数值只是在逻辑证实有传递性后的外在表现，有时形式可能与本质相悖。例如，在等频性、混合性房室分离时，也会呈现相似的 P-R 距离，数值也可在目前界定的正常值范围内，然而 P 波与后继 QRS 波群并无传递关系。等频性房室分离时的 P 波与 QRS 波群两者并非同源，两者之间的 P-R 间距无论是多少，绝对不会构成传递关系。这两者既然是有"房室分离"的序列性原理作为支撑，决非"同源性"，也就不会有传递关系了。

同源相关服从"四级定位"理念的规定性，心律按起源部位通常分为 4 种，即窦性、房性、交接性和室性。

1. 窦性起源的心房波（P_S），下传形成窦性 QRS 波群（QRS_S）。

2. 房性起源的 P′ 波（P_A）下传形成房性 QRS 波群（QRS_A）。

3. 交接性起源形成交接性 QRS 波群（QRS_J），当 QRS_J 伴有 P⁻ 波时，P⁻ 波可出现在 QRS_J 的前、中、后；有时会使 QRS_J 呈现 q 或 s 波的假象。

4. 室性起源的 QRS 波群有与室上性起源的 QRS 波群明显不同的 QRS_V 形态，如出现 P⁻ 波，其就只能呈现在 QRS_V 之后，决不会出现在 QRS_V 之前（图 1-3）。

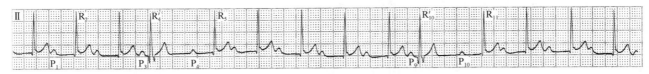

图 1-3　室性 QRS 波群（R′_4、R′_10）之前任何 P 波都不可能与 R′_4、R′_10 相关

长 Ⅱ 导联记录，窦性 P 波外形正常，按序出现。P-P 间距为 0.68～0.81s（心率为 88～74 次 / 分），为窦性心律不齐。R′_4、R′_10 提前出现，后继代偿间期，其外形与窦性下传 QRS 波群明显不同：时限宽度达 0.12s，起始 q 波增深，终末有 s 波，应判为舒张晚期的室性早搏。可以认为，P_3、P_9 的 P-R 间距虽已 ≥ 0.12s，却并未下传形成 R′_4、R′_10。R′_4、R′_10 的出现中止了窦性 P 波下传的文氏周期。本图 P_1～P_3 与 P_10～P_14 仅为文氏周期中的部分显示，P_4～P_9 则为一次完整的以 R′_10 中止的文氏周期

三、坚持以图为本的原则

以实际见到的图形作为出发点、立足点，而不是单纯从概念出发；既要将每个心搏按心动周期的有效不应期、相对不应期、正常应激期的"预期时间窗"做出划分，更要分析实际见到的图形（即 P 波各自所在的位置），予以解读。一定不要被生理性干扰引起的"干扰性 P-R 间期延长"和"P 波后的 QRS 干扰性脱漏"带来的假象所误导。心房与心室之间的传导，只能有以下 3 种结果。

（1）P 波可以下传形成 QRS 波群。

（2）P 波部分下传形成室性融合波（不完全性预激综合征本身也是融合波）。

（3）如 P 波与后继 QRS 波群并无传递关系，呈房室分离：①仅有 1 或 2 次房室分离称为房室干扰；②房室分离 ≥ 3 次时，又可以分为干扰性分离、阻滞性分离或混合性分离（兼有干扰性、阻滞性），成为双重心律。

四、R-P/P-R 间期反比关系的方法学

Zipes 在其著作中高度重视 R-P/P-R 间期反比关系这一原理，指出对每个心律失常患者的处理，应以系统性的方式回答下述问题，其中就提到 P-R 间期或 R-P 是否恒定？是 R-P 长、P-R 间期短还是相反？若可证明存在这一反比关系，P 波即为可以传导者——P 波和 R 波相关。这是求证 P 波与后继 R 波有否相关性的另一个重要切入点。Phibbs 也认为，应用 R-P/P-R 间期反比关系，可解决一些复杂问题，它可以证实激动位于相对不应期的时间窗内，亦就证明了"P 波"与其后的"R 波"是有传递相关性的，进一步证明了 R 波是室上性起源，否定了 R 波属室性。

（一）如何确定不应期的范围

应该坚持以图为本，以实际见到的图形作为出发点，结合心搏的心动周期对有效不应期、相对不应期、正常应激期的时间窗做出划分，并从实际见到的图形（即 P 波所在位置）出发予以解读。当 P 波位于相对不应期时，可以观察到此 P 波与前、后 QRS 波群的距离，即 R-P 和后继的 P-R 距离是否存在"R-P/P-R 间期的反比关系"。一定不要被生理性干扰引起的"干扰性 P-R 间期延长"或"P 波后的 QRS 波群干扰性脱漏"带来的假象所误导。需要说明的是，本文中的"R-P"不是指 QRS 波传向心房的逆 P（R-P⁻）

距离，而是 P 波与其前 R 波的间距，即 P 波位于心动周期内的时间点；P-R 间期则不是 P-R 间距，而是 P 波传导的状况（包含未下传的 ∞ 数值）。"反比关系"指的是 R-P 长，则 P-R 短，R-P 短，则 P-R 长，是 P 波在 QRS 波群后的某一时间窗内的传导所表现出的关系，是相对不应期时间窗特有的现象。

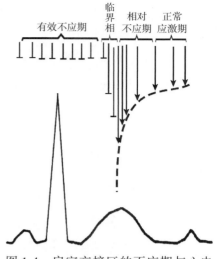

图 1-4　房室交接区的不应期与心电图的对应关系

（二）R-P/P-R 间期呈反比关系的机制

正常心搏在每一次心动周期引发的刺激都会历经 3 个兴奋性时相：有效不应期、相对不应期、正常应激期。其对应于心电图的便是 P 波与前面 R 波的时间距离及传递关系：P 波位于有效不应期，P 波不能下传、后继 R 波脱漏。P 波位于正常应激期，不论其出现早或晚，P-R 间期则以固定不变的距离与其后 R 波相关联；同样，在有效不应期时间窗内，不论早或晚都是同样的"不下传"；唯独在相对不应期时间窗内，R-P/P-R 间期才呈反比关系（图 1-4，图 1-5）。

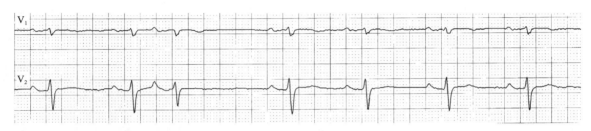

图 1-5　R-P/P-R 间期反比关系

同步描记的 12 导联心电图，选取 V_1、V_2 导联。窦性 P 波规律出现，且后继正常形态 QRS 波群，心率 60 次 / 分，P-R 间期固定为 0.23s，为一度房室阻滞。R_2 后的 T 波升支上有一个提前出现、形态异于窦性 P 波的房性早搏 P′ 波，P′-R_3 为 0.28s，明显长于窦性下传 P-R 间期。表现为 R_2-P′ ＜其他 R-P 间期，P′-R_3 ＞其他 P-R 间期，即 R-P/P-R 间期呈反比关系。从另一方面说明了 P′ 与 R_3 有下传关系，实质为 P′ 提前出现、落于房室交接区相对不应期中缓慢下传心室形成 R_3。这是常见的 R-P/P-R 间期呈反比关系例子。心律失常中分析运用该原则，有助于确定 P 波与 QRS 波群是否具有下传关系

正因为有此特征，就可借此论证心房与心室是否有传导性；至于房室传导是否正常，那是另外的指标评价问题。这便是"R-P/P-R 间期反比关系"的价值所在。在确定了 P 波与其后 R 波有传导性后，逻辑推断 P-R 间期后面的 R 波"属室上性"是必然的结论；不必以 R 波的外形是否正常判定其起源。R 波宽大畸变也可以是室上性伴室内差异性传导或阻滞，R 波宽大畸变绝对不是室性起源的同义词。

房室传导有异常时，其时间窗的宽窄就会有异常，常见的表现如下：同质性心搏连续≥ 3 次、R-R 随 P-P 变动而变动。这样"R-P/P-R 间期反比关系"就成为另一种表现特征，即 P-R 间期的异常程度与该 P 波距离它前面的 QRS 波群的距离长短有关。这是一种十分重要的补充。需要强调的是，房室传导正常时，交接区的有效不应期起始于 P 波开始后的 0.04 ～ 0.06s 处，并非起始于 R 波。正常范围心率时它的时间窗约为 0.35s，如以 P 波起点作为测量起点，为 0.39 ～ 0.41s[（0.04 ～ 0.06s）+ 0.35s]，符合文氏阻滞点 150 次 / 分的实验结果。

第二章

ST-T 改变及心肌缺血

《临床实用心电图学》"第 3 章　ST-T 改变"和"第 5 章　心肌缺血"详尽介绍了原发性 T 波改变、继发性 T 波改变、功能性 T 波异常、电张调整性 T 波、ST-T 的正常变异、女性 T 波改变及心肌缺血等内容，在此不再赘述，下面仅补充介绍一些有关 ST-T 改变及心肌缺血的内容。

第一节　ST 段抬高

一、引起 ST 段抬高的常见原因

引起 ST 段抬高的常见原因见表 2-1。

表 2-1　常见原因及其 ST 段抬高特点

原因	ST 段抬高的特点
正常变异	$V_1 \sim V_3$ 导联 J 点型抬高，$0.1 \sim 0.3$mV，多见于健康青年男性
急性心肌梗死	局限性，有镜像变化，有动态变化
心绞痛（冠状动脉痉挛）	局限性，有镜像变化，一过性
心包炎	几乎发生在所有导联（除 aVR 导联外），有动态变化，无镜像变化
心肌炎	ST 段抬高，类似心肌梗死
部分左心室肥大	$V_4 \sim V_6$ 导联 J 点型轻度抬高，$0.1 \sim 0.2$mV
心室壁瘤	局限性，没有动态变化，部分患者运动后 ST 段抬高
Brugada 综合征	局限于 $V_1 \sim V_3$ 导联；有动态变化；运动或心率增加时，ST 段抬高减轻；I c 类抗心律失常药物可诱发
部分高钾血症	ST 段抬高
健康者早复极	局限于胸前导联或肢体导联 J 点型抬高
部分急性肺栓塞	ST 段抬高，类似心肌梗死
左束支阻滞	QRS 波群主波向下的导联 ST 段抬高
电复律	ST 段可有一过性抬高，持续 $1 \sim 2$min，但往往超过 1mV

二、Edeiken 型 ST 段抬高

Edeiken 于 1954 年报道 10 例患者 V_2 或 V_3 导联存在马鞍形 ST 段抬高，其他导联无异常改变，同时患者也无明显症状，B 超检查显示心脏形态正常。这些患者的 ST 段抬高持续时间可达 5 年以上，长于有明确心肌损伤的患者；另外也无证据显示既往有心肌梗死或发生了心室壁瘤、心包炎及内分泌和代谢性疾病；同时患者无任何提示心脏疾病的症状。Edeiken 认为这种改变属于正常心电图变异，嗣后，著名学者 Schamroth 称这种 ST 段抬高为 Edeiken 型 ST 段抬高。

（一）心电图表现（图 2-1）

1. 仅在 V_2 或 V_3 导联出现 ST 段呈马鞍形抬高，其他导联无异常改变。

2. 低一肋间记录心电图时，V_2 或 V_3 导联 ST 段正常。

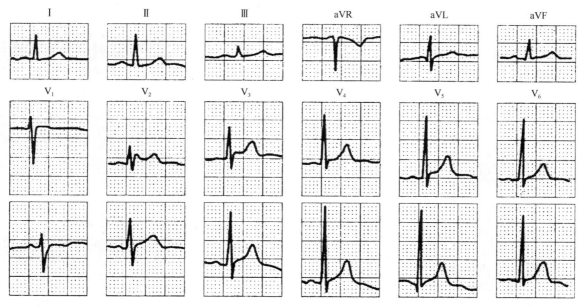

图 2-1　Edeiken 型 ST 段抬高（引自马慧）

胸导联上图为常规部位描记，V_2、V_3 导联 ST 段抬高；胸导联下图系低一肋间描记，V_2、V_3 导联 ST 段正常

（二）临床意义

ST 段抬高常提示心肌损伤，但 Edeiken 型 ST 段抬高不支持这种看法，可能属于心电图的正常变异，该型 ST 段抬高容易误诊为前间壁心肌梗死或 Brugada 综合征，需要引起重视。应结合心肌酶学检查，了解家族遗传史，注意有无晕厥发作和青年人猝死病史，必要时需行药物激发试验进行鉴别诊断。

第二节　互补性 ST 段压低

常规 12 导联心电图的导联轴分布在心脏的额面和水平面，这两个平面中的任何两个导联轴空间投影的角度接近或等于 180° 相互背离时，该两个导联称为互补导联（reciprocal ECG lead）或对称导联。当其中一个导联出现缺血性 ST 段抬高时，另外互补导联可出现互补性 ST 段压低（reciprocal ST segment depression，RSTD）。

一、发生机制

影响互补性 ST 段压低（RSTD）的因素包括记录电极与心脏及缺血／梗死区的相互位置、导联轴之间的空间角度等。急性心肌梗死时，非梗死区的导联上可出现互补性 ST 段压低，但也有可能存在原发性 ST 段压低，特别是多支冠状动脉病变时，梗死区冠状动脉血流中断后，非梗死区心肌的血流将重新分配，冠状动脉正常处的心肌供血将增加，而冠状动脉原有狭窄处心肌供血进一步降低，即"远处缺血"，其对应的心电图导联可出现互补性 ST 段压低和（或）原发性 ST 段压低，可能有原发性缺血的因素参与。单支冠状动脉闭塞时，如非梗死区心肌血流正常，也可出现互补性 ST 段压低。

二、心电图表现（图 2-2，图 2-3）

1. 右冠状动脉闭塞导致急性下壁心肌梗死时，Ⅲ导联的 ST 段抬高，aVL（Ⅰ）导联则可出现互补性 ST 段压低。

2. 前降支闭塞导致急性广泛前壁心肌梗死时，aVL（Ⅰ）导联、$V_3 \sim V_6$ 导联 ST 段抬高，下壁导联可出现互补性 ST 段压低。

3. 回旋支闭塞导致后侧壁心肌梗死时，$V_7 \sim V_9$ 导联的 ST 段抬高，V_1 导联可出现互补性 ST 段压低。

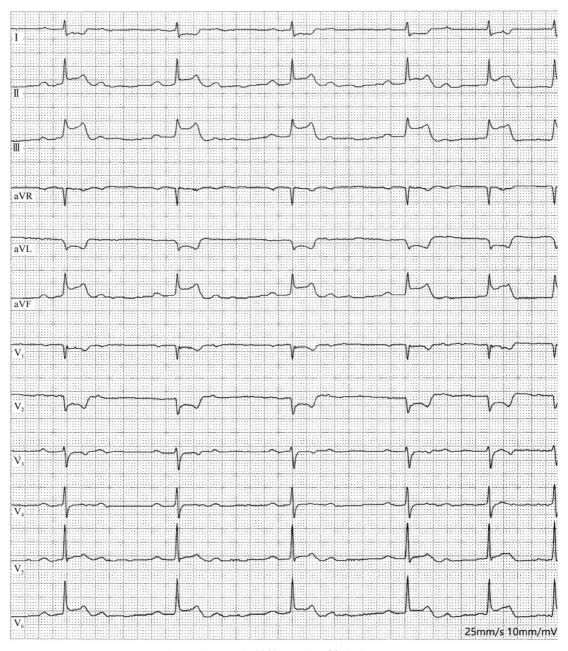

图 2-2　互补性 ST 段压低（1）

患者，女性，70 岁，发作性后背疼痛，后背疼痛时动态心电图记录显示，窦性心律，二度房室阻滞，Ⅱ、Ⅲ、aVF、V_6 导联 ST 段水平型抬高，为急性下侧壁心肌供血不足。Ⅰ、aVL、V_1、V_2 导联 ST 段水平型压低，为互补性 ST 段压低（或称镜像性改变）

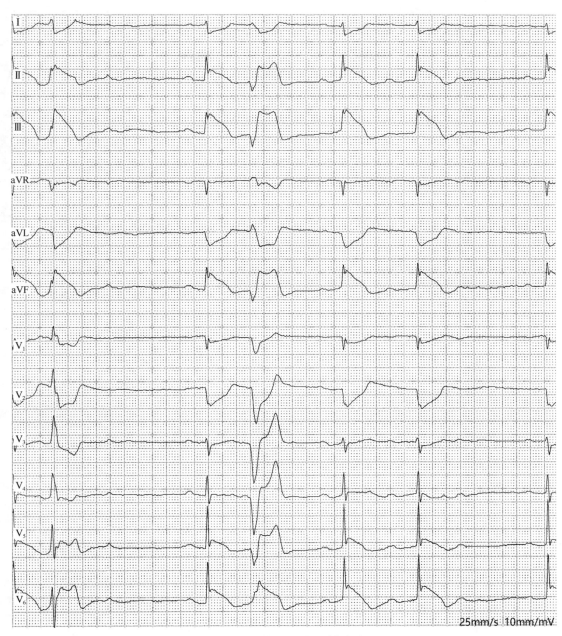

25mm/s 10mm/mV

图 2-3　互补性 ST 段压低（2）

与图 2-2 为同一患者，是另一阵后背痛发作时记录的动态心电图片段。心电图示窦性心律，二度房室阻滞，Ⅱ、Ⅲ、aVF、V5、V6 导联 ST 段抬高，并与 T 波融合形成 λ 波改变，Ⅰ、aVL、V1、V2 导联仍呈互补性 ST 段压低。本图第 3 个 QRS 波为室性早搏，室性早搏在 Ⅱ、Ⅲ、aVF、V5、V6 导联 ST 段水平型或凹面向上抬高，Ⅰ、aVL、V1、V2 导联亦呈互补性压低，充分说明了这些导联为对称导联或镜像导联

三、临床意义

单支冠状动脉闭塞时，出现的互补性 ST 段压低多无病理性意义，但可支持心肌梗死的诊断，ST 段抬高伴互补性 ST 段压低时，诊断心肌梗死的特异度高达 93%，这有助于同其他 ST 段抬高情况鉴别。急性前壁心肌梗死的 ST 段抬高之前，其下壁导联出现 ST 段互补性压低是早期心肌梗死诊断的线索。

梗死区导联抬高的 ST 段回到等电位线时，如互补导联的 ST 段压低仍持续存在，则提示非梗死区的冠状动脉存在狭窄而导致原发性 ST-T 压低，这有利于识别多支冠状动脉病变。

第三节　T 波改变

一、全导联 T 波倒置

1991 年 Walder 首先提出全导联 T 波倒置（global T wave inversion）的心电图概念，是指除 aVR 导联之外所有导联的 T 波倒置。广义上讲其还包括除 aVR 导联 T 波直立外，V_1、Ⅲ、aVL 导联中可有 1 个导联 T 波直立，其余导联 T 波全部倒置。

（一）发生机制

全导联 T 波倒置发生机制尚不太清楚，有学者认为与复极向量异常有关。正常时，T 电轴与 QRS 电轴方向大致相同。全导联 T 波倒置时，额面 QRS 电轴还在正常范围，而 T 电轴却处于 –100°～–170°，位于第四象限，与正常复极方向完全相反。这种复极异常属于原发性 T 波改变或 T 波记忆现象。另外，儿茶酚胺过度升高引起心肌顿抑、先天性离子通道病（主要是钾离子通道异常）等因素也是导致全导联 T 波倒置的原因。

（二）心电图表现（图 2-4）

1. 除 aVR 导联之外所有导联的 T 波倒置。
2. 广义者可包括下列的一项情况
（1）V_1 导联 T 波直立。
（2）Ⅲ 导联 T 波直立，但 aVF 导联 T 波倒置。
（3）aVL 导联 T 波直立，但 Ⅰ 导联 T 波倒置。
3. T 波对称性倒置：右束支阻滞及左心室肥大存在时亦不被掩盖。
4. QTc 间期延长或能达到获得性长 Q-T 间期综合征的诊断标准。

（三）临床意义

全导联 T 波倒置常因急性心肌梗死、应激性心肌病、肺栓塞、电解质紊乱等情况而发生，需要密切结合临床进行鉴别分析；少数患者可发生尖端扭转型室性心动过速；多数重度肺栓塞患者（近 70%）伴有全导联 T 波倒置。另外，流行病学资料表明，女性所占比例远大于男性。

急性心肌梗死患者发生的全导联 T 波倒置常由前降支近端闭塞引起，表现为 V_2～V_4、Ⅰ、aVL 导联 T 波倒置；肺栓塞发生的全导联 T 波倒置常见于严重的肺栓塞伴右心室受累显著者，表现为Ⅲ、aVF、V_1～V_3 等导联 T 波倒置，V_1 和Ⅲ导联 T 波倒置程度较深；应激性心肌病患者发生的全导联 T 波倒置可伴有 V_1 导联 T 波直立。

二、引起 T 波倒置的相关疾病

很多疾病患者的心电图上可出现 T 波倒置，缺血性心脏病患者常出现一过性 T 波倒置，心室起搏后、室性心动过速后综合征或 Kent 束消融后均可出现 T 波倒置。T 波倒置的深度一般不超过 1mV，大于 1mV 者称为巨大倒置 T 波。表 2-2 列出了引起 T 波倒置的疾病。

引起巨大倒置 T 波的疾病有些有临床症状，有些则无，如心尖肥厚型心肌病患者的特征性表现为以 V_4 或 V_5 导联为中心大于 1mV 的巨大倒置 T 波，一般没有胸痛症状，冠状动脉左前降支阻塞引起的心肌缺血患者，有时出现 1mV 以上的倒置 T 波，此时多伴有胸痛等症状，蛛网膜下腔出血患者常有 Q-T 间期延长、巨大倒置 T 波心电图表现，类似急性冠脉综合征，其发生可能与交感神经活性增强或者儿茶酚胺浓度升高导致心肌损伤有关。

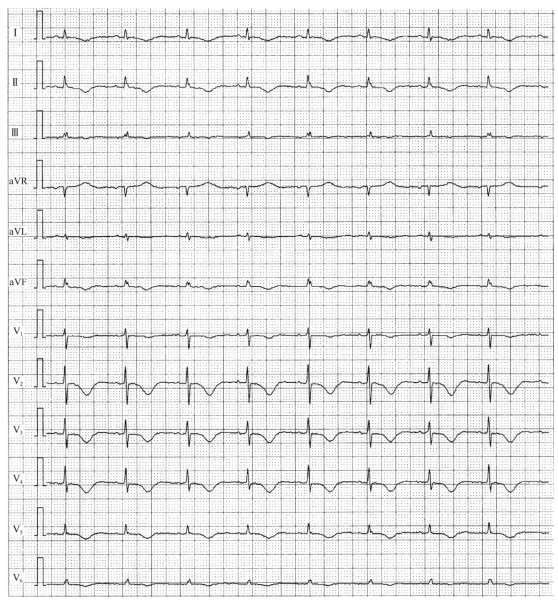

图 2-4　全导联 T 波倒置

患者，女性，74 岁，糖尿病、急性心肌梗死。本图除 aVR 导联之外，所有导联 T 波倒置，符合全导联 T 波倒置心电图改变。本例患者虽存在急性心肌梗死，但心电图未见异常 Q 波，QRS 波群电压较低。冠状动脉造影显示右冠状动脉和回旋支分别狭窄 85% 和 76%，前降支近端闭塞

表 2-2　引起 T 波倒置的疾病

1. 心肌梗死或心肌缺血	5. 起搏后	9. Takotsubo 心肌病 *	13. Kent 束消融后
2. 急性心肌炎 *	6. 电解质异常 *	10. 儿茶酚胺性心肌炎 *	14. 脑血管病 *
3. 引起心肌肥大的疾病	7. 继发性改变	11. 心尖肥厚型心肌病 *	15. 传导异常
4. 长 Q-T 间期综合征	8. 预激综合征	12. 心动过速后综合征 *	16. 脑外伤

＊可引起巨大倒置 T 波。

第四节 缺血型 U 波改变

缺血型 U 波改变主要是指心肌缺血或心肌梗死时发生的 U 波倒置和 U 波振幅增高。此种变化可单独存在，亦可与缺血时 ST-T 改变并存，并随心肌缺血的改善而消失。慢性心肌缺血时，U 波倒置可以稳定存在，而急性心肌缺血时，U 波倒置往往是暂时性的。早搏后 U 波倒置也是心肌缺血的常见表现。

一、发 生 机 制

U 波发生机制的学说包括：①心室快速充盈期心室肌舒张的机械 - 电反馈形成的电位；②由浦肯野纤维细胞复极产生；③由 M 细胞复极产生。缺血型 U 波的发生推测可能是心肌缺血引起心室复极异常所致。

二、心电图表现（图 2-5，图 2-6）

1. U 波倒置   主要表现在 $V_2 \sim V_6$ 导联。
2. U 波振幅增高   Ⅱ导联 U 波振幅 > 0.05mV，V_2、V_3 导联 U 波 > 0.1mV。
3. 上述 U 波改变可伴或不伴 ST-T 改变。

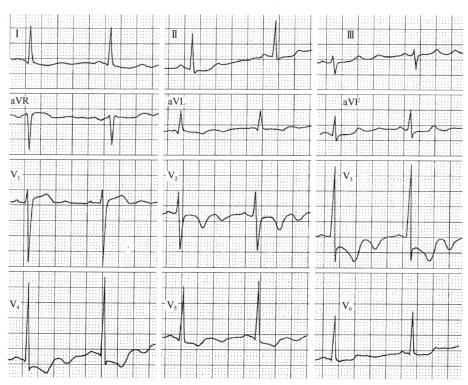

图 2-5 急性心肌缺血、巨大 U 波倒置

患者，男性，65 岁，心绞痛发作时记录的心电图，$V_2 \sim V_5$ 导联 ST 段下斜型压低伴 T 波倒置，更具有特征性的改变是Ⅰ、aVL、$V_2 \sim V_5$ 导联出现巨大 U 波倒置，急性心肌缺血时 T 波和 U 波同时倒置比较少见

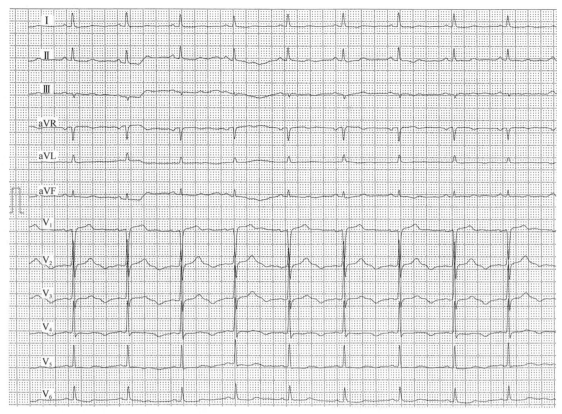

图 2-6　U 波倒置

患者，女性，69 岁，胸痛，急救中心入院。本图 I 、II 、aVL、aVF、V₄ ～ V₆ 导联 ST 段轻度压低，V₂ ～ V₅ 导联 U 波倒置。
结合患者胸痛症状，提示急性心肌供血不足

三、临床意义

缺血型 U 波改变是急性心肌缺血的一个特异性较强，但敏感性较差的指标，其有助于判断缺血部位及罪犯冠状动脉。U 波倒置的情况：①冠状动脉痉挛引起的一过性 U 波倒置。②心肌梗死后 U 波倒置，提示有多支病变或前降支严重狭窄伴左室射血分数较低。③冠状动脉介入术开通血管或冠状动脉旁路移植术后，胸导联 U 波倒置消失，提示心肌缺血部位在左心室前壁，罪犯冠状动脉可能为前降支近端。④在运动试验结果的判定中，ST 段水平移位是重要的阳性标准，T 波倒置为可疑阳性标准，而 U 波倒置为确切阳性的心电图指标。U 波振幅增高的情况：运动试验诱发的 V₁ ～ V₃ 导联 U 波振幅增高，提示罪犯冠状动脉为回旋支或右冠状动脉，缺血部位为左心室下后壁。

四、舒张期振荡波（Dow 波）与 U 波的鉴别

舒张期振荡波（diastolic oscillatory wave），又称 Dow 波，系指在 T 波顶峰或终末部出现较高（或较深）的附加波，其振幅、形态多变，继这种波形后常出现室性早搏、室性心动过速或心室颤动，其是尖端扭转型室性心动过速发作的始动标志。有学者将此波归于振幅较高的 U 波，在室性早搏或室性心动过速之前，该波往往增大或伴电交替，Jackman 等称其为慢波（slow wave），Orinius 和 Ejvinsson 称其为舒张期波（diastolic wave），国内学者称其为舒张期振荡波（图 2-7，图 8-1）。可参阅《临床实用心电图学》"第 42 章　少见的心电波及征"。舒张期振荡波（Dow 波）与 U 波的鉴别见表 2-3。

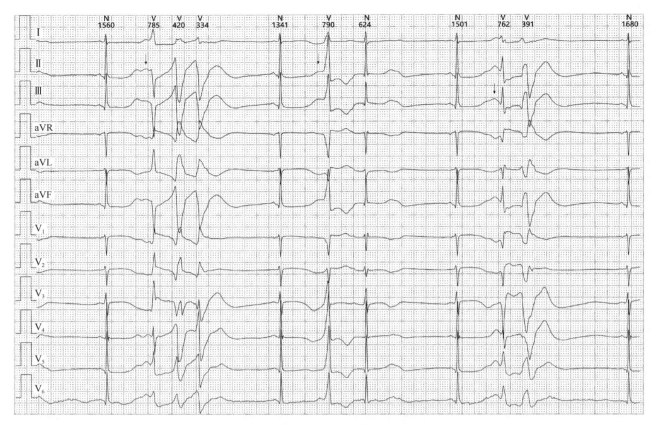

图 2-7 Dow 波

本图从 R_7 看，其 T 波双峰，Q-T 间期延长（Q-T 间期 0.65s），不排除 U 波重于 T 波后形成 T、U 波重合。R_1 和 R_5、R_8 后分别跟随短阵室性心动过速、室性早搏和成对室性早搏，且 R_1、R_5 及 R_8 的 Q-T 间期较 R_7 的 Q-T 间期更长，标注箭头的位置可见 Dow 波。在 Ⅱ、aVR、V_4、V_5、V_6 导联比较该 Dow 波与 R_7 后的 T 波后峰（不排除 U 波），可见前者振幅明显高于后者

表 2-3 舒张期振荡波（Dow 波）与 U 波的鉴别

	Dow 波	U 波
出现时相	动作电位 3 相，相当于心电图 T 波顶峰或终末部	动作电位 4 相后，落在 T 波后 0.02～0.04s
振幅	与其前 R-R 间期长短呈正相关，且常高于同导联 T 波	与 R-R 间期无关，正常 U 波＜0.2mV，低于同导联 T 波
极性	可正向，可负向，取决于与探查电极相对关系	正常 U 波与 T 波同向，低钾血症者增高的 U 波常伴 ST 段下移、T 波倒置
稳定性	同导联可时隐时现、时大时小	同导联较稳定
与室性心动过速或心室颤动关系	高振幅 Dow 波后常紧跟室性早搏，多数呈联律，易促发室性心动过速或心室颤动	除非严重低钾血症，否则不易促发室性心动过速或心室颤动
血钾	正常或不正常，Dow 波振幅与血钾无相关性	血钾越低，U 波越高

第五节 心肌缺血

一、新发的心肌缺血心电图改变的定义

2013 年，欧洲心脏病学会、美国心脏病学会对以往新发的心肌缺血心电图改变的定义进行了重新界定，测量 ST 段抬高或压低以 J 点为准，基准线以 PR 段终点为准，对 ST 段抬高的形态不做要求。

1. 新发的左束支阻滞。

2. 新发的 ST 段抬高

（1）V_2、V_3 导联 ST 段抬高 ≥ 0.2mV（男性，≥ 40 岁）或 ≥ 0.25mV（男性，< 40 岁），女性 ST 段抬高 ≥ 0.15mV。

（2）其他导联 ST 段抬高 ≥ 0.1mV（无左心室肥大和左束支阻滞）。

（3）aVR 导联 ST 段抬高 ≥ 0.1mV，并伴 2 个连续的对应导联 ST 段压低 ≥ 0.05mV。

（4）右胸前导联 V_{3R}、V_{4R} 导联 ST 段抬高 ≥ 0.05mV（男性，< 30 岁，ST 段抬高 ≥ 0.1mV）。

3. 新发的 ST 段压低

（1）两个相邻导联 ST 段呈水平型或下斜型压低 ≥ 0.05mV。

（2）V_1 ～ V_3 导联 ST 段呈水平型或下斜型压低 ≥ 0.1mV，伴 T 波直立。

4. 新发的 T 波倒置（1 个月内出现）：在以 R 波为主或 R/S > 1 的两个相邻导联（胸前导联多见）T 波倒置 ≥ 0.1mV，伴或不伴有 ST 段改变。此现象又称为危险性 T 波倒置，是急性心肌缺血的重要标准之一。

以往的定义对于存在束支阻滞或起搏等情况所致的 ST-T 改变，建议对比以往的心电图以判断是否存在缺血，而未提出具体的评价标准。《2018 心肌梗死通用定义》提出：左束支阻滞或右心室起搏患者存在 ST 段与 QRS 波群主波方向一致性抬高 ≥ 0.1mV 时，提示存在急性心肌缺血。对于非起搏器依赖的起搏器患者也可以暂时停止起搏以观察心电图改变，但应注意鉴别是否存在电重塑（心电记忆现象）引起的 ST-T 改变。新定义还首次提出了存在缺血症状患者，出现新发的非频率相关右束支阻滞与预后不良相关，而溶栓后 TIMI 血流分级 0 ～ 2 级的部分心肌梗死患者，也可能出现新发右束支阻滞。

二、心理应激性心肌缺血

心理应激性心肌缺血（mentality stress irritable myocardial ischaemia，MSIMI）是指患者在心理应激下诱发的心肌缺血。有文献报道 1/3 以上的冠心病患者，可在心理应激的状态下发生心肌缺血。

（一）发生机制

冠心病患者发生心理应激性心肌缺血与多种因素有关，包括性别、心功能状态及心理因素等。冠心病患者中女性较男性更易发生心理应激性心肌缺血，绝经后妇女如有胸痛症状，同时冠状动脉造影阴性，应考虑心理应激性心肌缺血。有研究认为有严重左心室功能异常 [左室射血分数（LVEF）≤ 30%] 的冠心病患者，较左心室功能正常（LVEF ≥ 50%）的患者更易发生心理应激性心肌缺血。冠心病患者的心理因素与心理应激性心肌缺血易感性关系密切，抑郁症状与心理应激性心肌缺血有关。研究表明，冠心病患者的心理特质与心理应激性心肌缺血发生也有关系。

（二）冠心病患者心理应激性心肌缺血的诊断

心理应激性心肌缺血不同于运动和药物负荷引发的心肌缺血，临床上没有明显的心前区不适等心肌缺血的症状，发作较为隐匿，而且发作时可能没有缺血的心电图表现。对于明确诊断的冠心病患者，判断其是否合并心理应激性心肌缺血，需给予一定的心理应激刺激，然后通过心电图、超声心动图、心肌灌注显像等方法观察有无心肌缺血的表现。此外，还可将某些生物标志物和外周动脉压作为心理应激性心肌缺血的辅助诊断指标。

1. 诱导试验　临床上可以采用标准刺激程序来施加心理应激，以诱发心理应激性心肌缺血，包括心算、伴随愤怒回忆的公众演讲、镜描练习和干扰性色卡测试等。

（1）给定 1 个 4 位数，要求被测试者尽可能快而准确地做连续减 7 的心算，同时测试者在一旁督促以增加被测试者的紧张与压力，此过程持续 5min。

（2）要求被测试者回忆并讲述近期经历的不愉快的、令人愤怒的事件，需讲述给 3 名着白大衣的观察者，在此过程中观察者就事件的细节进行提问，问题须是易使患者激惹或令其不快的，此过程持续

5～10min。

（3）要求被测试者按照颜色快速说出颜色的名称，第1种试验是在无字意干扰的状况下测定对颜色的识别速度，第2种是在有字意干扰的状况下（文字与颜色不一致）测定对颜色的识别速度，此过程持续约5min。

2.心肌缺血的判断

（1）心电图检查：心理应激诱导试验测试进行到满5min时停止，立即进行超声心动图和心电图检查。当患者相对于静息状态下符合以下情况时，即可诊断心理应激性心肌缺血：①出现室壁运动异常或室壁运动异常恶化；② LVEF减少5%～8%；③心电图示2个或以上的导联发生ST段改变（压低或抬高）持续≥3个连续心搏。

（2）左心室室壁运动异常评价：是根据美国心动超声学会推荐的16阶段模型进行的。每一阶段根据正常和异常进行评分：正常或运动增强为1分，运动减弱为2分，无运动为3分，矛盾运动为4分，心室壁瘤为5分。然后计算室壁运动得分指数，其为室壁运动总分与观察到的室壁阶段数的比值。

三、短暂性心肌缺血与心绞痛

心绞痛是一种症状，短暂性心肌缺血是一种病理状态。有时短暂性心肌缺血会引起机体不适感，称为心绞痛，有时则无任何症状。短暂性心肌缺血的症状是多种多样的，可以是短暂性左心功能受损伴典型的充血性心力衰竭症状、心律失常、心绞痛，也可以是非特异性症状，如恐惧、皮肤感觉异常甚至猝死。

短暂性心肌缺血的心电图改变最常见的是ST段抬高或压低，还可能存在T波改变，即T波由直立变为倒置，或原倒置的T波变为直立。有时ST-T改变的同时出现QRS波群的变化。缺乏心电图的急性变化并不能排除心绞痛，但心绞痛发作期间出现心电图变化（图2-8～图2-11）则是心肌缺血的有力证据。问题是ST-T变化对检测短暂性心肌缺血的敏感性和特异性如何，迄今尚无定论。有学者根据负荷试验中ST段变化形式及程度的资料进行如下报告。

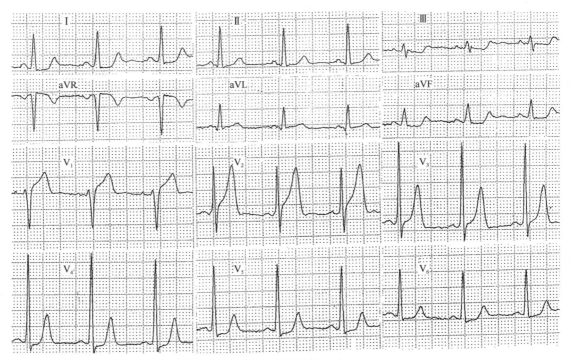

图2-8　心绞痛发作开始记录的心电图

患者，男性，48岁，主诉几乎每天下午3：00左右都要发生胸痛，每次发作约4min，该图为患者心绞痛发作过程记录的心电图。该图表现为Ⅰ、aVF、V₁～V₆导联T波高耸，Ⅰ、Ⅲ、aVF、V₄～V₆导联ST段近似水平型压低，V₁～V₃导联ST段上斜型抬高

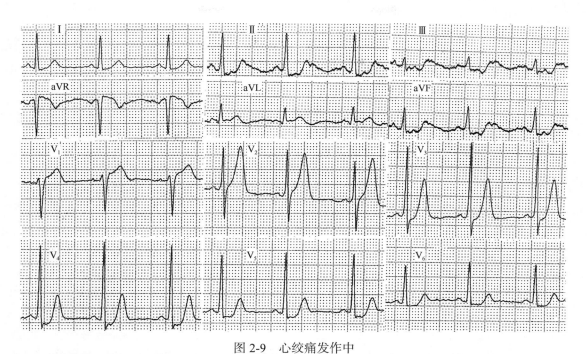

图 2-9　心绞痛发作中

与图 2-8 为同一患者。$V_4 \sim V_6$ 导联 ST 段进一步压低，Ⅱ、Ⅲ、aVF 导联 ST 段也出现明显压低，$V_2 \sim V_5$ 导联 T 波高耸

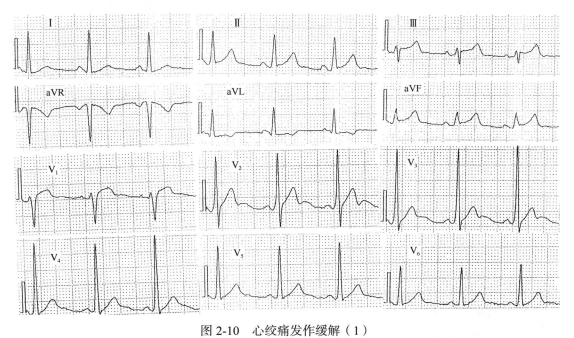

图 2-10　心绞痛发作缓解（1）

与图 2-8 为同一患者。原出现高大 T 波的导联普遍恢复正常，但 $V_2 \sim V_5$ 导联却出现宽大直立 U 波

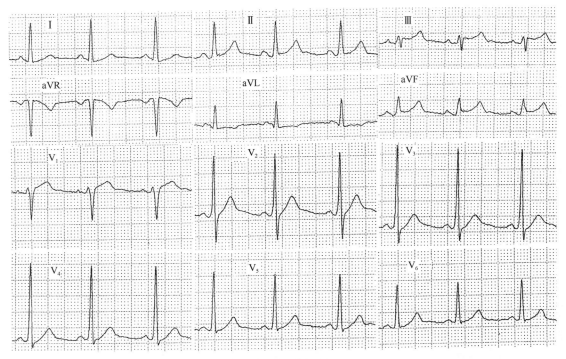

图 2-11　心绞痛发作缓解（2）

与图2-8为同一患者。原出现直立宽大的U波已基本恢复至基线，心电图ST-T已恢复正常。该患者心绞痛发作过程中心电图表现不典型，如果孤立地看每一份心电图，很难与心绞痛联系起来，若放在一起对比分析，则可以看出心绞痛发作过程中出现的微妙变化

1. 任何由躯体应激导致的 ST 段抬高均可提示心肌缺血。

2. 在运动试验中呈现 J 点压低超过 0.4mV 时，才有临床意义，在 QRS 波群后 0.08s 处 ST 段压低仍 ≥ 0.2mV，则具有临床意义，通常提示心肌缺血。

3. ST 段水平型或下斜型压低时压低程度

（1）压低 0.05mV 有可能存在心肌缺血（概率约为 50%）。

（2）压低 0.1mV 有可能存在心肌缺血（概率约为 75%）。

（3）压低 0.15 ～ 0.2mV，几乎能肯定是心肌缺血。

无心电图改变的心肌缺血概率目前尚不清楚，临床医师已经证实有冠心病的患者，即使发生明显的心绞痛，心电图表现也可以是正常的，毫无疑问，短暂性心肌缺血可不伴有心电图改变。

四、镜像右位心患者如何佩戴动态心电图仪以便观察 ST 段及 T 波变化

镜像右位心患者佩戴动态心电图仪时，建议将左胸部电极贴至右胸部，即 V_1、V_2 互换位置，V_3 至 V_{3R}、V_4 至 V_{4R}、V_5 至 V_{5R}、V_6 至 V_{6R} 处，RA 与 LA 互换位置，RL 与 LL 互换位置。这样记录出的图形与心脏位置正常者相同，多数导联 QRS 波群以正向 R 波为主，胸导联 R 波递增，有利于观察 ST 段和 T 波的变化。书写报告时，注明镜像右位心患者，电极位置放置右侧即可。

第三章

心肌梗死

多年来，因各种不同的心肌梗死（myocardial infarction）定义，导致了很多争议与混淆。欧洲心脏病学会（ESC）、美国心脏病学会基金会（ACCF）、美国心脏协会（AHA）和世界心脏病联盟（WHF）于 2018 年 8 月 25 日在德国慕尼黑召开的 ECS 年会上，公布了《2018 心肌梗死通用定义》。此次更新的定义提出了更为明确和具体的标准，将其与心肌损伤（myocardial injury）进行区分，并结合近年来的研究对诊断细节进行了更新，有助于临床对不同情况所致的心肌损伤或心肌梗死进行准确的诊断，以实施有效的治疗。

第一节　心肌梗死的再认识

一、2018 心肌梗死通用定义

传统观点认为，典型的胸痛症状、心肌酶学升高和出现病理性 Q 波的 3 个条件中满足 2 个时则可诊断心肌梗死。

《2018 心肌梗死通用定义》强调了心肌梗死与心肌损伤不同，是否存在心肌缺血是区分两者的关键。高敏肌钙蛋白（cTn）升高超过正常值上限的 99% 即可诊断心肌损伤，而心肌梗死的诊断需存在心肌缺血的证据，即以往定义提出的缺血性胸痛症状、新发缺血性心电图改变、新发病理性 Q 波形成、影像学缺血证据及冠状动脉造影或尸检证实的冠状动脉栓塞。

《2018 心肌梗死通用定义》规定：心肌损伤 + 缺血证据才诊断心肌梗死。由心肌缺血而引发的面积大小不同的心肌坏死都为心肌梗死。该新定义的提出，将使心肌梗死诊断标准的敏感度增加，特异度增强。例如，过去诊断为严重、稳定型或不稳定型心绞痛的患者，只要伴有心肌生化标志物升高，根据新定义都应诊断为小灶性心肌梗死，而传统概念则规定需要心肌酶学值高于正常 2 倍时，才考虑心肌梗死的诊断。

二、心肌梗死的最新分型及诊断

《2018 心肌梗死通用定义》将心肌梗死分为以下 5 型。

（一）1 型心肌梗死

由动脉粥样硬化血栓形成的冠状动脉疾病引起且通常由动脉粥样硬化斑块（破裂或侵蚀）诱发的心肌梗死被定为 1 型心肌梗死。

1 型心肌梗死的标准：检出心肌肌钙蛋白值升高和（或）下降，至少有一次数值高于 99% 参考上限值，并至少伴有下述一项。

（1）急性心肌缺血的症状。

（2）新的缺血性心电图改变。

（3）出现病理性 Q 波。

（4）呈现与缺血性病因相一致的模式，新出现的存活心肌丢失的影像学证据或新发节段性室壁运动异常。

（5）经冠状动脉造影包括冠状动脉内影像或经尸检确定的冠状动脉血栓。

（二）2 型心肌梗死

在氧供与氧需不匹配的情况下，出现缺血性心肌损伤的病理生理改变的心肌梗死为 2 型心肌梗死。

2 型心肌梗死的标准：检出心肌肌钙蛋白值升高和（或）下降，至少有一次数值高于 99% 参考上限值，并且有与冠状动脉血栓形成不相关的心肌氧供与氧需之间失衡的证据，需至少伴有下述一项。

（1）急性心肌缺血的症状。

（2）新的缺血性心电图改变。

（3）出现病理性 Q 波。

（4）呈现与缺血性病因相一致的模式，新出现的存活心肌丢失的影像学证据或新发节段性室壁运动异常。

（三）3 型心肌梗死

心脏性猝死的患者，症状提示心肌缺血伴有推测的新发缺血性心电图改变或心室颤动，但在能获得血液样本生物标志物之前，或者在心肌标志物能被检出升高之前，患者已死亡或者经尸检查出心肌梗死，为 3 型心肌梗死。

（四）4 型心肌梗死

1. 与经皮冠状动脉介入治疗相关的心肌梗死（4a 型心肌梗死） 目标手术后 ≤ 48h 经皮冠状动脉介入治疗相关的心肌梗死（4a 型心肌梗死）的标准：对于基线值正常的患者，冠状动脉介入相关的心肌梗死是根据心肌肌钙蛋白值升高 ≥ 99% 参考上限值的 5 倍定义的。对于术前心肌肌钙蛋白值升高，其水平是稳定的（ ≤ 20% 变化）或在下降的患者，术后心肌肌钙蛋白值升高必须 > 20%，同时术后绝对值还必须至少达到 99% 参考上限值的 5 倍。另外，还需具备下述各项之一。

（1）新的缺血性心电图改变。

（2）出现新的病理性 Q 波。

（3）呈现与缺血性病因相一致的模式，新出现的存活心肌丢失的影像学证据或新发节段性室壁运动异常。

（4）冠状动脉造影所见符合手术血流受限的并发症如冠状动脉夹层、主要心外膜动脉闭塞或边支闭塞 / 血栓、侧支血流中断或远端栓塞。

2. 与经皮冠状动脉介入治疗相关的支架内血栓形成（4b 型心肌梗死） 同 1 型心肌梗死所用的标准。本型是通过冠状动脉造影或尸解所证实的、经皮冠状动脉介入治疗相关的心肌梗死。本亚型是支架内血栓形成所致。

3. 与经皮冠状动脉介入治疗相关的再狭窄（4c 型心肌梗死） 同 1 型心肌梗死所用的标准。原因为冠状动脉造影、梗死区域内支架再狭窄或球囊冠状动脉成形术后再狭窄。本型只能凭借血管造影诊断。

（五）5 型心肌梗死

手术后 ≤ 48h 冠状动脉旁路移植术相关的心肌梗死。标准：①在基线心肌肌钙蛋白值正常的患者中，与冠状动脉旁路移植术相关的心肌梗死被定义为心肌肌钙蛋白值升高大于 99% 参考上限值的 10 倍；②对于术前心肌肌钙蛋白值升高，其水平是稳定的（≤ 20% 变化）或在下降的患者，术后心肌肌钙蛋白值升高必须＞ 20%，同时术后绝对值还必须至少达到 99% 参考上限值的 10 倍。另外，还需具备下述各项之一。

（1）出现新的病理性 Q 波。

（2）血管造影证实了新的移植血管闭塞或新的自然冠状动脉闭塞。

（3）呈现与缺血性病因相一致的模式，新出现的存活心肌丢失的影像学证据或新发节段性室壁运动异常。

附：《2018 心肌梗死通用定义》首次增加了两种与前降支闭塞相关的心电现象。①前壁导联 J 点后的 ST 段斜型压低＞ 0.1mV 伴 T 波对称高尖，多伴有 aVR 导联 ST 段抬高＞ 0.1mV；②前壁导联 T 波对称、深倒，多＞ 0.2mV，强调了 aVR 导联的意义，认为其 ST 段抬高＞ 0.1mV 可能与前壁或下壁 ST 段抬高型心肌梗死有关，且与 30d 死亡率升高相关。

《2018 心肌梗死通用定义》还提出：左束支阻滞或右心室起搏患者存在 ST 段与 QRS 波群主波方向一致性抬高≥ 0.1mV 时，提示存在急性心肌缺血，对于非起搏器依赖的起搏器患者也可以暂时停止起搏以观察心电图改变，但应注意鉴别是否存在电重塑（心脏记忆现象：在一段时间的激动顺序改变后恢复窦性节律时，所出现的持续性 T 波改变）引起的 ST-T 改变。新定义还首次提出了存在缺血症状患者新发的非频率相关右束支阻滞与预后不良有关，而溶栓后 TIMI 血流分级 0 ～ 2 级的部分心肌梗死患者也可能出现新发右束支阻滞。

三、心肌梗死的心电图分期

目前心肌梗死的心电图分期在国内较为混乱，原因很多，包括与国际接轨的尺度掌握问题。最初心肌梗死心电图的分期十分明确，分为急性期、亚急性期、慢性期，这种心电图分期的主要依据是心电图的相关表现，并参考心肌梗死后的时间。但此后国外书籍中出现了愈合期和已愈合期心肌梗死的提法，出现了充分发展期、恢复期、慢性期等多种心肌梗死的分期。这些使国内的心电图相关书籍中的心电图分期出现了混乱。有时还因同一英文新名词的中文译名不同就引起分期名称的混乱。这些混乱情况对我国心电图水平的提高肯定有害，影响了国内学术和学风的客观性和稳定性。

我国心血管专家郭继鸿认为心肌梗死的心电图分期还应坚持分为急性期、亚急性期、慢性期。急性期心电图的主要表现为 T 波的改变、ST 段的改变及 Q 波的出现，急性期一直持续到 Q 波稳定，T 波开始逐渐演变为倒置。T 波逐渐向倒置演变的过程多数出现在 ST 段已回到等电位线之后，或在 Q 波已经稳定后。心电图急性期约持续 1 个月的时间，与临床和病理的分期十分接近。亚急性期主要涵盖了从 T 波倒置变浅一直到直立，此期约持续 2 个月。慢性期的心电图几乎到了静止状态，只遗留病理性 Q 波的改变，无 Q 波性心肌梗死在此期 ST-T 的演变也已结束并进入静止期，时间约为心肌梗死发生 3 个月后。这种分期方法简单明了，方便记忆与应用，也有助于对患者进行积极有效的治疗。目前在国外的不少心电图专著中仍沿用这个明确而简单的分期方法。这种心肌梗死的心电图分期方法与临床或病理学的分期方法贴近，虽然并不完全一致。

鉴于心肌梗死的临床治疗需要，国外已将 ST 段变化期命名为发展期（evolving），Q 波及非 Q 波期命名为心肌梗死确立期（establishing），鉴于心肌缺血和梗死发生时可先后出现缺血性 T 波改变、损伤性 ST 段改变及坏死性 Q 波 3 种基本改变。因此，郭继鸿教授提出将心肌梗死急性期的心电图可再分成 3 个亚期：①超急性期（T 波改变期）；②进展期或称急性早期（ST 段改变期）；③确立期（Q 波及非 Q 波期）。急性期分成的 3 个亚期的心电图特征如下，超急性期是指症状及心肌梗死发生后出现 T 波改变及 ST 段改变前；进展期是指 ST 段出现改变后；心肌梗死确立期是指

Q 波出现后或 ST 段演变稳定回到基线后。应当强调，临床积极的治疗需尽早开始，在进展期就积极采取有效治疗。同时，在超急性期和进展期时，心肌梗死的确定依赖心肌生化标志物的升高，而心肌梗死确立期时，根据新出现的病理性 Q 波，再结合其他诊断线索可获得心肌梗死诊断。

综上所述，心肌梗死的心电图可采用以下分期：①急性期（又分为超急性期、进展期、确立期 3 个亚期）；②亚急性期；③慢性期。

四、aVR 导联在诊断急性心肌梗死中的价值

传统观念对心肌梗死的定位诊断很少提及 aVR 导联的应用价值，从额面六轴系统不难看出除 V_1 导联外，aVR 导联是唯一能反映右心室电位变化的导联。随着对心电图认识的提高，特别是冠状动脉造影的普及，人们开始用 aVR 导联评估罪犯血管的病变情况。根据 aVR 导联 ST 段上下偏移的程度，初步确定病变累及左冠状动脉和右冠状动脉的情况及其预后。

（一）预测左主干阻塞

急性广泛前壁心肌梗死时，心电图上 I、aVL 及 $V_1 \sim V_6$ 导联 ST 段抬高，若 aVR 导联 ST 段抬高的幅度大于 V_1 导联 ST 段抬高的幅度，则提示左主干阻塞。因为左主干阻塞影响左前降支近端的血流，导致室间隔底部缺血（aVR 导联反映右心室流出道室间隔底部即心脏右上部电活动），引起 aVR 导联 ST 段抬高，同时也影响左回旋支血流而产生后壁心肌缺血。由于后壁电活动对应性抵消前壁电活动，故 V_1 导联 ST 段抬高幅度 < aVR 导联，即 $ST_{aVR} \uparrow > ST_{V_1} \uparrow$。Hori 等研究发现 aVR 和 aVL 导联 ST 段抬高是左主干阻塞引起急性心肌梗死的重要死亡预测因子。Yamaji 等提出急性左主干阻塞的患者 aVR 导联 ST 段抬高越明显，死亡率越高。另有学者研究发现，V_6 导联 ST 段抬高幅度超过 V_1 导联 ST 段抬高幅度，也是判断左主干阻塞的急性广泛前壁心肌梗死的重要依据。

附："6+2"现象

"6+2"现象是指缺血发作时有 6 个导联 ST 段明显下降，2 个导联 ST 段升高。诊断标准如下。

（1）≥ 6 个导联的 ST 段显著压低：左主干缺血引起的心电图改变有多个（≥ 6 个）导联出现明显的 ST 段压低（≥ 0.1mV），这些导联主要为前壁 $V_3 \sim V_6$ 导联，下壁 II、III、aVF 导联，以及侧壁 I、aVL 导联，而且压低的导联数越多，诊断越肯定。

（2）存在 2 个导联的 ST 段抬高：常伴 aVR 导联的 ST 段抬高 ≥ 0.1mV，以及 V_1 导联的 ST 段升高，且 aVR 导联 ST 段抬高程度 > V_1 导联。

（3）鉴别诊断：满足"6+2"标准，诊断时要注意和多支冠状动脉病变相鉴别，体表心电图诊断左主干病变的标准中不存在 aVR 导联 ST 段抬高比 V_1 导联严重。

Gorgel 等研究发现，当心电图特征符合"6+2"现象时，其诊断左主干病变的阳性预测值为 62%，阴性预测值为 78%，所有 ST 段改变振幅之和 ≥ 1.8mV 对诊断左主干病变的敏感度为 90%，特异度为 86.7%；急性完全性左主干闭塞时也常发生心脏传导功能障碍，典型表现是右束支阻滞，伴或不伴 ST 段抬高。

（二）预测左前降支阻塞

急性前壁心肌梗死 $V_1 \sim V_4$ 导联 ST 段抬高，若 aVR 导联 ST 段抬高的幅度 < V_1 导联 ST 段抬高的幅度，则提示左前降支阻塞。因为左前降支近端阻塞，导致室间隔底部透壁性缺血、坏死，产生的损伤电流方向与 aVR 导联电流一致，故引起 aVR 导联 ST 段抬高，同时因无左回旋支阻塞，故 $ST_{V_1} \uparrow > ST_{V_6} \uparrow$。Engelen 等研究，急性前壁心肌梗死患者 aVR 导联 ST 段抬高，是左前降支第一间隔支发生了阻塞。

Senaraten 等临床研究观察发现，急性下壁或后壁心肌梗死的患者，aVR 导联 ST 段明显压低，同时

伴有 V₅、V₆ 导联 ST 段抬高，V₁～V₃ 导联 ST 段压低，提示梗死的面积大，预后也差。aVR 导联 ST 段压低可能与广泛的下壁、侧壁或相邻部位的后侧壁受累有关。前壁心肌梗死患者如出现 aVR 导联 ST 段压低，提示前壁或前间壁心肌同时受损累及下壁心肌，预示心肌梗死范围更广。新近研究还发现急性前壁心肌梗死若同时伴 aVR 导联 ST 段压低，提示病变累及右心室，预后不良。因此认为 aVR 导联 ST 段偏移对急性心肌梗死罪犯血管的判定、预后及治疗方案的选择具有一定的意义。

第二节　异常 Q 波

异常 Q 波（abnormal Q wave）的判定是心电图诊断的一项重要内容，其包括 3 个方面，即 Q 波时限、深度及出现 Q 波的导联（图 3-1，图 3-2）。

一、异常 Q 波经典判定标准

1. Q 波时限 ≥ 0.04s。
2. Q 波深度 ≥ 同导联 R 波的 1/4。
3. 呈 QS 型，起始部顿挫。
4. 出现胚胎型 r 波，即 qrS 型或 QrS 型。

二、异常 Q 波诊断的新标准

相邻的两个导联 Q 波时限 ≥ 0.03s、深度 ≥ 0.1mV，但不包括 Ⅲ、aVR 导联。

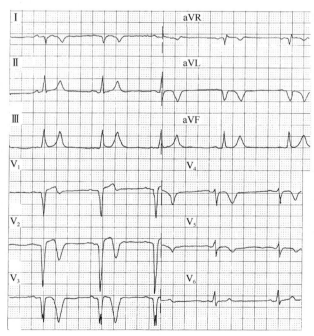

图 3-1　前间壁和高侧壁心肌梗死

患者，男性，39 岁，因饮酒后胸痛，查心电图发现急性心肌梗死，该图为住院 6 周描记的心电图，Ⅰ、aVL、V₁～V₃ 导联 QRS 波呈 QS 型，为梗死性 Q 波，V₁、V₂ 导联 ST 段尚未回落至等电位线，T 波也在演变，仍在亚急性期。V₄～V₆ 导联 QRS 波低电压，V₄、V₅ 导联 T 波呈冠状倒置

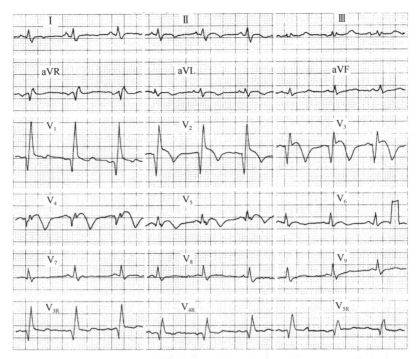

图 3-2 广泛前壁急性心肌梗死合并完全性右束支阻滞

患者，男性，48 岁，因持续心绞痛住院，心电图示 V_1、V_2 导联呈 QR 型波，V_1、V_2 导联 R 波电压分别为 1.6mV、1.2mV，V_3 导联呈 Qr 型波，V_4、V_5 导联呈 W 型波，V_6 导联呈 qRs 型。$V_1 \sim V_6$ 导联 ST 段弓背向上抬高伴不同程度的 T 波倒置，QRS 波群总时限 0.13s，I、II、aVL、aVF、$V_5 \sim V_9$ 导联的 S 波及 aVR 导联 R 波增宽≥ 0.04s，加描的 $V_{3R} \sim V_{5R}$ 导联呈 qR 型波，符合广泛前壁心肌梗死合并完全性右束支阻滞

三、不同导联异常 Q 波的具体判定

1. V_1 导联的 Q 波（除外 QS 型）。

2. V_2 导联任何程度或表现的 Q 波。

3. V_3 导联上几乎所有的 Q 波。

4. V_4 导联 Q 波深度＞ 0.1mV，或者大于 V_5 导联的 Q 波。

5. aVL 导联 Q 波需结合 I 导联，I、aVL 导联同时出现 Q 波，考虑异常；仅 aVL 导联出现 Q 波，不视为异常。

6. III 导联 Q 波需结合 II 和 aVF 导联，II、III、aVF 导联中有 2 个导联出现 Q 波，考虑异常。特别是若 III、aVF 导联出现较深而窄的 Q 波，而 II 导联有或无 q 波，则应进行屏气试验，嘱患者进行深吸气后屏住，记录观察，若此时 Q 波明显变浅或消失，则为呼吸性 Q 波（即生理性 Q 波），属正常变异；若 Q 波无明显变化，则下壁存在异常 Q 波。仅 III 导联出现 Q 波，不视为异常。

7. Q 波从起始到波底之间的距离超过 0.02s，深度＞同导联 R 波的 1/4，也应视为异常 Q 波。

8. $V_1 \sim V_4$ 导联，R 波应该逐渐递增，若 R 波不递增或递增不良，应等同为异常 Q 波。

四、暂时性 Q 波（一过性 Q 波）

暂时性 Q 波（temporary Q wave）又称一过性 Q 波，是指持续时间短暂、不久即消失的 Q 波。持续时间多在数分钟至 1 周不等，深度多＜同导联 R 波的 1/4，多见于 $V_1 \sim V_3$ 导联，无心肌梗死的演变过程，心肌酶一般无明显改变。近些年发现，一过性 Q 波常见于缺血性心肌病变，如不稳定型心绞痛、变异型心绞痛、冠状动脉旁路移植术后及运动负荷试验过程中等。现认为，一过性 Q 波的出现与心电静止有关。心电静止系指心肌急性缺血损伤时暂时失去电激动能力的状态，该心电静止的区域称为局限性电静止区。此时心室除极的瞬间综合向量将背离局限性电静止区，面对该区的导联可产生一过性 Q 波。当该处心肌不利因素去除并获得足够的血液供应时，又可恢复电激动而使 Q 波消失。一过性 Q 波在本质上不同于心肌梗死时的病理性 Q 波，虽然两者均丧失了生物电效应，但一过性 Q 波是可逆性反应。另外有学者认为，浦肯野纤维发生的可逆性水肿及一过性束支阻滞也可引起一过性 Q 波。只要结合临床分析及进行随访或连续心电监测，一过性 Q 波不难诊断。但 Q 波的出现，通常是急性心肌梗死的早期表现，不能掉以轻心。

第三节　无 Q 波心肌梗死

无 Q 波心肌梗死（non Q wave myocardial infarction，NQMI）系不出现梗死性 Q 波，而仅表现为 ST-T 改变和心肌酶升高 1 倍以上，以及出现缺血性胸痛持续至少 30min，且不能为硝酸盐类缓解的急性心肌梗死。

一、心电图特征

1. ST 段压低 ≥ 0.1mV 和（或）伴或不伴有 T 波倒置，持续 24h 以上；下壁心内膜下心肌损伤时，Ⅱ、Ⅲ、aVF 导联 ST 段急剧下降。前壁心内膜下心肌损伤时，V_2、V_3、V_4 导联的 ST 段显著下降。

2. 对称性 T 波倒置，深度至少 0.1mV，伴或不伴有 ST 段轻度抬高，持续至少 72h；一般 V_3、V_4 导联 T 波倒置最深（此时 Q-T 间期延长最明显），持续数日后，T 波倒置逐渐变浅，Q-T 间期延长。

3. 在 2 个以上前壁或下壁导联或 Ⅰ、aVF 导联上 J 点后 0.02s ST 段抬高至少 0.1mV，伴对应导联 ST 段压低。

以上心电图改变并非无 Q 波心肌梗死特有，必须结合临床症状和心肌酶升高才能诊断。

二、表现形式及分型

1. **T 波倒置为主的无 Q 波心肌梗死**　患者突然发生胸痛伴 ST 段抬高和 T 波高耸改变，在 ST 段回落过程中 T 波后支出现倒置；随着 ST 段的恢复，T 波倒置逐渐加深，变为两支对称的箭锋状窄尖。

2. **ST 段压低或抬高为主的无 Q 波心肌梗死**　ST 段呈倾斜型或直线型下移，在胸导联可下移 0.4 ~ 0.5mV；下移的 ST 段与倒置 T 波近侧相融合，两者界限难以分辨。此种 ST 段短时间不能恢复，持续数日至数周。无 Q 波心肌梗死 ST 段压低与心绞痛发作时 ST 段压低的不同点：前者 ST 段压低程度远比后者压低明显，持续时间也较后者长。部分患者表现为 ST 段抬高伴 T 波倒置。心肌酶显著增高，但始终无 Q 波出现（图 3-3）。

3. **QRS 波群改变为主的无 Q 波心肌梗死**　QRS 波群的振幅和形态与发病前不同，即在某一组导联 QRS 波群电压明显降低或 QRS 波群起始部出现顿挫及针尖状 R 波等。

Ogawa 根据无 Q 波心肌梗死的临床表现，将其分为 3 型，即 Ⅰ 型（ST 段压低）、Ⅱ 型（ST 段抬高）、Ⅲ 型（T 波改变）。近年研究发现，无 Q 波心肌梗死多见于多支冠状动脉病变，且有多次梗死的倾向。有时，心肌梗死合并左束支阻滞、预激综合征，其坏死性 Q 波能够被掩盖，也可表现为无 Q 波心肌梗死。

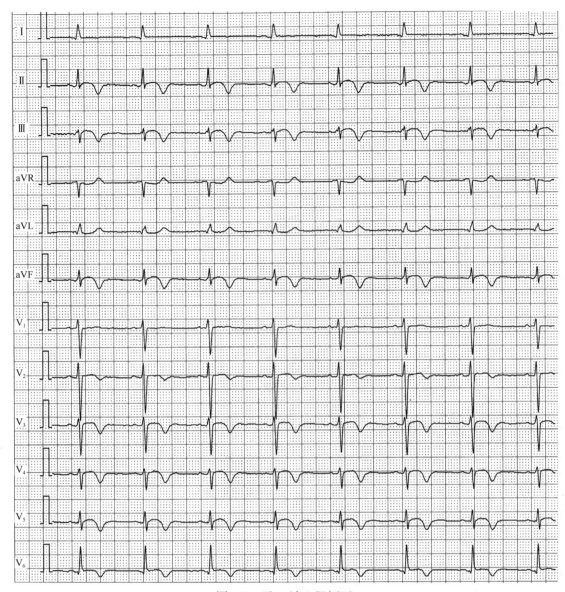

图 3-3　无 Q 波心肌梗死

患者，男性，60 岁，临床诊断为急性心肌梗死。患者入院时心肌酶明显增高。本图为入院后第 2 天心电图，可见 Ⅱ、Ⅲ、aVF、V$_3$ ～ V$_6$ 导联 ST 段弓背向上抬高伴 T 波倒置，所有导联无病理性 Q 波，但在 V$_3$、V$_4$、V$_5$ 导联有 R 波降低表现，为无 Q 波心肌梗死

第四节　左束支阻滞合并心肌梗死诊断的再认识

　　心肌梗死可引起左束支阻滞，也可在左束支阻滞基础上发生心肌梗死。两者都影响 QRS 波群的起始向量，两者并存时，左束支阻滞的继发 ST-T 改变可能抵消心肌梗死的原发性 ST-T 改变，使心肌梗死的图形被掩盖。相反，心肌梗死也影响左束支阻滞的图形，使左束支阻滞图形不典型。例如，单纯性左束支阻滞无任何病理性 Q 波，如看到病理性 Q 波，则一定是病理性改变；单纯性左束支阻滞的特征是 ST-T 向量背离 QRS 波群向量。出现 ST-T 向量不符合左束支的特征，即 Ⅰ、aVL、V$_5$、V$_6$ 导联 ST 段压低，V$_1$ ～ V$_3$ 导联 ST 段抬高，而出现相反的改变，可能是急性心肌缺血或心肌梗死的表现（图 3-4 ～ 图 3-8）。《临床实用心电图学》"第 20 章　心室内阻滞"详述了左束支阻滞合并心肌梗死，下面仅就最新的左束支阻滞合并心肌梗死的标准进行阐述。

一、改良的 Sgarbossa 标准（Smith 标准）

Sgarbossa 等曾报道，基于 Gusto-I 试验数据，下列 3 条标准中，如果以 3 分以上作为心肌梗死诊断标准，其诊断的敏感度和特异度分别为 78%、90%。

（1）与 QRS 波群主波方向一致的 ST 段抬高 ≥ 0.1mV，5 分。

（2）$V_1 \sim V_3$ 导联中 ST 段压低 ≥ 0.1mV，3 分。

（3）与 QRS 波群主波方向相反的 ST 段抬高 ≥ 0.5mV，2 分。

Gunnarsso 等则认为这个诊断标准对诊断左束支阻滞合并心肌梗死的特异度高达 94%，而敏感度只有 17%，3 分以上和 3 分以下对预后的影响没有差异。

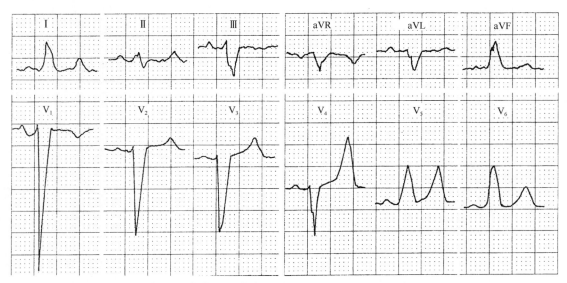

图 3-4 完全性左束支阻滞，提示急性前壁心肌梗死

患者，男性，62 岁，凌晨 3：00 突感胸闷、呼吸困难就诊，心电图示 I、aVF、V_5、V_6 导联 QRS 波群呈宽低 R 型，$V_1 \sim V_4$ 导联 QRS 波群呈 rS 型，QRS 波群总时间为 0.13s，符合完全性左束支阻滞，但 $V_1 \sim V_4$ 导联 R 波递减，I、aVL、$V_4 \sim V_6$ 导联 T 波直立高尖是异常现象，提示急性前壁心肌梗死

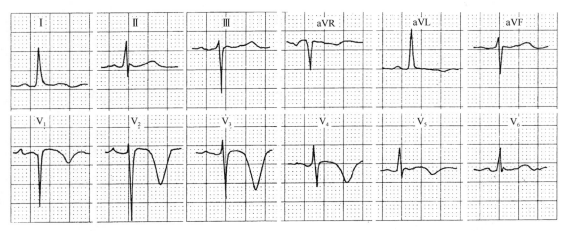

图 3-5 前间隔无 Q 波心肌梗死

图 3-4 患者入院后第 10 天描记的心电图，左束支阻滞图形消失，$V_1 \sim V_4$ 导联 T 波倒置呈冠状 T，可以明确诊断无 Q 波心肌梗死

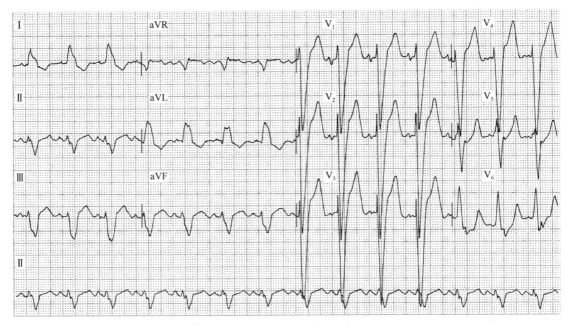

图 3-6　心肌梗死合并左束支阻滞

患者，男性，46 岁，突然胸闷、心悸就医，心电图示 $V_1 \sim V_5$ 导联 QRS 波群呈 rS 型，I 导联 QRS 波群呈宽 R 型，降支迟缓，V_6 导联 QRS 波群呈 Rs 型，电轴左偏，QRS 波群时限 0.16s，符合左束支阻滞。本图有以下疑点：V_5、V_6 导联 S 波出现切迹，$V_1 \sim V_6$ 导联 T 波均直立，$V_1 \sim V_4$ 导联 R 波递减，II、aVF 导联 S 波出现切迹持续时间 > 0.05s，V_2、V_3 导联 ST 段分别抬高 0.52mV、0.7mV，$PtfV_1$=−0.04mm·s。上述疑点结合临床症状，提示前壁急性心肌梗死

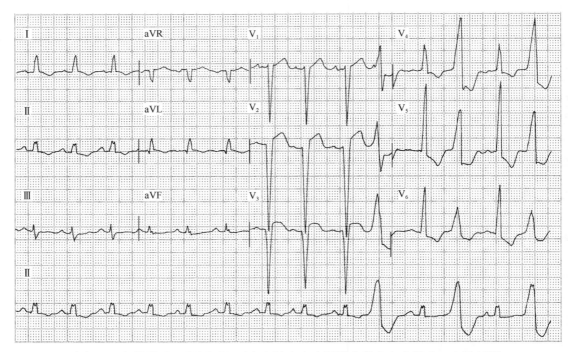

图 3-7　急性前壁心肌梗死、不完全性左束支阻滞合并左心室肥大、室性早搏

图 3-6 患者发病第 3 天描记的心电图，左束支阻滞由完全性变为不完全性，QRS 波群时限 0.11s，$R_{V_2} < R_{V_1}$，V_3 导联 QRS 波群呈 QS 型，伴 ST 段弓背向上抬高，是急性心肌梗死的表现。V_4 导联 QRS 波群呈 Rs 型，V_5、V_6、I、aVL 导联 QRS 波群呈 qR 型，V_5、V_6、I、aVL 导联 q 波虽小，但在左束支阻滞情况下应视为异常 Q 波，$R_{V_5}+S_{V_1}$=5.0mV，I、aVL、$V_4 \sim V_6$ 导联 ST 段下斜型压低伴 T 波倒置，符合左心室肥大及劳损。另外可见短阵室性早搏二联律

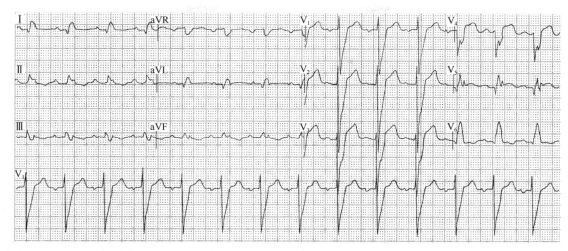

图 3-8 完全性左束支阻滞合并前侧壁心肌梗死

本图 QRS 波群宽大畸形，时限 0.17s，$V_1 \sim V_4$ 导联 QRS 波群呈 rS 型，R 波振幅递减，I、aVL、V_5、V_6 导联 QRS 波群呈 qR 型，R 波低矮宽大，V_4、V_5、aVL 导联 ST 段弓背抬高，符合完全性左束支阻滞合并前侧壁心肌梗死。左束支阻滞的图中 I、V_5、V_6 导联出现 Q 波，不论其大小均为异常 Q 波

Smith 等基于冠状动脉造影研究资料，对 Sgarbossa 标准的第 2 条提出改良标准，建议左束支阻滞合并前降支闭塞的诊断标准如下：$V_1 \sim V_4$ 导联中任何一个导联出现 ST 段抬高幅度与同导联 S 波振幅的比值 ≥ 1/4，即 ST 段抬高的幅度要达到同导联 S 波振幅的 1/4 以上。该标准对诊断左束支阻滞合并心肌梗死的特异度、敏感度分别为 97%、92%。嗣后，Smith 等又对这一标准进行了修正，提出 ST 段抬高的振幅与 S 波的振幅比值 ≥ 1/4，ST 段压低的振幅与 R 波的振幅比值 ≥ 3/10。同时，特别强调了心电图的动态演变在心肌梗死诊断中的重要性。

二、ST/S（R）≤ –0.25 标准

2013 年 ACC/AHA ST 段抬高心肌梗死（STEMI）指南将 ST/S（R）≤ –0.25 列为左束支阻滞合并心肌梗死的诊断指标。

ST/S（R）≤ –0.25 标准：在偏移最大的导联测定 ST/S（R），若 ST/S（R）≤ –0.25，并且至少有一个导联 ST 段抬高 ≥ 0.1mV，为阳性。ST/S（R）的测定都以 J 点为准。

三、2020 年巴塞罗那（BARCELONA）标准

2020 年 7 月西班牙学者 Andrea Di Marco、Marcos Rodriguez 等领导的研究团队在 *Journal of the American Heart Association* 上提出了左束支阻滞合并心肌梗死的巴塞罗那（BARCELONA）标准。

1. 任一导联 ST 段与 QRS 波群同向偏移 ≥ 1mm（0.1mV）

（1）任一导联 ST 段与 QRS 波群同向压低 ≥ 1mm（0.1mV）。

（2）任一导联 ST 段与 QRS 波群同向抬高 ≥ 1mm（0.1mV）。

2. 在任何最大偏离电压（R 波或 S 波）≤ 6mm（0.6mV）的导联，ST 段与 QRS 波群反向偏移 ≥ 1mm（0.1mV）。

四、具有 Q 波意义的 S 波切迹

在左束支阻滞合并前壁心肌梗死时，若室间隔仅是左侧面内膜下心肌受累及，则细小 r 波（代表室

间隔除极向量）之后的 S 波，实际上是前壁心肌梗死所形成的，相当于一般的梗死性 Q 波，故有学者将此种 S 波称为具有 Q 波意义的 S 波切迹。这种 S 波出现在左胸导联，rS 型波的 S 波宽钝且有切迹，此切迹出现在 QRS 波群起始的 0.05s 以内。S 波上的切迹是真正的 S 波与假的 S 波（具有 Q 波意义的 S 波切迹）的分界。切迹前方的 S 波是梗死向量所形成的；切迹后方的 S 波是真正的 S 波，由左心室后壁除极向量所形成。

五、左束支阻滞合并心肌梗死传统诊断方法

（一）原发性 ST-T 改变

左束支阻滞本身可以引起继发性 ST-T 改变，如 QRS 波群主波向下的导联 ST 段抬高，QRS 波群主波向上的导联 ST 段压低；抬高的 ST 段呈斜坡状或凹面向上，抬高程度为轻中度。有文献报道，当左束支阻滞合并急性心肌梗死时，近 2/3 的患者可出现原发性 ST-T 改变，导致原有继发性 ST-T 改变的特点不典型或消失（表 3-1）。

表 3-1 左束支阻滞伴或不伴急性心肌梗死时心电图与临床鉴别

鉴别点	左束支阻滞	左束支阻滞合并急性心肌梗死
ST 段抬高部位	QRS 波群主波向下导联	梗死部位，与 QRS 波群主波方向无关
ST 段抬高形态	凹面向上	凸面向上
ST 段抬高幅度	ST/QRS 波振幅＜1	ST/QRS 波振幅可＞1 或 2
ST-T 动态演变	无	有
坏死性 Q 波	无	可有
患者症状	无胸痛	胸痛
肌钙蛋白	阴性	阳性

（二）Ⅰ、aVL、V₅、V₆ 导联或Ⅲ、aVF 导联出现 Q 波

左束支阻滞时，Ⅰ、V$_5$、V$_6$ 导联不会出现 Q 波，如上述两个或两个以上导联出现 Q 波，不论其如何微小，均提示合并急性心肌梗死。左束支阻滞时，Ⅰ、aVL、V$_5$、V$_6$ 导联出现 Q 波反映前壁心肌梗死；左束支阻滞时，右胸导联出现 r 波（原无 r 波者）或原有 r 波加大均提示前间壁心肌梗死存在。Ⅲ、aVF 导联出现 Q 波提示下壁心肌梗死存在。

（三）Cabrera 征和 Chapman 征

此部分内容可参阅《临床实用心电图学》"第 42 章 少见的心电波及征"。

第五节 梗死周围阻滞

梗死周围阻滞（peri-infarction block）是指激动通过围绕梗死区的组织所发生的传导延迟。该诊断是 1950 年由 First 等学者提出的，当时认为心肌梗死的 QRS 波群增宽是由于梗死侵犯心内膜下心肌层所造成的一种局部阻滞。1954 年 Grant 等学者进行了深入的临床与病理研究，正式提出将梗死周围阻滞作为心肌梗死后的第四种向量改变。接着 Rosenbaum 等提出用"左束支前支阻滞"及"左束支后支阻滞"来代替梗死周围阻滞。目前来看，Grant 等提出来的梗死周围阻滞实际上是心肌梗死所致的左束支分支阻滞的一种特殊类型，因此应称为"梗死周围分支阻滞"。梗死周围阻滞可分为局限性梗死周围阻

滞（localized pre-infarction block）和分支性梗死周围阻滞（fascicular peri-infarction block）两种。

一、局限性梗死周围阻滞

局限性梗死周围阻滞系指围绕着梗死区的一种局限性传导障碍，也称灶性梗死周围阻滞（focal peri-infarction block）。

（一）发生机制

心内膜下心肌发生坏死后，坏死的心肌丧失激动和传导的能力，激动便不能经坏死的心肌传导，面向梗死的导联描出一个负向波，梗死区毗邻的心外膜存活心肌只能依靠附近的心肌纵向传导的激动除极，因其除极较其他部位的心肌除极晚，加之梗死周围存活的心肌多有缺血，除极速度较慢，当梗死周围存活的心肌除极时，便描出一个正向波，形成 QR 型波或 Qr 型波。由于梗死周围存活的心肌也多有损伤阻滞，结果使除极过程进一步延迟，出现终末迟缓的 R 波。

（二）心电图表现（图 3-9）

1. 其可见于任何部位的心肌梗死。
2. 向着梗死中心的导联呈穿壁性心肌梗死的 QS 型波，而邻近部位的导联则呈 qR 或 QR 型波。
3. Q 波后终末 R 波增宽、顿挫。
4. 额面 QRS 波群电轴无固定的偏移。

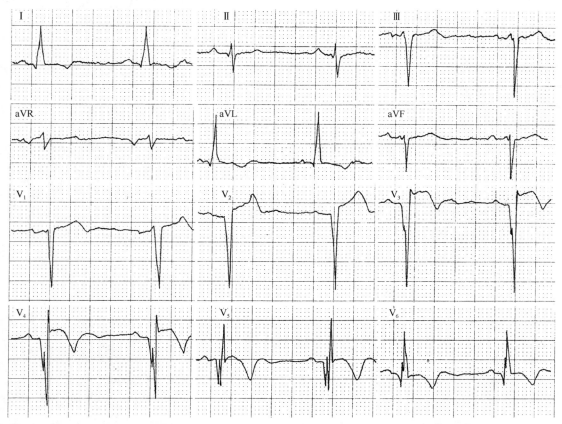

图 3-9　广泛前壁急性心肌梗死伴左前分支阻滞、局限性梗死周围阻滞

本图为广泛前壁心肌梗死伴左前分支阻滞，V_3 ~ V_6 导联呈 Qr、QR 型，Q 波宽而不光滑，有明确的顿挫，顿挫的正电位是坏死心肌周围存活心肌产生的激动电位，I、V_6 导联 R 波增宽，升支顿挫。这种梗死周围存活心肌电激动传导延迟的现象，称为局限性梗死周围阻滞

二、分支性梗死周围阻滞

分支性梗死周围阻滞系指伴发于心肌梗死的分支传导阻滞，也称心肌梗死伴左束支分支阻滞。

（一）发生机制

分支性梗死周围阻滞是心肌梗死损害左束支分支所造成的，实质上是心肌梗死病变引起的左束支分支阻滞。

（二）心电图表现

1. 梗死引起的初始 QRS 波群异常向量与分支传导阻滞引起的终末异常向量并存，在病理性 Q 波的基础上向着梗死区的导联出现迟晚的 R 波。
2. 常伴有特定的梗死部位与特定的终末向量。
3. 常发生于心肌梗死开始后数日之内，其表现可能呈间歇性。

（三）分类

分支性梗死周围阻滞又可进一步分为高侧壁梗死周围阻滞（block around high lateral wall myocardial infarction）、前壁梗死周围阻滞（block around anterior myocardial infarction）和下壁梗死周围阻滞（peri-infarction block of inferior wall）。

1. 高侧壁梗死周围阻滞 高侧壁心肌梗死常损害左前分支，心电图表现：QRS 环初始向量指向右下，在 I、aVL 导联呈 qR 型，II、III、aVF 导联呈 rS 型，平均电轴在 −45° 以左；I、aVL 导联的 Q 波时间 ≥ 0.04s，振幅 ≥ 1/4R，出现 ST-T 动态演变时，诊断较可靠。

2. 前壁梗死周围阻滞 前壁心肌梗死合并左前分支阻滞，激动自左后分支开始，离开梗死区，然后传至梗死周围，对向梗死区。

（1）心电图表现：胸导联显示梗死图形，肢体导联显示左前分支阻滞图形（图 3-10，图 3-11）。

（2）心电向量表现

1）额面初始 0.04s 向量向右下（在横面和侧面可同时有偏前或偏后），额面 QRS 环呈逆钟向运行。

2）终末 0.04s 向量指向左上，即指向梗死区。

3）初始与终末 0.04s 向量之间的夹角在 100° 以上。

4）QRS 波群时限正常或延长，电轴左偏。

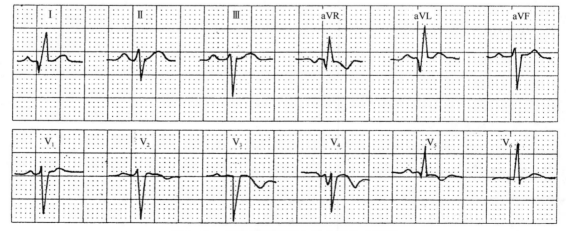

图 3-10 前壁心肌梗死合并左前分支阻滞

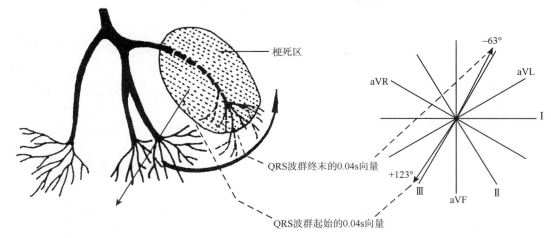

图 3-11 前壁心肌梗死引起左前分支梗死周围阻滞示意图

（3）鉴别诊断：前壁梗死周围阻滞需与左束支阻滞相鉴别，典型的左束支阻滞初始与终末向量之间的夹角不会超过 100°，而前壁梗死周围阻滞初始与终末向量之间的夹角超过 100°。

3. 下壁梗死周围阻滞　下壁心肌梗死常损害左后分支，因下壁心肌梗死损坏了大量左后分支纤维而发生左后分支阻滞。下壁梗死周围阻滞时，激动自左前分支开始，离开梗死区，然后传至梗死周围，对向梗死区。

（1）心电向量表现：额面 QRS 环呈顺钟向运行，初始 0.04s 向量离开梗死区向上并稍向左，在额面六轴系统上位于 –60° ～ –80°，而终末向量指向右、下、后，指向梗死区；在额面六轴系统上位于 +90° ～ +100°，两者之间的角度超过 100°，方向基本相反。

（2）心电图表现

1）QRS 环初始向量指向左上，终末向量指向右下，Ⅱ、Ⅲ、aVF 导联呈 qR 型，Ⅰ、aVL 导联呈 rS 型，电轴 > +110°。

2）合并左前分支阻滞时，Ⅱ、Ⅲ、aVF 导联 Q 波消失，表现为 rS 型，$R_Ⅲ > R_{aVF} > R_Ⅱ$，心肌梗死可不影响左前分支阻滞在 Ⅱ、Ⅲ、aVF 导联的初始小 r 波，但梗死的病理性 Q 波可被左前分支阻滞掩盖，失去下壁心肌梗死的特征，此称为隐匿性梗死（concealed infarction）。下壁梗死周围阻滞也称膈面分支性梗死周围阻滞（diaphragmatic fascicular peri-infarction block）。

三、梗死内阻滞、斜肩现象及梗死区折返

（一）梗死内阻滞

梗死内阻滞（intra-infarction block）是指梗死后坏死组织内存活心肌传导迟缓引起的电学上的改变，是急性心肌梗死后极为多见的一种梗死阻滞。这种现象最早是 Wilson 于 1935 年提出，1952 年 Barker 与 Wallace 再次强调，Cabrera 于 1959 年将它正式命名为心肌梗死区内阻滞。心肌梗死后如坏死的心肌组织均匀，其内无残余的肌电岛组织，体表心电图记录的坏死性 Q 波或 QS 波光滑、规整而无切迹和粗钝，即心肌梗死的"开窗效应"。如果某部坏死的心肌区还存在肌电岛组织，这些肌电岛组织仍有电学上的兴奋性，心肌除极时心肌组织除极缓慢且纤曲；此时在心电图上出现的坏死性 Q 波或 QR 型波绝大多数不光滑，出现正向小波或多向错综小波，犹如"蚁穴"口样呈低小毛刺状。简单地说，梗死区的坏死组织中尚有存活的岛状组织发生延缓除极，从而在病理性 Q 波或 QS 波内造成微小的粗钝或顿挫。

（二）斜肩现象

斜肩现象（oblique shoulder phenomenon）系指前间壁心肌梗死时 $V_1 \sim V_3$ 导联的 r 波有顿挫的现象，是梗死内阻滞的一个表现。

（三）梗死区折返

梗死区折返（infarct zone reentry）指发生于梗死区内的折返。当心室除极的波阵面在梗死区的边缘被阻滞时，激动环绕梗死区前进，当转到另一面时，激动的波阵面进入梗死区，并缓慢地传导至该区的对侧，穿出边界，使边界外已复极的正常心肌再次除极，引起一次早搏，早搏使正常心肌的不应期缩短，但早搏通过梗死区时传导更慢，这样使折返更容易进行，而连续的折返即可形成室性心动过速。梗死区的大小是形成折返的重要因素；其中不均匀的残存心肌细胞使激动传导缓慢，从而形成折返。若梗死区内的细胞已死亡，丧失传导能力，则不可能发生折返。

第四章

早　搏

《临床实用心电图学》"第 8 章　早搏"详述了各种早搏的有关知识，下面仅就有关早搏隐匿性传导进一步讨论。

第一节　特殊类型早搏的再认识

一、早搏伴隐匿性联律

1963 年 Schamroth 和 Marriot 首先提出隐匿性早搏（concealed premature beat）的概念，早搏与主导搏动成对（或成组）呈规律性反复出现时，称为联律。一次或二次主导搏动后紧随一次早搏，且连续规律地发生者，称为二联律或三联律，以此类推。若在联律中预期要发生的早搏没有出现，而被主导搏动所代替，但以后的早搏仍按时出现时，则未出现的早搏称为隐匿性早搏。

早搏（窦性早搏、房性早搏、室性早搏、交接性早搏）伴隐匿性联律：早搏伴隐匿性二联律时，显性早搏之间的窦性心搏数目呈 3、5、7……奇数分布，符合 $2n+1$（n 为任一正整数）的规律；早搏伴隐匿性三联律时，显性早搏之间的心搏数目符合 $3n+2$（n 为任一正整数）的规律。$n=0$ 时，为显性二联律、三联律。需要说明的是，以上隐匿性二联律或三联律的诊断，最好能在同一份或短时间前后的心电图上出现显性二联律或三联律作为佐证则较为可靠。

（一）发生机制

目前认为隐匿性早搏的出现与显性早搏后的代偿间期引起的有效不应期延长有关。如果早搏之后的有效不应期超过了下一次异位搏动在折返途径内的传导时间，则此异位搏动不能折返，将变为隐匿性。反之，早搏之后的代偿间期引起的有效不应期不超过异位搏动在折返途径的传导时间，则这个异位点发生的冲动，将激动心室形成显性早搏。另一种解释是，室内异位起搏点发出的冲动传至异-室交接区时，该区虽脱离不应期，因某种原因仍不能传出，使心室折返激动在某一次折返途径中出现中断，早搏消失，被一次窦性搏动所代替。因此，任何两个邻近的早搏之间的距离，是早搏起搏点周期长度的简单倍数（窦性心律不齐除外）。

早搏伴隐匿性联律并非都具有上述规律性，由于某种原因阻断了折返途径，本该出现的早搏消失，而出现另一种形式的早搏，原有的隐匿性联律的规律不复存在。

（二）临床意义

早搏伴隐匿性联律，说明早搏相当频繁，但部分未能显示，临床意义等同于早搏伴显性联律。但是早搏伴隐匿性联律对心功能和患者自觉症状的影响比完全显性早搏相对小些。

（三）鉴别诊断

早搏伴隐匿性联律需与并行心律相鉴别，后者一般没有固定的联律间期，但可形成房性或室性融合波，而前者有固定的联律间期，不会形成融合波。

二、隐匿性房性早搏

隐匿性房性早搏（concealed atrial premature beat）是指被掩盖而未能显现的房性早搏。其发生机制尚不十分明确，一般认为有下列两点：①异-房交接区存在传出阻滞；②窦性激动在心房内折返径路中发生不同水平的隐匿性传导（图 4-1）。

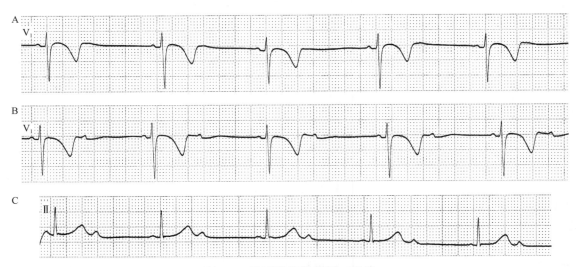

图 4-1　隐匿性房性早搏二联律

患者，男性，9 岁，临床诊断心肌炎。A. 展示的 V$_1$ 导联心电图，P-P 间期长而不齐，为 1.34～1.48s（45～41 次 / 分），平均 43 次 / 分。P 波后均继有室上性 QRS 波群，P-R 间期固定为 0.12s。初诊为窦性心动过缓，不排除 2∶1 窦房阻滞。B、C. V$_1$、Ⅱ导联，是令患者在床上起卧活动数次后描记的非同步心电图，与图 A 相比，P-P 间期和 P-R 间期基本不变，但在每个心搏的 T 波后均出现 1 个提前的 P 波，使 P-P 间期形成一长一短的序列，即夹有 QRS 波群的 P-P 间期短于未夹有 QRS 波群的 P-P 间期，酷似 2∶1 房室阻滞伴室相性窦性心律不齐。仔细观察 P 波形态，特别是在Ⅱ导联，提前出现的 P 波形态明显异于窦性 P 波，不能用 2∶1 房室阻滞和窦性早搏二联律解释。符合受阻的房性早搏二联律。心电图最后诊断：活动前为窦性心律，隐匿性房性早搏二联律；活动后为窦性心律，受阻的显性房性早搏二联律

讨论： 2∶1 窦房阻滞是在窦房交接区存在功能性或病理性传出阻滞的基础上发生的，一般窦性频率 < 40 次 / 分时，方可做出推测性诊断。图 4-1 病例为 9 岁儿童，心率只有 43 次 / 分，故初诊时考虑为 2∶1 窦房阻滞。令患者活动后心室率无明显改变，T 波后均出现 1 个提前的异于窦性的 P′波，P′波后均未继 QRS 波群，符合受阻的房性早搏二联律。回顾性推测，安静时的窦性心动过缓实际上是隐匿性房性早搏二联律。其发生机制类似窦房阻滞，即房内异位节律点发出的激动，在异-房交接区单向传导完全受阻，未能使心房除极，但却传入窦房结，使窦房结发生除极或抑制，因此窦性节律重整，激动顺延，表现在心电图上为显著的窦性心动过缓，酷似 2∶1 窦房阻滞。令患者活动后迷走神经张力降低，异-房交接区的不应期缩短或消失，异位激动也能传入心房，使隐匿性房性早搏显性化。

三、隐匿性交接性早搏

早在 1947 年，Langendorf 和 Mehlman 首次报道房室交接性早搏伴隐匿性传导引起一度、二度房室阻滞。1967 年 Rosen 等进行希氏束电图检查，首次证实隐匿性交接性早搏引起假性一度、二度房室阻

滞。1975 年 Narula 等应用希氏束电图予以证实。隐匿性房室交接性早搏（concealed junctional premature beat）是指交接性早搏（经希氏束电图证实大多为房室束早搏）虽然伴有双向性传导阻滞，却有交接区隐匿性传导。此时心电图上既不出现交接性早搏逆行传导时的逆行 P⁻ 波，也不见其下行传导时产生的 QRS 波群。但它在隐匿性传导的过程中，使交接区产生了新的不应期，因而使下一个窦性激动的传导和时间受到影响。

（一）发生机制

隐匿性交接性早搏的发生机制与递减性传导有关。异位激动释放后，向上、向下传导时，恰逢这些传导组织尚处于上次激动所致的不应期，因此，对此异位激动的应激能力减弱，其所产生的除极电位也较低。这种低弱的电位向邻近组织传递，其动作电位不断进行性减弱，传导速度也进行性减慢，最终完全停止传导，致使不能逆传至心房、下传至心室，体表心电图上便无 P⁻-QRS-T 波。但由于激动了一部分房室连接组织，产生一次新的不应期，影响下次接踵而至的窦性搏动的传导，从而引起种种心电图改变。

（二）隐匿性早搏继发性影响产生的心电图改变（图 4-2）

1. 引起 P-R 间期交替性改变　罕见的隐匿性插入性交接性早搏二联律使窦性下传的 P-R 间期可呈交替性改变。

2. 引起二度窦房阻滞　在罕见的情况下，隐匿性早搏可逆向传导至窦房交接区，干扰窦性激动，导致二度窦房阻滞。

3. 引起反复搏动　有时适时而至的交接性激动遇到希浦系统尚处于不应期而不能向前传导至心室时，可缓慢逆行传导激动心房，产生逆行 P⁻ 波。如果在逆行传导过程中又沿另一条径路折返而激动心室，便形成隐匿性交接性反复搏动，心电图貌似房性早搏下传心室。

4. 引起"超常性"房室传导　通常在相对不应期中 R-P 与 P-R 间期呈反比关系，即 R-P 越短，则 P-R 间期越长。偶尔 R-P 与 P-R 间期关系也发生变化，即 R-P 短者，其随后的 P-R 间期也短，R-P 长者，随后 P-R 间期也较长，此时则提示房室传导"超常性"。实质上此种非生理性房室传导关系也可能是隐匿性交接性早搏所致。

5. 引起假性窦性停搏　突然出现长 P-P 间期，且与短 P-P 间期无倍数关系，此系隐匿性交接性早搏的激动优先通过结间束逆传至窦房结使其节律重整所致。但该激动并未进入心房肌，所以不能使心房肌除极出现逆行 P⁻ 波。

6. 引起延迟性代偿间歇　当交接性早搏发出后，早搏后的第 1 个窦性搏动因房室交接区仍处于相对不应期而缓慢下传，而第 2 个窦性搏动由于 R-P 过短，房室连接组织尚处于有效不应期而不能下传，形成长的 R-R 间歇，称为延迟性代偿间歇。

7. 引起假性房室阻滞　隐匿性交接性早搏可引起假性一度、二度 I 型、二度 II 型甚至一过性三度房室阻滞。

（三）临床意义

一般来说隐匿性交接性早搏是短期存在的较为良性的一种心律失常，正确诊断可避免不必要的起搏治疗。另外，隐匿性早搏可发生于器质性心脏病者，也可发生于无器质性心脏病者，房室传导功能可以正常，也可发生于房室传导确实有病变的基础上。

（四）心电图诊断

隐匿性交接性早搏的诊断：依据它对下一次冲动传导的影响确定。凡体表心电图上有如下不明原因表现者，应考虑隐匿性交接性早搏。

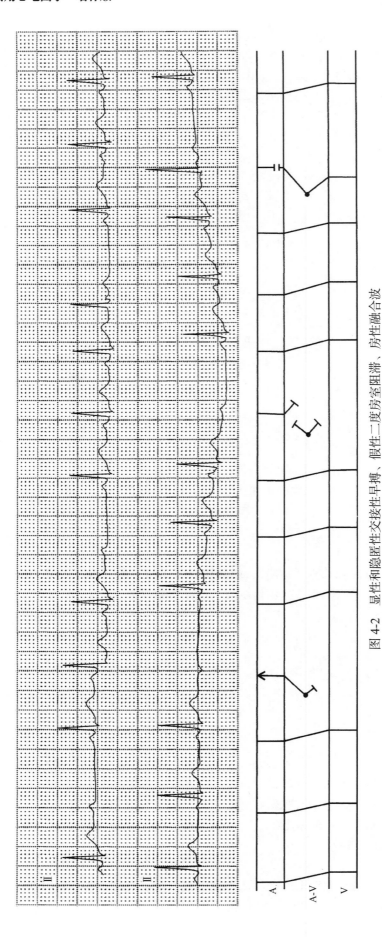

图 4-2 显性和隐匿性交接性早搏、假性二度房室阻滞、房性融合波

本图上、下两条为同一患者Ⅱ导联非连续记录。上条可见窦性 P 波规律显现，下传的 P-R 间期均正常，为 0.13s，但又有 P_2 和 P_6 突然不能下传心室，貌似二度Ⅱ型房室阻滞，又见 R_8 提前出现，其前无相关 P 波，形态与正常窦性下传的 QRS 波群一致，为显性的交接性早搏，其后为交接性逆行 P' 波与窦性 P 波形成的房性融合波，此时可推知 P_2 和 P_6 突然不能下传心室的原因，应为在其前有隐匿性交接性早搏并形成交接区不应期，且因处于交接区不应期，未能下传心室，但该早搏未下传心室所形成，QRS 波群，即交接性早搏伴前向传导阻滞；P_8 末下传心室是受其前隐匿性交接性早搏在交接区不应期干扰所致；R_{10} 为显性交接性早搏，其后为交接性逆行 P' 波和窦性 P 波形成的房性融合波。下条图如梯形图所示，P_4 倒置，为交接性早搏逆传心房所形成，但交接性早搏逆传心房未下传心室形成的房性融合波。本图因有显性交接性早搏出现，以隐匿性交接性早搏解释突然出现的房室传导中断即假性二度房室阻滞是可靠的。A.心房；V.心室；A-V.房室交接区

1. 突然出现 1 次或几次 P-R 间期延长。

2. P-R 间期呈交替性改变。

3. 同次心电图中 P-R 间期有很大变化，且 P-R 与 R-P 间期的关系可提示房室传导"超常性"。

4. 一个窦性 P 波突然受阻而类似二度 II 型房室阻滞。

5. 仅有逆行 P 波而无心室波群，貌似未下传的房性早搏。

6. 伪文氏现象。

7. 其后继数个心搏的 P-R 间期连续延长，但无 P 波受阻（有学者称为"企图性"文氏型房室阻滞）。

8. 随后的窦性激动发生折返。

9. 二度窦房阻滞或窦性停搏的表现。

10. 同一次记录上既有二度 I 型，又有二度 II 型房室阻滞，P-R 间期突然延长，同时伴显性交接性早搏。

根据 Fisch 的意见，要诊断隐匿性交接性早搏，在体表心电图上，还必须在同次心电图中找到显性交接性早搏。

（五）鉴别诊断

隐匿性交接性早搏需与交接性早搏的传出阻滞相鉴别。前者交接性早搏已经传出并传导了一段距离，使足够的交接区组织对其后激动的传导呈一定程度的不应性；后者则激动于起搏点的邻近区域受阻，但并不影响其后激动经房室交接区的传导。

四、隐匿性室性早搏

隐匿性室性早搏（concealed ventricular premature beats）是由 Schamroth 和 Marriott 于 1963 年首次提出的。联律的室性早搏合并传出阻滞时，可使部分室性早搏未能显现，这种被掩盖的、未能显现的室性早搏称为隐匿性室性早搏（图 4-3）。当二联律或三联律伴有隐匿性室性早搏时，心电图可出现特征性改变，又分别称为隐匿性室性早搏二联律或隐匿性室性早搏三联律。

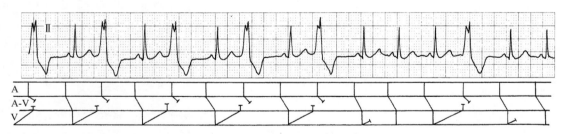

图 4-3　隐匿性室性早搏

本图前半部分为 1 个窦性心搏后出现 1 个提前的宽大畸形 QRS 波群，其前无 P′ 波，联律间期 0.46s，呈现二联律；后半部分为连续 3 个窦性心搏后出现 1 个提前的早搏，说明其中有 1 个隐匿性早搏，最后 1 个早搏的联律间期为 0.52s，这是早搏暂停后又再现时的起步现象

五、窦性早搏的再认识

（一）概述

窦性早搏是否存在，历来有不同的看法，焦点仍然是诊断标准的确定问题。根据心电图学中的四级定位，既然已经确定了有房性早搏、交接性早搏、室性早搏，从逻辑推理而言，也应该有窦性早搏。由于所有心电记录对节律点的定位判断，并非都是由波的记录直接表达，而是间接性的推理判断，对于窦性起源的判定，体表心电图也并非像窦房结电图那么具有特征性，所谓窦性 P 波，也是一种推理性的结

论。我们所确定的外形描述（P_{aVR} 倒置，P_{V_5}、P_{V_6} 直立），也仅仅是从众多正常心电图中归纳总结出来的；虽有的也有窦房结电图的论证，但难免也有"挂一漏万"。这种建立在归纳法基础上取得的数据，是心电图学乃至整个医学常用的方法。实际上，窦房结细胞也并非仅仅存在于窦房结中，这种单中心的论断已经受到 Boieneau 等的质疑。他们在心脏直视手术中检测发现，心房内存在着分布广泛的窦性起搏点。由此形成了窦性起源的多中心理念。但是窦性 P 波冲动起搏点广泛分布的发现，并未改变人们对正常窦性 P 波形态变异的看法。对于窦性早搏的确定，P 波的形态当然十分重要，但也不是唯一的确诊依据。P 波的频率、P 波与 QRS 波群的关系（P-R 间期）、QRS 波群的外形、窦性早搏的序列性特征（如 P 波的联律间期、代偿间歇等）都在考量之列。这一部分内容还可参阅《临床实用心电图学》"第 7 章　窦性心律和窦性心律失常"。

（二）窦性早搏诊断标准

窦性早搏非常少见，甚或有人怀疑它是否存在。国外直到 1945 年始由 Geicer、Goemer 首先提出这一诊断，此后 Langendrof 于 1946 年响应，直到 1962 年始，Dorkin 报道，我国也有相应的介绍。目前，Schamroth、Chung 提出的诊断标准已获众多学者的认可。

窦性早搏诊断标准：提前出现的 P 波满足以下条件。

（1）在宽度、高度、外形上的完全一致，以及继后出现联律相同的"短 - 长"P-P 序列。

（2）P-R 间期相同。

（3）QRS 波群外形一致。

该标准尚有以下可以讨论之处。

（1）关于 P 波的外形特点，应该和基本窦性心律的 P 波外形完全相同，这是不少学者特别强调的。需要补充的是，应该在同一次的"多导同步心电记录仪"记录的各个导联上都是如此。在多导同步心电记录仪发明前，报道的多为单导记录，虽有其历史原因，但诊断可信度令人质疑。当今已有多导记录仪，仅有单导记录应该是不能满足诊断要求的。诚然，与基本窦性 P 波外形完全相同也是相对的。若窦性 P 波电轴发生了正常范围内的变化，那么必然会带来 P 波外形一定的改变。因此，P 波外形变化的"度"如何把握，尚无明确的量化指标。

（2）关于 P-R 间期相同，也有不同的看法。若窦性早搏的 P 波明显提前，并落在房室传导的相对不应期，同样可以出现窦性早搏的 P-R 间期干扰性延长；又如若窦性早搏从旁道下传，尚可使心搏的 P-R 间期缩短。因此 P-R 间期不应列入窦性早搏的诊断条件。

（3）QRS 波群的外形也不应列入诊断条件。窦性早搏的核心要义应该着重于窦性 P 波本身的特征（形态和序列性）要符合。

鉴于窦性心律的 P-P 间期完全绝对相等者极为少见，因此对于联律间期、代偿间期的评定就缺乏确切的参照标准，使代偿间期是否完全发生困惑。在窦性早搏呈"两联律"时更会出现"联律间期不等"的现象。这种"不等"的可以允许范围又是多少，也未做出量化。

在任何部位早搏的定位中，关于联律间期相等这一指标，与早搏本身的特征相对而言，后者更为重要；不论是自律性增高或折返机制的原因，都可造成联律间期并不绝对相同。Chung 也未强调此点，它的变动范围允许多少，应视机制而定。何况，窦性早搏出现过早，不但可以形成干扰性 P-R 间期延长，也可发生一度窦房阻滞，这也是联律间期不等的原因之一。显然，如联律间期不等、P-P 间期不固定，则无法确定参照数值进行判定。至于窦性早搏后的代偿间期，是否属于等周期代偿、不完全代偿、完全代偿，就无从谈起，无法实现其可操作性。应该认为，只要多导记录仪描记证实 P 波外形和基本窦性外形一致，具有"短 - 长"的 P-P 序列特点，即使联律间期、代偿间期并不完全固定，也可以判定窦性早搏。

第二节　室内差异传导搏动与室性搏动的鉴别

在正常室上性 QRS 波群的心电图中，突然出现一个或几个宽大 QRS 波群，这种宽大的 QRS 波群是室性搏动波还是室内差异传导，要从多方面考虑，如室性搏动前无相关心房波，符合室性激动的波形特征（参见《临床实用心电图学》"第 13 章　宽 QRS 波心动过速"），且一般有固定联律间期、代偿间期等。室内差异传导则前有相关心房波，符合右束支阻滞或左束支阻滞或分支阻滞波形特征等，还应考虑以下几个方面。

一、快频率依赖性室内差异传导（3 相阻滞）

快频率依赖性室内差异传导与单纯室内传导系统的不应期延长有关。即在一定的心率范围内室内的传导系统正常，心率超过一定界限时，就会出现室内差异传导，也就是说心率快时出现宽大的 QRS 波群，心率慢时，QRS 波群正常。这时出现的宽大 QRS 波群要考虑为快频率依赖性室内差异传导（图 4-4）。另外，异形心室波前有心房激动、起始向量的一致性、成组搏动中第 2 个搏动的 QRS 波群变迁畸形等线索均提示室内差异传导。

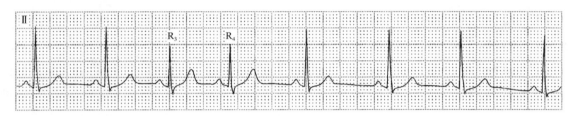

图 4-4　窦性心律不齐伴室内差异传导

本图 II 导联显示，窦性 P 波按序列出现，P-P 间距 0.72～1.00s（60～83 次/分），P-R 间期固定为 0.16s。QRS 波群宽 0.08s，分属两种外形。① R_1、R_2、$R_{5\sim8}$，R 波振幅较高，S 波稍浅且窄，伴 T 波略低；② R_3、R_4，R 波稍低，其 S 波深且宽（S 波宽 0.04s），伴有较高的 T 波。P_2-P_3 为 0.76s，P_3-P_4 为 0.72s，均较其余 P-P 间距为短，P_4-P_5 为 0.90s，较 P_5-P_6（0.98s）、P_7-P_8（1.00s）为短，可排除 P_3、P_4 为连发两次的窦性早搏，故本图判为窦性心律不齐伴室内差异传导。有学者认为窦性心律不齐时出现的室内差异传导属病理性；生理性者则 P 波位于前一心搏的 U 波之前。本例 P_3、P_4 距离 T 波结束处已有 0.20s，但下传的 QRS 波群的 S 波增宽，显示有右束支不应期延长，应视为病理性右束支不应期延长

二、阿什曼现象

阿什曼现象是指在"一长一短"心室周期后出现的束支或分支差异传导图形（图 4-5～图 4-7）。发生阿什曼现象的条件：在一个较长心室间歇之后突然有一个室上性激动下传心室，从而形成"一长一短"心室周期。当提前下传心室的激动到达心室时，心室各束支和分支尚处于不应期的不同阶段，激动不能沿着各束支和分支同步、同速向心室各处心肌传布，而只能先沿着最早脱离有效不应期的束支或分支优先下传心室，之后再去除极后脱离有效不应期的束支或分支所支配的心室肌，形成阿什曼现象。换句话讲，传导组织的不应期长短与它前面一个周期的长度有关。周期长度越长，所造成的不应期也越长，周期长度缩短所造成的不应期也会缩短。因为有这些调整的机制，所以心肌组织能接受快速率的激动。心房颤动或严重的窦性心律不齐或遇到传导受阻的房性早搏而使得周期长度突然增长时，也将使不应期突然增长，而使得下一个激动的传导产生延迟或阻断。这种现象称为阿什曼现象。

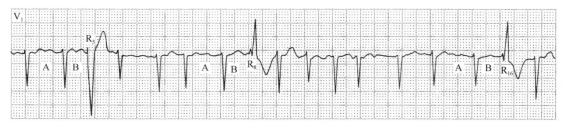

图 4-5　心房颤动伴室内差异传导

本图 V₁ 导联显示，P 波消失，代之以心房颤动 f 波，在长 R-R 间距中较易见到。心房颤动 f 波下传的基本心搏呈 rS 型，时限正常。图中可以见到两种畸变的 QRS 波群：①右束支阻滞型，有 R₈、R₁₆，宽达 0.12s，伴继发性 ST-T 改变；②左束支阻滞型，有 R₃，宽 0.12s，伴继发性 ST-T 改变。图中标出的 "A" 即畸变 QRS 波群的前周期，"B" 即联律间期。R₃ 的前周期为 R₁-R₂ 的距离，R₈ 的前周期则为 R₆-R₇，以本图的 R₁₄-R₁₅ 最长，联律间期以 R₃ 者最短。长周期短配对间期时出现室内差异传导，即阿什曼现象。通常右束支不应期较左束支为长，故易于呈现右束支阻滞型室内差异传导，而左右束支阻滞型室内差异传导均呈现本图特点

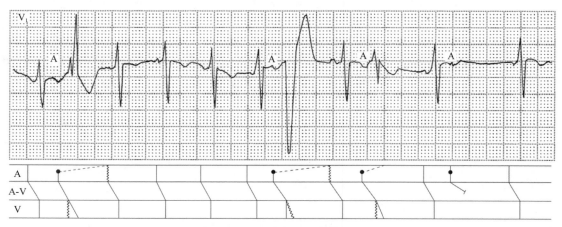

图 4-6　房性早搏伴不同程度的室内差异传导和房内差异传导

本图展示的是 V₁ 导联，窦性频率为 108 次 / 分，第 1 个提前的房性早搏下传的 QRS 波群呈完全性右束支阻滞图形，其后的窦性 P 波形态略有改变，第 2 个提前的房性 P′ 波后继有一个左束支阻滞图形的 QRS 波群，其后的窦性 P 波略有差异，第 3 个提前的房性 P′ 波后 QRS 波群呈不完全性右束支阻滞型，第 4 个提前的房性 P′ 波后 QRS 波群脱漏。房性早搏下传的 QRS 波群形态不同，与其提前程度和前 1 个 R-R 间期的长度有关，房性早搏后出现的窦性 P 波形态改变为房内差异传导（钟氏现象）

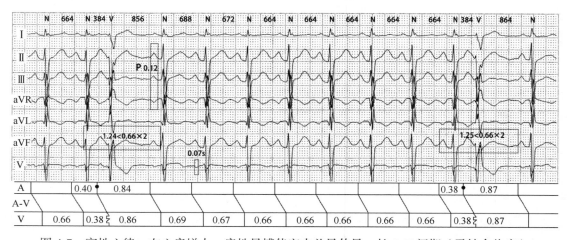

图 4-7　窦性心律，左心房增大，房性早搏伴室内差异传导，长 Q-T 间期（需结合临床）

窦性心律，P-P 间期多为 0.66s，频率为 90 次 / 分。多数 P 波比较宽大，仅在长 R-R 间期后 P 波相对略小，时限为 0.12s，振幅 0.20mV；其他更宽大可能与频率快有关，或受 U 波影响，故此按长间期后 P 波分析，PtfV₁ < −0.04mm·s，支持左心房增大。提前的 R₃、R₁₂ 是房性早搏，P′ 波落在 T 波中，下传 R 波呈无人区电轴伴右束支阻滞型室内差异传导，偶联间期 + 回转周期（代偿间期）< 两次窦性周期（1.32s），属不完全代偿间歇。该 Q-T 间期为 0.40s，QTc 为 0.49s，需要结合临床

三、慢频率依赖性室内差异传导（4 相阻滞）

长的心室周期后或缓慢心律时出现的室内差异传导称为慢频率依赖性室内差异传导或 4 相室内差异传导。心电图表现以左束支阻滞型居多，不完全性左束支阻滞和完全性左束支阻滞在同一心电图见到时，前者的心动周期短于后者。右束支阻滞型的 4 相室内差异传导也可见到。它可见于窦性心律不齐、心房颤动或心房扑动 R-R 间期延长时及交接性逸搏等。诊断 4 相室内差异传导的要点：在畸形的 QRS 波群前找到与其相关的 P 波，或 R-R 间期长短不一时，可发现室内差异传导的临界心率范围。单发的室内差异传导如交接性逸搏呈室内差异传导，则不易与室性逸搏相鉴别。

四、随机间歇性室内差异传导

随机间歇性室内差异传导是一种少见的室内差异传导，宽大的 QRS 波群突然出现或突然消失，不表现为阿什曼现象和 3 相阻滞、4 相阻滞。这种差异传导与心率快慢无关，宽大 QRS 波群仅仅随机出现和消失，其发生可能与药物影响、电解质紊乱或心肌缺血等有关，提示室内传导系统处于易变或不稳定状态。此时判定室内差异传导主要依据其前有相关心房波，符合典型的右束支阻滞或左束支阻滞或分支阻滞图形等。

第三节　早搏波形正常化

在窦性心搏呈束支阻滞的图形中，若早搏的 QRS-T 波的形态反而正常或接近正常，则称为早搏波形正常化（premature undulate form normalization），有学者称其为"正常化早搏"。它是异位激动合并生理性传导改变的一种现象，其产生系心脏内的两个起搏点彼此在传导系统上互相影响的结果。其他的提前搏动如反复心搏或窦性夺获的 QRS-T 波也可呈现波形正常化，但不应称为早搏波形正常化。

一、窦性（或交接性）心律伴单侧束支阻滞并发早搏波形正常化

（一）窦性心律伴单侧束支阻滞并发舒张晚期同侧室性早搏

1. 发生机制　该室性激动使同侧心室肌发生激动，与沿对侧束支下传至对侧心室肌的窦性激动形成室性融合波，由于两个 QRS 向量方向相反，故室性融合波的 QRS-T 波正常或接近正常。

2. 鉴别诊断　与其他早搏波形正常化的鉴别点：同侧室性早搏的正常化的 QRS-T 波必须发生于舒张晚期，因为只有此时才有形成室性融合波的可能。

（二）窦性心律伴单侧束支阻滞并发高位室间隔室性早搏

1. 发生机制　束支的阻滞部位一般是较高的，高位室间隔异位起搏点恰位于靠近阻滞部位之下，距左束支、右束支的距离大约相等，激动在大致相等的时间传至双侧束支，并沿双侧束支以同等的速度下传至心室肌，所以 QRS-T 波形正常化。

2. 鉴别诊断　与房性或交接性早搏的正常室上性 QRS-T 波的鉴别：正常化的 QRS-T 波前无过早房性 P′ 波或逆行 P⁻ 波；正常化的 QRS-T 波可发生于心动周期的收缩晚期至舒张中期中任何时期，QRS-T 波形不变；代偿间歇大多完全，除非伴有逆行传导。

附：在偶然的情况下，室性心动过速发生时，原使窦性心律所呈现的"完全性"或"重度"束支阻滞的图形消失，即室性 QRS-T 波并不宽大畸形而接近正常的窦性 QRS-T 波。这种情况见于一侧束支高位阻滞，而在此阻滞水平之下的高位室间隔内的起搏点形成室性心动过速。此时可见奇特的现象："窦-室夺获"时 QRS 波宽大畸形，而室性心动过速时 QRS-T 波则基本正常，这种现象称为室性心动过速波形正常化。

（三）窦性心律伴单侧束支阻滞并发房性早搏伴非阻滞侧束支时相性室内差异传导

1. 形成早搏波形正常化的条件

（1）患侧束支并无传导中断而仅为阻滞性传导延缓。

（2）房性早搏在对侧束支中引起时相性差异传导，其干扰性传导延缓程度与患侧束支原来的阻滞性传导延缓的程度大致相等。

（3）通常是发生较早的房性早搏才有可能发生束支的时相性差异传导，房性早搏的配对时间短，房性 P′ 波多在收缩晚期，下传的 QRS-T 波多在收缩晚期或舒张早期。

2. 心电图特征

（1）正常化早搏前有房性 P′ 波，多见于收缩晚期。

（2）QRS 波群形态正常或接近正常，或呈较同导联窦性心搏的束支阻滞程度为轻的波形，QRS 波群时间缩短，多见于收缩晚期或舒张早期。

（3）代偿间歇多不完全。

（四）窦性心律伴单侧束支阻滞并发交接性早搏伴非阻滞侧束支时相性室内差异传导

此情况形成条件完全同房性早搏波形正常化（参见"（三）窦性心律伴单侧束支阻滞并发房性早搏伴非阻滞侧束支时相性室内差异传导"）。

心电图特征（图 4-8）：

（1）正常化早搏前无房性 P′ 波，有时可见逆行 P⁻ 波在正常化 QRS 波群之前或后。

（2）QRS 波群形态正常或接近正常，QRS 波群时间缩短，或呈较同导联窦性心搏的束支阻滞程度为轻的波形。QRS 波群出现很早，多见于收缩晚期或舒张早期。

（3）代偿间歇常是完全的。

（五）窦性心律伴单侧束支阻滞（实为该侧束支一度阻滞所引起的传导延迟）并发房性或交接性早搏有同侧束支的超常传导

早搏的 QRS 波群表现反而正常，是由于在该束支出现超常传导而抵消了传导阻滞。

心电图上其与室上性早搏伴时相性室内差异传导所致波形正常化较难鉴别，且很少见。若配对时间（R-R′ 时间）比此早搏的配对时间更长或更短，其他早搏仍然呈束支阻滞图形，则诊断较为肯定，因其他早搏出现于传导的超常期的前或后。

（六）窦性心律伴右束支阻滞并伴发 B 型预激综合征的房性早搏

窦性心律时，原呈右束支阻滞图形的窦性 QRS-T 波可因发生 B 型预激综合征而正常化。这是因为 B 型预激综合征时，窦性激动沿右侧旁道从右心房进入右心室，出现在发生阻滞的右束支远端，以与窦性激动的另一部分沿左束支传导（下传至左心室）相似的速度达到整个右心室，与窦性激动在室内的正常传导相似，从而窦性 QRS-T 波形呈正常的室上性 QRS 波形。因此窦性心律伴右束支阻滞并伴发 B 型预激综合征的房性早搏的 QRS-T 波形可以正常化。

（七）窦性心律伴左束支阻滞并伴发 A 型预激综合征的房性早搏（来自左心房的房性早搏）

窦性心律时，原呈左束支阻滞图形的窦性 QRS-T 波可因发生 A 型预激综合征而正常化。这是因为

A 型预激综合征时，窦性激动沿左侧旁道从左心房进入左心室，出现在发生阻滞的左束支远端，以与窦性激动的另一部分沿右束支传导（下传至右心室）相似的速度达到整个左心室，与窦性激动在室内的正常传导相似，从而窦性 QRS-T 波形呈正常的室上性 QRS-T 波形。因此窦性心律伴左束支阻滞并伴发 A 型预激综合征的房性早搏（来自左心房的房性早搏）下传的 QRS-T 波形可以正常化。

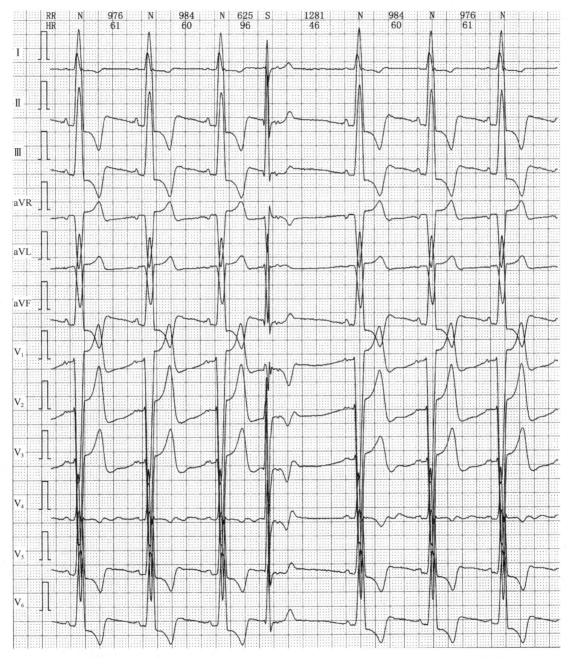

图 4-8　完全性左束支阻滞，交接性早搏伴早搏波形正常化，窦 - 交房性融合波

患者，女性，67 岁，高血压，窦性心律（心率 61 次 / 分），完全性左束支阻滞。R₄ 提前出现，且波形明显变窄，QRS 波群呈正常化。其前无相关 P 波，应为交接性早搏，其后为窦性 P 波与交接区逆传 P⁻ 波形成的窦 - 交房性融合波。该交接性早搏波形正常化原因可能有 2 种：①左束支的超常期传导；②早搏在右束支相对不应期下传，此时右束支传导延缓程度与原有的左束支传导延缓程度相当，双侧心室则同步除极，形成正常化 QRS 波群。本图无论是左束支阻滞型 QRS 波群还是早搏正常化 QRS 波群均表现为左心室高电压，提示左心室肥大。心电图诊断：窦性心律，完全性左束支阻滞，交接性早搏伴早搏波形正常化，窦 - 交房性融合波，左心室肥大

二、窦性心律伴预激综合征并发早搏波形正常化

预激综合征当并发舒张早期、中期的高位室间隔早搏时，因室性起搏点离房室束分叉处近，室性激动很快沿左束支、右束支以相似的速度下传左心室、右心室，故 QRS-T 波正常或接近正常；仅沿正路下传而不经旁道传导的交接性早搏，且不伴室内差异传导时，也可呈现早搏波形正常化。罕见情况下，当旁道出现阻滞时，房性早搏仅沿正路下传，也会呈现早搏波形正常化。

三、其他引起波形正常化的情况

窦性心律伴发间歇性不完全性不对称性左束支＋右束支阻滞，左侧及右侧束支阻滞程度趋于相等时，亦可使束支图形正常化

1. 鉴别诊断

（1）窦性心律伴发间歇性不全性不对称性左束支＋右束支阻滞，一侧束支呈文氏型 3 ∶ 2 程度阻滞，对侧束支呈 2 ∶ 1 阻滞，导致房室传导比例为 3 ∶ 2。第一次下传的 QRS-T 波呈完全性束支阻滞图形，第二次下传的 QRS-T 波基本上正常。该心电图特点如下：所有心房波均为窦性 P 波，且规则出现，并无过早房性 P′ 波；每 3 个 P 波中的第 1 个、第 2 个 P 波的 P-R 间期逐渐延长，第 3 个 P 波阻滞（在 T 峰后出现，但不继以 QRS-T 波）。

（2）窦性心律伴不全性不对称性左束支＋右束支阻滞（其中一侧束支呈 3 ∶ 1 阻滞，对侧束支完全阻滞）导致房室传导比例为 3 ∶ 1，第一次（即唯一下传）的 QRS-T 波呈完全性束支阻滞图形，继以发源于高位室间隔起搏点的室性早搏，因此波形正常化。该心电图特点：所有心房波均为窦性 P 波，规则出现，并无过早房性 P′ 波，每 3 个窦性 P 波的第一个 P 波之后继以束支阻滞图形的 QRS-T 波，其 P-R 间期延长，第 2 个 P 波有波形正常的 QRS-T 波，P-R 间期反比第一个 P-R 间期为短。

（3）窦性心律伴 3 ∶ 2 交接区阻滞及一侧束支完全阻滞，每 3 个窦性激动中的第 2 次伴有交接区及同侧束支的超常传导，致 QRS-T 波形正常化。

2. 其他提前搏动如反复心搏或窦性夺获搏动发生时相性室内差异传导，即干扰性传导障碍（主要为延缓），其部位在阻滞束支的对侧束支时，亦可使束支阻滞图形正常化，称为提前搏动波形正常化（又称正常化提前搏动），应与早搏波形正常化相鉴别。

3. 在完全性束支阻滞所引起（或伴发）的窦 - 室并行心律中，室性 QRS-T 波呈完全性对侧束支阻滞图形，反映了起搏点位于阻滞束支的远端，产生融合波时，两者可互相抵消，而产生接近正常的 QRS-T 波形。例如，在完全性左束支阻滞所引起（或伴发）的窦 - 室并行心律中，若室性 QRS-T 波呈完全性右束支阻滞图形，反映了室性起搏点位于左束支的远端，产生融合波时，两者可互相抵消，而产生接近正常的 QRS-T 波形。有时窦性心律并无束支阻滞，室性早搏稍宽大畸形，但在配对时间特短时室性早搏的波形不只是接近正常，甚至其 QRS 时间反比窦性 QRS 时间短，有可能为室性早搏伴室内超常传导或室性早搏伴时相性室内差异传导。

4. 早搏性房性心动过速伴室内差异传导（呈右束支阻滞图形）时，R-P′ 时间最短者，其 P′ 波后的 QRS 波群波形反而正常。

5. 心房颤动伴束支阻滞中提前搏动波形正常化形成原因与早搏波形正常化相似。

第四节　房性早搏伴传导中断

房性早搏伴房室传导中断分为房性早搏伴阻滞性传导中断和房性早搏伴干扰性传导中断两种。

一、房性早搏伴阻滞性传导中断

房性早搏伴阻滞性传导中断又称房性早搏伴阻滞性房室传导中断或被阻滞的房性早搏。

（一）发生机制

房性早搏激动下传至交接区，受病理性房室阻滞延长了有效不应期的影响而产生阻滞性传导中断。

（二）心电图表现（图 4-9）

1. 落在 Q-T 间期之外的房性 P′ 波后不继以 QRS-T 波。
2. 若窦性 P 波后亦存在不继以 QRS-T 波现象，则呈现房室阻滞。
3. 若窦性 P 波后无 QRS-T 波脱漏，仅房性 P′ 波后有 QRS-T 波脱漏，则呈现隐匿性房室阻滞。

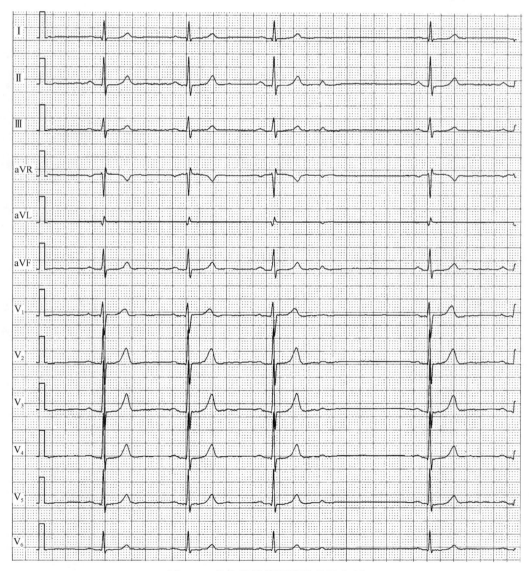

图 4-9　房性早搏伴阻滞性传导中断

患者，男性，72 岁，高血压，冠心病。本图窦性 P 波规律显现，P-P 间期 1.27s，为窦性心动过缓（心率 47 次 / 分），第 4 个 P′ 波提前出现，形态稍异于窦性 P 波，为房性早搏。该房性 P′ 波落在 Q-T 间期之外，即前一个心动周期 T 波结束后，却未能下传心室形成 QRS-T 波，说明该患者房室交接区有效不应期延长，即有隐匿性房室阻滞存在

（三）临床意义

房性早搏伴阻滞性传导中断属于病理性的，应针对房室阻滞的病因进行对症治疗。

二、房性早搏伴干扰性传导中断

房性早搏伴干扰性传导中断又称因干扰而未下传的房性早搏。

（一）发生机制

房性早搏激动下传至交接区，受生理有效不应期的干扰而产生干扰性传导中断。

（二）心电图表现（图 4-10）

1. 出现在 T 波波峰之前的房性 P′ 波后不继以 QRS-T 波。

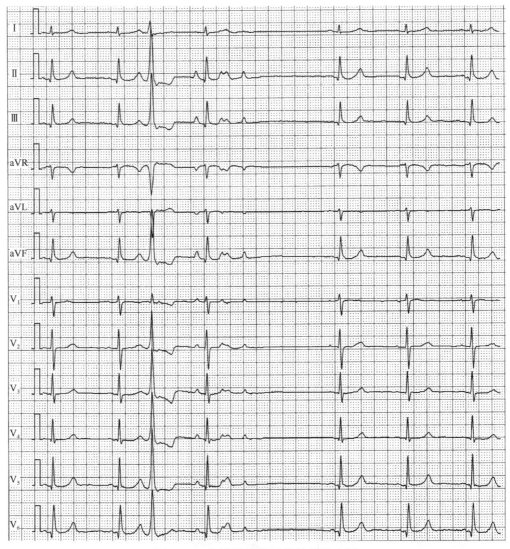

图 4-10　房性早搏伴干扰性传导中断

患者，女性，73 岁，冠心病。本图基本节律为窦性心律，第 3 个 QRS 波群提前出现，宽大畸形，前无相关 P 波，为室性早搏，且其终末部可见室房逆传的 P⁻ 波。紧邻室性早搏后的 P′-QRS-T 波为房性早搏下传了心室，在该心动周期 T 波升支上可见另一个房性 P′ 波。因其出现较早，受房室交接区不应期的影响，未能下传心室。但其在交接区隐匿性传导形成了新的不应期，导致其后落在 T 波结束后的 0.15s 的第 3 个房性早搏也未能下传心室，即因干扰形成了连续 2 个未下传的房性早搏

2. R-P′ 间期为 0.10 ～ 0.20s，房性早搏多不能下传。

（三）临床意义

房性早搏伴干扰性房室传导中断是一种生理现象，无病理意义；此种未下传的房性早搏常因 P′ 波与 T 波重叠或 P′ 波太小而漏诊。

（四）鉴别诊断

1. 房性 P′ 能辨认时

（1）散在的未下传的房性早搏需与房性早搏伴阻滞性传导中断相鉴别：伴干扰性传导中断的散在的未下传的房性早搏 P′ 波在 T 波波峰之前；而伴阻滞性传导中断的被阻滞的房性早搏 P′ 波出现在 T 波波峰之后或 T 波结束后。

（2）未下传的房性早搏二联律需与窦性心律伴 2 ： 1 房室阻滞相鉴别

1）在窦性心律伴 2 ： 1 房室阻滞中，QRS 波群前、后的 P 波均为窦性 P 波，两者形态是一致的，而未下传房性 P 波为异位 P′ 波，其形态与窦性 P 波应有所不同。注意窦性心律伴 2 ： 1 房室阻滞时，被阻滞的窦性 P 波也可与下传的窦性 P 波略不同（可能与迷走神经作用有关）。

2）窦性心律伴 2 ： 1 房室阻滞伴有室相性窦性心律不齐，QRS 波群后 P 波的提前程度较轻微，远不如未下传房性早搏 P′ 波明显提前。

3）窦性心律伴 2 ： 1 房室阻滞，运动后常可加重阻滞程度，而未下传的房性早搏二联律多数在运动后反趋消失。

4）同一导联窦性 P-R 间期若延长，则较可能为窦性心律伴 2 ： 1 房室阻滞。

2. 房性 P′ 波不易辨认时　包括埋在 T 波中未被发现，或在 T 波附近而误认为 T 波双峰，需进行以下鉴别诊断。

（1）散在未下传的房性早搏与窦性心律不齐的鉴别：未下传房性早搏时，P′-P′ 间距突然缩短，其他 P-P 距离基本匀齐；而在明显的窦性心律不齐中，不但长间歇长短不一，时差＞ 0.12s，且有渐长渐短的规律。

（2）未下传的房性早搏二联律：此时极易误诊为明显的窦性心动过缓，即便是房性 P′ 波重叠在 T 波之上成为 P′ 与 T 重叠波而使 T 波波峰更高，但由于没有真正的单纯 T 波作为对照，可将 P′ 与 T 重叠波误认为单纯 T 波，将房性早搏配对时间与代偿间期两者之和所构成的长的窦性 P 波的长间歇当作一个窦性周期。在这种情况下，要在未下传的房性早搏二联律和明显的窦性心动过缓之间进行鉴别是很困难的。此时应注意与其他心电图上有无单纯窦性 T 波以资比较。若窦性心律节律规则或有房性 P′ 波，则以未下传房性早搏二联律可能性较大。明显的窦性心动过缓多伴有窦性心律不齐，而未下传的房性早搏二联律不一定有窦性心律不齐。

需要指出的是，未下传的房性早搏二联律有时也需与 2 ： 1 窦房阻滞相区别，后者只有当窦性心律的频率突然增加 1 倍时才能确诊。

（3）未下传的房性早搏三联律：每两个窦性搏动继以一个未下传的房性早搏时，便构成未下传的房性早搏三联律。如房性 P 波被 T 波所掩盖，心电图上便呈现短的窦性周期（实即一个窦性周期）与长的"窦性"周期（实际上即夹有一个未下传的房性早搏配对时间和代偿间期之和）相交替的"窦性双联律"，而类似窦性早搏二联律、交替性窦性停搏、3 ： 2 文氏型窦房阻滞。

（4）因干扰未下传的成对房性早搏（伴有隐匿性传导）：心电图上有连续两个房性 P′ 后均不继以 QRS-T 波，反映了未下传的成对房性早搏。其中第 2 次房性早搏出现在前一 T 波之末，不能下传的原因是第 1 次房性激动在房室结受到绝对干扰，虽未能进入心室，却隐匿性地传入房室交接区的相当深度，引起了一次新的不应期，绝对地干扰了第 2 次房性激动的下传。

第五节 交接性早搏伴前向或逆向传导中断

交接性早搏伴前向传导或逆向传导中断分为交接性早搏伴阻滞性逆向传导中断、交接性早搏伴干扰性逆向传导中断、交接性早搏伴阻滞性前向传导中断及交接性早搏伴干扰性前向传导中断。

一、交接性早搏伴阻滞性逆向传导中断

交接性早搏伴阻滞性逆向传导中断，即生理性逆向传导阻滞。

（一）发生机制

机制尚不明确，其可能与房室结具有网状结构和传导递减有关。

（二）心电图表现

1. 提前出现的室上性 QRS 波群前后始终没有逆行 P⁻ 波。
2. 逆行 P⁻ 波出现的时间较长。

（三）临床意义

正常人约有 50% 者存在逆向传导阻滞，无特殊病理意义。

二、交接性早搏伴干扰性逆向传导中断

（一）发生机制

交接性早搏逆行传导通过交接区时，适逢窦性激动下传在交接区形成不应期，发生绝对干扰而产生逆向传导中断，形成干扰性房室分离。

（二）心电图表现

1. 提前出现的室上性 QRS 波群。
2. 无相关的逆行 P⁻ 波，有窦性 P 波存在，窦性 P 波常紧邻室上性 QRS 波群的前后或与 QRS-T 波重叠而不易辨认。
3. 无窦性节律重整，有完全性代偿间歇。

交接性逸搏也可出现干扰性逆向传导中断（图 4-11）。

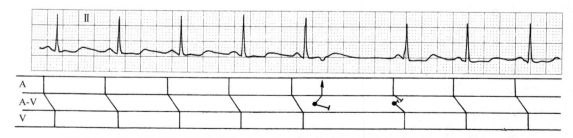

图 4-11　交接性早搏伴干扰性前向传导中断、交接性逸搏伴干扰性逆向传导中断

本图 P 波规律出现，P-R 间期固定，在第 5 个心搏后 0.24s 出现一个逆行 P⁻ 波，其后不继以 QRS 波群。根据第 5 个心搏的 P-R 间期无延长或缩短现象，可排除窦性反复搏动，判为交接性早搏未下传心室。此交接性早搏出现较早，R-P⁻ 时限 0.24s，P⁻ 波前向下传心室时，交接区仍处于不应期，因而受到干扰未能下传心室。早搏激动逆传入心房，使窦性节律重整，故出现代偿间期。第 6 个心搏 P-R 间期明显短于其他 P-R 间期，QRS 波群形态略有差异，说明 P 波与 QRS 波群无传导关系，即窦性 P 波下传时恰遇交接区逸搏的干扰，因而形成干扰性房室分离，亦为交接性逸搏伴干扰性逆向传导中断

（三）临床意义

帮助理解及加深对心律失常的认识。

三、交接性早搏伴阻滞性前向传导中断

（一）发生机制

交接性早搏激动发生较晚，位于 T 波后，已脱离正常情况下交接区不应期；但因房室交接区内存在有效不应期延长，从而出现心房至心室方向的传导中断。

（二）心电图表现

发生较晚的位于 T 波后的逆行 P⁻ 波前、后无交接性 QRS 波群。

（三）临床意义

交接区不应期延长。

四、交接性早搏伴干扰性前向传导中断

交接性早搏伴干扰性前向传导中断也称因干扰而未下传的交接性早搏（图 4-11）。

（一）发生机制

交接性激动在交接区受到生理性有效不应期的干扰而不能下传，却能逆传至心房而产生逆行 P⁻ 波。

（二）心电图表现

1. 配对时间特短的逆行 P⁻ 波之后不继以 QRS-T 波群。
2. R-P⁻ 时间为 0.12 ~ 0.25s 的逆行 P⁻ 波多不下传。

（三）临床意义

迷走神经张力增高可影响交接性早搏的下传。

第六节　早搏临床意义的判断

早搏是一种最常见的心律失常，引起的原因很多，每一例患者的早搏临床意义及预后不尽相同，因此应密切结合临床，具体情况具体分析。

一、不同心脏背景下出现早搏

发生于"健康"心脏的早搏，多是精神性或其他内脏疾病反射性的结果；出现于器质性心脏病基础上（如二尖瓣狭窄、动脉硬化性心脏病、甲状腺功能亢进、缩窄性心包炎等）的频繁性房性早搏，常预示要发生心房颤动；心肌梗死时发生的多源性室性早搏，可能是心室颤动的先兆。

二、不同情况下发生的早搏

1. 休息或安静状态下发生的早搏多为迷走神经张力增高所致，一般为神经性。运动后出现的早搏，

为交感神经张力增高的结果，多为心肌性，为器质性心肌损害的证据。运动后出现的早搏还与心肌缺血有关，由于冠状动脉供血不足，在运动后心肌供血更差，因而出现早搏。

2. 使用洋地黄、奎尼丁、吐根碱、锑剂过程中发生的早搏，多为上述药物中毒的表现，须及时停药。

三、早搏引起的症状

一般情况下，由神经因素引起的早搏多伴有较严重的症状；由器质性心脏病所致的早搏，除非频发，常不被患者所察觉。这主要与患者敏感性有关，但也有例外，症状轻重除与神经敏感性有关外，也与早搏的性质有关，室性早搏较其他早搏容易使患者产生症状。

四、不同性质的早搏

1. 心电图上同时出现心房肥大或房内阻滞的改变时，房性早搏几乎全是器质性的。

2. 伴有早搏后窦性激动 T 波改变或出现 U 波，或早搏成对出现时，多属于器质性的。

3. 室性早搏的 QRS 波群形态显著畸形，顶端有明显切迹、顿挫，或其 QRS 波群时限 ≥ 0.16 ～ 0.18s，提示有较弥漫性心肌病变。一般情况下，室性早搏 QRS 波群时限越宽，畸形越明显，越倾向于病理性。另外室性早搏 QRS 波群振幅低于 1mV 者，亦多属于器质性的。

4. 室性早搏的 QRS 波群可见有宽而深的 Q 波，伴或不伴 ST 段抬高及 T 波倒置，应考虑为器质性的，此多为心肌损害的证明。偶尔心电图上窦性激动看不出有心肌梗死图形的心肌梗死患者，经尸检可证实。心肌病患者的心电图上也能见到这种改变。但也有学者对此种图形的特异性持有异议。另外需注意的是，房性早搏伴室内差异传导时，有时在 V_1、V_2 导联上其初始 r 波不显著，可呈类似 qR 型的图形。因此心电图上仅显示早搏 QRS 波群有 Q 波改变的，应结合其他心电图表现及临床资料判定其意义。在心脏射频消融术中如采用单极心内电极描记心电图，即使是正常心脏，也可显示此种带有 Q 波的室性早搏，但此图形在肢体导联与胸导联无法显示。

5. 多源性房性早搏或室性早搏，不仅为器质性的，且常为更严重心律失常的先兆。

6. 不同类型的早搏（如房性早搏、室性早搏、交接性早搏）同时存在，高度提示患者有心肌损害。

7. 急性心肌梗死时，出现于 T 波上（即 R 在 T 上）的室性早搏，易诱发严重心律失常，如室性心动过速、心室颤动等。

8. 除早搏外，是否同时有其他心肌受损害证据，如房内、房室或室内阻滞，ST 段及 T 波的非特异性改变，Q-T 间期延长，以及其他心律失常和钾盐代谢紊乱的表现等。

需特别指出的是，仅心电图上出现早搏，临床上查不出任何器质性心脏病的证据，此种早搏多为功能性的。即使是功能性早搏，如患者神经较为敏感，始终能察觉早搏的存在，且长期频繁出现，也可能发展为严重心脏神经官能症，以至影响患者的劳动力。

第五章

运动员心脏

运动员从事定向运动可引起心功能和心脏形态的改变，其临床意义和预后已引起人们的注意。

第一节　运动员心电图变异

近年研究结果提示：高竞技运动和高训练水平的运动员可出现如下与普通健康人不同的心电图改变，其改变与运动类型和训练强度密切相关。

一、心电图改变（图 5-1 ～图 5-3）

1. 窦性心动过缓及窦性心律不齐，最慢心率可在 40 次 / 分以下。
2. 4% ～ 5% 的运动员的 P-R 间期超过 0.20s，运动后随心率增快，P-R 间期可缩短。
3. 可出现二度 Ⅰ 型房室阻滞，但持久的二度房室阻滞或二度 Ⅱ 型房室阻滞或三度房室阻滞少见（一旦出现即提示有器质性心脏病）。
4. 左、右心室肥大，QRS 波群振幅增高，运动可逆的 ST 段抬高和 T 波改变。
5. 约 10% 的运动员可发生不完全性右束支阻滞，与右心室肥大有关，并随运动终止而消失。

二、发 生 机 制

运动员剧烈运动时，伴有心率增快和收缩力增强，而有规律的体育锻炼可使心脏进入持久的适应过程。这时左侧心腔压力增高，犹可产生游离壁和室间隔节段性肥厚，以维持正常二尖瓣的张力。长期容

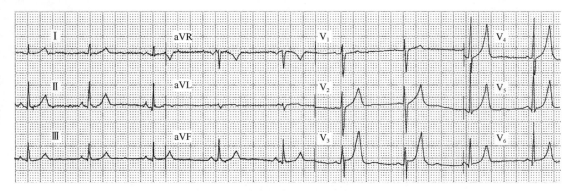

图 5-1　窦性心动过缓、T 波高尖

患者，男性，26 岁，职业运动员，体检心电图示窦性心动过缓，T 波在胸导联高耸酷似急性心内膜缺血。如果患者有心脏症状，不要轻易让患者离开，要动态观察心电图。运动员的这种 T 波多与迷走神经张力增高有关，可看作"迷走型 T 波"，一般无动态变化

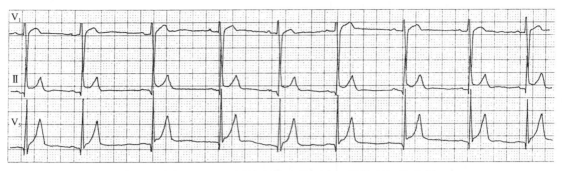

图 5-2　窦性心动过缓并窦性心律不齐、早期复极综合征

患者，男性，25 岁，运动员。本图记录 V₁、Ⅱ、V₅ 导联，图示窦性心动过缓并窦性心律不齐，Ⅱ 和 V₅ 导联 ST 段抬高伴 T 波高耸，q 波较窄，酷似急性心肌梗死早期改变。运动员出现窦性心动过缓并窦性心律不齐、早期复极综合征是常见现象。运动员的窦性心动过缓多是迷走神经张力增高引起的，一经运动，心率可迅速增快，且 ST 段会回落至基线；病态窦房结综合征患者窦性心动过缓运动时心率一般 < 90 次 / 分，甚至比运动前更低（因出现窦性停搏或窦房阻滞等）。本图中出现 ST 段抬高伴 T 波高耸及深窄 q 波，易与急性心肌梗死混淆，要注意鉴别

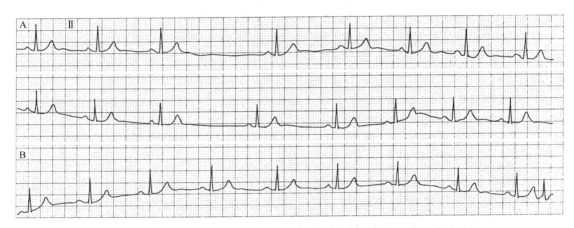

图 5-3　窦性心动过缓并窦性心律不齐，活动后窦性心律不齐消失

患者，男性，12 岁，足球爱好者。听诊发现心律不齐。A. 安静状态记录的心电图，窦性心律不齐呈周期性，吸气时心率较快，呼气时心率较慢，最长的 P-P 间期出现在呼气之初，与最短的 P-P 间期相连，最长的 P-P 间期有时是最短 P-P 间期的 2 倍，酷似窦性暂停或窦房阻滞。这是因为迷走神经对窦房结自律神经的调节反映在每一个心搏上，而交感神经的调节比较迟缓，需在 2s 以上才能反映出来。B. 在床上起卧 5 次后描记心电图，窦性心律不齐消失，但窦性频率仍较慢，说明交感神经兴奋性降低，这是运动员的一个共性

量负荷过重时，心脏舒张末期内径扩大，此情况常见于耐力运动员。此两种适应性均可引起心脏增大，运动员心脏虽也是通过压力容量调节机制进行代偿，但运动员心脏的代偿是生理和可逆的变异。

三、临床意义

运动员心电图改变与运动类型和训练强度密切相关，有些随运动终止而消退，一般不引起不良后果。运动员中由运动诱发的心脏性猝死者均有心脏疾病，40 岁以下猝死的原因以先天性心脏病多见（肥厚型心肌病或冠状动脉畸形），40 岁以上运动员猝死的原因则以冠心病为主。

第二节　运动员心电图解释的现代标准

2015 年 2 月底，国际运动心脏病学专家组、遗传性心脏病和运动医学专家组在美国华盛顿更新运

动员心电图解释的现代标准。该标准在《欧洲心脏杂志》《美国心脏病学会杂志》《英国运动医学杂志》上联合发表。

一、运动员生理性改变心电图表现

1. QRS 电压增高　左心室肥大（$S_{V_1}+R_{V_5}$ 或 $R_{V_6} > 3.5$mV）或右心室肥大（$R_{V_1}+S_{V_5}$ 或 $S_{V_6} > 1.1$mV）的单纯 QRS 电压标准。

2. 不完全性右束支阻滞　V_1 导联呈 rsR′ 型和 V_6 导联 S 波宽于 R 波，QRS 波群持续时间 < 0.12s。

3. 早期复极化　J 点抬高，ST 段抬高，J 波或终端 QRS 波群在下壁和（或）侧壁不清晰。

4. 黑种人运动员复极化变异　变异的 J 点仰角和凸起（圆顶）ST 段抬高，黑种人运动员 $V_1 \sim V_4$ 导联的 T 波倒置。

5. 少年 T 波模式　运动员 < 16 岁时，$V_1 \sim V_3$ 导联 T 波倒置。

6. 窦性心动过缓　心率 ≥ 30 次 / 分。

7. 呼吸性窦性心律不齐　呼吸时心率变化，吸气期间的心率增快和呼气期间的心率减慢。

8. 低位心房节律　P 波形态与窦性 P 波不同，如下壁导联中的负向 P 波。

9. 交接性逸搏心律或加速的交接性逸搏心律　QRS 波群频率比静息窦性 P 波频率快，并且通常小于 100 次 / 分，且 QRS 波群窄（除非基础 QRS 波群是异常的）。

10. 一度房室阻滞　P-R 间期为 $200 \sim 400$ms。

11. 二度 I 型房室阻滞　P-R 间期逐渐延长，直到脱落 QRS 波群，之后的第 1 个 P-R 间期比最后传导的 P-R 间期短。

二、运动员临界改变心电图表现

1. 电轴左偏　$-30° \sim -90°$。

2. 左心房肥大　I、II 导联中 P 波时间 > 0.12s，V_1 导联 P 波负向部分时间 ≥ 0.04s，振幅 ≥ 0.1mV。

3. 电轴右偏　$> 120°$。

4. 右心房肥大　II、III 或 aVF 导联 P 波 ≥ 0.25mV。

5. 完全性右束支阻滞　V_1 导联呈 rsR′ 型和 V_6 导联 S 波宽于 R 波，QRS 波群时间 ≥ 0.12s。

第三节　不宜参加剧烈运动的心电图表现

2014 年，Prutkin 教授等在世界心律失常学会第 35 届年会上提出可能增加高中学生运动性猝死的异常心电图改变。有下列心电图改变者，建议不宜参加剧烈运动。

1. 左心房肥大：I 或 II 导联 P 波时限 ≥ 0.12s，伴 V_1 导联 P 波终末电势（$PtfV_1$）绝对值增大。

2. 右心室肥大：$R_{V_1}+S_{V_5} > 1.2$mV，伴电轴右偏 $> +120°$。

3. 异常 Q 波：有 2 个或 2 个以上导联出现 Q 波，时限 ≥ 0.04s、深度 ≥ 0.3mV（除 III、aVR 导联外）。

4. 完全性左束支阻滞或非特异性室内阻滞，QRS 波群时限 ≥ 0.14s。

5. 二度 II 型至三度房室阻滞。

6. 心室预激：P-R 间期 < 0.12s，伴有 δ 波和宽 QRS 波群。

7. ST 段压低：有 2 个或 2 个以上导联 ST 段呈水平型或下斜型压低 ≥ 0.05mV。

8. 有下列两组或两组以上导联出现 T 波倒置 > 0.1mV：$V_2 \sim V_6$ 导联、II 和 aVF 导联、I 和 aVL 导联。

9. Q-T 间期延长（男性 QTc ≥ 0.47s、女性 QTc ≥ 0.48s）或 Q-T 间期缩短（QTc < 0.32s）。

10. 快速性房性心律失常：心房扑动、心房颤动及室上性心动过速。

11. 室性早搏：记录 10s 心电图出现 2 次或 2 次以上室性早搏、成对室性早搏或短阵性室性心动过速。

12. 出现 Ⅰ 型 Brugada 波。

13. 显著的窦性心动过缓（< 30 次 / 分）或心室停搏时间 ≥ 3.0s。

14. Epsilon 波，V_1 ～ V_3 导联 QRS 波群终末与 T 波起始之间有明显的低振幅信号（正向波动或切迹）。

第六章

少见的心电波及征

《临床实用心电图学》"第 42 章　少见的心电波及征"详细介绍了有关心电图的心电波与征，以下进一步补充一些少见的心电波及征。

第一节　1 型 Brugada 波新视点

自从 1991 年西班牙 Brugada 兄弟报道 Brugada 综合征后，根据右胸导联 $V_1 \sim V_3$ 任何一个或一个以上的导联出现 J 波、ST 段抬高和 T 波改变所组成的 Brugada 波的形态不同，将其分为以下 3 型。1 型：ST 段呈拱形抬高，J 波和 ST 段融合抬高 ≥ 0.2mV 伴 T 波倒置，几乎无等电位线。此型通常称穹窿型，类似右束支阻滞图形。2 型：右胸导联 J 波抬高 ≥ 0.2mV 继之下降与抬高的 ST 段（高于等电位线 0.1mV）相连续，T 波正向或双向，此型通常称高马鞍型。3 型：右胸导联 ST 段抬高 < 0.1mV，T 波正向，这一型通常称为低马鞍型。具体可参见《临床实用心电图学》"第 42 章　少见的心电波及征"。晚近国际上召开的 Brugada 综合征研讨会上，专家将 Brugada 波只分为 1 型 Brugada 波（传统的 1 型）和新 2 型 Brugada 波（传统的 2 型和 3 型）。

一、心电图特征

$V_1 \sim V_3$ 导联出现 QRS 波群后 J 波幅度常 ≥ 0.2mV；下斜型 ST 段抬高幅度常 ≥ 0.2mV；T 波对称性倒置；V_1 或 V_2 导联的 QRS 波群时限比其他胸导联 QRS 波群时限长，尤其 V_1 导联 QRS 波群时限长于 V_6 导联的时限（即 V_1 与 V_6 导联不匹配现象）。

二、诊断新方法——Corrado 指数

Corrado 指数是指患者 QRS-T 图形的最高点（J 点）的幅度与 J 点后 80ms 点 ST 段幅度的比值，即 ST_J 与 ST_{80} 的比值，它有助于 1 型 Brugada 波的诊断。

（一）方法

1. 取 V_1 或 V_2 导联。

2. 确定其心电图 QRS-T 图形中最高点（J 点），并由此点向心电图基线作垂线，垂线高度即为 ST_J 幅度。

3. 确定 J 点后 80ms 的位点，同样向心电图基线作垂线，垂线高度为 ST_{80} 的幅度（图 6-1）。

4. 计算 ST_J 与 ST_{80} 的比值，即为 Corrado 指数。

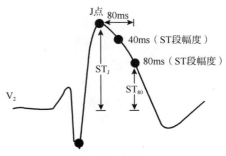

图 6-1　Corrado 指数鉴别 Brugada 波

（二）结果判定

若 Corrado 指数＞1，则为阳性，支持 Brugada 波的诊断；若 Corrado 指数＜1，则为阴性，支持运动员或其他原因引起的 r′波（图 6-2）。

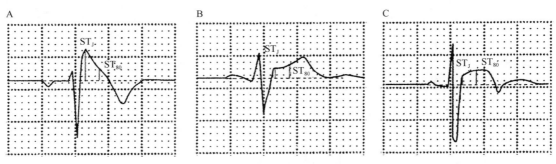

图 6-2 不同的 Corrado 指数

A. Brugada 波患者 Corrado 指数为 1.9（＞1）；B. Corrado 指数 0.7（＜1），其 ST 段弓背向下抬高；C. Corrado 指数 0.68（＜1），其 ST 段弓背向上抬高

（三）意义与评价

Corrado 指数实质上是判断 J 点或 J 点后的 ST 段呈下斜型还是上斜型改变。1 型 Brugada 波伴下斜型 ST 段抬高时，该指数＞1，而运动员或其他原因引起的 r′波后的 ST 段常呈上斜型抬高，使该指数＜1。另外需指出的是，非 1 型 Brugada 波时，无论 ST 段的抬高呈弓背向下还是弓背向上，Corrado 指数都有可能为阴性，均可排除 Brugada 波。

三、鉴 别 诊 断

需与右束支阻滞相鉴别：两种情况同时出现在同一患者时，完全性右束支阻滞可掩盖 1 型 Brugada 波，只有间歇性右束支阻滞或手术中右束支阻滞暂时消失，1 型 Brugada 波方可显现。另外应用药物或安装起搏器（右心室起搏），也可使原有的右束支阻滞图形消失，从而 1 型 Brugada 波显现。有学者研究显示，1 型 Brugada 波患者 QRS-T 波最高点后 40ms 时 ST 段下降幅度≤0.4mV，远远低于右束支阻滞或运动员心电图中的 r 波下降幅度。右束支阻滞时右胸导联的 ST 段不抬高，且 V_1 导联与 V_6 导联的 QRS 波群同步结束。1 型 Brugada 波 V_1 导联 QRS 波群增宽（QRS 波群时限≥0.12s）的同时，左胸导联的 QRS 波群无宽钝的终末 S 波，QRS 波群时限≤0.12s。

第二节　新 2 型 Brugada 波

一、心电图特征

V_1～V_3 导联出现 QRS 波群后 J 波幅度常≥0.2mV；随后的 ST 段呈凹面向上抬高，抬高幅度常≥0.2mV；T 波在 V_2 导联直立或低平，在 V_1 导联低平或直立。V_1 或 V_2 导联的 QRS 波群时限长于 V_6 导联的时限（即 V_1 或 V_2 导联与 V_6 导联不匹配现象）。

为明确心电图诊断，可加做 V_1～V_3 导联的上一肋间或上两肋间心电图。

二、诊断新标准

（一）J波三角形

大多数新2型Brugada波中，QRS波群之后存在独立的J波，形成J波三角形。该三角形的一条边为QRS波群中S波的升支，形成一条上斜线，而另一条边为J波的后支，其为一条下斜线，这两条斜线的夹角称为β角。当β角的两边为三角形的两条边，心电图基线或水平线为第三条边（底边）时，即构成J波三角形。Brugada波中QRS波群后的r′波在此称为J波，其他情况时QRS波群后的仍为r′波（图6-3，图6-4）。

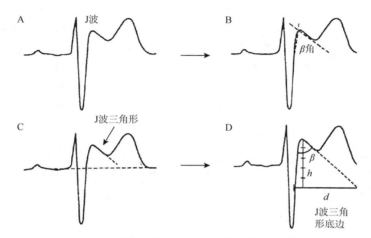

图6-3　新2型Brugada波的J波三角形

A. 新2型Brugada波；B. J波的上面两条边；C. 以心电图基线为底边时，可形成J波三角形

（二）新2型Brugada波诊断新标准

Serra等学者于2014年3月在*Europace*上提出新2型Brugada波的J波与其他原因引起的r′波鉴别诊断的三个新标准。

1. J波（r′波）三角形高5mm时底边d时限≥4mm（即160ms）为阳性，提示为新2型Brugada波；底边d时限<4mm（即160ms）为阴性，提示为其他原因引起的r′波（图6-5）。

该诊断标准的敏感度为85%，特异度为95.6%，阳性预测值为94.4%，阴性预测值为87.9%。

2. J波（r′波）三角形等电位线的底边d时限≥1.5mm（即60ms）为阳性，支持新2型Brugada波的诊断；底边d时限<1.5mm（即60ms）则提示为健康运动员QRS波群的r′波（图6-6）。

该诊断标准的敏感度为94.8%，特异度为78%，阳性预测值为93.5%。

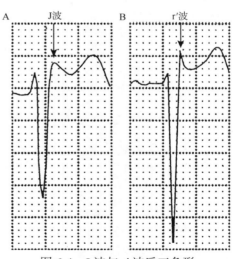

图6-4　J波与r′波后三角形

3. J波（r′波）三角形的底高比值d/h≥0.8为阳性，支持新2型Brugada波的诊断；d/h<0.8为阴性，支持为健康运动员QRS波群的r′波（图6-7）。

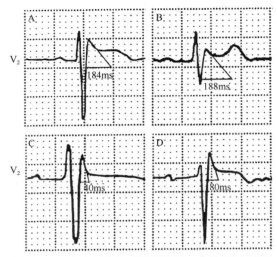

图 6-5　J 波（r′波）三角形高 5mm 的底边时限

A、B. 分别为两名 2 型 Brugada 波患者的测定结果，其值分别为 184ms 和 188ms；C、D. 分别为运动员或其他原因引起 r′波的底边时限值，图 C 中，其伴有 ST-T 抬高，但该值仅为 40ms，结果阴性，图 D 的形态与图 A 相似，也有 ST-T 抬高，但底边持续时限仅为 80ms，结果阴性

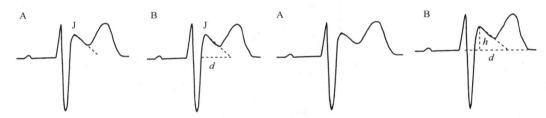

图 6-6　J 波三角形以等电位线为底边的时限　　图 6-7　J 波（r′波）三角形的底高比值（d/h）

该诊断标准的敏感度为 82%，特异度为 92.1%，阳性预测值为 90.1%，阴性预测值为 83.3%。

综合对比以上 3 个诊断新标准，以第一个"J 波（r′波）三角形高 5mm 时底边 d 时限 ≥ 4mm（即 160ms）为阳性，提示为新 2 型 Brugada 波；底边 d 时限 < 4mm（即 160ms）为阴性，提示为其他原因引起的 r′波"易记、易学、易用，值得推荐。

三、鉴别诊断（图 6-8）

（一）与运动员心电图相鉴别

1. 运动员心电图 V_1 导联 QRS 波群终末点与同步记录的 $V_5 \sim V_6$ 导联 QRS 波群同时结束，而新 2 型 Brugada 波患者在 V_1 导联 QRS 波群的结束点明显比 V_6 导联晚。

2. 运动员 V_1 导联的 r′波三角形的顶角高尖，不伴或伴轻度 ST 段抬高（< 0.1mV），而新 2 型 Brugada 波患者的 V_1 导联 J 波三角形的顶角呈钝圆形。

3. 运动员 V_1 导联有深而倒置的 T 波，V_2 导联的 T 波偶尔直立，而新 2 型 Brugada 波的 $V_1 \sim V_2$ 导联 T 波总是直立的。

4. 运动员 V_1、V_2 导联的 ST 段呈上斜型抬高，Corrado 指数 < 1，而新 2 型 Brugada 波的 ST 段呈凹面向上抬高，Corrado 指数 > 1。

（二）与不完全性右束支阻滞相鉴别

1. 不完全性右束支阻滞时，QRS 波群后的 r′波三角形的顶角高尖，而新 2 型 Brugada 波的 J 波三角形的顶角宽钝，且 J 波的幅度相对较低。

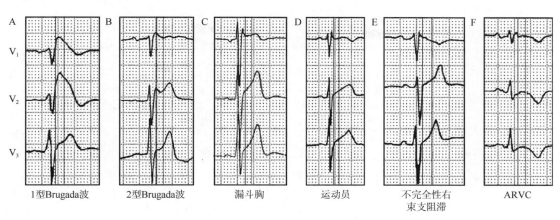

图 6-8 Brugada 波鉴别

2. 不完全性右束支阻滞的 V_1、V_2 导联的 QRS 波群时限与 V_6 导联相同，而新 2 型 Brugada 波的 V_1、V_2 导联的 QRS 波群时限＞ V_6 导联的 QRS 波群时限。

（三）与致心律失常性右室心肌病（ARVC）相鉴别

ARVC 患者心电图常存在不典型右束支阻滞，但 V_1 导联的 R 波可有低振幅的碎裂波而出现 R 波的"平台"现象，ST 段有时抬高，但形态与新 2 型 Brugada 波不同。另外 ARVC 患者心电图的 T 波在更多的胸导联（$V_1 \sim V_3$ 导联或 $V_1 \sim V_5$ 导联）倒置，QRS 波群的终末可有直立的尖波（Epsilon 波），室性心动过速发作时常呈类左束支阻滞图形。

（四）与漏斗胸相鉴别

1. 漏斗胸 V_1 导联记录电极放在正常位置（第 4 肋间）时 P 波负向，而新 2 型 Brugada 波 V_1 导联 P 波直立。

2. 漏斗胸 V_1 导联可见明显的尖峰样 r′ 波，其后 ST 段轻度抬高，而新 2 型 Brugada 波可见宽钝形 J 波，ST 段呈凹面向上抬高。

3. 漏斗胸 V_1 导联 T 波呈负向或正、负双向，V_2 导联 T 波直立，而新 2 型 Brugada 波 $V_1 \sim V_2$ 导联 T 波总是直立的。

第三节 Epsilon 波（前、中、后 Epsilon 波）再认识

著名学者 Fontaine 于 1977 年发现，在致心律失常性右室心肌病患者，V_1 及 V_2 导联可出现一种低振幅、高频率的右心室延迟除极波，遂将其命名为 Epsilon 波，其对致心律失常性右室心肌病具有特异性诊断作用。晚近研究发现，患者的这种病理性改变可波及整个 QRS 波群的不同时段，并形成碎裂波。2010 年的一次国际专题会议上，专家组根据碎裂波出现的时间，将 Epsilon 波分为前 silon 波（presilon）、中 silon 波（topsilon）及后 silon 波（postsilon），扩展了原 Fontaine 命名为 Epsilon 波的范畴。

一、心电图表现

1. 传统的 Epsilon 波常出现在右胸前导联（图 6-9）。

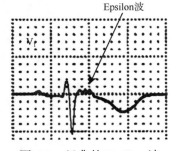

图 6-9 经典的 Epsilon 波

2. 广义的 Epsilon 波可出现于更多导联上，而前 silon 波、中 silon 波及后 silon 波分别出现在 QRS 波群的不同时段（图 6-10，图 6-11）。

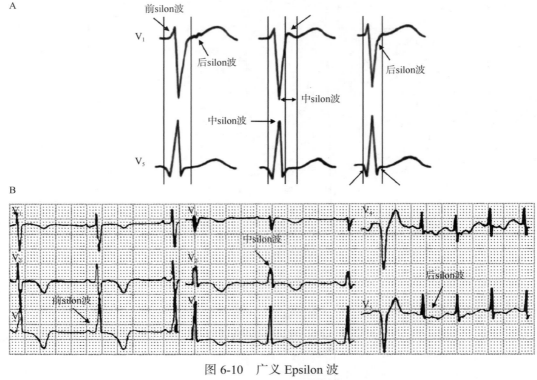

图 6-10　广义 Epsilon 波

A. 广义 Epsilon 波的示意图；B. 心电图上存在的广义 Epsilon 波

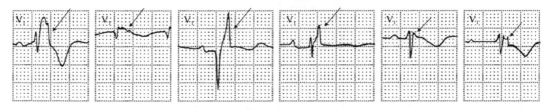

图 6-11　形态迥异的后 Epsilon 波

二、发 生 机 制

致心律失常性右室心肌病患者因右心室心肌被进行性纤维脂肪组织所替代，出现右心室除极晚电位，引起 QRS 波群传导的局部缓慢和低幅顿挫，使广义的 Epsilon 波出现在 QRS 波群的不同时段。另外该病波及左心室、右心室的不同部位，也可使 QRS 波群的不同时段出现心室除极的异常。

三、临 床 意 义

传统 Epsilon 波被检出时，多数患者疾病已到晚期，广义 Epsilon 波弥补了传统 Epsilon 波检测的敏感性低的不足，提高了该病的早期检出率，特别是对心功能改变早于形态学改变患者的早期诊断具有更大意义。

附：Fontaine 双极胸导联

Fontaine 双极胸导联（图 6-12）是 Fontaine 首次发现的一种增加 Epsilon 波检出率的记录方法，有助于协助诊断致心律失常性右室心肌病。该导联能够更清晰地记录到右心室部分心肌延迟除极产生

的电位。有文献报道，其与常规 12 导联心电图相比，记录
Epsilon 的敏感度提高 2 ~ 3 倍。Fontaine 导联对 Epsilon 波
的检出率高达 77%，而常规 12 导联心电图对 Epsilon 波的检
出率仅为 23%。该导联系统还能放大心房的电活动，使 P 波
明显清晰，便于发现房室分离。

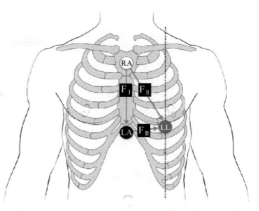

图 6-12　Fontaine 双极胸导联连接示意图

　　连接方法：将 4 个肢体导联的夹子改成吸球电极，红色
肢体导联电极（RA）放于胸骨柄作为阴极，黄色肢体导联电
极（LA）放于剑突处作为阳极，绿色肢体导联电极（LL）
放于常规 V₄ 导联位置作为阳极，黑色电极作为无关电极放置
于右下肢。常规Ⅰ导联描记的是 RA（-）和 LA（+）组成的
F₁ 导联心电图，Ⅱ导联描记的是 RA（-）和 LL（+）组成的
F₁₁ 导联心电图，Ⅲ导联描记的是 LA（-）和 LL（+）组成的 F₁₁₁ 导联心电图。导联放置好后，将心电图
机记录设置于Ⅰ、Ⅱ、Ⅲ导联的位置，按照常规纸速则可记录出 F₁、F₁₁ 和 F₁₁₁ 导联的心电图。

第四节　Ta 波（心房复极波）的再认识

　　在 P 波之后和 QRS 波群之前有一个不易被察觉的波，称为 Ta 波（即心房复极波），也有学者称其
为心房 T 波（atrial T wave）或 Tp 波。Ta 波振幅较低，常重叠在 PR 段、QRS 波群或 ST 段之中而不易确
定。只有在完全性房室阻滞、房室分离时，因 P 波与 QRS 波群相距较远，或心房肥大及采用心房食管导
联、腹臂导联 P 波振幅增高时，才能偶尔看到 Ta 波。对 Ta 波的认识，《临床实用心电图学》"第 2 章
心电图描记和正常值"已有介绍，下面做进一步补充。

一、心电图表现

　　1. Ta 波紧接 P 波之后，电压为 0.05 ~ 0.10mV，时限（持续时间）为 0.22 ~ 0.26s（Hiroshi Hoyashi
报道房室阻滞患者 Ta 波时限为 0.23 ~ 0.38s），在Ⅱ、Ⅲ、aVF 导联及左胸导联尤为显著（图 6-13，图 6-14）。

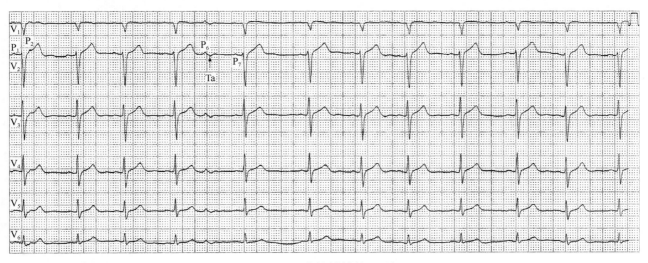

图 6-13　房性早搏伴 Ta 波

P₂ 和 P₆ 为提前出现的房性早搏 P' 波，且均未下传心室形成 QRS 波群，P₆ 后可见明显的心房复极 Ta 波

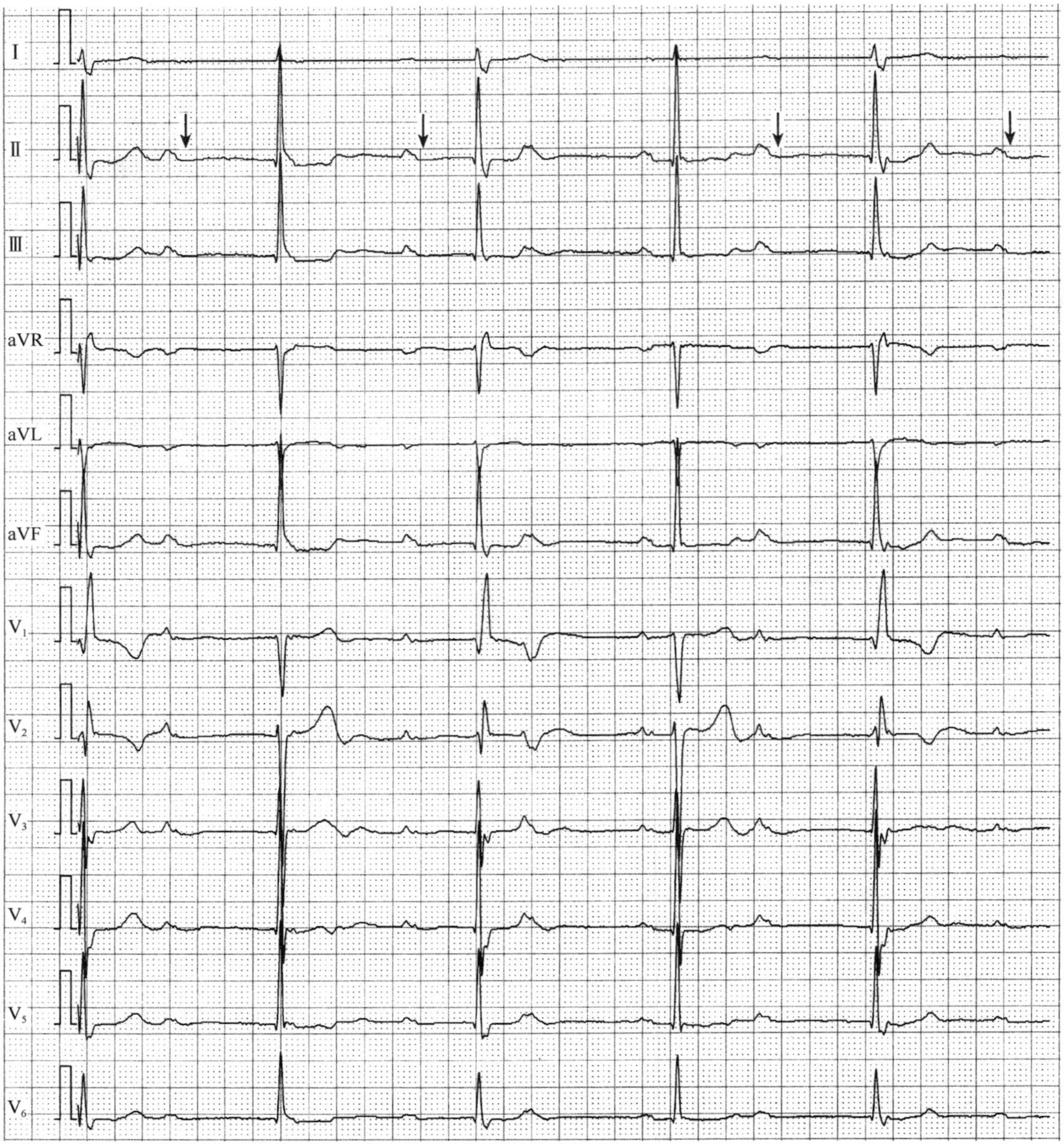

图 6-14 Ta 波

患者，女性，79 岁，高血压、冠心病，同步 12 导联记录。窦性 P 波规律匀齐显现，P 波时限 0.12s、双峰，峰间距＞0.03s，P-P 间期 0.84s；QRS 波群亦规律匀齐显现，R-R 间期 1.42s；P 波与 QRS 波群无固定关系，且正常室上性 QRS 波群与右束支阻滞性 QRS 波群交替出现；R_{V_4}=2.6mV，下壁、前侧壁导联 ST 段压低伴 T 波低平。心电图诊断：窦性心律（心房率 71 次 / 分）；左心房肥大或房内传导延迟；完全性房室阻滞；交接性逸搏心律伴 2：1 右束支阻滞（心室率 41 次 / 分）；R_{V_4} 高电压；ST-T 改变。本图第 1、3、6、8 个窦性 P 波远离 QRS-T 波，心房复极波 Ta 波得以明确显现（箭头指示处）

2. 正常情况下，Ta 波的方向总是和 P 波方向相反，Ta 波的振幅较小，一般相当于 P 波的 20% ～ 30%。当 P 波正向时，Ta 波一般可使 PR 段从基线下降约 0.05mV。

3. Ta 波常重叠在 PR 段、QRS 波群或 ST 段之中而不易确定。

二、发 生 机 制

心房肌复极的顺序是先除极部分最先复极，后除极部分较晚复极，故心房复极的方向与除极方向一致，从而导致 Ta 波的方向与 P 波方向相反。

三、Ta 波与心率的关系

Ta 波的出现与心率的快慢有关。当心率在 70 次 / 分以下时，不容易看到 Ta 波；心率在 90 次 / 分以上时，Ta 波才较明显。Ta 明显时，常将 PR 段的后部分压低，尤其在 Ⅱ、Ⅲ、aVF 导联表现明显。有时 Ta 波也可以引起 ST 段下降，其下降部分和压低的 PR 段之间构成连续的抛物线。

四、影响 Ta 波的因素

（一）电解质对 Ta 波的影响

有学者通过动物实验观察了钾离子、钙离子和钠离子对 Ta 波的影响，具体如下。

1. 钾离子对 Ta 波的影响　高钾血症时，P 波的振幅降低，而 Ta 波的振幅显著增高，因而 Ta/P 的比值明显增大。同时 P-Ta（由 P 波起点至 Ta 波顶峰的时间）明显缩短，Ta 波的上升支显著加快，因而 Ta 波的形态由原先升支、降支基本对称的帐篷样，变为上升支十分陡峻而下降支较为迟缓的锐角形状。低钾血症时，P 波增高，而 Ta 波的振幅显著降低，因而 Ta/P 的比值下降；同时 P-Ta 明显延长，使 Ta 波变得低平和延缓。

2. 钙离子对 Ta 波的影响　高钙血症时，Ta 波振幅下降，P-Ta 缩短；低钙血症时，则相反，Ta 波振幅增高，P-Ta 延长。

3. 钠离子对 Ta 波的影响　高钠血症时，Ta 波无明显改变。低钠血症时，Ta 波可出现振幅降低，但 P-Ta 的变化不明显。

（二）肾上腺素对 Ta 波的影响

有学者研究报道，实验中使用肾上腺素后，Ta 波可迅速发生变化。这种变化一般出现在其他变化之前，最早的变化是 Ta 波的振幅明显增高，接着 P-Ta 延长，有的出现明显的 P-Ta 段。一部分在出现 P-Ta 段后，Ta 波逐渐倒置。

根据以上实验，可知以前临床心电图上已知的肾上腺素可使 PR 段降低，显然是由于 Ta 波的振幅变化而引起。

五、诊断与鉴别诊断

当 P 波直立时，Ta 波可使 PR 段（P-Ta 段）压低 0.05mV 左右，属于生理现象，特别是出现于心动过速时。但是当 PR 段（P-Ta 段）压低 > 0.1mV 时，应考虑其为病理性的。正常情况下，P-Ta 段缓缓向下倾斜，与 Ta 波的近侧支光滑地融合，P 波与 P-Ta 段（PR 段）之间不存在明显的角度，而当 PR 段因心房损害而水平压低时，其与 P 波之间出现锐利的角度。当 PR 段压低不很明显时，应结合其形态改变进行分析判断。反之，当 PR 段抬高时，即使抬高的幅度不十分显著，也应多考虑为心房损害所致。总而言之，在某些情况下，观察 Ta 波及 P-Ta 段（PR 段）有无异常改变，应成为分析心电图的重要项目之一。

六、临床意义

近年来，由于认识到 Ta 波对心房梗死及其他心房病变（包括心房损伤）的诊断具有特殊意义，Ta 波常会使 PR 段和 ST 段下降，容易被误诊为冠状动脉病变或心肌损害，因而对 Ta 波的检查和分析受到重视。

第五节 少见的心电征

一、Aslanger 征

2020 年 Emre Aslanger 等学者在 *Journal of Electrocardiology* 杂志上介绍了非相邻导联 ST 段抬高的特殊心电图模式,提示急性下壁心肌梗死(MI)合并其他冠状动脉严重狭窄,有学者称其为 Aslanger 征。

(一)心电图表现(图 6-15)

1. III 导联 ST 段抬高,而其他下壁导联不抬高。

2. $V_4 \sim V_6$ 导联中任何导联 ST 段压低伴正向或终末部分正向 T 波。

3. V_1 导联 ST 段高于 V_2 导联。

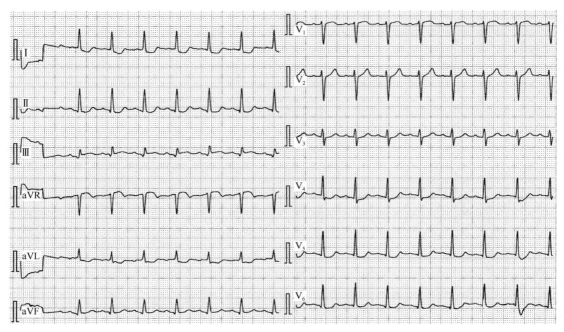

图 6-15 Aslanger 征(引自 Emre Aslanger)

本图 III 导联 ST 段弓背抬高,II、aVF 导联 ST 段不抬高,I、aVL、$V_4 \sim V_6$ 导联 ST 段压低伴直立 T 波,aVL 导联 T 波终末直立

(二)临床意义

这种新的心电图 Aslanger 征,提示在下壁心肌梗死患者中,除梗死相关动脉外,其他冠状动脉也存在严重病变。具有 Aslanger 征的患者常有多支冠状动脉血管病变与较高死亡率。充分认识这种 Aslanger 征显得十分重要,它表明急性动脉粥样硬化血栓形成,常导致急性下壁心肌梗死。尽管心电图未显示两个相邻导联 ST 段抬高,但存在 Aslanger 征的患者短期和长期死亡风险较高。

二、El-Sherif 征

El-Sherif 于 1970 年在英国心脏杂志报道了一组 18 例冠心病心肌梗死患者中 17 例存在心室壁瘤,其心电图改变有左胸导联的 QRS 波群时限增宽,呈三相波的形态改变,其中 12 例经尸检证实心室壁瘤继发于左心室前壁及前侧壁心肌瘢痕。随后这种高度提示心室壁瘤的心电图改变则被称为 El-Sherif 征(El-Sherif sign)。

（一）心电图表现（图 6-16）

1. QRS 波群时限增宽为 85 ～ 160ms，平均增宽 110ms。

2. 左胸导联（V_4 ～ V_6 导联）QRS 波群形态为三相波型，可呈 rsR′ 型、rSr′ 型等形态。其中呈 rsR′ 型者发生率较高。

3. ST 段持续性升高者，左胸导联的 QRS 波群呈 rsR′ 型的三相波的发生率更高。

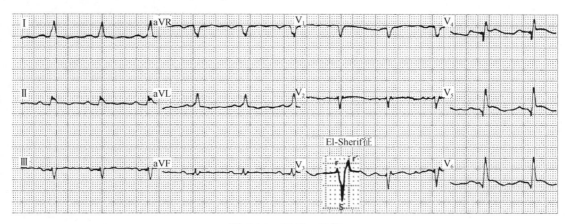

图 6-16　El-Sherif 征

左心室造影证实存在心尖部心室壁瘤的心肌梗死患者，V_2 ～ V_6 导联 ST 段抬高，V_2 ～ V_4 导联 QRS 波群呈三相波，即 rSr′ 型或 rSR′ 型；QRS 波群时限增宽达 0.12s，即 El-Sherif 征

（二）发生机制

El-Sherif 征在左胸前导联出现的原因是左心室的除极波相继环绕着大面积的瘢痕化心肌及心室壁瘤，进而形成特殊的心室除极图形。

（三）临床意义

对于冠心病患者，尤其伴有广泛前壁心肌梗死患者，当左胸导联出现 El-Sherif 征心电图表现时，应高度怀疑其存在心室壁瘤。El-Sherif 征提供了心电图诊断心室壁瘤的新指标，有学者研究报道，其敏感度为 50%，特异度为 94.6%，对左心室壁瘤的阳性预测值为 83.3%，阴性预测值为 79.2%。

三、Josephson 征

1988 年，Josephson 提出 4 项特征性心电图指标可诊断类左束支阻滞型室性心动过速。其中一项指标被命名为心电图 Josephson 征（Josephson sign），并成为宽 QRS 波群心动过速鉴别的经典指标。

（一）定义及心电图表现

Josephson 征是指宽 QRS 波群心动过速时，V_1 或 V_2 导联 S 波的降支存在切迹，或 QRS 波群的顶部或起始部出现顿挫。Josephson 征支持室性心动过速的诊断（图 6-17）。Josephson 征可以单独或与其他 3 项指标联合应用 [其他 3 项指标：V_1 或 V_2 导联 R 波（r 波）时限＞ 30ms；V_6 导联出现 Q 波；V_1 或 V_2 导联从 QRS 波群起始至 S 波最低点的间期＞ 60ms]（图 6-17C）。

（二）发生机制

一般情况下，室上性心动过速合并束支阻滞下传时，先激动房室束及浦肯野纤维系统，故心肌除极速度快，随后传到心室肌细胞时，传导速度变缓。因而，心室除极的特点为先快后慢，QRS 波群的起始除极速度快，中间或最后的除极速度减慢。但室性心动过速起源于心室肌，随后可逆传到希浦系统，其心室除极速度的特点为先慢后快，故室性心动过速时，心室除极起始部位传导慢，尤其在心肌梗死后的瘢痕组织传导时，QRS 波群更易出现起始部位顿挫。

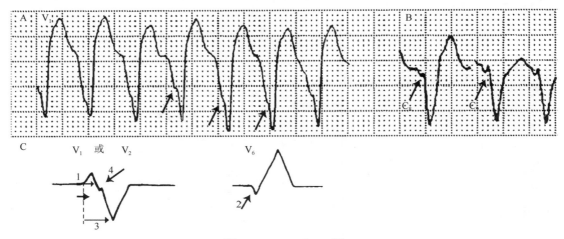

图 6-17　Josephson 征

A. Josephson 征的心电图表现（箭头所示）；B. QRS 波群起始部位存在顿挫时为阳性；C. 其他三项指标分别为 R 波时限＞ 30ms、V₆ 导联的 QRS 波群有 Q 波、QRS 波群的起始至 S 波最低点的间期＞ 60ms

（三）临床意义

上述 4 项指标都能分别用于室性心动过速诊断，但敏感度低（30% ～ 63%），而联合应用上述 4 项指标的敏感度为 100%，特异度为 89%，预测的准确性为 96%。因而，建议尽可能同时应用上述指标。另外，V₆ 导联的 Q 波和 Josephson 征在前壁心肌梗死合并室性心动过速患者中更常见，发生率分别为 83% 和 44%。而 V₁ 或 V₂ 导联的 R 波时限＞ 30ms 的心电图表现在下壁心肌梗死合并室性心动过速的患者中更常见（94%）。常用的鉴别宽 QRS 波群心动过速的流程图中，如 "Brugada 四步流程图" "Vereckei 四步流程图" "aVR 导联四步流程图"，都保留了 Josephson 征的这项鉴别诊断指标。

四、"少女之吻"征

在房室结折返性心动过速并伴 2 ∶ 1 下传激动心室时，心电图上显示一个逆向 P 波落在 T 波上可形成 T 波切迹，形态酷似嘴唇的外形，有学者称为 "少女之吻" 征（the kiss of the girl）。

（一）心电图表现

1. 假性双峰 T 波：逆向 P 波落在心电图 T 波上可表现为假性双峰 T 波（图 6-18B），酷似双唇中的上唇（图 6-18A）。

2. 心房逆向激动时呈离心性，左右心房同时除极使逆向 P 波时限较短。

3. 可能同时存在心室率高出一倍的心动过速，且心动过速伴心室率快时，出现室内差异传导而形成宽 QRS 波群心动过速（图 6-18C）。

4. 2 ∶ 1 与 1 ∶ 1 交替：绘制梯形图可知，多数有房室 2 ∶ 1 与 1 ∶ 1 下传交替发生，患者室上性心动过速机制多为房室结折返性心动过速。

（二）发生机制

室上性心动过速伴房室 2 ∶ 1 下传时，心室率可能不快。此时心动过速的逆传 P 波落在 T 波上，形成 T 波的切迹（"少女之吻"征）。

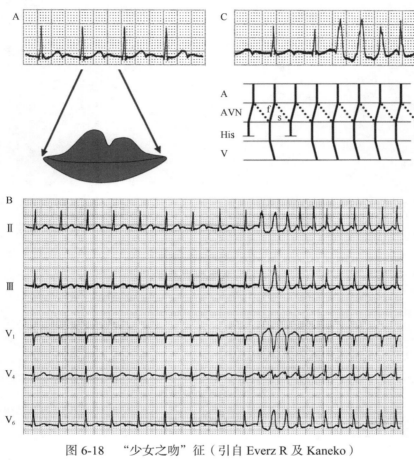

图 6-18　"少女之吻"征（引自 Everz R 及 Kaneko）

A. 心房；V. 心室；AVN. 房室结；His. 房室束

（三）临床意义

房室结折返性心动过速发作时，心房的逆向激动可形成逆向 P 波，因心房激动对称，呈离心性，心房下部先激动，然后再向左右心房同时扩布，故逆向 P 波的时限较短；"少女之吻"征存在时多为房室结折返性心动过速，逆传与前传呈 2 ∶ 1 传导的情况。

五、尖顶军盔征

2011 年 L. Littmann 首先在 *Mayo Clinic Proceedings* 杂志上描述了一个特殊的心肌缺血图形，因其心电图特征类似于一战时德军军盔（图 6-19），从而命名为尖顶军盔征（spiked helmet sign，SHS）。QRS 波群尖峰和弓背向上抬高 ST 段是其特征。最初描述的此征主要分布于下壁导联，晚近发现其也可以广泛分布于多个导联。

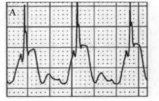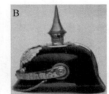

（一）心电图表现（图 6-20，图 6-21）

1. QRS 波群前后的基线（等电位线）向上偏移。
2. ST 段弓背向上抬高。
3. QRS 波群的 R 波尖锐。

图 6-19　尖顶军盔征

A. ST 段抬高包括 QRS 波群前后基线向上偏移；B. 一战时德军军盔

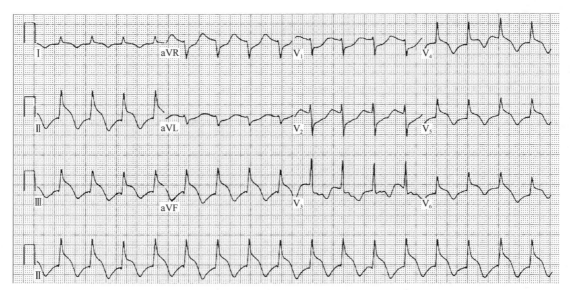

图 6-20　尖顶军盔征（引自 Derek Crinion）

患者，女性，35 岁，因感染性休克入监护室治疗，因静脉注射毒品，存在右手脓肿和 A 组链球菌菌血症。经食管超声心动图发现三尖瓣有赘生物，伴轻中度反流。CT 扫描显示，肺部有明显脓毒性肺栓子。心电图上可见 QRS 波群与弓背向上抬高的 ST 段形成尖顶军盔征

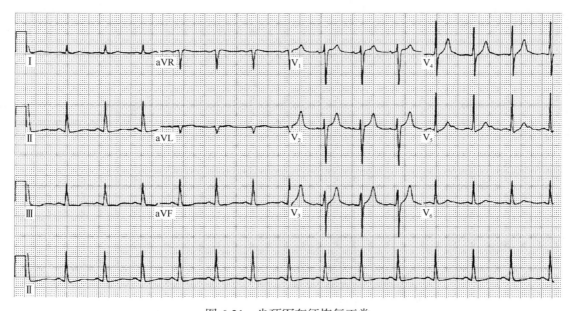

图 6-21　尖顶军盔征恢复正常

与图 6-20 为同一患者。进行有效的抗生素和支持治疗 24h 后，心电图恢复正常

4. 尖顶军盔征多表现在 II 、III 、aVF 及 V$_2$ ～ V$_6$ 导联。

（二）发生机制

尖顶军盔征发生机制尚不清楚，最初多数学者认为其与各种心外因素（气胸、急腹症、胃肠极度扩张、肠梗阻等）导致胸腔或腹腔内压力急剧增高有关，推测为腹腔或胸腔内压力迅速增加导致的机械性表皮牵拉引起的电压升高导致的伪差。随后的报道表明颅内出血、败血症和代谢紊乱患者心电图亦出现此种改变。统一解释尖顶军盔征是由肾上腺素介导的复极化延长导致。这也是导致获得性 Q-T 间期延长的常见原因，而尖顶军盔征可能是一种极端表现，系前一心搏较晚出现的巨大 T-U 波重叠在 QRS 波群所致。星状神经节消融后检测到尖顶军盔征进一步支持了高肾上腺素状态的假说。此外，巨大 T 波电交替和尖

端扭转型室性心动过速都与长 Q-T 间期和尖顶军盔征相关。

（三）临床意义

有学者认为本征是一种新的死亡高危患者的心电图表现，与心脏疾病的高风险及院内死亡有关。下壁导联出现的本征多与腹腔压力急剧增高有关，如急腹症、气胸等时，故下壁及胸前导联出现本征时，临床医生需注意腹部查体或拍摄腹部 X 线平片，排除有关急腹症、肠梗阻等疾病。患者行有效的胃肠减压后或胸腔压力降低后，心电图可恢复正常。根据晚近的报道，本征仍仅限于病例报道和小样本研究，重症监护环境中的实际患病率尚不清楚。本征伴随较高院内死亡率。有报道，8 例患者中 6 例在首次心电图记录到尖顶军盔征后 1 ～ 10 日死亡（平均 5.5 日）。重症患者发生这种心电图征兆应迅速进行紧急评估。医生应首先考虑急性非缺血性发病机制。

（四）鉴别诊断

本征类似急性心肌梗死，发作时的 QRS 波群向上移位似乎与 ST 段抬高相似，但是与急性冠脉综合征并不一致。应首先考虑上述导致尖顶军盔征的原因，尤其应排除颅内出血，特别是需要应用作为急性冠脉综合征管理的重要部分的抗栓药物时。患者在对症和支持措施治疗下，心电图在 24h 内可逐渐恢复正常。患者心肌酶学通常没有明显升高。本征目前是假性 ST 段抬高型心肌梗死的重要鉴别诊断内容。

六、右心室扩张三联征

心电学专家 ME.Josephson 发现心力衰竭伴左束支阻滞，特别是患者存在右心室疾病伴左束支阻滞时，心脏再同步化治疗（CRT）起搏治疗不理想；于是提出当患者存在心力衰竭伴左束支阻滞，同时又有心电图右心室病变心电图三联征时，将预示对 CRT 的治疗反应差。

（一）心电图表现（图 6-22）

1. 肢体导联低电压。
2. aVR 导联存在向上的终末向量，即有 R 波出现。
3. V_5 导联 R 波与 S 波的比值 ≤ 1。

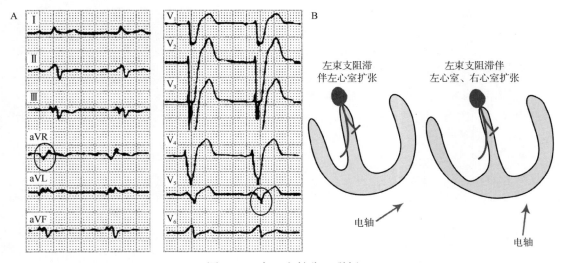

图 6-22 右心室扩张三联征

（二）发生机制

左束支阻滞时，QRS 波群的额面电轴方向受左心室、右心室除极的双重影响。患者此时若也存在左心室病变（扩张和功能不全），则电轴左偏；而同时伴有右心室扩张或功能障碍时，右心室的缓慢除极使终末向右向量增大，此时在 aVR 导联出现 QRS 波群终末除极面向检测电极而产生 R 波。

（三）临床意义

右心室扩张三联征不仅提高了心电图诊断右心室病变的能力，也有助于临床医师对心力衰竭伴有左束支阻滞患者行 CRT 前筛查。伴右心室扩张或功能不全者，提示 CRT 治疗心力衰竭的效果可受影响。

七、鹳 腿 征

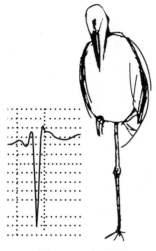

鹳腿征（stork leg sign）的特点是 J 点处有一个小的正向波（位于 QRS 波群末端，ST 段起点），这个时间较短的正向小偏转（约 0.1mV）称为鹳腿征，可能是 Osborn 波的一种变异。其通常见于低体温的患者。在欧洲，急性心包炎患者出现这种改变也称为鹳腿征，与其他更可靠的心电图表现一样，其见于 25% 左右的患者（图 6-23）。心电图翻转 180° 后倒置的 R 波像鹳单腿站立，另一条腿在背后（小 J 点偏转）；其可见于 V₄ ～ V₆ 导联，偶见于下壁导联。

图 6-23 鹳腿征

八、Nadir 征

在呈左束支阻滞形态的早搏或宽 QRS 波群心动过速时，V_1 导联 QRS 波群起始部到 S 波底端的距离 ≥ 60ms（或 ≥ 70ms 更可靠）即 Nadir 征，强烈提示心律失常起源于心室。

第七章

心 电 现 象

《临床实用心电图学》"第43章　心电现象"详细阐述了多种心电现象，下面做进一步补充。

第一节　并行心律逆配对现象的再认识

不等的联律间期是诊断并行心律的重要条件之一，少数情况下并行心律也可表现为相等的联律间期；这种联律间期相等的并行心律主要是由逆配对现象（reversed coupling phenomenon）造成的。

并行心律具有单向性、保护性传入阻滞，不受主导节律侵入，以其固有的频率（异位搏动 E-E 间期）发放激动。但该激动可以侵入主导节律点，使主导节律周期重整，于是并行心搏与其后主导节律心搏的间距（逆配对 E-S 间期）相等，称为并行心律的逆配对现象（parasystolic reversed coupling phenomenon）。逆配对不是异位搏动与其前面窦性搏动的配对，而是异位搏动与其后窦性搏动的配对，故称逆配对，又称反向二联律、逆型双联律。由于逆配对现象的发生，在主导节律点频率固定（S-S 间期相等）的情况下，便可表现出并行心律点与其前的主导节律点有固定的联律间期（S-E 间期相等），这是由于 S-E=（E-E）-（E-S）。

容易被并行心律侵入而主导节律又较固定的心律，以房室交接区心律最常见。房性并行心律也容易侵入窦房结，窦性心律与房性并行心律并存时，也容易形成逆配对现象。在房性并行心律中，保护性的房性起搏点与非保护性的窦性起搏点位于同一心房内。窦房结因此经常被异位冲动所激动，而引起窦性节律重整，但异位并行周期不被打乱。当异位搏动间期（E-E 时间）比无保护的窦性周期（S-S 时间）显著延长，且被保护心搏（房性并行心律）引起无保护心搏（窦性心搏）的节律顺延时，在房性早搏后出现一个固定长度的代偿间期，即产生一种固定的逆配对联律的情况（即 E-S 时间固定），因 S-E=（E-E）-（E-S），而异位搏动间期（E-E 时间）是固定的，因此 S-E 时间也是固定的，即配对时间变为固定，形成联律间期固定的并行心律。异位房性搏动（P′）与其后的窦性 P 波所组成的 P′-P 间期稍大于一个窦性周期（P-P 间期）。这种 P′ 波的激动规律性地抑制窦房结的自动除极，使后者从属于前者，故窦性 P 波的出现是依赖性的。房性并行心律的 P′ 波与其后窦性 P 波配对，称为逆配对，其 P′-P 间期称为逆配对时间或逆联律间期。因其酷似房性早搏二联律，故造成诊断上的困难。如果再出现一次房性早搏，表现出配对时间的不等，则可诊断房性并行心律。逆配对现象一般出现时间短暂，若长时间描记，联律间期必然会发生变化，表现为联律间期不等，而异位搏动间距不变，即并行心律的特征（图 7-1，图 7-2）。

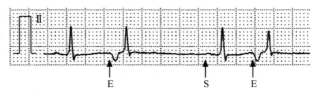

图 7-1　逆配对现象的间期示意图

S. 窦性激动（主导节律）；E. 异位激动（房性并行节律）；
E-S. 逆配对间期；S-E. 联律间期；其中 S-E=（E-E）-（E-S）

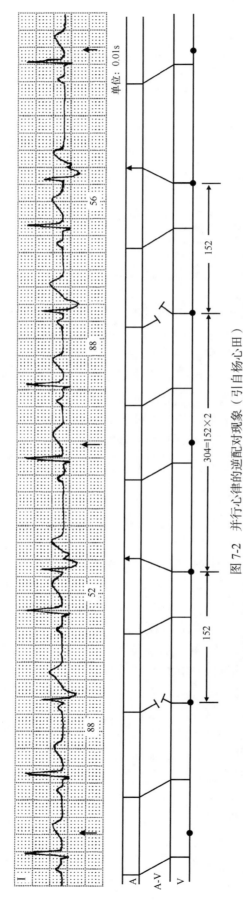

图 7-2 并行心律的逆配对现象（引自杨心田）

患者，男性，35 岁，因心悸、心前区不适进行心电图检查。本图选自 I 导联，图中基线下的数字为室性早搏的配对间期，图示窦性心律时可见 4 次室性早搏，早搏的 QRS 波群形态一致；配对间期不等。有两个范围的配对间期，0.52～0.56s 及 0.88s；早搏之间的短距离恒等（1.52s），长距离是短距离的倍数。以上提示为室性并行心律。尽管室性早搏的配对间期不固定，但在 0.52～0.56s 及 0.88s 这两个范围之间互变。第 1 个室性早搏的配对间期为 0.88s，在主导窦性周期中出现很迟，其隐匿性逆向传导与窦性激动的前向传导在房室交接区相遇，引起了完全性代偿。第 2 个室性早搏的配对间期为 0.52s，其后可见逆转 P 波，提示此时房室交接区已恢复了应激性，室性早搏的逆向传导已逆行至心房，可能进一步逆传侵入并重整窦房结，致不完全性代偿，使窦性激动发放后延；随后一次预期应发放的室性并行节律点激动（箭头所示），因为遇到逆传窦性激动的不应期而未能传出，产生了 2 次异位搏动间长距离，3.04s（梯形图下水平箭头示），长距离正好为短距离的 2 倍；第 3 个室性早搏又按时出现，配对间期为 0.88s，并引起完全性代偿。第 4 个按时出现的室性早搏，逆向传导侵入并重整窦房结，使室性并行心律产生了两种固定的配对间期。由于第 2 个室性早搏引起了与第 2 个室性早搏相同的变化。由于第 2 个室性早搏引起了与第 2 个室性早搏相同的变化。由于第 2、第 4 个室性早搏逆向侵入并重整窦房结，室性并行心律、逆向室性早搏逆向侵入并重整窦房结，室性并行心律、室性并行心律，逆向室性早搏逆向侵入并重整窦房结，使室性并行心律产生了两种固定的配对间期。心电图诊断：窦性心律，室性并行心律，逆向室性早搏逆向侵入并重整窦房结，使室性并行心律产生了两种固定的配对间期。心电图诊断：窦性心律，室性并行心律，逆向室性早搏逆向侵入并重整窦房结，使室性并行心律产生了两种固定的配对间期。心电图诊断：窦性心律，室性并行心律，逆向室性早搏所产生的结果，这种逆"配对"所产生的结果，这种逆"配对"所产生的结果，这种逆"配对"所产生的结果。

附：并行心律的有关计算公式及说明

并行心搏异位搏动的间距最大公约数（或称最大公分母）平均值＝均值±标准差。均值≈（最大值＋最小值）/2；标准差≈（最大值－最小值）/2，变异系数＝标准差/均值×100%。变异范围指变异区间（－变异系数～＋变异系数），如变异系数为3%，则变异范围为–3%～+3%。传统标准认为并行心律的变异范围为–5%～+5%。两个相邻异位搏动之间的时距，称为异搏间距。当并行心律的异位起搏点的频率很快且接连出现异位搏动时，两个相邻的无窦性搏动的异搏间距称为异搏周期。在心电图上，能直接测量的异搏周期较为少见，多数是从长短不一的异搏间距中推算的。方法是从长短不一的异位间距中推算出最大公约数，这个最大公约数通常可间接代表异搏周期。

第二节　融　合　波

一、概　　述

融合波（fusion wave）是一种心电现象，属心律失常干扰现象的范畴，通常是指两个节律点发出的冲动，同时或几乎同时各自激动心房或心室的一部分，融合形成一个新型的复合波，其所形成的心电图波形的形态介于纯粹由不同来源的两个冲动所形成的波形之间，亦称融合搏动。融合现象和图形的叠加是两个不同的概念，融合现象是两个不同来源的激动共同激动同一心房或心室，如房性融合波或室性融合波，图形叠加是心脏不同部位的激动形成的波形在心电图上重合，如心室复极T波上重叠有心房除极P波等。

根据两个激动在心房、心室的融合部位不同，融合波分为房性融合波、室性融合波和特殊类型融合波，分述如下。

二、房性融合波

如两个起搏点发生的冲动从不同的方向同时或几乎同时到达心房，并各自激动了心房的一部分，则可共同组成一个房性P′波，称为房性融合波（atrial fusion wave），又称房内绝对干扰、完全性房内干扰。

（一）形成条件

1. 双重心律的形成。
2. 室房（逆行）传导畅通。
3. 心房肌内两个异源的初始激动部位（指两个不同起源的激动点）之间距离较远。
4. 两部分心房肌初始激动几乎同时（互差在0.10s以内）。

（二）心电图表现（图7-3，图7-4）

1. 同一导联的心电图上可见3种或3种以上形态的心房除极波，即A波（窦性P波、房性P′波或逆向P⁻波）、B波（窦性P波、房性P′波或逆向P⁻波）及A、B两波的融合。
2. 形态：介于A波与B波之间。因A波、B波所占比例不同（视两者在心房内同一部位出现时间的早晚），房性融合波的形态多变，其振幅介于A、B两波振幅之间。
3. 时间：融合波出现的时间正是A、B两波都应该出现的时间，其融合范围一般不超过0.10s。例如，窦性P波与房性P′波形成的房性融合波，其与前一窦性P波的时距应与窦性P-P间期基本相同。

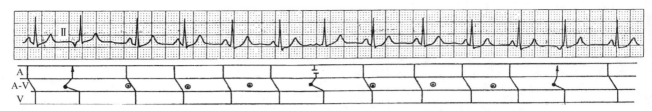

图 7-3　窦性心律、交接性并行心律、房性融合波

本图中第 2 个和倒数第 2 个 QRS 波群前的 P⁻ 波倒置，P⁻-R 间期 < 0.12s，中间一个 QRS 波群的 P⁻ 波低平，介于主导心律（直立 P 波）与异位 P⁻ 波（倒置 P 波）的中间型外形，属于房性融合波。此外，异位 P⁻ 波之间的间距为 3.60s，为 0.72s 的整数倍，符合交接性并行心律合并不全性传出阻滞

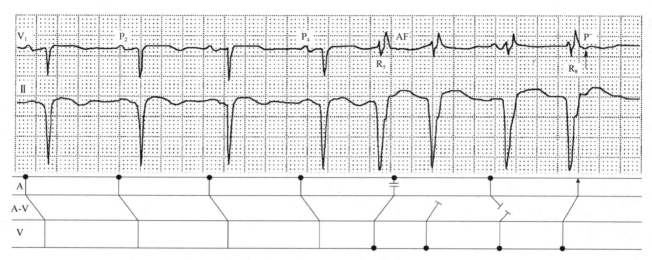

图 7-4　短阵室性心动过速、室房逆传致房性融合波

本图为 V₁、Ⅱ 导联两条同步记录。P₁～P₄ 属窦性心律，P-P 间距为 0.84～0.92s（71～92 次 / 分），P-R 间期为 0.20s。下传 QRS 波群在 Ⅱ 导联呈 QS 型，属不正常 QRS 波群改变。R₅ 提前出现，V₁ 导联 R₅～R₈ 与窦性下传者明显不同，为 "M" 型，宽达 0.12s，连续出现 4 次。R₈ 后有一倒置 P⁻ 波（箭头所示），属室性逆行性 P⁻ 波，R₅ 后也有雷同的 P⁻ 波。两者均位于窦性 P-P 序列位置，V₁ 导联单纯的 P⁻ 波应为直立状，这是特征。V₁ 导联直立 P 波和窦性 P 波两者融合为双相形态的房性融合波（AF）。R₅～R₈ 序列不规整，这是室性起源中常见的。对于心律失常的检测，最好不选择 Ⅱ 导联。Ⅱ 导联常常被用于分析心律失常，这是基于 Ⅱ 导联的 P 波通常比较清晰，但这是有条件的：当 P 波电轴在 +60° 的情况下 P 波才最清晰。当 P 波电轴在 −30°（P 波电轴显著左偏）时，Ⅱ 导联 P 波平坦呈一直线（或双相），无助于 P 波的显示

4. 起始与终末向量：融合波的起始向量多与先激动心房的激动波形相似，终末向量则正相反。

（三）类型

根据两起搏点起源部位（窦房结、心室、交接区、心房）不同，房性融合波可分为窦 - 室房性融合波、窦 - 房房性融合波、窦 - 交房性融合波、房 - 交房性融合波、房 - 房房性融合波等。

（四）鉴别诊断

1. 与心房分离相鉴别：心房分离时，可形成心房重叠波，其形态不像房性融合波那样介于两种 P 波之间。

2. 与双源及多源性异位激动相鉴别：通常异位激动各有一定的耦联间期，形态常固定，而房性融合波属 "中间型" P 波。

3. 与游走心律相鉴别：形成融合波必须有两种起源激动点同时存在，两种起源频率多不相同，只有

两种起源点频率相近时，才可形成渐进性差异，很快又会分离而表现出两种起源点的特征。游走心律的P波形态及方向变化呈渐变过程，不是两种稳定起源点同时存在。

（五）临床意义

房性融合波的出现，说明两个节律点的存在，掌握其特征性改变，对分析心律失常有一定意义，其对血流动力学无重要影响。

三、室性融合波

来自两个不同部位的冲动同时（或几乎同时）各自激动心室的一部分，形成的一种QRS波群的复合波，称为室性融合波（ventricular fusion wave），又称室内绝对干扰、完全性室内干扰。一般来讲，室性融合波的图形取决于两个不同起源点各自对心室激动的程度。心室被下传的室上性激动所兴奋的程度越大，其QRS波群形态越接近于室上性QRS波群形态，反之，则越接近于室性异位激动的QRS波群形态。因此室性异位激动发生得越晚，形成的室性融合波形态越接近室上性下传时QRS波群形态；而发生越早，则越接近室性异位激动的QRS波群形态。同时其通常伴有P-R间期的改变，P-R间期长短与QRS波群宽度呈负相关性，即P-R间期越短，QRS波群越宽。

（一）形成条件

1. 双重心律的形成。

2. 心室肌内两个异源初始激动部位（是指由两个不同起源的冲动分别开始激发不同部位心室肌除极的最初部分）之间距离远近。

3. 两部位心室肌初始激动时间的几乎同时性（融合相差时间在0.06s以内）。

（二）心电图表现（图7-5～图7-7）

1. 同一导联的图上可见3种或3种以上形态的心室除极波，即A波（窦性QRS波群、室上性QRS波群）、B波（室性QRS波群）及A、B两波互相融合的波形（即室性融合波）。或者说出现室上性QRS波群、室性异位搏动的QRS波群及介于两者之间的第三种形态的QRS波群。

2. 形态：介于A波与B波之间，且因A波、B波所占比例不同（视A波、B波在心室内同一部位出现时间的早晚而异），室性融合波的形态多变。

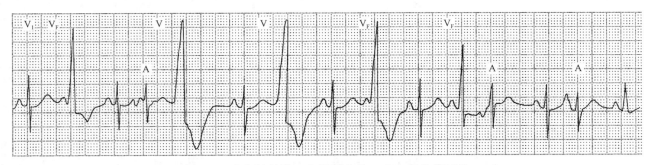

图7-5 多发性早搏、室性融合波、右心房负荷过重

本图基本心律为窦性心动过速（103次/分）和室性早搏二联律。室性早搏前无P波者，QRS波群宽大畸形明显；早搏前有窦性P波者，QRS波群畸形程度次于无P波者，且P-R'间期越长者，QRS波群畸形程度越轻，此与下传的窦性激动与室性激动在室内各自的融合程度不同有关。此外，还有提前出现的、异于窦性的P'波（A），P'波有正向的，也有负向的，属于多源性房性早搏。一份心电图上出现两种异腔性早搏，称为多发性早搏。图中V_F代表室性融合波

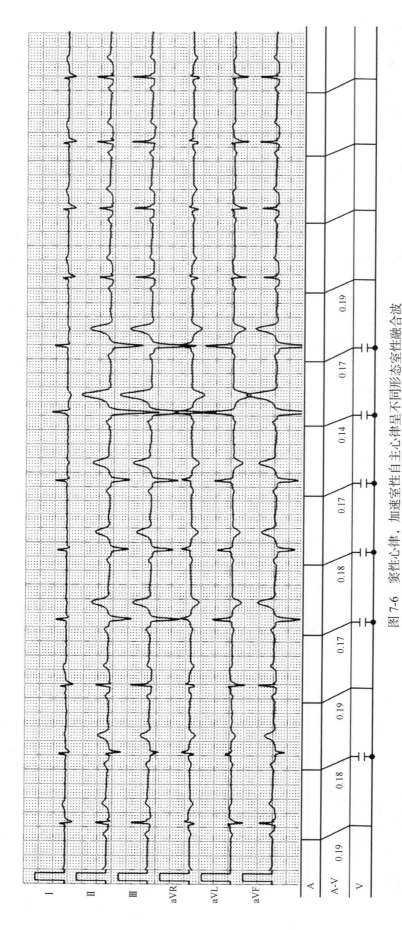

图 7-6 窦性心律，加速室性自主心律呈不同形态室性融合波

本图第 1、3 个心搏和倒数 1、2、3、4 心搏为正常窦性激动，第 4～8 个心搏的 QRS 波群宽度增宽且呈单向波，Ⅱ、Ⅲ、aVF 导联均为正向，aVR、aVL 导联均为正向，为加速室性自主心律；其形态不同和渐变是室性激动与窦性激动不同程度融合形成的。融合程度与 P-R 间期长短相关：P-R 间期长者，室性成分相对多；P-R 间期短者，室性成分多。第 2 个心搏也是窦性激动与室性激动形成的融合波，形态介于窦性、室性之间

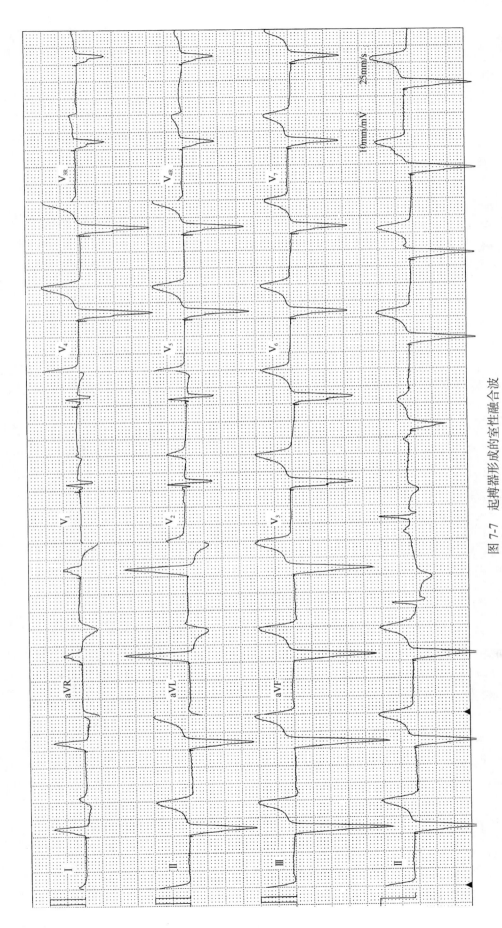

图 7-7 起搏器形成的室性融合波

患者，女性，79 岁，植入单腔起搏器。本图为同步记录的 15 导联心电图，长 II 导联可见窦性 P 波时隐时现，为窦性心动过缓并不齐（不排除窦性停搏或窦房阻滞），起搏器呈心室抑制型起搏（VVI）工作模式，起搏节律为 60 次 / 分。第 4 个和第 5 个心搏为窦性 P 波下传心室形成正常 QRS 波群。第 6 个 QRS 波群振幅小于其他起搏的 QRS 波群，时限也略窄，其前有窦性 P 波，P-R 间期略小于正常窦性下传的 P-R 间期，为窦性下传和心室起搏形成的室性融合波

3. 时间：A、B 两波融合相差范围一般在 0.06s 以内，室性融合波的 QRS 波群时间一般不超过 0.16s。如伴有起搏点对侧束支阻滞，窦性 QRS 波群时间达 0.16s 以上，室性融合波时间可大于 0.16s；若室性起搏点位于束支阻滞同侧，形成的室性融合波的时间反而正常化。

4. 若为室性与窦性激动下传形成的融合波，室性融合波前的 R-R 间期大致等于窦性激动的 R-R 间期。

5. 起始与终末向量：室性融合波的起始向量多与稍先激动心室的激动波形相像（如 A 波出现比 B 波稍早时，可像 A 波），终末向量不会与窦性心搏一致，受室性 QRS 波群的影响而有所改变。

6. 室性融合波的 P-R 间期稍短于正常窦性（或房性）下传的 P-R 间期。

附：融合波的形态和时限

融合波的形态和时限一般介于室上性激动和异位室性激动之间（但也有例外）。时限一般不应宽于异位心室激动的心室波群时限。例外情况：①当室上性激动伴束支阻滞时，若与阻滞侧的室性异位激动发生融合，则由此产生的室性融合波的 QRS 波群可以较室性异位激动和室上性激动伴束支阻滞时的 QRS 波群都窄；②两个室性异位激动产生的室性融合波的 QRS 波群较这两个室性异位搏动单独引起的心室波窄。

（三）类型

根据两个起搏点的部位（窦房结、心室、交接区、心房）不同，室性融合波可分为窦 - 室室性融合波、窦 - 交室性融合波、交 - 室室性融合波、房 - 室室性融合波、室 - 室室性融合波等。

（四）鉴别诊断

与多源性室性早搏的鉴别：多源性室性早搏每一类室性 QRS 波群有一定的联律间期，各类 QRS 波群之前无相关 P 波，完全不同于窦 - 室室性融合波。

（五）临床意义

室性融合波本身并无特殊的治疗与预后上的重要性，但对心电图诊断意义重大，意味着双重心律的存在。绝大多数情况下，其可以间接证明同导联的另一种宽大畸形 QRS 波群是室性搏动。

四、特殊类型的融合波

特殊类型的融合波主要是指有别于经典类型的融合波，常见起搏心律与自身心律形成的融合波、预激综合征形成的室性融合现象、双重性室性融合波（3 个冲动同时或几乎同时传入心室形成）、房性融合波与室性融合波发生在同一心动周期中（图 7-8）等。特殊类型的融合波可使心电图表现复杂化，增加了心电图诊断的难度，掌握融合波的特点和发生条件，有利于提高对复杂心电图的分析能力。

附：Dressler 心动

室性心动过速时的室性融合波称为 Dressler 心动（Dressler heart beat）。它对室性心动过速的诊断具有重要意义，但发生率较低。可采用改变心室率或窦率的方法促使室性融合波形成而有助于诊断。

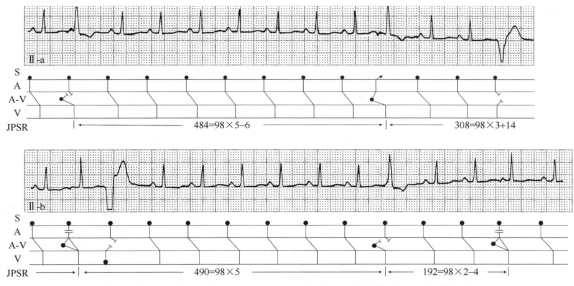

图 7-8 房性融合波和室性融合波发生在同一心动周期中（引自龚仁泰）

患者，男性，24 岁，病毒性心肌炎。本图上、下两条 II 导联是连续记录的心电图。主导心律为窦性，频率约为 100 次 / 分，较匀齐。偶发室性早搏（II -a 的倒数 R_1 和 II -b 的 R_3）。另外还有一种类别的 P-QRS-T，P 波为逆传型，QRS 波群略高稍宽，它们联律间期不等，长与短的异位波形间距有一个最大公约数，0.98s 左右，并且有 2 次融合波出现，室性融合波和房性融合波两次皆发生在同一心动周期中，罕见（II -b 的第 2 个和第 13 个心搏）。本图应判为房室交接区并行心律（JPSR）。此外，T 波低平，轻微双向。本图主导心律窦性心搏的 P-R 间期为 0.18s，而并行节律交接区心搏的 P^--R 间期也在 0.18s 左右。并行心律的心搏联律间期长短不一，当联律间期与窦性 P-P 周期十分接近时，容易形成房性融合波，又因为两个节律的 P-R（P^--R）间期十分接近，再加上房室交接区传导纤维有纵向分离的特性，因此同时形成室性融合波可以理解。本例房室交接区搏动形成的逆传 P 波十分典型（II -a 的 P^-_{10}），但顺传形成的 QRS 波群却轻度畸形——振幅略高，时限稍宽，其后的 T 波明显倒置。这种特征是由交接区逸搏合并非时相性室内差异传导引起的。心电图诊断：窦性心律，偶发室性早搏，房室交接区并行心律合并非时相性室内差异传导，房性融合波和室性融合波发生在同一心动周期中，轻度 T 波变化

第三节　阶梯样改变现象

阶梯样改变现象（staircase type changing phenomenon）是指心电图某波幅呈渐小或渐大规律地演变且反复周期性出现的现象。波幅渐大称为正阶梯样改变现象，波幅渐小称负阶梯样改变现象。电交替现象常为波幅大小呈 1 ∶ 1 形式出现，故电交替现象应是阶梯样改变现象的一种特殊形式。临床上以 QRS 波群阶梯样改变居多，可同时伴有 ST 段、T 波的阶梯样改变。有关文献报道的阶梯现象，理论上讲其心电图波形和振幅呈周期性渐变，时限不变，但仔细研究文献报道的病例发现，时限基本上都有变化，故而称为阶梯样改变现象，似乎更确切些。

一、发 生 机 制

对于排除了心外因素影响的阶梯样改变现象出现的原因，目前还缺乏公认的解释。有学者认为心肌对刺激的反应是全或无式收缩。当反复施以刺激时，它的收缩幅度将依相应频率逐渐发生变化，这并不是不依从全或无定律，而是因为前次收缩的后遗效应（细胞钙离子浓度的变化）尚未消失时，又再次给予了刺激；若刺激时条件保持恒定，则心肌的收缩幅度也会恒定。缩短刺激的间隔时间，其收缩幅度会逐渐增高；刺激间隔在 2s 以下时，收缩幅度反而下降。心肌急性损害使某些部位心肌膜电位出现周期性高低变化，而使除极速度及方向发生相应的变化，引起部分心肌组织不应期延长，导致心肌细胞除极、复极不完全，心室率过快导致心室舒张期明显缩短时尤为明显。我们在临床实践中发现，当心电图上出现阶梯样改变时，让患者屏气，同时描记心电图，此现象通常消失。孕妇、肺气肿、气胸、胸腔积液、

心包积液等患者心电图检查中常出现阶梯样改变现象，推断其可能与呼吸、体位、胸腔积液等心外因素有关；心脏受压呈钟摆状运动，引起空间向量逐渐交替变化而出现。这有待于进一步观察、论证。

二、心电图表现（图 7-9，图 7-10）

1. 心搏来源恒一，多为窦性。
2. 波幅呈渐小或渐大周期性改变，常为一过性。
3. 有时伴有 ST 段、T 波周期性渐变。

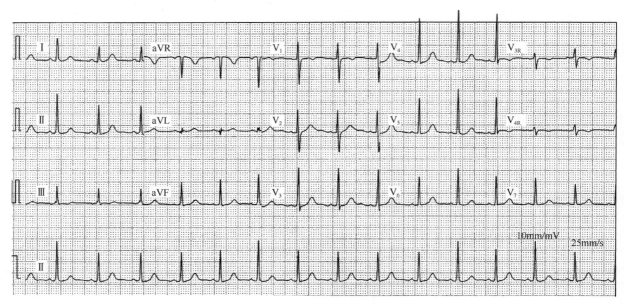

图 7-9　QRS 波群阶梯样改变现象

患者，女性，27 岁，孕 33^{+2} 周。同步 15 导联并长 Ⅱ 导联同步记录，可见正常窦性心律略有不齐（心率 83 ～ 90 次 / 分），最下条长 Ⅱ 导联可见 QRS 波群，振幅呈渐低→渐高→渐低周期性改变。本图需与交接性早搏或室性早搏形成的窦 - 室室性融合波及交接性或室性并行心律相鉴别。主要鉴别点：① P-R 间期固定不变；②没有联律间期与代偿间期表现；③ QRS 波群振幅渐大、渐小规律改变。本图不能排除呼吸因素影响

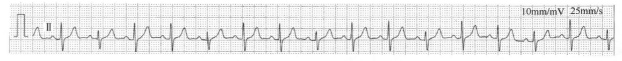

图 7-10　QRS 波群呈阶梯样改变现象

患者，男性，24 岁，因气胸住院。本图 QRS 波群振幅高低呈明显周期性改变

三、临 床 意 义

阶梯样改变现象常见于孕妇及肺气肿、气胸、胸腔积液、心包积液等患者，也有学者认为与心肌病理改变，特别是心肌缺血、缺氧有关，多见于冠心病、心肌炎、心肌病、心力衰竭等。其临床意义尚有争议，有待于进一步观察、研究。

第四节　其他心电现象

一、QRS 波群的挤压效应现象

当某些导联的 QRS 波群的初始或终末向量呈现为一等电位线时，该导联中的 QRS 波群时间可变短，

呈一种窄 QRS 波群，这种现象称为 QRS 波群的挤压效应（QRS complex crush effect）现象。出现此种现象时，QRS 波群时间的测量常发生错误，从而影响对某些心律失常的诊断，因此测定 QRS 波群时间时应至少核对两个导联，或以各种导联中最宽的 QRS 波群时间为准，避免测量误差。现多应用同步 12 导联、15 导联甚至 18 导联心电图，诊断时应注意多导联的同步测量。

二、假性电交替现象

1910 年 Lewis 报道了 1 例阵发性房性心动过速患者 QRS 波群振幅呈现交替的现象，首次描述和命名为电交替现象。心脏电交替现象指来自同一起搏点的心搏，其心电图波形、振幅、极性呈交替性变化，任何导联波幅相差 ≥ 0.1mV 即可诊断电交替，常见为 2 ∶ 1 交替。心脏电交替现象可单独出现，也可同时伴有机械交替。1978 年 Klein 等报道了 1 例 72 岁急性前壁心肌梗死患者，使用普鲁卡因胺后出现 2 ∶ 1 左前分支阻滞，即每隔 1 个心搏心电轴呈正常与左偏交替，并首次提出"假性电交替（pseudo electrical alternation）"的概念。曾有学者提出，与大量心包积液无关的电交替，就要考虑到假性电交替。目前该术语更多地用于貌似电交替，但又与心脏电活动无关的一些心电图表现，如室性早搏二联律、呼吸因素影响、室性心动过速伴 2 ∶ 1 室房传导，以及由仪器、基线不稳等心外因素引起的波形振幅改变。呼吸因素影响时，QRS 波群振幅随呼吸逐渐增大，然后逐渐减小，但 QRS 波群形态无明显改变。室性心动过速伴 2 ∶ 1 室房传导时，P⁻ 波可重叠于 QRS 波群终末或 T 波上，酷似 QRS 或 T 波 2 ∶ 1 电交替。室性或房性早搏时，由于激动并非来自同一起搏点，不符合电交替的基本要求。

4 种假性电交替心电图表现如下。

（1）室性早搏二联律：每隔一个窦性心搏出现一个舒张晚期室性早搏。

（2）呼吸引起 QRS 波群振幅逐渐变化，与电交替时 QRS 波群振幅逐搏变化不同。患者屏气后，该现象消失。

（3）室性心动过速伴 2 ∶ 1 室房传导，P⁻ 波每隔 1 个心搏重叠于 QRS 波群终末，酷似 QRS 波群交替。

（4）房性早搏二联律，易误诊为 T 波及 Q-T 间期交替。

三、振 铃 现 象

振铃现象（ring phenomenon）是指心电图机在记录心电图过程中，常需要用带阻滤波器滤除电源线噪声，而幅度变化较大的心电信号通过带阻滤波器时，常在 QRS 波群后产生持续一定时间的减幅震荡，这种减幅震荡波称为振铃现象。它是心电图滤波产生的伪差。

心电信号的振铃现象主要由工频陷波器造成。工频陷波器的滤波特性曲线做得较为尖锐，容易产生振铃现象。总体来说，振铃的产生具有两个条件：①从滤波器的角度而言，其具有单位脉冲响应（图 7-11）；②从信号的角度而言，输入心电信号为尖窄信号。由于 QRS 复合波又高又尖，类似于脉冲响应，其作用于陷波器必然引起振铃效应。振铃使得心电信号的 ST 段出现逐渐衰减的波纹状曲线，对心电图诊断造成影响。

工程上可以利用双向滤波减弱振铃现象，双向滤波即先让信号正向通过滤波器（前向滤波），再使信号反向通过滤波器（后向滤波）。正向滤波是指按信号数字序列正常顺序通过滤波器，反向滤波是将信号序列首尾倒置再通过滤波器。

（一）心电图表现

振铃现象在心电图上一般不明显而被忽略，但部分人可较明显，在心电图 QRS 波群 J 点后出现低幅高频波。用一个双向滤波器过滤 QRS 波群时：①前向滤波，按记录的信号正常顺序通过滤波器时，QRS 波群之后存在减幅震荡波（图 7-12）；②后向滤波，若将记录的心电信号序列首尾倒置再通过滤波器，则在 QRS 波群之前存在减幅震荡波（图 7-13）。

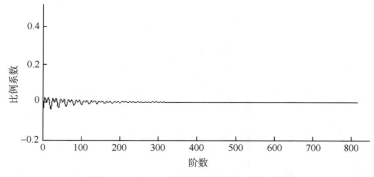

图 7-11　50Hz 陷波器的脉冲响应序列

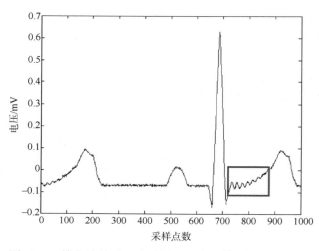

图 7-12　前向滤波（正向滤波，正的顺序看波形），振铃在 QRS 波群之后

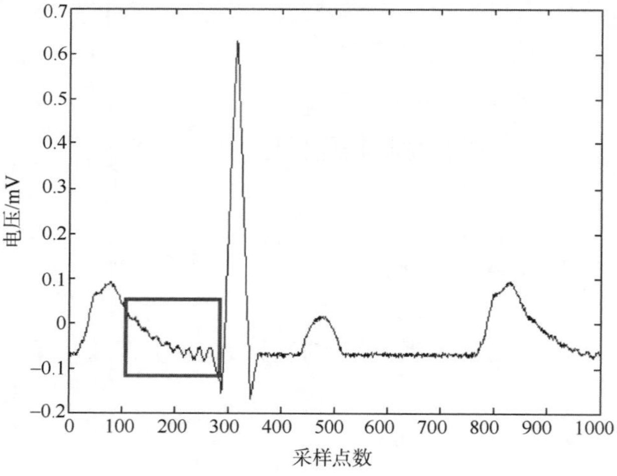

图 7-13　后向滤波（反转波形顺序），振铃出现于 QRS 波群之前

（二）临床意义

振铃现象一般出现在 QRS 波群之后的 ST-T 段，一般肉眼看不到，振铃现象明显时，可造成一段的可视性伪差，影响心电图的阅读与诊断，尤其是 ST-T、J 点的观察及不完全性右束支阻滞、Brugada 波和 Epsilon 波等的分析和观察等。在实际应用中，心电图上表现较明显的部位为 J 点后，振铃现象在人体上存在着个体差异，部分人较明显（图 7-14，图 7-15）。另外它可影响 J 波综合征的分析和诊断，而 J 波综合征、Brugada 波及 Epsilon 波对部分患者心脏性猝死预警十分重要，故去除振铃现象的影响，目前已成为生物医学工程技术领域面临的一个挑战。在此特别提醒 Epsilon 波的心电图特征与振铃现象相似，鉴别较困难。遇到此种情况时，建议换一台其他型号的心电图机再描记一份心电图。两台不同型号的心电图机同时出现振铃现象的概率较低。

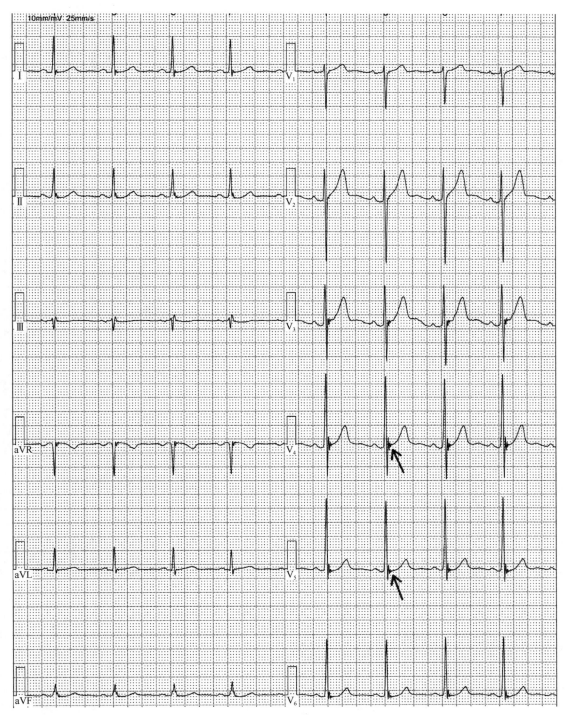

图 7-14 心电图上的振铃现象（箭头所示）（1）

走纸速度为 25mm/s 时描记的心电图，图中箭头所示部位为振铃现象

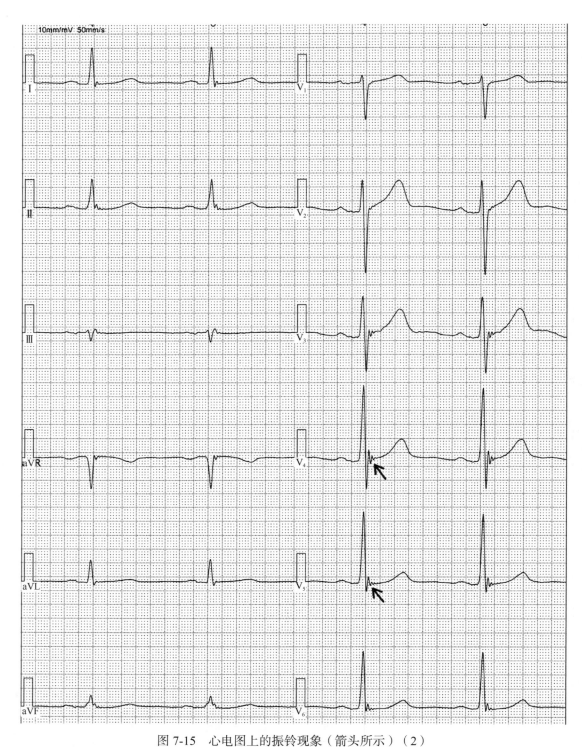

图 7-15 心电图上的振铃现象（箭头所示）（2）

将标准电压调为 10mm/mV，走纸速度调为 50mm/s 后描记的心电图，图中箭头所示部位为振铃现象

第八章

室性心动过速

《临床实用心电图学》"第12章 室性心动过速"详述了各种室性心动过速的发生机制、心电图表现、鉴别诊断及临床意义。下面补充尖端扭转型室性心动过速发作的先兆性心电图表现、肢体导联 QRS 波反向法快速识别室性心动过速等内容。

第一节 尖端扭转型室性心动过速发作的先兆性心电图表现

为防止尖端扭转型室性心动过速、心室颤动的发生，寻找、识别其先兆性心电图表现甚为重要。根据国内外有关报道，不同原因引起这些先兆性心电图表现主要与心电不稳有关（图 8-1）。

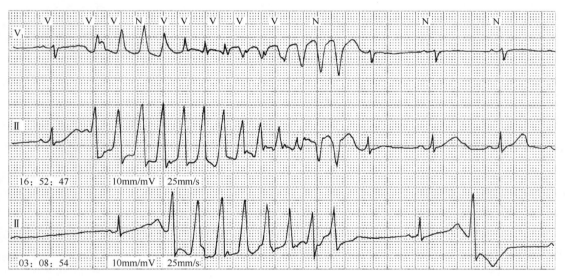

图 8-1 尖端扭转型室性心动过速

患者，女性，64 岁，临床诊断冠心病，B 超显示左、右心室流出道肥厚。患者常发生晕厥，动态心电图 16：52 和 3：08 记录到 2 次尖端扭转型室性心动过速。2 次室性心动过速起始前均可见 Q-T 间期延长伴 Dow 波出现

一、出现 Dow 波（舒张期振荡波）或 Dow 波振幅突然增高或加深

在每次尖端扭转型室性心动过速发作前数分钟至数小时，T 波顶峰或终末部出现较高（或较深）的附加波（Dow 波）。有学者研究记录的 62 次该型室性心动过速发作前，59 次（95%）出现 Dow 波，认为其动态变化对预报该型室性心动过速发作及判别疗效有指导意义。

Dow 波产生的机制尚不明确，可能是在某些因素影响下，心肌浦肯野纤维发生早期后除极或延迟后

除极的结果。另外 Dow 波振幅与后继室性心动过速的频率和室性心动过速持续时间呈正相关，即 Dow 波越明显，室性心动过速频率越快，持续时间也越长，反之亦然。故 Dow 波是尖端扭转型室性心动过速发作的始动标志。

二、R-R 间距呈短 - 长交替性改变

尖端扭转型室性心动过速的发作总是依赖于心室较长时间的停歇和停歇后的室性早搏。严重窦性心动过缓、窦性停搏、早搏后代偿间歇和心房颤动时不规则的长 R-R 间期常使 Dow 波增高，而且间歇越长，Dow 波越高。后者达到阈电位时，即触发室性早搏或短阵室性心动过速。早搏或室性心动过速后长间歇又使 Dow 波增高，从而形成"二联律"形式的正性反馈环，最终导致较长时间尖端扭转型室性心动过速或心室颤动。由此可见，心搏周期呈短 - 长的交替性改变是该型室性心动过速发作的前奏。

三、Q-T 间期延长

Roden 报道在服用奎尼丁后，Q-T 间期 $\geq$ 0.60s 的 24 例患者中，尖端扭转型室性心动过速被诱发者 20 例，因此认为 Q-T 间期过度延长对预测药物性尖端扭转型室性心动过速发作仍有重要的参考价值。另外有学者观察到 9 例器质性心脏病患者尖端扭转型室性心动过速发作前或间歇发作时，Q-T 间期为 0.45s±0.05s，控制后为 0.41s±0.05s。Q-T 间期在尖端扭转型室性心动过速控制后缩短，有显著性差别（$P <$ 0.01）。而这些患者无致 Q-T 间期延长药物服用史，8 例无低钾血症，说明 Q-T 间期延长是因为心肌病变所致的心肌复极时间延长。在室性心动过速控制后，Q-T 间期缩短，提示 Q-T 间期延长与该型室性心动过速发作有关。

四、T 波形态改变及其伴 Q-T 间期电交替

T 波形态改变：T 波由不对称变为对称，或 T 波出现切迹，T 波由正变负、双向或相反的变化等。有文献报道，Q-T 间期延长合并 T 波形态改变者，尤其是显著的 T 波、Q-T 间期电交替改变，多见于伴有低钾血症和（或）低镁血症、低钙血症的各种疾病，高度提示心室复极不均匀；而无 T 波改变的单纯性 Q-T 间期延长，可能提示心肌复极均匀延迟，不一定并发严重室性心律失常。因此对于药物性 Q-T 间期延长者，动态观察 T 波形态改变对预测尖端扭转型室性心动过速至关重要。

五、某些类型的室性早搏

有文献报道，尖端扭转型室性心动过速发作前及间歇期均可见室性早搏，表现为多形、二联律或成对出现。电生理试验表明，室性早搏可使心室动作电位时限的不一致性增加，复极时间或不应期的不一致性也增加。有的病例室性早搏出现在 Dow 波后，有些病例室性早搏与 Dow 波并存，难以判别出现的先后，一旦室性早搏出现在 Dow 波的降支或顶端，则短期内发生尖端扭转型室性心动过速或其反复发作。故认为此应与 R-on-T 同等对待。另外联律间期极短的室性早搏亦可引起另一种类型的尖端扭转型室性心动过速。

六、QRS 波群形态、时限及振幅的变化

基本节律（窦性或室上性）的 QRS 波群形态与时限也可发生较大的变异，如 QRS 波群振幅时高时

低，QRS 波群时限时宽时窄等，偶尔还可发生各种不同波形（包括 Dow 波）的电交替现象。

据文献介绍与临床观察，出现巨大 J 波可为心室颤动的先兆，出现大 J 波亦可提示心电不稳。需要指出，若干原因可以导致尖端扭转型室性心动过速，而多数患者频率快，且有周期性发作倾向。一旦发作，其后则反复阵发并渐趋持续性，甚至可发生心室颤动而致死，因而强调早期识别该型室性心动过速意义重大，而临床上通常过于拘泥 QRS 波群极性。须知，短阵尖端扭转型室性心动过速频率相对慢，形态单一，而较长发作者可呈多形性。长阵尖端扭转型室性心动过速持续发作，频率加快，形态更趋单形性。再者尖端扭转型室性心动过速的典型特征即使出现，也不是见于所有导联，故 Dessertenne 指出，只有多个导联同步记录足够长的时间，才能显示尖端扭转型室性心动过速的典型特征。也有学者认为，在有些情况下，只要注意心动过速的起始、心动过速对心室停搏的依赖性及心室停搏 - 室性早搏与 Dow 波的关系，不论心动过速时心室波形态如何，即使单导联记录，结合临床情况对部分尖端扭转型室性心动过速的早期诊断并无困难。对于早期各种不同形式的室性心动过速的诊断与预测，关键是能识别上述各种不同的心电不稳的图形表现。总之，尖端扭转型室性心动过速并非单纯均一的临床实体，对患者病史、心电图及临床经过的全面了解，特别是对心电图表现的仔细分析，较之"扭转形态"本身更具有重要的意义。

第二节　特发性右心室流出道室性早搏、室性心动过速与致心律失常性右室心肌病伴发的右心室流出道室性早搏、室性心动过速的 Hoffmayer 积分鉴别法

右心室流出道早搏的心电图特征是 V_1 导联呈类似于左束支阻滞型（rS、QS 型），Ⅱ、Ⅲ、aVF 导联主波高大向上，Ⅰ导联主波常向上。当室性早搏或室性心动过速符合该心电图特征时，究竟是特发性右心室流出道室性早搏、室性心动过速，还是致心律失常性右室心肌病（AVRC）伴发的右心室流出道室性早搏、室性心动过速，国外学者 Hoffmayer 提出鉴别两者的心电图积分法。

一、Hoffmayer 积分标准

1. 窦性心律的 $V_1 \sim V_3$ 导联 T 波倒置，记 3 分。

2. 室性早搏或室性心动过速的Ⅰ导联 QRS 波群时限 ≥ 0.12s，记 2 分。

3. 当室性早搏、室性心动过速的 QRS 波群存在 R 波升支或降支有顿挫（分布在基线一侧），且顿挫振幅 > 0.05mV，记 2 分。

4. 室性早搏的移行区位于 V_5 或 V_6 导联，记 1 分。

积分 ≥ 5 分时，提示为致心律失常性右室心肌病（AVRC）伴发的右心室流出道室性早搏、室性心动过速，积分 < 5 分时，则为特发性右心室流出道室性早搏、室性心动过速。

二、Hoffmayer 积分标准的机制

1. 窦性心律时，$V_1 \sim V_3$ 导联 T 波倒置，更多见于致心律失常性右室心肌病（32%），少见于特发性（1% ~ 3%）。

2. 右心室流出道靠近室间隔，QRS 波群初始向量可同时除极左心室、右心室，故Ⅰ导联 QRS 波群时限 ≤ 0.12s，而致心律失常性右室心肌病患者，缓慢的传导可使Ⅰ导联 QRS 波群增宽。

3. 同时出现多个导联 QRS 波群切迹。

4. 致心律失常性右室心肌病属于右心室病变，可伴右心室肥大、扩张，可使心电位移行区推迟在 V_5 或 V_6 导联。

三、临床意义

Hoffmayer 积分中最敏感的指标为 I 导联 QRS 波群时限 ≥ 0.12s（敏感度 88%），积分 ≥ 5 分诊断致心律失常性右室心肌病的正确率为 93%，敏感度为 84%，特异度为 100%。

第三节　左右心室流出道室性早搏或室性心动过速鉴别标准

一、常用标准

1. 右心室流出道早搏或室性心动过速　起源于右心室流出道的早搏 V_1 导联呈类似于左束支阻滞型（rS、QS 型），Ⅱ、Ⅲ、aVF 导联主波高大向上，Ⅰ 导联主波常向上。

2. 左心室流出道早搏或室性心动过速　起源于左心室流出道的早搏 V_1 导联呈类似右束支阻滞型（qR、R、Rs、rsR′、rsr′ 型），少部分 V_1 导联呈 rS 型，但 R/S ≥ 30%，R 波时间 /S 波时间 ≥ 50%，胸导联移行区在 V_2 导联或 V_2 ～ V_3 导联之间，Ⅱ、Ⅲ、aVF 导联主波高大向上，Ⅰ、aVL 导联主波常向下。

二、S_{V_2}/R_{V_3} 指数鉴别标准

2014 年，国外学者 Yoshida 等提出测量患者心电图室性早搏或室性心动过速在 V_2 导联及 V_3 导联 QRS 波群的 S 波（V_2 导联）和 R 波（V_3 导联）的幅度，然后进行两者振幅比值 S_{V_2}/R_{V_3} 的计算，该指标可用于鉴别右心室流出道或左心室流出道室性早搏及室性心动过速，其敏感度为 89%，特异度为 94%。

当 S_{V_2}/R_{V_3} ≤ 1.5，则提示室性早搏或室性心动过速起源于左心室流出道；若 S_{V_2}/R_{V_3} 比值 > 1.5，则提示室性早搏及室性心动过速起源于右心室流出道。

三、V_2 导联 QRS_{i40} 鉴别标准

2020 年 7 月中国学者 Yu Xia 等在 *Heart Rhythm* 杂志上发表了研究文章，提出一种鉴别左心室流出道、右室流出道室性心律失常的心电图新标准：V_2 导联 QRS 波群初始 40ms 振幅（V_2QRS_{i40}）。

V_2 导联 QRS_{i40} 测量方法：以 TP 段为等电位线，QRS_{i40} 为从等电线最早偏转开始的最初 40ms 处测量 QRS 波群振幅的绝对值（图 8-2A 中的 a）。若 QRS 波群的初始 40ms 振幅跨越等电线（图 8-2B），QRS_{i40} 则为等电线上方振幅（图 8-2B 中的 a_1）和等电线下方振幅（图 8-2B 中的 a_2）绝对值的总和。

鉴别标准：V_2QRS_{i40} ≥ 0.52mV 为起源左心室流出道室性心律失常，V_2QRS_{i40} < 0.52mV 为起源右心室流出道室性心律失常。

该标准预测左心室起源的室性心律失常的敏感度和特异度分别为 88.2%、94.2%。左心室流出道室性早搏、右心室流出道室性早搏见图 8-3、图 8-4。

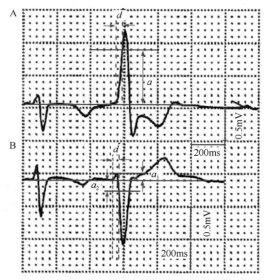

图 8-2　V_2 导联 QRS_{i40} 测量示意图

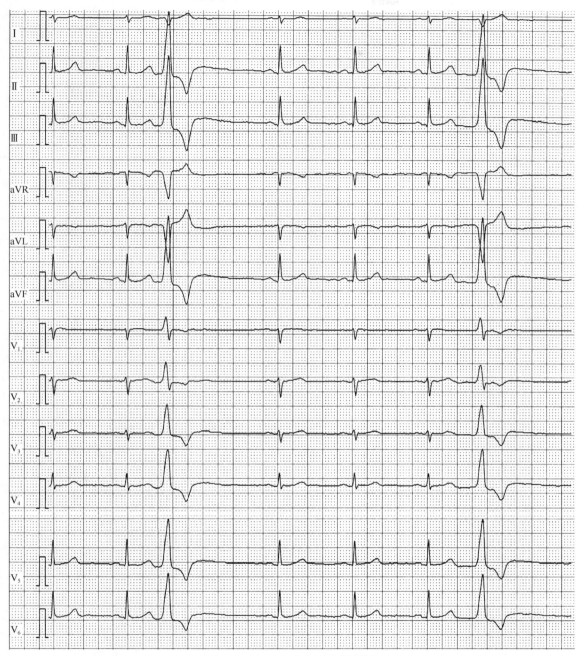

图 8-3 左心室流出道室性早搏

本图第 3 个和最后 1 个 QRS 波群提前出现，宽大畸形，前无相关 P 波，为室性早搏。该室性早搏起源于左心室流出道，其判定符合常用标准：早搏 QRS 波群在 V_1 导联呈 RS 型，V_1 导联 R/S ≥ 30%，Ⅱ、Ⅲ、aVF 导联主波高大向上，Ⅰ、aVL 导联主波向下；也符合 S_{V_2}/R_{V_3} 指数鉴别标准，S_{V_2}/R_{V_3} 比值 ≤ 1.5，以及 V_2 导联 QRS_{i40} 鉴别标准，V_2QRS_{i40} ≥ 0.52mV

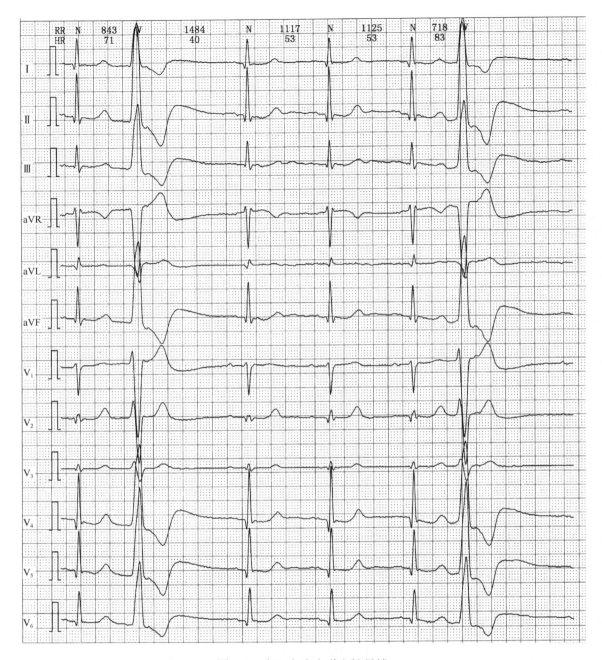

图 8-4 右心室流出道室性早搏

本图第 2 个和最后 1 个 QRS 波群提前出现，宽大畸形，前无相关 P 波，为室性早搏。该室性早搏起源于右心室流出道，其判定符合常用标准：早搏 QRS 波群在 V_1 导联呈 rS 型，Ⅱ、Ⅲ、aVF 导联高大向上，Ⅰ导联主波向上。符合 S_{V_2}/R_{V_3} 指数标准，S_{V_2}/R_{V_3} 比值 > 1.5。符合 V_2 导联 QRS_{i40} 鉴别标准，$V_2 QRS_{i40} < 0.52mV$（本图 0.5mV）。故该室性早搏为右心室流出道早搏

第四节　起源于左心室心外膜室性早搏或室性心动过速

　　起源于心外膜的室性早搏或室性心动过速，激动在心室内传导速度慢，整个心室除极时间明显延长，故其 QRS 波群较一般的室性早搏或室性心动过速的 QRS 波群更宽。特别是心室除极开始时速率缓慢，QRS 波群起始上升或下降缓慢，形成类似预激 δ 波样改变。QRS 波群达峰时间即类本位曲折间期延长。

一、起源于左心室心外膜室性早搏或室性心动过速的心电图表现

国外学者研究指出，起源于左心室心外膜的室性早搏或室性心动过速心电图表现如下。

1. 体表心电图的假性 δ 波时限 ＞ 34ms。

2. 类本位曲折时间 ＞ 85ms。

3. RS 间期（从 QRS 波群起点至 S 波波谷的时间）≥ 121ms。

4. Ⅱ、Ⅲ、aVF 导联的 Q 波更多见于下壁心外膜部位。

5. Ⅰ 导联多见 Q 波或呈 QS 型。

其中价值最大的指标为 Ⅰ 导联出现 Q 波或呈 QS 型，其高度提示为左心室心外膜起源的室性早搏或室性心动过速（图 12-1）。

二、类本位曲折

类本位曲折（图 8-5）由 Wilson 提出，认为体表心电图的胸前单极导联的探查电极并非直接与心肌接触，属于半直接导联，故称类本位曲折。类本位曲折间期，即室壁激动时间（VAT），或称 R 波峰时间，是指从 QRS 波群起点与 R 波或 R′ 波顶点向基线作垂线的交点之间的时距。一般只测量 V₁ 导联或 V₅ 导联的 VAT。若有 R′（r′）波，则应测量至 R′（r′）波的波峰；若 R 波呈双峰切迹，则应测量至第 2 个波峰。V₁ 导联的 VAT 反映探查电极下的右心室壁心肌完全除极所需时间，正常时不超过 30ms；而 V₅ 导联的 VAT 反映了左心室心肌完全除极所需的时间，正常男性 ＜ 50ms，女性 ＜ 45ms。其临床意义在于 V₅ 导联、V₆ 导联 VAT ＞ 50ms，常伴有左心室肥厚；VAT ＞ 85ms，提示室性早搏或室性心动过速起源于心外膜。另外该值明显增大与患者的心脏性猝死有关。

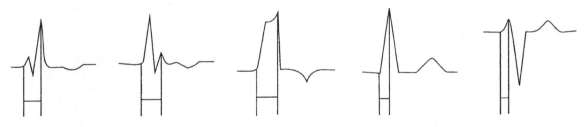

图 8-5 类本位曲折间期——室壁激动时间（VAT）（即各种 R 波波峰时间）的测量

第五节 肢体导联 QRS 波反向法快速识别室性心动过速

2019 年美国心脏病学会（ACC）年会上美国休斯敦 Texas 心律失常研究所 Chen 等提出了一种根据肢体导联快速识别室性心动过速的心电图新法则，称为肢体导联 QRS 波反向法（OQL 标准），研究者应用此方法评估了 130 例宽 QRS 波心动过速的心电图，经电生理检查证实，其中 96 例为室性心动过速，34 例为室上性心动过速。该研究显示这种反向法是一种快速辨认室性心动过速的心电图新法则，具有较高的特异性和准确性。

符合 OQL 标准的心电图肢体导联特点如下（图 8-6）：①4 个以上导联 QRS 波群呈单向主波，可为正向或负向；②3 个下壁导联主波均为单向一致，都为正向，或都为负向；③2 个以上其余导联存在与下壁导联主波相反的单向 QRS 波群。

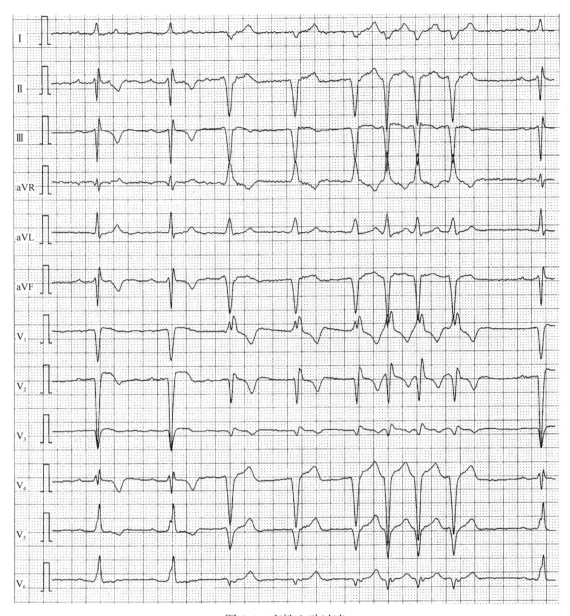

图 8-6　室性心动过速

患者，男性，73 岁，陈旧性前间壁心肌梗死。本图第 1、2 个心搏和最后 1 个心搏为窦性心搏，提示心房内传导延迟和一度房室阻滞，符合陈旧性前间壁心肌梗死改变。第 3 ～ 8 个心搏为一阵宽 QRS 波心动过速，心动过速时 QRS 波群在 Ⅰ、Ⅱ、Ⅲ、aVR、aVF 5 个肢体导联中呈单向主波（符合 4 个以上导联 QRS 波群单向主波，可为正向或负向）；Ⅱ、Ⅲ、aVF 导联主波均为负向（符合 3 个下壁导联主波均为单向一致，都为正向，或都为负向）；aVR 和 aVL 导联主波为正向（符合 2 个以上其余导联存在于下壁导联主波相反的单向 QRS 波群）。根据 OQL 标准判定为室性心动过速。本图宽 QRS 波在 aVR 导联为单向 R 波，用 Brugada 四步法即一步可判定室性心动过速。两种方法判定结果一致。另外根据宽 QRS 波在 V₁ 导联呈类右束支阻滞型，在 Ⅰ、Ⅱ、Ⅲ、aVF、V₄ ～ V₆ 导联主波均向下，可判定此心动过速为起源于左心室心尖部的室性心动过速

第六节　室性心动过速鉴别新流程——D12V16 流程

2021 年 3 月巴西学者 Francisco Santos Neto 等在 *Arq Bras Cardiol* 杂志上发表研究论文 "Validation of a Simple Electrocardiographic Algorithm for Detection of Ventricular Tachycardia"，提出并验证一种新的鉴别宽 QRS 波心动过速患者为室性心动过速的心电图流程——D12V16 流程，该研究主要是在探讨 Ⅰ、Ⅱ、V₁ 和 V₆ 导联主波倒置（即主波方向为负向）情况下诊断室性心动过速，旨在验证一种新提出的简

单心电图流程识别宽 QRS 波心动过速为室性心动过速的准确性。

D12V16 流程如下。

第一步：若 4 个导联（Ⅰ、Ⅱ、V₁ 和 V₆ 导联）主波方向为负向（R/S ＜ 1），则考虑室性心动过速。若无，则进行下一步。

第二步：若 4 个导联至少有 3 个导联主波方向为负向，则诊断为室性心动过速。若无，则进行下一步。

第三步：若 4 个导联至少有 2 个导联主波方向为负向（必须包括 Ⅰ 或 V₆ 导联），则诊断为室性心动过速。若以上三步都没有满足，则诊断假设为室上性心动过速伴差异性传导。

该流程的总体特异度较高（85.1%），对室性心动过速的诊断具有较高的阳性预测值，为 90.9%，准确度为 73.8%，可能是识别室性心动过速的一种有效方法，尤其对于临床经验较少的医生。

这种简单的三步 D12V16 流程诊断室性心动过速具有较高的特异度与阳性预测值，并且可能是识别宽 QRS 波心动过速患者为室性心动过速简单有用的诊断工具。由经验较少的观察者进行分析时，该流程与 Brugada 四步法具有相似的准确度。但应强调，由于敏感度相对较低（68.7%），当室性心动过速不满足 D12V16 流程时，存在被"遗漏"的风险，此时室上性心动过速伴差异性传导可能不是最终诊断。应该进一步验证诊断结果。

第七节 室性心动过速伴传出阻滞

室性心动过速伴传出阻滞是最常见的一种室性心律的传出阻滞（异 - 室传出阻滞）。异 - 室传出阻滞（ectopic impulse exit block in ventricle）是指心室内异位起搏点发出的激动向周围心肌传出（异位激动→心室肌）时发生阻滞。室性逸搏、加速性室性自主心律、阵发性室性心动过速和室性并行心律均可发生不同程度的传出阻滞。其中一度传出阻滞心电图上难以显示，三度传出阻滞意味着室性心动过速终止。

一、心电图特征

1. 二度Ⅰ型异 - 室传出阻滞　室性心动过速的一系列宽大畸形 QRS 波群形成典型文氏周期，即 R′-R′ 间期呈现"渐短突长"的现象，并周而复始地出现。若文氏现象不典型，则 R′-R′ 间期呈现"渐长突长"的现象；如文氏现象属变异型，其 R′-R′ 间期虽一般有"渐短渐长突长"的现象，但长短变化不很规律而类似室性心律不齐（图 8-7）。

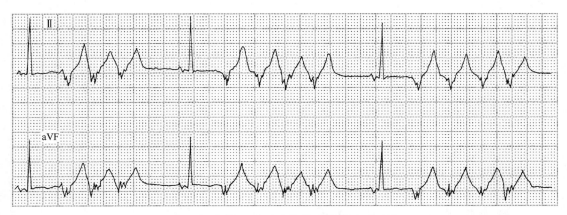

图 8-7　室性心动过速伴传出阻滞文氏现象

本图是同步描记的 Ⅱ、aVF 导联，在 1 个窦性心搏后连续出现 3 ～ 4 个宽大低矮的畸形 QRS 波群，R′-R′ 间期逐搏缩短而终止并被 1 个窦性心搏所代替。上述现象重复出现，形成短阵性心动过速。QRS 波群低小顿挫，时限 0.12s，其前后无 P 波，可以明确诊断室性心动过速，每阵发作时的第 1 个 QRS 波群距其前窦性心搏联律间期均为 0.48s，提示心动过速是由窦性心搏所触发。心动过速的终止与室内异位激动传出阻滞的文氏现象有关

2. 二度 II 型异 - 室传出阻滞

（1）规律的 R′-R′ 间期突然出现 1 个长 R′-R′ 间期，长 R′-R′ 间期是短 R′-R′ 间期的整数倍。

（2）规律的心室率突然成倍增加或成倍减少，这种心率的突然变化表示室内异位搏动传出阻滞的消失或出现，即心室率减少 1/2 表示 2 ∶ 1 传出阻滞的出现，心室率增加 1 倍表示 2 ∶ 1 传出阻滞的消失。

3. 隐匿性室性早搏二联律或三联律　在联律性早搏中应出现的室性早搏未能出现，认为也是二度 II 型传出阻滞的表现；其机制可能是室性异位起搏点（含折返激动）与周围心肌之间发生二度 II 型传出阻滞，或是折返激动出现二度 II 型折返阻滞。

二、传出阻滞的间接推断方法

1920 年 Kaufman 和 Rothberger 首先提出传出阻滞的概念。任何起搏点所发出的激动不能通过该起搏点与周围心肌（心房肌或心室肌）的联接处而传至心房或心室，因而使规则的心律突然出现漏搏现象，称为传出阻滞。其主要包括窦房联接区、异 - 房联接处、异 - 室联接处、异 - 交接联接处。任何起搏点的激动如伴有传出阻滞，由于激动仅局限于心脏自律传导系统的隐匿区，未能传入心房肌或心室肌的心电图上的可见区（其除极与复极波是可见的），从而未引起 P 波或 QRS 波群，缺乏直接的心电图表现。一个起搏点发出的激动，只有当其离开了起搏点并通过了起搏点与周围心肌交接部位，而激动了周围的心房与心室时，心电图上才会有所表现。例如，正常的窦性 P 波不仅表示窦性激动经过窦房联接区，也是同时激动周围心房肌的一种表现；由异位室性起搏点发出的激动所形成的 QRS 波群，则表示室性异位激动经过异 - 室联接处，并同时激动周围心室肌。在心电图上，我们无法得到激动传导经过起搏点与其周围心肌交接部位的参考点。因而一般一度、三度传出阻滞无法诊断，仅能诊断二度传出阻滞。诊断可根据下列表现间接推断而定。

（一）由显现出来的起搏点激动速率突然发生改变而推断传出阻滞的诊断

显现出来的激动速率或心率突然的改变，可能是传出阻滞的消失或呈现所引起。例如，一个 2 ∶ 1 传出阻滞的病例，起搏点发出的激动速率虽为 120 次 / 分，但心电图上仅能表现为 60 次 / 分。在这种情况下，假如传出阻滞突然消失，心率将会突然增倍而变为 120 次 / 分。在窦房联接区或异 - 房联接处（或异 - 室联接处）的 2 ∶ 1 传出阻滞突然消失或呈现，将使得心房的速率（或心室的速率）突然增倍或减半。

（二）由二度传出阻滞的特殊节律性障碍推断传出阻滞的诊断

由节律性障碍合并某些特殊形态的二度传出阻滞推断在起搏点交接处存在传出阻滞。

1. 文氏现象所引起的是心率逐渐加快，然后紧跟着一个长的间歇，即周期逐渐缩短，最后出现一个长的周期（长的周期是激动中断所引起），如此周而复始。文氏现象的特征出现在阻滞部位远端的腔室或组织。如果正常的 P-P 间隔逐渐缩短，然后再出现一个长的 P-P 间歇，则表示发生在窦房间的文氏现象，即发生在窦房联接区的一种传出阻滞。P′-P′ 间隔逐渐缩短，然后再紧接着一个长的停止，则表示发生在异 - 房联接处的一种文氏现象。

2. 任何形态的 3 ∶ 2 传出阻滞都会导致二联律心律。例如，发生在窦房联接区或异 - 房联接处的 3 ∶ 2 传出阻滞，会导致窦性早搏或房性早搏二联律。

（三）用算出真正周期长度的方法诊断传出阻滞

计算出来的起搏点的真正周期与显现出来的周期有差别。这种结果表示有些起搏点的激动没能激发心肌。这种情况在并行心律中最常见。

（四）以室性早搏搏动间窦性心搏分配的情形推断传出阻滞的诊断

在隐匿性早搏中，心电图上出现的室性早搏间窦性心搏的分配情形可推论出二联律或三联律心律仍然持续性存在，只是因为传出阻滞没有表现出来而已。

第九章

宽 QRS 波心动过速鉴别诊断新方法

关于宽 QRS 波心动过速，《临床实用心电图学》"第 13 章　宽 QRS 波心动过速"已详细介绍（包括许多图例），下面仅补充一些新的鉴别方法。

一、宽 QRS 波心动过速鉴别诊断 Kindwall 法与 Griffith 法

（一）Kindwall 法

宽 QRS 波心动过速呈左束支阻滞型的鉴别诊断，符合室性心动过速的条件如下。

1. V_1 或 V_2 导联 R 波 ≥ 30ms。
2. V_6 导联出现 Q 波。
3. V_1 或 V_2 导联 R-S 间期（QRS 起点到 S 波波谷）≥ 70ms。
4. V_1 或 V_2 导联 S 波的下降支有切迹。

（二）Griffith 法

室上性心动过速呈束支阻滞型和室性心动过速的鉴别诊断

1. 室上性心动过速呈左束支阻滞型：V_1 和 V_2 导联呈 rS 型或 QS 型，QRS 波群起点至 S 波最低点间期 < 70ms，V_6 导联呈 R 型，无 Q 波。
2. 室上性心动过速呈右束支阻滞型：V_1 导联呈 rSR′ 型；R′ > r，V_6 导联呈 RS 型（包括 Q 波 < 40ms 和 0.2mV），R > S。
3. 心动过速时图形符合 Griffith 定义的束支阻滞图形，即诊断为室上性心动过速，反之则诊断为室性心动过速。
4. 不能肯定是室上性心动过速的诊断，将室性心动过速作为"默认"诊断。

二、宽 QRS 波心动过速鉴别诊断新方法——室速积分法

2018 年有学者提出室速积分法，内容如下。
（1）V_1 导联 QRS 波群：起始为明显的 R 波，伴 R > S 的 RS 波和 Rsr′ 波。
（2）V_1 或 V_2 导联 QRS 波群：起始为 > 40ms 的宽 r 波。
（3）V_1 导联 QRS 波群：S 波有切迹。
（4）V_1 ~ V_6 导联 QRS 波群：无 RS 图形。
（5）aVR 导联 QRS 波群：起始为 R 波。
（6）Ⅱ 导联 R 波达峰时间：≥ 50ms。
（7）房室分离：包括室性融合波和室上性夺获。

满足上述 1 项积 1 分。研究显示，积分为 0 分、1 分、2 分、3 分、4 分和 5 分时，室性心动过速的有效诊断率分别为 15.5%、54.5%、77.9%、99.2%、100% 和 100%。

室速积分法的优势：①可提供室性心动过速的确切诊断；②室性心动过速诊断的"强度"逐级升高；③整体准确性和特异性空前；④ 7 个积分标准众所周知，易于记忆和使用；⑤具有弹性，可跳过难以确定的标准，跳过后仍保持高度特异性。

三、宽 QRS 波心动过速鉴别研究新方向——Pachon 积分法

2019 年 3 月，Pachon 等开发的一种新的宽 QRS 波心动过速鉴别诊断方法（Pachon 积分法）在 *PACE* 发表，为宽 QRS 波心动过速鉴别诊断研究提供了新方向。

Pachon 等选出 7 项标准用于构建积分法，结果显示特异度和阳性预测值均在 98% 以上。7 项标准的应用不分先后，没有次序，只需要在具体宽 QRS 波心动过速心电图逐一评分，最后根据各项得分的代数和做出诊断（表 9-1，表 9-2）。

表 9-1　Pachon 积分法 7 项标准的统计学表现和分值

准确性指标	准确度	特异度	阳性预测值	分值（分）
房室分离	52%	100%	100%	1
左束支阻滞型 WCT 在 V_6 导联有 Q 波	43%	100%	100%	1
基线心电图慢性心房颤动和已控心室率，WCT 时突然正常化和形态学改变	100%	100%	100%	1
基线心电图器质性束支阻滞，WCT 时表现为对侧束支阻滞形态	69%	99%	97%	1
基线心电图有异常 Q 波	59%	99%	97%	1
基线心电图完全或高度房室阻滞	73%	100%	100%	1
基线心电图 QRS 波群形态与 WCT 的形态一致	73%	99%	96%	−1

注：应用上述标准对宽 QRS 波心动过速（WCT）逐一评分，根据各项得分的代数和决定最终诊断：−1 分指示室上性心动过速；0 分指示不能确定；1 分以上指示室性心动过速。积分越高，诊断越准确。

表 9-2　Pachon 积分法与室速积分法优缺点对比

	Pachon 积分法	室速积分法
特异度	99% ～ 100%	99.6%
确诊室上性心动过速	能	不能
1 分确诊	能	不能
困难心电图	误诊率低	误诊率高
判断一致性	好	较差
样本量和设计	样本量小，不分队列，论证欠充分；有待验证	样本量大，分构建队列和验证队列，论证充分、数据翔实，有待验证

四、根据 QRS 波的时限鉴别宽 QRS 波心动过速的性质

室性心动过速时，QRS 波的宽度因起源不同而不同，起源于心室侧壁时，QRS 波宽；起源于室间隔时，QRS 波窄。QRS 波时限还受瘢痕组织、心室肥大和心肌细胞交错排列等的影响。右束支阻滞型心动过速，QRS 波时限 ≥ 0.16s 时，考虑为室性心动过速，QRS 时限 ≤ 0.12s 时，提示室上性心动过速。右束支阻滞型心动过速伴电轴左偏，强烈提示室性心动过速；左束支阻滞型心动过速伴电轴右偏，提示右心室流出道起源的室性心动过速。室上性心动过速的电轴多在 −90° ～ +120°。

1. 右束支阻滞型心动过速

（1）V₁ 导联呈 qR 型或 R 型时，提示为室性心动过速。

（2）V₁ 导联呈三相型 RSR′ 时，提示室上性心动过速；V₆ 导联的 R/S < 1 时，提示为室性心动过速。

2. 左束支阻滞型心动过速

（1）V₁、V₂ 导联的 r 波时限 > 0.03s，S 波降支有顿挫，R-S 间期 > 0.07s 时，提示室性心动过速。

（2）V₁ 导联 r 波窄小，S 波陡直，提示室上性心动过速。

（3）V₆ 导联呈 qR 型时，疑为室性心动过速。

（4）胸前导联为 RS 型时，从 R 波起始至 S 波波谷的时间 > 0.1s，强烈提示室性心动过速（注：此标准不适用于室上性心动过速房室旁路前传和原有束支阻滞及服用Ⅰc类钠通道阻滞剂者）。

（5）胸前导联 QRS 波群的同向性，即胸前的 QRS 波群主波均为正向或均为负向者是室性心动过速的表现；但发生率仅有 3%，临床应用价值有限。一般认为负向同向性 QRS 波群起源于心尖部，正向同向性 QRS 波群起源于左心室后壁或者起源于左心室后壁旁路前传的室上性心动过速。

（6）QRS 波群时限比窦性心律时还窄的室性心动过速可能起源于室间隔，心动过速的 QRS 波群呈 QR 型，提示心室肌有瘢痕，见于心肌梗死后的心动过速。

五、右束支阻滞伴 V₆ 导联 R/S < 1.0 的宽 QRS 波心动过速鉴别诊断新标准

右束支阻滞（RBBB）形态宽 QRS 波心动过速中，室上性心动过速（SVT）与室性心动过速（VT）的鉴别诊断十分困难，特别是 V₆ 导联 R/S < 1.0 时。

2021 年 3 月 Minsu Kim 等在 *Heart Rhythm* 杂志发表论文"Right bundle branch block-type wide QRS complex tachycardia with a reversed R/S complex in lead V-6：Development and validation of electrocardiographic differentiation criteria"，提出对于呈 RBBB 型且 V₆ 导联 R/S < 1 的宽 QRS 波心动过速患者的鉴别诊断，V₆ 导联 RS/QRS 比值是一种鉴别室上性心动过速与室性心动过速心电图新标准。

V₆ 导联 RS/QRS（其定义为由 QRS 波群起始点至 S 波最低点，除以 V₆ 导联 QRS 波群宽度）比值 > 0.41 为室性心动过速是一项用于鉴别 V₆ 导联 R/S < 1 的 RBBB 形态宽 QRS 波心动过速室性心动过速或室上性心动过速的简单可靠指标。这一标准尤其可用于鉴别分支室性心动过速与 RBBB 形态室上性心动过速。诊断准确度较高（敏感度为 97.2%，特异度为 89.7%）。将该标准用于分支室性心动过速与 RBBB 形态室上性心动过速时，其诊断准确度保持稳定（敏感度 90.3%，特异度为 86.2%）。

六、根据心电图诊断宽 QRS 波心动过速的起源部位

了解室性心动过速的起源部位，对于用药选择非常重要，无论有无器质性心脏病，判断室性心动过速的起源部位，对于非药物治疗尤其是导管消融治疗也非常必要。

1. QRS 波群波形接近正常时，室性心动过速的起源部位靠近房室束。

2. 电轴右偏时，室性心动过速起源于心脏基底部，电轴左偏时，室性心动过速起源于心尖部和后壁。

3. 右束支阻滞型 + 电轴左偏时，室性心动过速起源于左后分支，电轴极度左偏时，起源于前间隔；右束支阻滞型 + 电轴右偏时，室性心动过速起源于左前分支。

4. 左束支阻滞型 + 电轴右偏时，室性心动过速起源于右心室流出道。

5. Josephson 等报道，可参考以下标准：右束支阻滞型心动过速均起源于左心室，对于冠心病患者，左束支阻滞型室性心动过速均起源于室间隔；对于非冠心病患者，左束支阻滞型心动过速起源于右心室。无论束支阻滞的图形如何，Ⅰ、V₆ 导联有 q 波者，室性心动过速起源于前壁；右束支阻滞型时，Ⅰ、

$V_1 \sim V_6$ 导联为 R 型者，或左束支阻滞型时，Ⅰ、V_2、V_3、V_6 导联为 R 型者，室性心动过速起源于后壁；左束支阻滞型 QRS 波群电轴左偏及Ⅰ、V_6 导联有 q 波时，提示室性心动过速起源于间隔前部。

6. M. Bergen 报道，冠心病患者左束支阻滞型室性心动过速起源于室间隔左侧，并且所有胸导联都有 R 波时起源于心底部，Ⅰ、V_2、V_3、V_6 导联有 Q 波时起源于心尖部。

7. 特发性室性心动过速有特殊的好发部位：左束支阻滞型 + 电轴右偏，运动时易诱发，三磷酸腺苷（ATP）可终止；起源于右心室流出道的室性心动过速预后良好，偶有多形性室性心动过速转为心室颤动，预后较差；右束支阻滞型 + 电轴左偏者，起源于左后分支，即位于左室间隔后下部，维拉帕米可以终止该室性心动过速。

七、利用三磷酸腺苷对宽 QRS 波心动过速进行鉴别

ATP 对激动传导系统有抑制作用，包括窦房结的自律性和房室结的传导性。其用于房性心动过速、心房扑动时，通过抑制房室传导，使 P 波或 F 波变得清晰，同时由于心室频率减慢，室内差异传导可以消失。日本学者伊藤明一研究认为静脉注射 ATP 后心动过速停止，多为房室折返性心动过速或房室结折返性心动过速。用药后因房室阻滞而心室率减慢，房性快速性心律失常仍持续存在，多为心房颤动、心房扑动或房性心动过速。如静脉注射 ATP 后仅仅有心率一过性减慢，则可能为窦性心动过速。若心室率不变，可能为室性心动过速或经房室旁路传导的心房扑动或心房颤动。

八、房室结折返性心动过速与房室折返性心动过速鉴别的新方法——颈部搏动征法

房室结折返性心动过速（AVNRT）与房室折返性心动过速（AVRT）的鉴别除了应用心电图之外，还可以使用一种简易的鉴别方法——颈部搏动征法。它主要是指肉眼看到的颈动脉或颈静脉搏动明显增强，是房室结折返性心动过速特有的体征。郭继鸿教授认为心动过速伴颈部搏动征阳性时，多为 AVNRT，阴性时支持 AVRT 的诊断。

（一）发生机制

颈部搏动征是颈静脉搏动增强引起的，主要因为心房逆行 P 波引起心房收缩，恰遇三尖瓣正处于关闭过程中，使心房收缩产生的前向血流遇到三尖瓣关闭而被迫反流，再加上三尖瓣正关闭时产生的向上力量，两个力量相加，使向颈静脉的反流增强，并引起颈静脉搏动增强。

AVNRT 是房室结内存在慢径路前传及快径路逆传形成的折返。折返环上的逆传形成逆行 P 波，向下前传形成 QRS 波群，逆行 P 波与 QRS 波群基本同步形成。心室收缩期二尖瓣或三尖瓣关闭，逆行 P 波触发心房收缩时，正好落在三尖瓣动态关闭时，使位置本来靠下的三尖瓣上移而关闭，这使右心房收缩产生更多的反流而引起颈部搏动增强。AVRT 是因存在房室旁路而发生的折返，激动沿房室结下传形成 QRS 波群，再经旁路逆传形成逆行 P 波，因此逆行 P 波和 QRS 波群先后发生而不重叠，缺乏电与机械活动的同步性，从而使颈部搏动征呈阴性。

（二）临床意义

室上性心动过速伴颈部搏动征阳性者，提示 AVNRT，阴性者提示 AVRT。

九、室上性心动过速时的心率变化

规则的宽 QRS 波心动过速可见于室性心动过速、室上性心动过速伴室内差异传导、显性预激综合征的心房扑动、由旁路下传和房室结逆传的逆向型房室折返性心动过速，这些疾病的治疗方法不同，

因而需要进行鉴别。仅仅依靠 12 导联心电图诊断往往有一定困难。当患者的宽 QRS 波心动过速变为窄 QRS 波心动过速时，根据心率的变化即可做出诊断。

在 AVNRT 及房性心动过速时，即使出现室内差异传导，也不会出现心率的变化。如果是 AVRT，构成心室内折返环的传导时间发生变化就可导致心率变化。有左心室游离壁旁路者，当出现功能性左束支阻滞时，兴奋只有从右心室传导，因而兴奋到达左心室游离壁旁路的时间延长，使房室折返性心动过速周期延长（Coumel 定律）。当功能性左束支阻滞消失后，AVRT 周期缩短，导致心率增加。

十、无人区电轴的临床意义

QRS 波群的额面电轴平均位于 $-90°\sim\pm180°$ 时，称为无人区电轴或不确定性电轴、极度左偏或右偏电轴等。心电图表现为 I 和 aVF 导联 QRS 波群主波均为负向。无人区电轴意味着 QRS 波群的平均除极方向（或除极的总趋势）与正常相反。正常时心室除极方向从右上开始指向左下，而无人区电轴的心室除极方向是从左下指向右上。

临床意义如下。

1. 处于无人区电轴的患者高度提示心电图异常，它几乎不会在正常心电图上出现。

2. 窦性心律者心电轴处于无人区，见于心肌梗死、肺源性心脏病或先天性心脏病等引起的显著右心室肥大等。

3. 宽 QRS 波心动过速的患者伴无人区电轴，多为室性心动过速，而不是室上性心动过速合并差异传导，但不能排除预激综合征旁路前传的心动过速。

4. 心房颤动出现宽大 QRS 波群伴无人区电轴时，可确定为室性早搏而不是室内差异传导。

左心室内多个部位起源的室性心动过速均可能发生心电轴位于无人区，当发生心动过速 V_1 导联 QRS 波群宽而直立，电轴位于 $-90°\sim\pm180°$ 时，可以肯定不是室上性心动过速，而是起源于左心室心尖部或其他部位的室性心动过速。当宽 QRS 波心动过速 V_1 导联主波向下时（即右心室起源的室性心动过速），具有诊断意义的是电轴左偏。心电轴左偏是确定室性心动过速的又一个指标。室性早搏与室上性早搏伴差异传导的鉴别，与宽 QRS 波心动过速鉴别机制一样，提前出现的宽 QRS 波群存在无人区电轴时，其只能是起源于心室内的早搏，这是一个特异性强，有重要临床价值的鉴别诊断指标。

附：心电轴偏移的分类

1. 世界卫生组织推荐标准

（1）$-30°\sim+90°$，电轴正常。

（2）$-30°\sim-90°$，电轴左偏。

（3）$+90°\sim+180°$，电轴右偏。

（4）$-90°\sim+180°$，电轴不确定。

2. 国内常用标准

（1）$+30°\sim+90°$，电轴正常。

（2）$+30°\sim0°$，轻度左偏。

（3）$0°\sim-30°$，中度左偏。

（4）$-30°\sim-90°$，重度左偏。

（5）$+90°\sim+120°$，轻度右偏。

（6）$+120°\sim+180°$，中度右偏。

（7）$+180°\sim-90°$，重度右偏。

虽然国际上宽 QRS 波心动过速鉴别方法有很多种，但准确率均不是 100%，每种方法各有千秋，下面我们将工作中遇到的反例进行说明，以扩展读者的视野，见图 9-1～图 9-3。

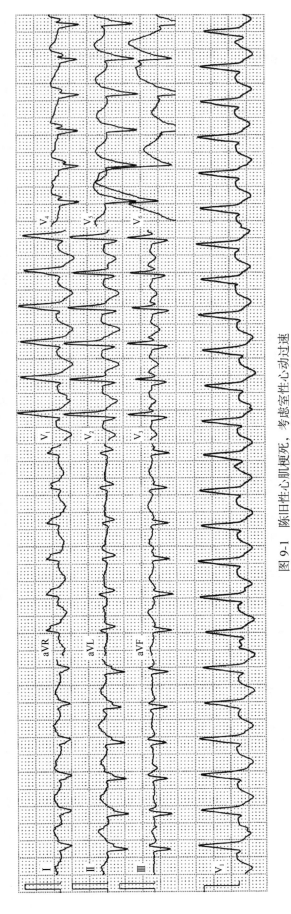

图 9-1　陈旧性心肌梗死，考虑室性心动过速

患者，男性，69 岁，陈旧性心肌梗死，心力衰竭。本图为宽 QRS 波群心动过速，其 QRS 波群表现为 I、aVF 导联主波方向向下，即无人区电轴，aVR 导联呈 R 型，V₁ 导联呈 qR 型，V₄～V₆ 导联呈 QS 型，II、III、aVF 导联主波方向一致向下等符合室性心动过速的特征性诊断条件，且长 V₁ 导联似有房室分离。故初步诊断为室性心动过速

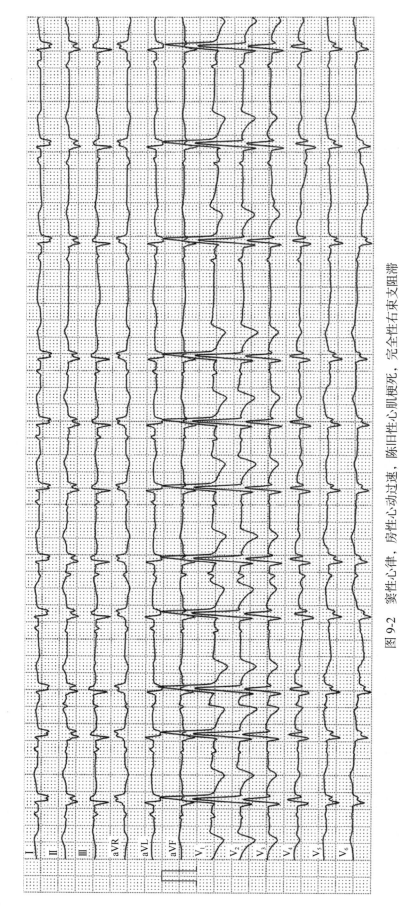

图 9-2　窦性心律，房性心动过速，陈旧性心肌梗死，完全性右束支阻滞

与图 9-1 为同一患者。入院后数小时复查心电图，窦性 P 波和房性早搏下传的 QRS 波群形态与图 9-1 完全一致，故可否定图 9-1 室性心动过速的诊断

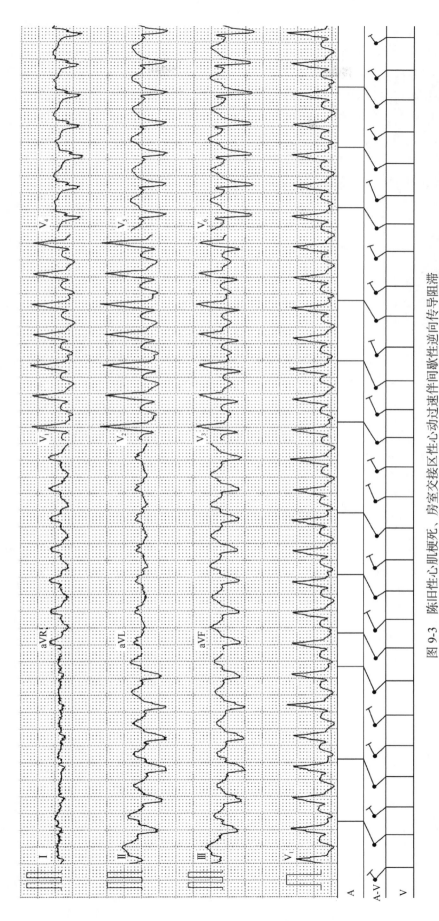

图 9-3　陈旧性心肌梗死、房室交接区性心动过速伴间歇性逆向传导阻滞

与图 9-1 为同一患者。患者再次出现与图 9-1 一样的心动过速，故考虑交接区性心动过速，陈旧性下壁、广泛前壁心肌梗死，完全性右束支阻滞。观察长 V₁ 导联，可见部分 QRS 波群后有 P 波，且 R-P 间距固定，故考虑房室交接区心动过速伴间歇性逆向传导阻滞。心电图诊断：①阵发性房室交接区心动过速伴间歇性逆向传导阻滞；②陈旧性下壁、广泛前壁心肌梗死；③完全性右束支阻滞

　　图 9-1 ～图 9-3 给我们带来的启示：宽 QRS 波形成原因有多种，常见的如下。①室性心动过速；②室上性心动过速合并心室内差异传导；③室上性心动过速合并束支阻滞；④各种室上性心动过速合并预激旁道前传，逆向型房室折返性心动过速，房性心动过速、心房扑动、心房颤动合并预激旁道前传；⑤室上性心动过速合并非特异性 QRS 波增宽，心肌梗死周围阻滞，心肌纤维化或肥厚，高钾血症等。虽然室性心动过速诊断中有特异性很强的指标，如 aVR 导联呈 R 型、无人区电轴、房室分离、右束支阻滞伴 V_6 导联 R/S ＜ 1.0 等，还有诸多鉴别流程和方法，如 Verecker 流程法、Brugada 四步法、室速积分法、Pachon 积分法、肢体导联反向法、D12V16 流程等，但这些判定都不是万能的，必须充分考虑到宽 QRS 波形成原因是多样的、复杂的，对比观察心电图显得十分重要。

第十章

夺 获

第一节 概 述

正常心脏电激动起源分为 4 级（窦房结、心房、房室交接区、心室），任何两类起搏点发放的节律都可组成双重节律的主导节律和附加节律。在双重性节律控制心脏的情况下，主导节律点控制的部位偶尔出现被附加节律点控制的现象，称为夺获。

正常心脏传导组织具有双向传导功能，既可顺向传导（窦房结→心房→房室交接区→心室），也可以逆向传导（心室→房室交接区→心房→窦房结）。由此，夺获也可分为顺向型夺获和逆向型夺获。理论上讲，顺向型夺获可分为窦 - 房夺获、窦 - 交夺获、窦 - 室夺获、房 - 交夺获、房 - 室夺获、交 - 室夺获。逆向型夺获可分为室 - 交夺获、室 - 房夺获、室 - 窦夺获、交 - 房夺获、交 - 窦夺获、房 - 窦夺获。我们平时所讲的心室夺获实际上是心室被其他起搏点（窦房结、心房、房室交接区）夺获，非心室夺获其他起搏点；同样心房夺获是指心房被夺获，即被窦房结、房室交接区、心室夺获，而非心房夺获窦房结、交接区、心室。

需要指出的是，起搏器心电图中的心室夺获、心房夺获与上述定义不同，起搏器的心室夺获是指起搏器心室电极发放脉冲刺激心室，紧随其后产生起搏的 QRS 波群。同样，起搏器心房夺获是指起搏器心房电极发放脉冲刺激心房，紧跟其后产生起搏的房性 P′ 波。起搏夺获时，起搏脉冲信号与夺获的 QRS 波群或 P′ 波的间距一般＜ 40ms。起搏心电图的室房逆传即为传统经典定义上的心房夺获（交接性或室性激动逆传入心房而产生逆行 P⁻ 波），只是起搏心电图中不再使用经典术语而已。起搏器也存在夺获延迟，起搏夺获延迟是指起搏脉冲与所引起的心房 P′ 波或心室 QRS 波群之间存在明显的时间差（一般＞ 40ms），即心房夺获延迟和心室夺获延迟。

《临床实用心电图学》"第 27 章 夺获"详细介绍了完全性和不完全性心室夺获、完全性和不完全性心房夺获、隐匿性夺获、起搏夺获等内容，为使读者进一步了解和掌握心电图中的夺获现象，下面补充了夺获的一些新进展。

第二节 心室夺获

心室夺获（ventricular capture），也称窦性夺获心室（sinus capture ventricular），是指在窦性心律与异位心律竞争过程中，窦性激动夺获了心室，心电图上显示在异位节律控制心室时，窦性 P 波之后继以其下传的 QRS 波群。心室夺获根据夺获的程度分为完全性心室夺获和不完全性心室夺获。现仅讨论窦 - 交夺获和窦 - 室夺获。

一、窦 - 交夺获

窦 - 交夺获是指在窦性心律与房室交接性心律竞争过程中，窦性激动夺获了交接性起搏点和心室而形成窦性 P-QRS-T 波。窦性激动一旦夺获了交接性起搏点，一方面立即引起交接性节律顺延一个周期（交接区节律重整），形成代偿间期。另一方面由于干扰性房室传导延缓，下传至心室产生 QRS-T 波的时间可发生延迟，产生干扰性 P-R 间期延长。

加速的交接性逸搏心律或非阵发性交接性心动过速伴有窦 - 交竞争现象中的窦 - 交夺获，一般不产生室性融合波，这是因为窦性和交接性激动都只能通过交接区内单一传导途径下传到达心室，而两者不能同时到达心室而形成室性融合波。

窦 - 交竞争现象又称窦 - 交脱节现象或不完全性干扰性窦 - 交分离现象。

窦 - 交竞争现象的心电图表现如下。

1. 窦性心率与交接性心率很接近，以交接性心率稍快于窦性心率的概率为多，可有等频现象和钩拢现象。

2. 窦性心律和交接性心律交替出现，互相消长。一系列交接性 QRS 波群与一系列窦性 P 波形成不完全性干扰性房室分离。

3. 窦性夺获常使交接性心律顺延。

4. 一般不产生室性融合波。

二、窦 - 室夺获

窦 - 室夺获是指在窦性心律与室性心律竞争过程中，窦性激动夺获了交接区和心室（包括与之竞争的室性起搏点）而形成窦性 P-QRS-T 波。

加速的室性逸搏心律（或非阵发性室性心动过速）伴有窦 - 室竞争现象的窦 - 室夺获中，常见室性融合波。这是因为窦 - 室竞争过程中，窦性激动和室性激动几乎同时或略有先后到达心室时，因进入心室的途径不同，可各自引起不同部分的心室肌除极，形成室性融合波。

附： 在某些室性心动过速中，出现在非不应期而理应发生心室夺获的窦性 P 波，却未继以窦 - 室夺获；可能是室性搏动有室房隐匿性传导，而在房室交接区上部产生绝对不应期，使窦性 P 波发生干扰性房室传导中断的缘故。有资料报道此时若应用普萘洛尔（心得安）和普鲁卡因胺等药物，通过减少室房隐匿性传导深度，则可使窦 - 室夺获增多。

窦 - 室竞争现象的心电图表现（图 10-1）如下。

1. 窦性心率与室性心率非常接近，以室性心率超过窦性心率的概率为多，可有等频现象和钩拢现象。

2. 窦性心律与室性心律交替出现，互相消长。

3. 窦 - 室夺获可使室性心律发生顺延。

4. 形成室性融合波（不完全性窦 - 室夺获），或不形成室性融合波（完全性窦 - 室夺获）。

另外需要指出的是，在同一心电图上（如两者共存）窦 - 交夺获和窦 - 室夺获的波形完全相同，而名称不同是为了说明与窦房结竞争的起搏点不同，以及形成室性融合波的可能性迥异。有学者认为完全性窦 - 室夺获和不完全性窦 - 室夺获是诊断室性心动过速的两项特异性心电图改变。

三、夺获性激动的传导

能够夺获心室的窦性激动的传导包括下列情况。

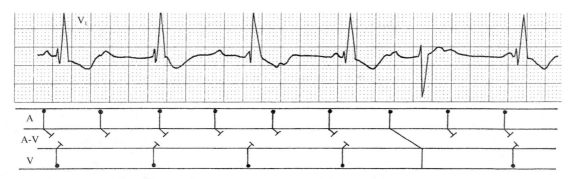

图 10-1　几乎完全性房室阻滞，偶发窦性激动夺获心室

本图 P 波多数与 QRS 波群无固定传导关系，QRS 波群呈右束支阻滞图形，R-R 间期匀齐，P 波绝大多数与 QRS 波群无关，房率快于室率，仅第 5 个 QRS 波群提前出现，QRS 波群时限＜ 0.12s，是窦性激动夺获心室的表现

1. 正常的房室结传导和正常的心室内传导　心电图表现为夺获搏动的 P-R 间期和 QRS 波群在正常范围之内。

2. 房室传导时间延长　心电图表现为夺获搏动的 P-R 间期＞ 0.20s，此系夺获搏动常提前出现，以至它在房室交接区还处于相对不应期时达到，因而发生了相对性干扰所致，此种现象时常出现。

3. 夺获搏动伴时相性室内差异传导　心电图表现为夺获搏动的 QRS 波群畸形（多呈右束支阻滞图形），此系提前出现的夺获搏动抵达心室时，心室尚处于相对不应期，因而发生了室内相对干扰所致。

4. 隐匿性房室交接区传导　夺获性窦性激动仅仅部分地穿过房室交接区，而重整房室交接区周期，但未下传心室形成 QRS 波群（即心电图上不出现可见的夺获搏动），而是表现为 R-R 间期突然延长。

四、夺获搏动的识别

在心电图中可由下列现象识别出夺获搏动。

1. 完全性心室夺获搏动通常是提前出现的，因为它必须发生在下一个异位性室性激动发出之前才能夺获心室；而不完全性心室夺获仅轻微地提前出现，它只有在异位性室性激动发出之前到达心室的上半部时才能发生夺获。

2. 夺获性搏动的前面都会有一个与它相关的 P 波。

3. 假如次要起搏点位于心室内，则夺获性搏动的 QRS 波群形态与异位性室性起搏点发出的 QRS 波群不同，具有下列特征。

（1）夺获性搏动的 QRS 波群形态和大小一般正常，因为窦性激动是经正常的房室传导系统下传心室的。

（2）夺获搏动的 QRS 波群可具有时相性室内差异传导的特征。此时的 QRS 波群虽然是畸形的，但与异位性室性心律的 QRS 波群完全不一样。

（3）窦性激动有时只出现不完全性夺获，即窦性激动与异位性室性激动同时传入心室，且各自激动心室的一部分，所形成的 QRS 波群是室性融合波。

（4）假如次要的起搏点位于房室结内，夺获搏动的 QRS 波群形态将会有下列特征。

1）正常的 QRS 波群，表示夺获性窦性搏动是经正常的心室传导，此时 QRS 波群的形态和基本的交接性心律的 QRS 波群形态相同。

2）经时相性室内差异传导所形成的不正常的 QRS 波群（多为右束支阻滞图形）形态与基本的交接性心律不同。

五、夺获性激动对次要起搏点节律的影响

一般来讲，心室夺获对次要起搏点节律可产生下列不同的影响。

（一）对室性节律的影响

1. 完全性心室夺获 当窦性激动作为一个完全性心室夺获出现时，它将会提前到达室性起搏点，使其提前除极而重整室性节律。因夺获提前出现，即形成短 R-R，而心室夺获后的周期长度恰等于基本异位室性周期，因此夺获前、后 R-R 之和小于 2 个连续的异位性室性周期之和。

2. 不完全性心室夺获 在不完全性心室夺获中，窦性激动没有到达室性起搏点，因而不会影响异位性室性起搏点的规则激动过程。

（二）对房室交接区节律的影响

房室交接区心律中，夺获性窦性激动经过房室交接区时，通常会到达起搏点并且使它提前除极，因而会使房室交接区节律重整。房室交接区的周期，将会由窦性激动进入房室交接区起搏点，并使它提前除极的那一刻重新开始。即心室夺获的前一个周期比正常的房室交接区周期短，而心室夺获后面的周期恰等于房室交接区周期。因此它们的总和小于 2 个连续的房室交接区周期之和。

六、配对的夺获搏动

异位起搏点的自律性增强而出现干扰性分离，并且同时出现夺获搏动时，通常是单一的夺获，即在这种单一的夺获后，又将再回复干扰性分离。但有时可在心电图上连续出现两个夺获搏动，即在室性（或交接性）异位心律中连续出现 2 个提前的夺获搏动。第 1 个夺获搏动的传导时间通常比第 2 个长，这是因为第 1 个夺获搏动通常比第 2 个夺获搏动提前较多出现。若第 1 个夺获搏动的 P-R 间期比预期的还长，则是前一个交接性或室性激动隐匿性逆传所致；这种逆行传导出现在第 1 个夺获搏动的前面，同时影响这个夺获搏动，使第 1 个夺获搏动的传导时间要比平常的长。

七、夺获搏动在鉴别诊断中的重要性

在鉴别室性心动过速、交接性心动过速伴束支传导阻滞及非时相性、时相性室内差异传导中，夺获搏动的 QRS 波群波形颇为重要。在室性心动过速伴不完全性房室分离时，夺获搏动的 QRS 波群波形与室性心动过速的 QRS 波群波形迥然不同。室性 QRS 波群宽大畸形，而夺获搏动的 QRS 波群是室上性的。在窦性心律伴束支阻滞图形中，夺获搏动的 QRS 波群波形虽可宽大畸形，但其形状与室性心动过速发作中的 QRS 波群波形不同。在交接性心动过速伴时相性室内差异传导或交接性心动过速合并束支阻滞时，夺获搏动的 QRS 波群波形与心动过速时的 QRS 波群波形相同，都是宽大畸形的。因为异位搏动和夺获搏动都是室上性下传（一个是交接性，一个是窦性），故在心室内传导途径是相同的。只有当交接性心动过速伴非时相性室内差异传导时，夺获搏动的 QRS 波群与交接性搏动不同。窦性夺获程度的不同，室性 QRS 波群的波形发生程度不等的变异。

八、高度房室阻滞的窦 - 室夺获伴时相性室内差异传导与室性早搏的鉴别

1. 夺获与前一 P 波有关，而室性早搏前无相关 P 波。

2. 室性早搏的 R-R′ 配对间期固定，窦 - 室夺获则不固定，而由窦性 P 波的 R-P 间期和 P-R 间期之间的反比关系决定 R-R′ 配对间期，这些 R-P 间期和 P-R 间期是变化的。

3. 夺获常呈右束支阻滞型，并可因时相不同而有所变异，即 QRS 波群的易变性大。室性早搏则多呈单相或双相 QRS 波群，波形易变性小（多形性或多源性室性早搏例外）。

4. 室性早搏后间歇常较一个逸搏周期稍长，即为不完全性代偿间歇，系室性早搏引起逸搏起搏点节律顺延之前，还须在从早搏起搏点至逸搏起搏点之间消耗一定传导时间。若室性早搏与室性逸搏同源，则可有等周期代偿间歇。夺获后间歇常等于一个逸搏周期，即等周期代偿间歇。但有时可因夺获的 P-R 间期延长，致使窦性 QRS 波群后移而夺获后间期（R-R 时间）稍短于一个逸搏周期，即次等周期代偿间歇。

第三节　心房夺获

我国著名心电专家程树棨《心律失常的心电图与电生理》、马向荣《临床心电图学词典》（第二版）、郭继鸿《心电图学》对心房夺获的经典定义如下：心房恢复不应期后，交接性或室性激动逆传入心房而产生逆行 P⁻ 波，称为心房夺获。可见经典的心房夺获属于逆向型夺获的范畴。心房夺获根据夺获的程度分为完全性心房夺获（complete atrial capture）和不完全性心房夺获（incomplete atrial capture）；根据发生夺获的两种心律起搏点不同可分为交 - 房（或窦）夺获 [junction-atrial（or sinus）capture] 和室 - 房（或窦）夺获 [ventricle-atrial（or sinus）capture]。完全性心房夺获和不完全性心房夺获在《临床实用心电图学》"第 27 章　夺获"中已有讨论，现仅介绍交 - 房（或窦）夺获和室 - 房（或窦）夺获。

注：在起搏器心电图中，心房夺获是指心房起搏脉冲后跟随相应的起搏 P′ 波。这点与经典的心房夺获定义不同，其实它属于顺向型夺获的范畴。广义上顺向型夺获中的窦 - 房夺获：当心房在异位节律点控制时（如非阵发性房性心动过速），窦性激动偶有下传心房，重新控制心房，即窦性夺获心房，也应为心房夺获，即异位房性节律中，偶有窦性 P 波出现。

一、交 - 房（或窦）夺获

房室交接性激动逆传入心房而产生逆行 P⁻ 波，称为交 - 房（或窦）夺获，表明交接性激动夺获心房起搏点或窦房结。

心电图表现：室上性 QRS 波群前后有相关的（或逆传的）逆行 P⁻ 波。

二、室 - 房（或窦）夺获

室性激动逆传入心房而产生逆行 P⁻ 波，称为室 - 房（或窦）夺获，表明室性激动夺获心房起搏点或窦房结。

心电图表现：室性 QRS 波群后继以相关的逆行 P⁻ 波（图 10-2）。

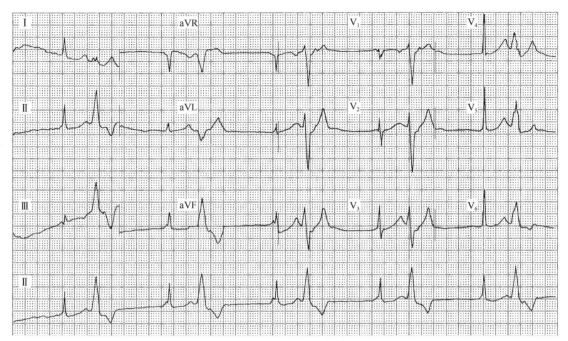

图 10-2　室性早搏二联律伴心房夺获、干扰性房室分离、交接性逸搏

本图为室性早搏二联律，早搏的 ST 段起始部可见一个逆行 P 波，在 V₁、V₂、V₃ 胸导联最为明显，这是室性早搏激动逆传心房所致，称为室 - 房夺获。室性早搏夺获心房可使窦性节律重整，重整后的窦性周期与交接区的逸搏周期近似，故交接性逸搏的 QRS 波群起始均重有 1 个明确的窦性 P 波，两者发生生理性干扰分离

第四节　隐匿性夺获

夺获激动仅深入房室交接区的逸搏起搏点，而并未真正到达心房或心室使它们激动，但能表现出隐匿性房室传导的特性，称为隐匿性夺获（concealed capture）。隐匿性夺获常见隐匿性交接性夺获、隐匿性心室夺获。

一、隐匿性交接性夺获

在窦性或房性心律与交接性心律形成房室分离（阻滞性分离、干扰性分离）时，主节律点窦性或房性激动偶尔顺传房室交接区，在房室交接区发生隐匿性传导，提前兴奋了交接区起搏点，使预期出现的下一个交接性激动后移，产生了一个较长的间歇。该种窦性或房性激动在房室交接区发生顺向型（下行性）隐匿性房室传导现象，称为隐匿性交接性夺获（concealed junctional capture）。

（一）高度房室阻滞伴隐匿性交接性夺获

高度房室阻滞时，在规律的交接性逸搏心律中，窦性 P 波与 QRS 波群无相关性。若窦性 P 波后 QRS 波群突然后移，R-R 间期一过性延长，此为窦性 P 波下传隐匿性夺获交接区的表现。窦性激动夺获交接区后使交接区激动点的节律重整，表现为 QRS 波群顺延。

（二）干扰性房室分离伴隐匿性交接性夺获

交接性心律出现干扰性房室分离时，R-R 间期突然延长，也是窦性 P 波隐匿性夺获交接区，使其起搏点节律重整的结果（图 10-3）。

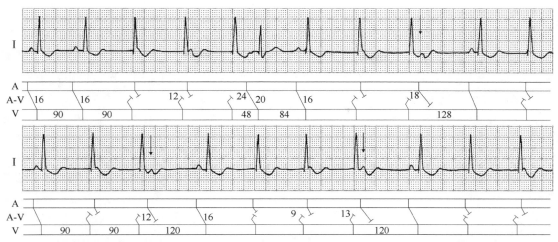

图 10-3　加速性房室交接性心律伴不完全性房室分离时的显性心室夺获及隐匿性交接性夺获（引自杨心田）

患者，男性，63 岁，高血压、冠心病及心力衰竭，长期服用洋地黄类强心药物治疗。图中 I 导联，两条系非连续记录，箭头指出 3 次窦性 P 波。窦性心律不齐，P-P 间距 0.80～1.16s，频率 52～75 次 / 分。QRS 波群时限 0.10s，ST-T 呈鱼钩状。大部分 QRS 波群与 P 波无关。传导的窦性搏动的 P-R 间期为 0.16s。上幅图中部，当 R-P 间期为 0.24s 时，窦性激动以延长的 P-R 间期 0.20s 夺获心室并伴有室内差异传导。在 R-P 间期为 0.12～0.13s 及 0.18s 时，出现 3 次 1.20～1.28s 的长 R-R 间期。其他部分 R-R 间期为规整的 0.90s，相当于频率 67 次 / 分的加速性房室交接性心律，引起了不完全性房室分离。上幅图第 4 个搏动后的 R-P 间期亦为 0.12s，其后仍为规整的 0.90s 周期的房室交接性搏动。当 R-P 间期大于 0.13s 及小于 0.24s 时，出现长达 1.20～1.28s 的长 R-R 间期，其间房室交接性搏动未能按时发放。当 R-P 间期达 0.24s 以上时，P 波均能夺获心室，P-R 间期稍有延长。提示房室交接处的有效不应期＜ 0.24s。由于这 3 次长 R-R 间期的发生，推断心电图上箭头所指的 3 次 P 波的前向传导侵入并重整了房室交接区节律，故称为隐匿性传导。由于隐匿性传导影响了随后激动的形成，在长心动周期之后窦性激动下传心室，形成显示窦性夺获心室。心电图诊断：窦性心律不齐、加速性房室交接性心律、不完全性房室分离、显性心室夺获和隐匿性交接区夺获，提示洋地黄中毒

二、隐匿性心室夺获

在干扰性或阻滞性房室分离的情况下，窦性或房性激动能隐匿性传导至房室交接区和心室未能形成 QRS 波群，称为隐匿性心室夺获（concealed ventricular capture）。

（一）室性心动过速伴隐匿性心室夺获

室性心动过速时，窦性或房性激动除下传产生心室夺获外，有时激动进入并重整室性节律点，但不产生 QRS 波群，形成隐匿性心室夺获。室性心动过速节奏从此开始重建，故形成一个小于 2 倍室性心动过速周期的长 R-R 间歇（参见《临床实用心电图学》图 27-10）。

（二）分支性室性心动过速伴隐匿性心室夺获

分支性室性心动过速伴隐匿性心室夺获是束支、分支内隐匿性传导影响起搏激动形成的一种表现。发生于心室内特殊传导系统的室性心动过速伴不完全性干扰性房室分离。窦性激动除下传产生心室夺获外，有时激动进入了束支和分支内的起搏点，但激动在更远端的束支和分支内受阻，不能产生 QRS 波群，成为隐匿性心室夺获。室性心动过速节奏从此开始重整，故产生一个小于 2 倍室性心动过速周期的长间歇。

三、隐匿性夺获的诊断思维和顺序

1. 确定主导节律点是窦性节律或房性节律（房性心动过速、心房颤动和心房扑动）。

2. 确定附加节律点在房室交接区，包括广义的房室交接区（高位心室节律点即分支性节律点、房室旁道节律点）或心室。

3. 主导节律、附加节律之间存在房室分离（阻滞性或干扰性）。

4. 顺向夺获，即主节律点窦性或房性冲动夺获房室交接区或心室的附加节律点，出现附加节律重整周期，但无夺获的 QRS 波群伴随。

5. 出现显性房室交接区 - 心室夺获。

第十一章

特殊类型的心律失常

第一节　吞咽性心律失常

　　吞咽性心律失常（swallow arrhythmia）最早于 1926 年由 Sakai 报道，Kanjwa 等学者于 2007 年在 *Pacing Clin Electrophysiol* 杂志上将其定义为可复制的、持续地吞咽固体或液体食物时引发的室上性心动过速，可表现为房性早搏、房性心动过速、阵发性心房颤动等。此种心律失常较为罕见，多在吞咽结束时终止。少数报道其与功能性食管疾病、食管裂孔疝、消化性溃疡、胃窦炎、直背综合征、呼吸睡眠暂停、服用沙丁胺醇、颅脑外伤有关，另有报道咳嗽和呃逆也可诱发。据报道，吞咽动作可诱发窦性心动过缓、窦性停搏、不同程度的房室阻滞、交接性逸搏心律、房性心动过速、心房扑动、心房颤动甚至心室停搏，常有心悸、胸闷、胸痛、头晕甚至昏迷症状。因此，有些学者曾将其命名为吞咽性晕厥，这可能是吞咽时诱发快速心律失常使心排血量下降所导致的脑缺氧综合征（图 11-1）。可参阅《临床实用心电图学》图 11-9。

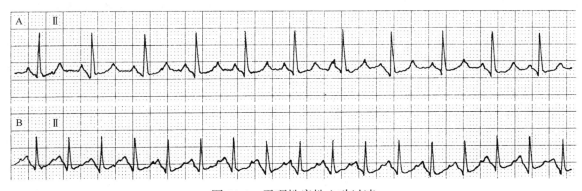

图 11-1　吞咽性房性心动过速

患者，女性，45 岁，诉吃饭过程中时有心口堵塞感、心跳加快，近来发作较频繁。A. 未发作时描记的 II 导联心电图显示窦性心律，R-R 间期稍有不齐，平均心率 102 次 / 分。B. 让患者吞咽食物后描记的 II 导联心电图，患者咽下 3～5 口馒头后症状出现时，心电图示 P 波快速匀齐出现，P-P 间期 0.37s，心房率 162 次 / 分，P 波形态与图 A 相似。P 波后继有与图 A 基本相似的 QRS 波群，但 R 波振幅明显低于图 A。10min 后心率逐渐恢复正常。第 2 次又让患者吞咽馒头，吞咽数口后图 B 心电现象再次出现。根据心房率快至 162 次 / 分，又是在吞咽食物后出现，考虑为与吞咽有关的房性心动过速，异位节律在右心房上部近窦房结周围。正常情况下，吞咽食物时迷走神经兴奋，窦性心律非但不会增快，反而有所减慢；该患者心率出现反常现象，进一步提示房性异位心动过速与吞咽相关

一、发 生 机 制

　　目前认为吞咽性心律失常的发生主要与机械刺激、自主神经反射有关，具体机制仍不十分清楚。由于解剖位置的毗邻关系，部分患者食管前壁贴于左心房。当食物通过食管时，膨胀的食管会对左心房直

接产生机械刺激，可诱发快速性房性心律失常。打嗝和咳嗽均可刺激食管上段诱发自限性房性心律失常。有学者报道实施胸腔内食管重置术，将食管与左心房隔离，可使因吞咽诱发的房性心动过速得以治愈，均提示对心房的机械刺激可能是吞咽诱发快速性房性心律失常的原因之一。另有学者观察到，患者吞咽液体和固体时食管远端压力不同，提出机械刺激达到一定阈值后才引起食管神经反射。还有学者报道，行食管造影提示快速性房性心动过速最早激动点并不与食管相邻，且消融术中异丙肾上腺素和胆碱能抑制剂不能诱发该类心律失常，提示可能为食管内自主神经反射机制。文献报道，吞咽诱发的快速性房性心动过速起源于右肺静脉或右心房，而不是与食管毗邻的左心房。由于右上肺静脉前庭接近左心房的右前神经节，刺激该部位可诱发心律失常。另有报道的多靶点快速性房性心动过速，行同侧右肺静脉隔离，不仅消除了房性早搏和快速性房性心动过速，还抑制了吞咽引起的肺静脉电激动；由此推测通过消融肺静脉周围神经节而消除靶点。以上研究提示自主神经反射在吞咽诱发快速性房性心律失常过程中起着重要作用。交感神经张力增高时，末梢释放去甲肾上腺素作用于β肾上腺素能受体，使钙离子分布不均匀，心肌复极离散度和电活动不稳定性增加；表现为房室传导加速、浦肯野纤维兴奋性增强、早期后除极增加、Q-T间期延长、心室颤动阈值降低等，导致快速性心律失常。在某些情况下通过副交感神经，可介导产生快速性房性心律失常。早年报道维拉帕米、奎尼丁或普鲁卡因胺治疗有效，支持迷走介导的神经反射。另有报道，吞咽诱发阵发性快速性房性心动过速，心率变异性（HRV）分析显示快速性房性心动过速时高频成分（提示副交感神经活性）升高，低频成分（提示交感神经活性）下降。心内电生理检查及射频消融提示，该心律失常由副交感神经介导。副交感神经介导心律失常的可能机制：吞咽时食管蠕动诱发迷走反射，迷走反射增强致使心房肌不应期更加不均匀，心房内产生微折返或兴奋性增高；或迷走反射增强导致肺静脉兴奋灶触发，从而导致心律失常发生。自律性增高也是发生吞咽性心律失常的原因，但自律性增高或触发机制的上游原因仍应是机械刺激或自主神经反射，具体机制不清。房室旁道或双径路的解剖学基础，加上机械刺激或反射机制可能是此类心律失常的机制之一。

合并冠心病者，右冠状动脉及左冠状动脉回旋支供血不足，右冠状动脉为窦房结供血，窦房结缺血，兴奋性及自律性降低，为异位心律的出现创造了条件；而左冠状动脉回旋支供血不足致左心房缺血，使心房肌不应期长短差别显著，致使冲动在左心房内传导异常形成心律失常。由此可见，该心律失常可能由多种发病机制介导。

二、临床意义

虽然吞咽性心律失常患者因吞咽动作反复诱发心律失常，但通常查不到器质性心脏病的证据。部分患者可用食管蠕动功能失调及食管广泛痉挛等功能性变化来解释。少数患者可以查到食管因器质性病变而迷走神经鞘变性或吞咽神经被浸润等。

三、治疗方法

目前对于吞咽诱发的心动过速尚无统一的治疗方案。不同患者可根据各自特点采取个体化治疗。由于诱发因素和心律失常的类型不同且存在个体差异，从而治疗也各不相同。有些心律失常无须治疗可自愈，在避免诱发因素后有些病例的病情可缓解，如冰饮料、咖啡、沙丁胺醇。有些诱发因素不可避免，如咳嗽、打嗝。如单纯进行吞咽动作并无食物通过食管而诱发心律失常，则可在吞咽动作前于咽喉部喷射局部麻醉药物防止其发生。

（一）药物治疗

早年报道联合应用阿托品和普萘洛尔可防止快速性房性心动过速发作，还可试用Ⅰ类抗心律失常药、

β 受体阻滞剂、维拉帕米、胺碘酮等。消化性溃疡、胃窦炎致吞咽性心动过速者可给予 H_2 受体阻滞剂、胃黏膜保护剂等。另有报道给予镇静药联合抗心律失常药物、调节自主神经作用的药物及局部喷射利多卡因治疗有效。

（二）外科手术治疗

对于明显由器质性病变所致、药物治疗效果不佳的，如食管结构异常、食管裂孔疝、消化性溃疡、颅脑外伤，可行胸腔内食管复位术、食管环切术、溃疡手术、颅脑手术等，去除致病因素。

（三）射频消融术

对于无明显器质性病变、药物治疗效果不佳的心律失常患者，可采用射频消融手术。这是近年来发展的新技术，尤其是三维标测，可以标测出心律失常的异位起源点，为这类心律失常患者带来了更多治愈机会，术中标测也为此类心律失常机制的研究提供了更多启示。

有报道对于反复发作的、症状严重的晕厥，可行双侧迷走神经离断术。合并冠心病的患者，应积极处理冠状动脉病变，改善窦房结和心房的供血，减少房性心律失常发生。

第二节 体位性心律失常

体位性心律失常（postural arrhythmia）是指与体位改变有关的心律失常。心电图可表现为心律失常的多样性，如早搏、室内阻滞、房室阻滞、逸搏心律、P-R 间期延长、心动过速、预激综合征等。发生可能与体位变化引起的自主神经功能改变有关，即迷走神经张力与交感神经张力不平衡。现分述如下。

一、卧位性 P-R 间期延长

卧位性 P-R 间期延长（clinostatic PR interval prolongation）是指立位时 P-R 间期延长不明显，卧位时 P-R 间期延长；随着卧位时间的延长，P-R 间期也逐渐延长直至延长固定。

立位时交感神经兴奋，房室结不应期缩短，下传的 P-R 间期也短；卧位时迷走神经张力增高，房室结不应期延长，导致下传的 P-R 间期延长。关于右侧卧位时 P-R 间期延长的机制：右侧迷走神经主要控制窦房结，左侧迷走神经主要控制房室结。右侧卧位时胸腔脏器向右侧移位，右侧迷走神经受到的牵引力相对减少，张力相对偏低，左侧迷走神经张力相对偏高。前者可使心率略有增加，后者使房室结内的不应期相对延长，致使右侧卧位时 P-R 间期明显长于其他体位。

二、卧位性加速的交接性逸搏心律

卧位性加速的交接性逸搏心律（clinostatic accelerated junctional escape rhythm）是指卧位时出现加速的交接性逸搏心律，立位时转为正常的窦性心律。

心电图表现如下。

1. 卧位时

（1）稍提早出现 P^--QRS-T 波群（P^--R 间期 < 0.12s）、QRS-T 波群、QRS-P^--T 波群（R-P^- 间期 < 0.16s），QRS 波群正常或伴有非时相性室内差异传导。

（2）异位搏动频率为 60 ～ 100 次 / 分，可相等或不一致。

2. 立位时　出现正常的窦性心律，P-R 间期为 0.12 ～ 0.20s。

卧位时迷走神经张力增高，窦房结自律性降低，而交接性起搏点的自律性轻度增高，一旦超过窦房结自律性强度，窦房结便受抑制，出现加速的交接性逸搏心律。立位时迷走神经张力下降，窦性频率加快超过交接区起搏点自律性强度时，即恢复窦性心律。

大多数立位时即恢复窦性心律的卧位性加速的交接性逸搏心律患者均无明显的器质性心脏病，多见于青少年，也可在成年人中发现。因加速的交接性逸搏心律的频率常与窦性心律接近，故加速的交接性逸搏心律发作时，患者通常无明显心悸等症状，多在体检时发现。这种心律失常可持续数月、数年甚至数十年而不危害健康，预后佳。但也有少数加速的交接性逸搏心律发生于严重的心肌损害时，如急性心肌梗死、洋地黄药物过量、心脏手术后或心肌炎等。此时应针对病因进行治疗，病情好转后，加速的交接性逸搏心律即可消失。

注：加速性异位逸搏心律与非阵发性异位心动过速

许多心电学专著认为加速性异位（房性、交接性、室性）逸搏心律对应非阵发性异位（房性、交接性、室性）心动过速。心电专家程树榘等认为将加速性逸搏心律与非阵发性心动过速混为一谈，似嫌欠妥。理由如下：①加速性逸搏心律不像心动过速那样突然以较短的配对时间继以较快的频率（其周期与配对时间相近）而出现，终止时也不以较长的代偿间歇为结束，因此没有心动过速那种"起止突然"。②某些频率超过逸搏频率的异位心律与窦性心律有融合波。鉴于此种质疑，现有学者将频率为60～100次/分（房性、交接性）、40～70次/分（室性）不伴有窦-异（房性、交接性、室性）竞争的，心电图上始终未见窦性P波出现，仅有单一的异位节律的，称为加速性异位（房性、交接性、室性）逸搏心律；将频率为60～120次/分（房性、交接性）、60～100次/分（室性）同时伴有窦-异（房性、交接性、室性）竞争的，两者竞争性地控制心房或心室，心电图上可见窦性P波出现，甚至有时可形成融合波（窦-房、窦-交竞争形成房性融合波，窦-室竞争形成室性融合波）者，称为非阵发性异位（房性、交接性、室性）心动过速。另外加速性异位逸搏心律是以逸搏形式出现的，非阵发性异位心动过速是以早搏形式出现的。区别两者时，不能只看心率快慢，还应结合窦性心率和出现的形式（逸搏或早搏）。

三、体位性右束支阻滞

体位性右束支阻滞（postural right bundle branch block）是指变换体位后心电图上出现右束支阻滞图形。

四、体位性左束支阻滞

体位性左束支阻滞（postural left bundle branch block）是指变换体位后心电图上出现左束支阻滞图形。

五、体位性心动过速

体位性心动过速（postural orthostatic tachycardia）是指由卧位转变为立位时心率显著增加、血压无明显变化，同时伴有严重疲劳、头晕、不能耐受运动等症状的心动过速。可参阅《临床实用心电图学》"第44章　与心电图相关的综合征"。

六、体位性房室阻滞

体位性房室阻滞（postural atrioventricular block）是指卧位（特别是右侧卧位）时发生的房室阻滞或阻滞程度加重，立位时房室阻滞消失或阻滞程度减轻。

常表现为卧位时出现一度或二度Ⅰ型房室阻滞，立位时房室阻滞消失。

卧位状态下，患者迷走神经活动占据优势，房室结不应期明显延长。相对不应期与有效不应期都延长，而以相对不应期延长为主时，就发生了二度Ⅰ型房室阻滞。其常伴有窦性心率减慢，也常在夜间睡眠时出现。白天活动状态下，交感神经活动占据优势，房室结不应期缩短，房室阻滞的程度减轻或消失。右侧卧位时 P-R 间期明显长于其他体位。

七、体位性心律失常的临床意义

心律失常与体位有关，为一过性，无须特殊治疗。

第三节　呼吸性心律失常

呼吸性心律失常（respiratory arrhythmia）是指与呼吸节律有关的心律失常。呼吸过程中自主神经（交感神经、迷走神经）张力强弱变化，对心肌细胞兴奋性和传导性形成周期性影响。生理性改变常表现为呼吸性窦性心律不齐，病理性改变少见，如呼吸性房性心动过速、呼吸性右束支阻滞、呼吸性间歇性预激综合征等。

一、呼吸性窦性心律不齐

呼吸性窦性心律不齐（respiratory sinus arrhythmia）是指与呼吸有关的窦性心律不齐，可参阅《临床实用心电图学》"第7章　窦性心律和窦性心律失常"。

二、呼吸性房性心动过速

呼吸周期依赖性房性心动过速（respiratory cycle dependent atrial tachycardia）是指吸气相时发生，呼气相时终止的房性心动过速，简称呼吸性房性心动过速。它约占局灶性房性心动过速总体病例的13%。

（一）发生机制

电生理检查结果提示其发生机制主要为触发机制，与呼气、吸气时自主神经张力变化有关。呼气时，迷走神经作用增强；吸气时，交感神经作用增强，迷走作用降低。此外，其也与吸气时的物理学刺激相关，呼吸过程直接对局部心房壁或肺静脉壁造成的牵张能触发房性心动过速的发生；吸气时静脉回流血量明显增加对肺静脉壁和心房壁造成的牵张也在房性心动过速的发生中起一定作用。

（二）心电图表现

1. 吸气相时房性心动过速发生，呼气相时房性心动过速暂停（图 11-2）。
2. 多数情况下，Ⅰ、Ⅱ和 V_1 导联的 P 波正向，少数情况下，V_1 导联的 P 波呈负向、双向。
3. 发作频繁，房性心动过速的频率多为 90 ～ 270 次 / 分。

（三）临床意义

呼吸性房性心动过速多数不伴结构性心脏病，具有反复发作的倾向，同时 ATP 能反复抑制该房性心动过速。抗心律失常药物治疗效果差，射频消融治疗疗效佳，复发率低。

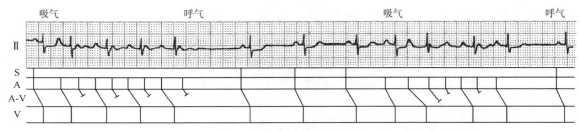

图 11-2　呼吸性房性心动过速伴不规则房室传导（引自黄伟民）

以房性早搏开始的阵发性心动过速在吸气时发作，呼气时终止，终止后有一个较长的间歇。在第 1 阵发作中均呈 2∶1 房室传导。在第 2 阵发作中，第 3、4 个房性 P 波连续未下传。按理第 4 个房性 P 波出现并不很早，其所以不能下传的原因是第 3 个房性 P 波在房室结内发生隐匿性传导，使第 4 个房性 P 波遇到房室结的不应期所致

三、呼吸性右束支阻滞

呼吸性右束支阻滞（respiratory right bundle branch block）是指吸气时发生右束支阻滞，呼气时右束支阻滞消失；或呼气时出现右束支阻滞，而吸气时消失。临床上前一种类型多见。实际上前者属于快心率依赖性右束支阻滞；后者属于慢心率依赖性右束支阻滞。

（一）发生机制

吸气时心率加快，右束支动作电位尚未完全回复正常静息电位，窦性激动抵达右束支时，受阻于动作电位 3 相，出现右束支阻滞；呼吸引起自主神经张力改变，对潜在性损害的束支产生影响。吸气使潜在右束支传导障碍程度加重，则显现完全性右束支阻滞，而呼气使潜在右束支传导抑制程度减弱，则完全性右束支阻滞消失。

（二）心电图表现

吸气（或呼气）时发生右束支阻滞，呼气（或吸气）时右束支阻滞消失。

（三）临床意义

这是一种病理现象，说明右束支有病理性损害。

四、呼吸性间歇性预激综合征

呼吸性间歇性预激综合征（respiratory intermittent preexcitation syndrome）是指患者呼气时表现预激，吸气时不表现预激的一种罕见的间歇性预激综合征。

（一）发生机制

发生机制尚不十分清楚，其可能与自主神经张力及旁道不应期长短有关。呼气时，一方面交感神经张力减弱而迷走神经张力增强，对房室结的传导有显著的抑制作用；另一方面旁道短路，不应期缩短，从而导致预激程度增大，预激 δ 波出现，P-R 间期缩短。吸气时，交感神经张力增强而迷走神经张力减弱；同时延长了旁道前传的不应期，使激动经旁道前传减少，导致预激程度减小，δ 波消失，P-R 间期正常。

（二）心电图表现

呼气时，预激 δ 波出现，P-R 间期缩短；吸气时，预激 δ 波消失，P-R 间期正常（图 11-3）。

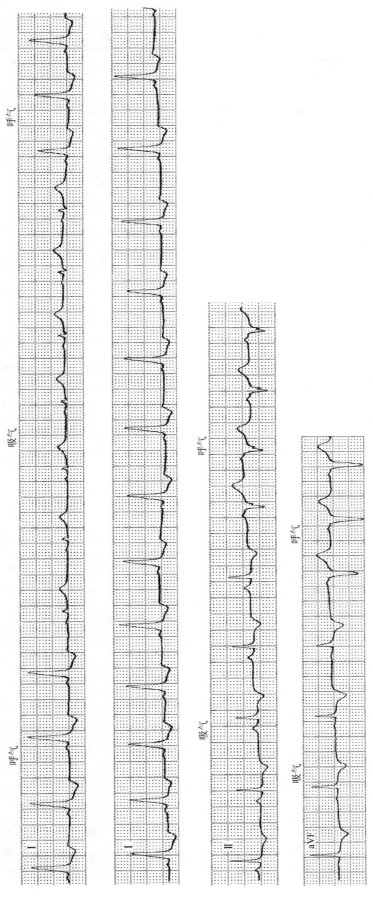

图 11-3 呼吸性间歇性预激综合征

患者，女性，67 岁，常规体检单导联描记心电图。最上面两条为 I 导联连续记录，呼气时 P-R 间期缩短，QRS 波群增宽且起始部呈预激 δ 波，ST 段下斜型压低伴 T 波倒置，即呈现典型的心室预激心电图改变。吸气时，心室预激波消失。同样，在最下面两条随后记录的 II 和 aVF 导联中亦重复出现该现象。从第 2 条呼气时记录的长条 I 导联心电图可见此心室预激并非频率依赖性的，是与呼吸周期有关的间歇性预激综合征

（三）临床意义

鉴于预激综合征在临床上易引起阵发性心悸等症状，因此对吸气时未表现预激综合征，呼气时有预激综合征表现者，应充分认识潜隐性预激综合征的存在。

第四节 双房室结非折返性心动过速

1975 年由 D.Wu 等首先提出双房室结非折返性心动过速（Dual AV nodal non-reentrant tachycardia，DAVNNT），它是指房室结区存在快慢两条径路。窦性激动可分别经快、慢两条径路下传，并先后激动心室而称为 1 ∶ 2 传导或双心室反应，亦称双房室结介导的心动过速（AV node double fire），是一种相对少见的室上性心动过速。

详细介绍可参阅《临床实用心电图学》"第 10 章 房室结双径路在体表心电图上的表现"及"第 43 章 心电现象"。

第五节 阵发性房室阻滞

一、概 述

阵发性房室阻滞（paroxymal atrioventricular block，P-AVB）是一种非持续、非永久性房室阻滞，呈间歇或阵发性发作。阵发性房室阻滞持续时间较长伴心室率缓慢时，可引起先兆晕厥、晕厥甚至心脏性猝死。Sachs 于 1933 年首次叙述了阵发性房室阻滞现象。

（一）定义

患者的心律从正常的房室 1 ∶ 1 传导突然变成了三度房室阻滞，心室率突然减慢。Komatsu 在 2016 年发表的论著中，将阵发性房室阻滞的定义描述为突然发生的完全性房室阻滞，伴 ≥ 2 个连续 P 波未下传或心室停搏 > 3s 时则可诊断。

（二）分型

阵发性房室阻滞分为 3 种类型，即阵发性房室阻滞、迷走性阵发性房室阻滞及特发性阵发性房室阻滞。

二、阵发性房室阻滞

阵发性房室阻滞系指房室阻滞的发生由自身存在房室传导系统病变而引起，又称内源性阵发性房室阻滞（intrinsic paroxysmal atrioventricular block）。

（一）发生机制

窦房结细胞不断发放的 4 相自动化除极是正常心电现象，属于心脏特殊传导系统的自律性。缓慢心律依赖性 4 相阻滞，是指前次 4 相的室上性或室性激动（如早搏）传导到有病变的希浦系统时，其钠通道仍处于失活（inactive）状态，使激动不能引起病变组织的除极而导致心室停搏。在一次长的停搏发生时（舒张期延长），病态希浦系统本来可以发生除极，但因钠通道仍处于失活状态，造成对随后激动无反应。一旦这种临界舒张期膜电位持续存在，则传导不再发生，且不伴适时的逸搏或早搏（窦性或异位性）；而后者可重整膜电位。在体表心电图，一次延长的 H-V 间期则表现为 P-R 间期延长，而阵发性房室阻滞发作前未观察到 P-R 间期延长。这型患者本身就存在房室传导系统的病变，而且多为希浦系统病变。阵发性房室阻滞常由房性早搏、室性早搏、房室束早搏、心动过速等诱发，使有病变的希浦系统发生 4 相阻滞。

（二）心电图表现

1. 平时患者常有右束支阻滞、左束支阻滞或其他室内阻滞。
2. 发作前
（1）常由房性早搏、室性早搏诱发。
（2）P-R 间期不变。
3. 发作中，窦性心律增快。
4. 发作终止，常由房性早搏、室性早搏或各种逸搏终止。
5. 常进展为持续性房室阻滞。

（三）临床意义

患者常有传导系统的远端病变，在有完全性右束支阻滞或完全性左束支阻滞的患者中，发生阵发性房室阻滞的概率大大升高。阵发性房室阻滞常由房性早搏、室性早搏、室上性心动过速、颈动脉窦按摩、瓦氏动作和自发性窦性心律减慢引起，急性心肌缺血也可诱发。较多伴发晕厥，患者的年龄偏高，但其也可发生于儿童。发作时的症状包括剧烈哭叫、恶心、头痛、视物模糊和晕厥。无性别差异。

（四）鉴别诊断

阵发性房室阻滞需与间歇性房室阻滞（intermittent atrioventricular block）相区别。后者也是呈间歇或阵发性发生，但与阵发性房室阻滞不同。发生率更高，患者在房室正常 1∶1 传导的情况下，间歇性出现一度、二度Ⅰ型或Ⅱ型、2∶1 等房室阻滞，持续时间可长可短，多数不引起患者明显的血流动力学障碍。

（五）诊断与治疗

凡怀疑阵发性房室阻滞引起晕厥时均要做 12 导联心电图，但心电图正常不能除外阵发性房室阻滞引起的晕厥。动态心电图对阵发性房室阻滞的诊断很有价值。

阵发性房室阻滞发作时，胸前区捶击可能转化为一次室性逸搏而终止。突然发生时，其有可能由急性病因引起，这时应针对病因给予治疗。

三、迷走性阵发性房室阻滞

迷走性阵发性房室阻滞（vagal paroxymal atrioventricular block，VP-AVB）是指患者不存在自身房室传导系统病变，引起房室阻滞的原因是心脏之外的迷走神经兴奋性过强，又称外源性迷走性阵发性房室阻滞（extrinsic vagal paroxymal atrioventricular block）。

（一）发生机制

迷走性阵发性房室阻滞是因患者迷走神经过度兴奋，作用于房室结，反射性引起阵发性房室阻滞，与迷走神经过度兴奋时对房室结功能有抑制作用有关。

（二）诱发因素

1. 颈动脉窦按摩　按压房室结功能正常者的颈动脉窦可引发迷走性阵发性房室阻滞，按摩左侧颈动脉窦诱发窦性停搏多于诱发房室阻滞。但有自发性迷走性阵发性房室阻滞者很少经按摩颈动脉窦重复诱发。

2. 直立倾斜试验　诱发心脏抑制性晕厥阳性的患者中，多数系心脏停搏引起。在 Zysko 及 Brignole 的各自研究中，仅 5% 的阳性结果系房室阻滞引起。解释这一现象的机制与上述相同，即窦房结对迷走神经的作用更敏感，更容易发生窦性停搏，进而掩盖了房室阻滞的发生。

3. 自发性迷走性阵发性房室阻滞　临床有不少自发性迷走性阵发性房室阻滞伴晕厥的报道，如吞咽性晕厥或咳嗽性晕厥。这些患者无结构性心脏病，房室结传导正常。一项国际多中心研究的（ISSUE-2）结果显示，经植入式动态心电图监护系统检查的记录证实，迷走性阵发性房室阻滞及晕厥患者仅占全组的 8%。

（三）心电图表现

1. 平时患者无束支阻滞。

2. 发作前

（1）P-P 间期延长。

（2）房室传导时间延迟，即 PR 间期延长。

（3）常有 P-R 间期逐渐延长或出现文氏阻滞。

3. 发作中，窦性心律减慢，出现窦性停搏或完全性房室阻滞。

4. 发作终止后，窦性心律增快。

5. 一般不进展为持续性房室阻滞。

（四）临床意义

迷走性阵发性房室阻滞患者先兆晕厥的持续时间常比其他类型的阵发性房室阻滞要长。此外，患者常有较长的晕厥病史，中年发病。多数本症不进展为慢性房室阻滞，因患者的房室传导系统本身无病变。本症发生时，常有容易识别的诱发因素：①中枢性因素，情绪波动、精神或躯体应激；②外周性因素，较长时间的站立。除诱发因素外，临床上常表现出迷走神经系统激活的特征性症状（感觉温暖、腹部不适、头晕、面色苍白、恶心和出冷汗）。本症是一种功能性房室阻滞，可引起先兆性晕厥甚至心脏性猝死，但与另两种阵发性房室阻滞相比，其相对为良性，有随年龄增长病情缓解或自愈等特点。此外，本症发生在夜间比白天多见。阻滞部位在房室结，迷走性阵发性房室阻滞介导的死亡病例几乎没有，但其能引起继发性、快速性室性心律失常，可因反复发作引起晕厥。

（五）鉴别诊断

怀疑阵发性房室阻滞引起晕厥时，可行按压颈动脉窦试验，阳性结果包括阵发性房室阻滞发生前有 P-P 间期的延长，但不伴 P-R 间期改变。而迷走性阵发性房室阻滞发生时，发生前有 P-P 间期的延长，同时常有 P-R 间期延长，另外可见表 11-1。

表 11-1　迷走性阵发性房室阻滞与阵发性房室阻滞的比较

	迷走性阵发性房室阻滞	阵发性房室阻滞
宽 QRS 波群	不常存在	几乎总存在
室性早搏或房性早搏诱发	否	是
P-R 间期延长	存在	不存在
心室停搏时	窦性心律减慢	窦性心律不变或加快
终止阵发性房室阻滞	窦性心律加速	常为室性早搏，少数为房性早搏

一些单纯的阵发性房室阻滞可呈心动过速或心动过缓依赖性。当存在心动过速依赖性时，阵发性房室阻滞与迷走性阵发性房室阻滞正好相反，两者鉴别相对容易。存在心动过缓依赖性时，鉴别相对困难。

当心电图存在束支阻滞、双侧束支阻滞时，90% 的概率为阵发性房室阻滞。另外，阵发性房室阻滞伴心动过缓依赖性几乎总由早搏诱发，进而引起停搏，而不是经心动过速诱发，后者可抑制房室前传而引起 P-R 间期延长。

需要指出的是，诊断迷走性阵发性房室阻滞时，要与迷走反射性房室阻滞区别：后者常引起一度、二度Ⅰ型和二度Ⅱ型、2∶1 房室阻滞等情况。这时，只诊断患者发生了血管迷走性房室阻滞，而不能诊断迷走性阵发性房室阻滞。迷走性阵发性房室阻滞是因患者迷走神经过度兴奋而反射性引起阵发性房室阻滞。这与迷走神经过度兴奋时对房室结功能有抑制作用有关。

此外还有真性与假性二度Ⅱ型房室阻滞的鉴别问题，一旦确定存在二度Ⅱ型房室阻滞，阻滞的部位一定位于希浦系统。当二度房室阻滞伴 P-R 间期固定时，还要仔细观察此时是否伴有窦性心律减慢，当同时存在窦性心律减慢时，可除外真性二度Ⅱ型房室阻滞。

当植入式动态心电图监护系统检查发现患者同时存在二度Ⅰ型和Ⅱ型房室阻滞时，50% ～ 100% 为假性二度Ⅱ型房室阻滞。换言之，当二度Ⅰ型房室阻滞和二度Ⅱ型房室阻滞同时存在时，几乎能排除真性二度Ⅱ型房室阻滞。因希浦系统存在病变时，几乎不可能同时引起二度Ⅰ型房室阻滞和二度Ⅱ型房室阻滞。真性二度Ⅱ型房室阻滞诊断时，应当确认同一情况可重复发生，且不伴窦性心律减慢及二度Ⅰ型房室阻滞的同时存在。

为鉴别这两种类型的阵发性房室阻滞，Komatsu 提出了心电图迷走积分法，其有利于迷走性阵发性房室阻滞的及时诊断，可参见本章"第六节　鉴别阵发性房室阻滞机制的新方法——迷走积分法"。

（六）治疗

可应用 β 受体阻滞剂治疗，也有学者主张应用茶碱治疗。起搏器仅能治疗心脏抑制型，多数学者主张只有恶性心脏抑制型才适合起搏器治疗。

四、特发性阵发性房室阻滞

近年来，Brignole 提出了一种新的特发性阵发性房室阻滞（idiopathic paroxymal atrioventricular block，IP-AVB），它是一种病史较长、晕厥反复发作、常无先兆晕厥的特殊阵发性房室阻滞类型，是心脏之外的因素引起的，是原因不明的阵发性房室阻滞，也有学者称其为外源性特发性阵发性房室阻滞（extrinsic idiopathic paroxymal atrioventricular block）。患者无房室传导系统病变，无基础心脏病，平素心电图无异常；但患者又能突发阵发性房室阻滞，发生前和持续期间都不伴发其他心律失常，不伴窦性心律改变，应与迷走神经过度兴奋无关。

（一）发生机制

Brignole 认为，低血浆腺苷可解释特发性阵发性房室阻滞的发生，患者唯一共同的致病因素就是血浆腺苷水平比正常健康对照组低。静脉注射三磷酸腺苷（18 ～ 20mg）后（即腺苷试验），88% 的患者出现明显的窦性停搏（3.3 ～ 25s）。鉴于这些结果，Brignole 提出了一个涉及腺苷受体高亲和力的假说，即正常时腺苷受体在人体房室结大量存在，当患者内源性腺苷呈短暂性增加时，基础血浆腺苷水平低的患者发生房室阻滞。

（二）心电图表现（图 11-4）

1. 平时心电图无房室阻滞和室内阻滞。
2. 发作前，P-R 间期不变。
3. 发作前、发作中、终止过程中，窦性心律始终不变。
4. 不进展为持续性房室阻滞。

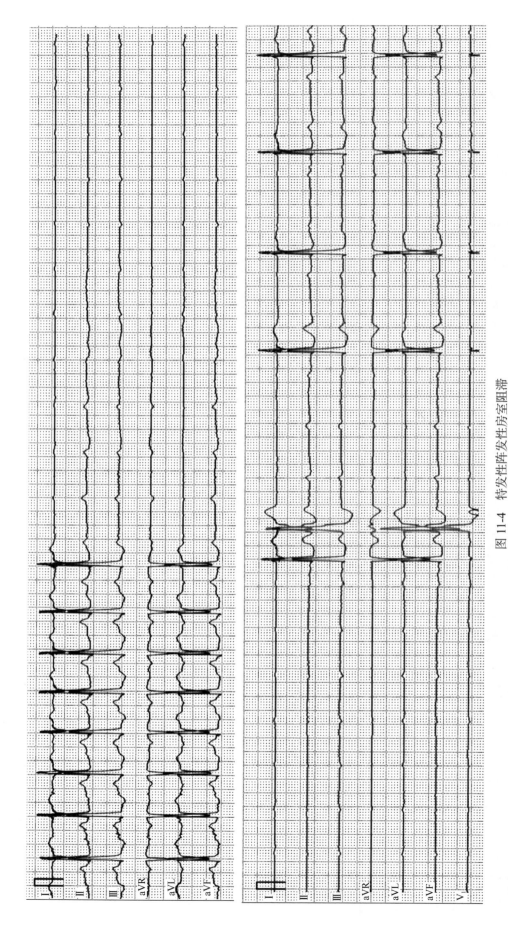

图 11-4　特发性阵发性房室阻滞

患者因晕厥病史中行动态心电图检查。上、下两条图系连续记录，可见一过性的三度房室阻滞。上条图可见三度房室阻滞前下传的 P-R 间期除最后一次稍长外，其他均正常，说明患者不存在自身房室传导系统病变。下条图中部出现 1 次室上性 QRS 波群（窦性下传或交接性逸搏）和 1 次室性早搏。发作过程中窦性 P 波频率变化不大。后部为 2∶1 房室阻滞。结合病史及心电图表现，考虑为特发性阵发性房室阻滞

（三）临床意义

特发性阵发性房室阻滞发作前与发作中无其他心电图改变，属于一种孤立性三度房室阻滞。这提示，引发特发性阵发性房室阻滞的因素只影响了房室传导，而对其他心肌或组织无明显作用。

（四）鉴别诊断

特发性阵发性房室阻滞需与迷走性阵发性房室阻滞相鉴别，特发性阵发性房室阻滞常发生于无器质性心脏病，基础心电图正常的患者，常突然发生而不伴其他心电图异常。而迷走性阵发性房室阻滞发生时，常有窦房结及房室结功能同时受到抑制的表现。

（五）治疗

1. 茶碱治疗　茶碱是一种非选择性腺苷受体拮抗剂，可阻断患者突然增加的腺苷作用，进而可预防晕厥复发，对于某些患者，甚至可作为永久性心脏起搏器治疗的替代治疗方案。

2. 起搏器治疗　永久性心脏起搏器能有效预防特发性阵发性房室阻滞患者晕厥的复发。

注：潜伏性房室阻滞

潜伏性房室阻滞（latent atrioventricular block）是指房室交接区确有不应期的病理性延长，而常规心电图无房室阻滞表现的一种现象。其原因系不应期病理延长较轻，当窦性心律较慢，下传激动到达交接区时，即使是延长了的不应期亦能通过，故激动在交接区传导正常，而常规心电图上无房室阻滞的表现。当室上性激动加快时，激动落在轻度延长的相对不应期或有效不应期内，从而出现不同类型的房室阻滞。这种房室阻滞应考虑属于病理性的。

第六节　鉴别阵发性房室阻滞机制的新方法 —— 迷走积分法

阵发性房室阻滞（P-AVB）是晕厥的一个原因，其定义为突发性三度房室阻滞，存在 ≥ 2 个连续 P 波下传阻滞和心室停搏 > 3s。其发生的常见机制为迷走性（功能性）房室阻滞和器质性房室阻滞，两者发生机制不同，治疗方法也互异，故两者鉴别显得非常重要。

一、迷走积分法的基本理念

Komatsu 提出迷走积分法（vagal score），迷走积分法是心电图鉴别阵发性房室阻滞两种机制的一个新方法。迷走积分法的机制简单而明确，即如果存在迷走性阵发性房室阻滞，患者迷走神经的兴奋作用能使窦性心律减慢，P-P 间期延长，还能作用于房室结，使房室结传导时间（P-R 间期）延长。心电图伴有这些表现时，提示阵发性房室阻滞的类型为迷走性。起初 Komatsu 提出 9 项迷走积分法的指标（6 项各积 +1 分和 3 项各积 –1 分），后又经其他学者研究补充，目前增加为 13 项的指标（10 项各积 +1 分和 3 项各积 –1 分）。

前十项积分指标如下（每项阳性时积 +1 分）。

（1）平素心电图正常。

（2）P-R 间期延长能"诱发"阵发性房室阻滞。

（3）阵发性房室阻滞发生前存在 P-R 间期延长。

（4）P-P 间期延长能"诱发"阵发性房室阻滞。

（5）阵发性房室阻滞发生前存在 P-P 间期延长。

（6）阵发性房室阻滞发作前，有窦性心律减慢。

（7）阵发性房室阻滞发生中尚有窦性心律减慢。

（8）阵发性房室阻滞可被 P-P 间期延长引发（无房室阻滞或室内传导障碍）。

（9）心室停搏期间，窦性心律减慢，P-P 间期延长。

（10）P-P 间期缩短可终止阵发性房室阻滞。

此外，提示器质性阵发性房室阻滞的指标如下（每项阳性积 –1 分）。

（1）有传导系统远端受累表现（左束支、右束支、室内阻滞）。

（2）室性早搏或房性早搏引发阵发性房室阻滞。

（3）阵发性房室阻滞由室性或交接性逸搏或窦性心律加快而终止。

二、迷走积分法结果的判断

13 项积分的代数和 ≥ 3 分可诊断为迷走性阵发性房室阻滞；积分 < 3 分或为负分，提示器质性阵发性房室阻滞。

三、临床意义

鉴别阵发性房室阻滞两种发生机制有助于指导临床上合理使用起搏器，确定为迷走性阵发性房室阻滞时，避免起搏器治疗；确定器质性阵发性房室阻滞时，尤其希浦系统阻滞时，应及时给予起搏器治疗。另外，迷走积分法的理念还可用于心电图和动态心电图出现其他的房室阻滞（包括一度及二度Ⅰ型、Ⅱ型）及 2 : 1 阻滞等的鉴别诊断。

第七节　窦房干扰分离的再认识

一、概　述

1. 心电图学发展至今已有 110 余年，它对心律失常诊断的贡献极大。新的心律失常不断涌现，被誉为"金标准"的心电图就"任重道远"。《临床实用心电图学》对本题进行了讨论，在此再做些补充，故称再认识。

2. 干扰分离（即"干扰脱节"），是在干扰基础上，连续发生 ≥ 3 次，以序列性表现为特征的一种双重心律。

3. 干扰分离除了有基本心律，尚有附加心律；"两个节律点的出现是前提，两者在不应期内的存在是基础"是把握干扰分离的核心要义。诊断时除了必须找到两个节律点外，也要求在不应期（含有效不应期、相对不应期）内两者并存，而且连续出现 ≥ 3 次。

二、窦房干扰分离的产生条件

窦房干扰分离定位于窦房交接区，即窦房结与心房肌之间的部位，本身仍属心房肌。从病理生理思考其发生机制、心电表现，必然要从心房肌的特性出发，将其作为剖析的基点。

1. 绝对干扰：因发生在心房肌的有效不应期时间窗，决定了窦性节律和来自心房（或交接区、心室）的兴奋，必须要在窦房交接区的有效不应期内相遇、互相碰撞；还必须连续发生 ≥ 3 次。若两个不同起源的激动有一个"提前"或"滞后"在心房肌的相对不应期进入，绝对干扰即无法形成；要求相当苛刻，也是罕见的原因。

2. 心房肌有效不应期的时间窗宽度应该为 0.09s，系根据心房颤动 f 波的最高兴奋性 650 次 / 分推定的。

3. 两个节律点的频率差异过大也制约了两者能在 0.09s 内连续相遇 3 次，即要求窦性与房性、交接性（或室性）的频率应该相对接近，不然亦难形成窦房干扰分离。

有必要强调梯形图的绘制对表达窦房干扰分离心电特征的重要价值：它不仅可以形象地表达诊断，更能监督分析中是否符合窦房干扰分离诊断的各项指标；具有反思"诊断可靠性"的"监督"功能。特别是两个节律点抵达心房肌的先后，以及干扰形成的时间窗宽窄，梯形图可直观地显示。关于梯形图的绘制，请参见"第十四章　心电梯形图的应用"。

三、窦房干扰分离心电图表现

1. 有明确的窦性 P 波和窦性心律存在。

2. 有形态一致且序列规律出现的房性异位 P′ 波（或交接性、室性逆行的 P⁻ 波）。

3. 窦性 P 波频率与异位 P′ 波（或逆行 P⁻ 波）的频率相近，即 P-P 间期与 P′-P′ 间期（或 P⁻-P⁻ 间期）互差 ≤ 0.09s。

4. 长 P-P 间期（窦性或窦性激动参与的融合波的 P-P 间期）是基本窦性 P-P 间期 4 倍以上的整倍数。

5. 长窦性 P-P 间期（窦性或窦性激动参与的融合波的 P-P 间期）内至少连续出现 3 次纯的 P′ 或 P⁻ 波（不含融合波），即形成连续 3 次以上窦房交接区的绝对干扰现象，窦性激动未能传出窦房交接区激动心房形成窦性 P 波，房性 P′ 波（或 P⁻ 波）也未能传出窦房交接区而进入窦房结重整窦性节律。

以上 5 条成为确立"窦房干扰分离"诊断的核心要求，必须同时具备，缺一不可。

四、窦房干扰分离重要线索

通过对窦房干扰分离和"窦 - 交"干扰性房室分离进行比对，得知两者有很多相似点和不同点。

（一）窦房干扰分离和"窦 - 交"干扰性房室分离相似点

1. 两者都是以"绝对干扰"作为发生的机制。

2. 两种起源节律点频率互不相同，但差异不大。

3. 都服从于心肌的不同应激性。

（二）窦房干扰分离和"窦 - 交"干扰性房室分离不同点

1. 前者"绝对干扰"的部位是窦房交接区，后者是房室交接区。

2. 呈现的房性融合波外形不同：前者的 AF_{S-A} 是介于窦性 P 波与房性 P′ 波之间；后者则是介于窦性 P 波与交接性 P⁻ 波之间。

3. "窦 - 交"干扰性房室分离的发生较为多见，窦房干扰分离较为少见。

由于房室交接区的有效不应期时间窗较心房肌时间窗宽 1 倍左右，前者的两种激动更容易在房室交接区发生绝对干扰；而且两者的频率也可以较窦房干扰分离有更大的差异，增加了发生概率，也就较窦房干扰分离多见。在有的患者中，同一次记录中可以兼有两种部位的干扰性分离，并先后出现（图 11-5）。

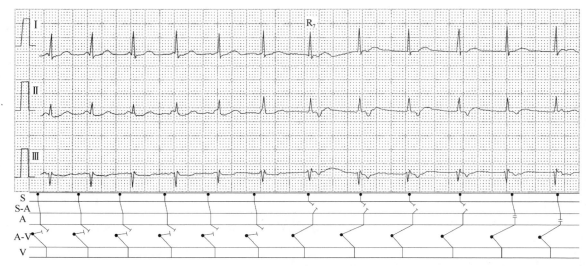

图 11-5　窦房、房室双重干扰性分离

患者，男性，52 岁，因胸闷、心悸行心电图检查。本图 $R_1 \sim R_6$ 为 QRS_J，在 $R_1 \sim R_4$ 之前均可见于 R 波起始部分，有部分窦性 P 波痕迹，渐渐埋入 QRS 波群而不显。当 R_7 呈现 QRS_J 激动，它需要一定时间传入窦房交接区（S-A）才可呈现 P^- 波在 R_7 之后。这正好符合窦性激动频率较 QRS_J 频率略慢的特点。遂使窦性激动与 R_7（QRS_J）能在 S-A 的有效不应期内碰撞，发生绝对干扰，并持续至 S_{10} 成为窦房干扰性分离。其后的 S_{11} 也因保持略有延迟的频率，离开 S-A 的有效不应期，从而进入相对不应期，始可下传至心房，遂与 R_{11}（QRS_J）的逆传心房激动，在心房内融合成房性融合波，终止窦房干扰性分离。本图的前半部分 $R_1 \sim R_6$ 为"窦 - 交"干扰性房室分离，全图始终由交接性节律控制；仅仅是发生在绝对干扰的部位不同。通过本病例的心电演变再次提示：可以将"窦 - 交"干扰性房室分离作为寻找、发现窦房干扰性分离的重要线索、抓手。通过它有可能发现窦房干扰性分离，使其成为"伴行者"。由"窦 - 交"干扰性房室分离转变为窦房干扰性分离需要更严格的条件——必须进入窦房交接区的有效不应期；窦房交接区有效不应期非常短，在窦房干扰性分离的诊断标准中，必须强调窦房干扰性分离者基本窦性 P-P 间距与异位房性 P'-P' 间距（或 $P^- - P^-$ 间期）互差 ≤ 0.09s；对于频率相近的双重性室上性心律的患者，适当长时程描记十分有必要；有可能检出窦房干扰性分离。

第八节　心房分离的新视点

一、历 史 回 顾

1900 年 Hering 首先在动物实验中对心房分离（atrial dissociation，AD）进行了观察。1906 年 Wenckebach 报道了人体中的心房分离，可惜无心电图的举证。首例有心电图显示的是 1920 年 Schrnmpf 的报道，但他列举的图例是否确系心房分离，值得推考；被誉为心律失常鼻祖的 Lewis 并不认同 Schrnmpf 的诊断；White、Katz 和 Pick 等心律失常专家亦对其持怀疑态度，认为是伪差。Bellet 也认为不少心房分离的报道难以排除伪差。1929 年 Conderelli 以结扎犬的冠状动脉左前心房支，产生了心房分离。对于呼吸肌肌电（respiratory electromyogram，REG）引致的所谓心房分离，Vill、Gomes Maques、Deliyian 和 Salama 都有分析，但真正能提出强有力证据的为 1966 年 Higgins 等的研究。即使是在 21 世纪报道，虽都附有心电记录，但其中仍有相当一部分误诊。误诊者中也有心电学大师级人物。将呼吸肌电伪差（图 11-6）和其他伪差误判为心房分离，成为 20 世纪以来心电学界最大的误诊事件，直到 2005 年仍有发生。

1973 年 Zipes 首次同时记录右心房内、食管心电图，由心内电生理证实了心房分离的诊断。国内则在 1988 年由丁燕生经电生理检测证实第 1 例心房分离。该例为右心房颤动、左心房扑动。这也是国内首例经电生理检查证实的心房分离。

心房分离确实存在，呼吸肌伪差必须排除，这是并行不悖的两回事。本节讨论的心房分离也称心房脱节、局限性完全性心房内阻滞，属于阻滞型心房分离。

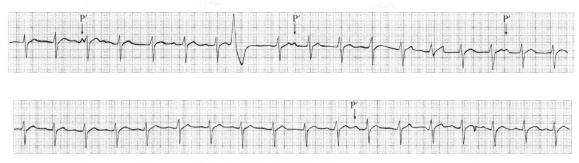

图 11-6　呃逆时之膈肌呼吸肌电伪差（引自 Watanabe）

Higgins 于 1966 年审查了著名心脏病学家 Bay 和 Adame 于 1932 年报道的，被不少学者辗转引用、奉为经典的医界第 1 例心房分离，以及 Scherf 等报道的 4 例，认为难以排除呼吸肌肌电伪差。1968 年 Fleischmann 和 Bar-Khayim 在英国《心脏》杂志提出了呼吸肌肌电图，定义为心电记录到的呼吸肌肌电现象。Higgins 正是考虑所谓"心房分离"和呼吸相关，并采用了呼吸记录仪与心电描记仪两者同步描记，进行对照分析，才得以证实误判的所谓心房分离病例是心电伪差

二、呼吸肌伪差产生的原因和过程

1. 所谓"心房分离"的 P′ 波是在吸气伊始的刹那间出现的，继后即伴随高频细颤波（酷似心房颤动的 f 波）。在呼吸动作的吸气伊始，P′ 波出现，并由高频细颤波殿后。P′ 波后的这种每分钟千次的高频细颤波，并不符合心房颤动 f 波频率最高仅仅为 650 次 / 分的特点。实际上这是辅助呼吸肌（主要是斜角肌肌群）引起的，和心房肌活动无关。

2. 屏气试验可使 P′ 波与高频细颤波一并消失，也证实了这是和呼吸密切相关的呼吸肌电伪差。

3. 由于呼吸肌电伪差可以仅仅表现为高频细颤波，而无 P′ 波作为先导。因此 P′ 波与高频细颤波是同质性的波形，两者并无发生学上的"因果关系"；吸气伊始肌电信号强，显示为 P′ 波，后续肌电信号变弱，则表现为高频细颤波。呼吸动作多是吸气居先，P′ 波就在细颤波之前；无 P′ 波，仅有细颤波也就可以理解。

4. 如对无 P′ 波和高频细颤波的正常者进行测试，则令其先行吸气，后屏气，一直持续到忍无可忍时；便在恢复呼吸动作（吸气）的顷刻（由吸气居先），诱发出 P′ 波，并伴高频细颤波。证明所谓"心房分离"的表现，无论是 P′ 波或高频细颤波，都与心脏疾病无关，仅仅是呼吸肌肌电现象。在"屏气"持续一定时间，刹那间恢复呼吸仍是以吸气居先的辅助呼吸肌活动，都会显示在心电记录上。显示出酷似"心房分离"的假象，P′ 波居前，高频细颤波继后。

5. 有高频细颤波者，其前可伴有 P′ 波；也可以无 P′ 波居前。两者只是呼吸动作强度不同的反映，高大的 P′ 波一般表现在屏气达到忍无可忍（或呼吸困难）时，在恢复吸气的刹那间（肌电信号强度最大时）表现为居前的 P′ 波。

三、心房分离与房性并行心律的鉴别

除呼吸肌电伪差易误诊为心房分离外，需注意心房分离与房性并行心律的区别（表 11-2，图 11-7）。国内有许多将房性或交接性并行心律判为心房分离的实例。在此不再剖析。心房分离的特征是心房的某一局部有兴奋灶；此兴奋灶的周围存在双向的阻滞圈。圈内的激动既不能传出阻滞圈，也不能接受阻滞圈外的激动进入。这种双向阻滞的特征是心房分离的本质属性。

心房分离是危重的心电现象，常见于重危病患者；往往发生于临终之前。P′ 波的确定并和基本心搏 P 波（本例为 f 波）构成的"分离"，是一个涵义宽泛的命名。广义的"分离"如同房室分离一样，可分为干扰性、阻滞性、混合性三类，本例属阻滞性。狭义的心房分离即完全性房内阻滞，即在心房颤动

基础上又合并了心房分离的 P′ 波，既不易识别，又罕见。当心房颤动时心室率平均低于 60 次 / 分时，应想到尚可能具有房室阻滞，即 350 次 / 分：60 次 / 分，接近 6：1 的传导。

表 11-2　心房分离与房性并行心律的鉴别

鉴别点	阻滞性心房分离	干扰性心房分离	房性并行心律
主导节律间歇传入阻滞	无	有	无
主导节律间歇传出阻滞	无	有	无
主导节律被重整	无	有	有
附加节律持续传入阻滞	有	无	间歇性有或无
附加节律持续传出阻滞	有	无	无
附加节律被重整	无	有	无
传导阻滞性质	双向性	无	单向性
心房率	30～60 次 / 分	快慢不一，多数快，有等频	约 60 次 / 分
P′ 波形态	较小或不清	清晰，多为逆行 P′ 波	较大或不定
P′-P′ 间距	规整或不规整	可有较大相差	较规整
P′ 波夺获现象	无	有	有
房性融合波	无	有	可有
P 波和 P′ 波重叠	可有	无	无
P 波和 P′ 波等频	无	有	有公倍数
下传心室	无	可有	可有

注：表中阻滞性心房分离即为本节所讲的心房分离；干扰性心房分离可参阅《临床实用心电图学》"第 26 章　干扰与分离"；房性并行心律可参阅《临床实用心电图学》"第 24 章　并行心律"。

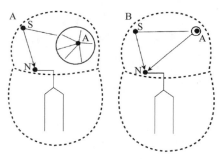

图 11-7　心房分离与房性并行心律的不同机制示意图

A. 心房分离；B. 房性并行心律

有关心房分离的论述，《临床实用心电图学》已作了全面的讨论。现介绍具体案例（图 11-8）：患者，男性，72 岁，反复心悸、气喘 7 年，近期加重伴下肢水肿 7 日。心脏彩超示全心增大、三尖瓣相对性关闭不全。临床诊断：扩张型心肌病。

心房内有双向传导阻滞，交接区下方又有房室阻滞，同时还存在束支阻滞（本例为完全性右束支阻滞），心肌纤维化和间质纤维化，病变弥散、波及全心，呈现整个传导系统的变化，提示预后差。从描记技术而言，本例充分展示出"多导联同步记录"对心电学的重大贡献，其具有里程碑的意义。单导联记录已经不能满足医疗需要，被淘汰也是历史发展的必然。为何本例在基本节律为心房颤动的前提下，高频 f 波（350～650 次 / 分）却不能抑制心房分离 P′ 波的形成；足见 P′ 波周围具有阻滞圈，f 波无法侵入 P′ 波，而 P′ 波又有传出阻滞：①异位房灶呈 1.14s 左右的序列伴传出阻滞，显示为 3.30s、3.54s 两个间距；②在异位房灶与 f 波的交接处再次发生传出阻滞，心房分离的 P′ 波始得以显露。图 11-7A 仅显示窦性基本节律（以"S"代表），未能进入中间有"A"的圆圈，即传入阻滞；同时以"A"为代表的心房内异位灶兴奋，又不能冲出圆圈，即为传出阻滞。两者兼有即为心房分离。本例的心房分离应该以 f 波取代"S"，圆圈中的"A"则为不同于 f 波的心房分离的 P′ 波，即 P′₁、P′₂、P′₃。"A"本身尚有 3：1 的传出阻滞。

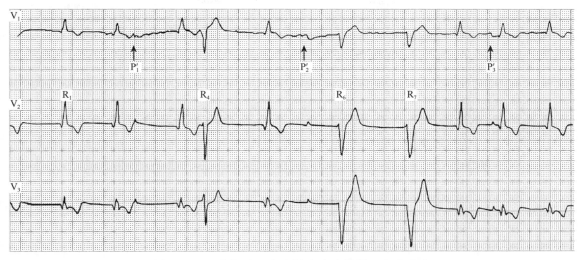

图 11-8　心房颤动、完全性右束支阻滞、心房分离

本图为 V₁、V₂、V₃ 导联同步记录，全图可见两种心房波。①心房颤动 f 波：V₁ 导联可见形态、大小、间隔迥异的 f 波，V₂、V₃ 导联上对应的基线几乎呈直线，未能显示 f 波。R₁ ～ R₃、R₅、R₈ ～ R₁₀ 呈完全性右束支阻滞。R′-R′ 间距明显不等，属 f 波下传的基本心律。②心房分离（AD）P′ 波：有 P₁′、P₂′、P₃′，以 V₂、V₃ 导联明显的 P′ 作为标杆，在 V₁ 导联中箭头处，也可做出认定，只是不易与 f 波区分。作为心房分离 P′ 波的间距为 3.30s（P₁′-P₂′）和 354s（P₂′-P₃′），其最大公分母平均值为 1.14s±0.04s（变异范围为 ±3.5%），可以符合统计学要求；提示心房分离发放的冲动都是以 3：1 的节律传出。P₁′-P₂′ 和 P₂′-P₃′ 的心房分离实际间距为 1.10s 和 1.18s。高频的 f 波无法进入受保护的局部心房肌时，即同时兼有传入阻滞，此即心房分离灶既有 3：1 的传出阻滞，又有受保护的传入阻滞，成为双向传导阻滞，显示的仅仅为 3.30 ～ 3.54s 的 P′-P′ 间距

第九节　非时相性室内差异传导对交接区起源定位的独特价值

一、概　　述

　　非时相性室内差异传导最早是 1963 年由南非的心电学专家 Schamroth 等提出，指发生于缓慢时相的各类"逸搏"，它是对应于时相性室内差异传导而言的。鉴于 Schamroth 提出的这一命名已约定俗成，至今已有 50 余年，为了便于确立讨论对象的"同一性"，避免误解，仍沿用非时相性室内差异传导一词。在房室交接区的定位判定标准中，非时相性室内差异传导（non-phasic intra-ventricular aberrant conduction，NAVC）的改变，对于交接区的定位具有独特的价值。

二、非时相性室内差异传导特点

1. 窦性心律向交接性节律转变的序列特征（图 11-9）。
2. QRS 波群形态也可以与窦性者无明显差异，仅略有不同（图 11-10）。
3. 可以与室上性下传 QRS 波群明显不同，同时伴有窦性和交接性频率的差异（图 11-11）。

三、房室交接区是心脏传导系统中结构上最为复杂的部分

　　国际著名心脏病学家 Zipes 认为，房室交接区是心脏的"灵魂"，对其解剖和电生理特性的很好理解，是打开了解心脏解剖和电活动的钥匙。近百年来虽然进行了大量的探索与研究，仍然没有得到突破性进展，这个领域仍然是"谜中之谜"。其特征可以概括为"立体网状迷路，多条纵行分离，偏心分层传递，优先递减延搁"。作为房室结下方的希浦系统，它从房室结与房室束交接处、房室束到浦肯野纤维的外周部分都具有自律性。实验证明，在特殊实验环境下房室结的 N 细胞也可变为自律性细胞。当出现房

室阻滞时，房室束即具有起搏功能，可维持 30 ～ 50 次 / 分的心率。

在窦房结、房室传导功能正常时，希浦系统的起搏活性会受窦房结频率优势规律的控制，受到窦性的抑制，希浦系统远端的起搏细胞即使自发除极，但在其尚未达到阈电位时，也被窦性冲动所消除，即超速抑制。当房室传导发生障碍时，这种传导的超速抑制就不复存在，使得房室交接区内的希浦系统远端的起搏细胞自发除极获得成功，N 细胞就可变为自律性细胞。由于其并非在正常窦性的正常通道上传播，按照心电学核心理念——总纲中的传导环节有了不同，其结果（图形）必然也会有差异。这样，仍然是房室交接性起源下传的 QRS 波群，必然与纯粹窦性下传的 QRS 波群有所不同。Chung 认为，这是由于交接性逸搏起源的激动沿优先通道下传，如 Mahaim、Lev 和 Lerner 指出的。这种真正由房室交接性逸搏或节律引起下传的，Chung 认为罕见。但罕见是一回事，它的存在是另一回事。

差异传导的电生理研究和心电征象：应该接受电生理学的引领，不断获得深化和发展，以更好地为临床服务；百余年来心电图的进展和取得的成果也充分证明了这是正确的途径。但也应该看到电生理学采用的研究方法、技术，无论在深度、广度上和体表心电图技术比较，两者是有差异、区别的。在指导思想上心电图学要接受电生理学的引领和指导，尽力在认识和理念上更接近电生理学的内涵；应该实事求是、客观地承认和接受心电图学本身的局限性（即不足），不能要求心电图学达到电生理学所做出的精准结论。以差异传导而言：电生理学所取得的结论应该给予充分重视，并要求在心电图中对差异传导的认识及两者的结合上达到尽可能一致或接近。但也必须充分认识到，两者是存在差异的，因为两者是采用了不同的研究手段、方法；得出不同的结果完全在情理之中，应该"求同存异"，做到"和而不

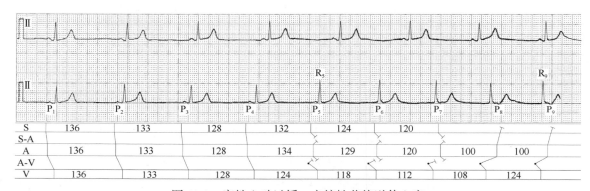

图 11-9　窦性心动过缓、交接性节律逆传心房

本图系 20s 的 II 导联长程描记。上、下两条系连续记录。窦性 P 波按序呈现，外形正常，上条 P_1 ～ P_4 间距为 1.28 ～ 1.36s（47 ～ 44 次 / 分），属窦性心动过缓。P_1 ～ P_4 之 P-R 间期固定 0.14s，窦性下传 QRS_S 外形正常。P_4 ～ P_5 由 1.28s 减慢为 1.32s（P_4 ～ P_5）时，又遇 R_5 提前发放，R_4 ～ R_5 变短为 1.24s（48 次 / 分），R_5 为交接性逸搏（QRS_J）。R_5 ～ R_6、R_6 ～ R_7 分别为 1.18s（51 次 / 分）、1.12s（54 次 / 分）。R_5 的起始部可以见到直立窦性 P 波起始部的痕迹，为窦性 P 波和 R_5 的重叠。窦性 P_6、P_7 则完全和 R_6、R_7 的 QRS_J 波群重叠，将 R_6、R_7 的 QRS 波群最底部的宽度与窦性下传 QRS_S 波群（R_1 ～ R_4）最底部的宽度进行比较，即可证明。但 P_7 出现在 R_7 的 ST 段上。从下条 QRS 波群的宽度与上条 QRS 波群（R_1 ～ R_4）比较可见，QRS_J 波群的宽度确实略有增宽，伴振幅增高，R_5 ～ R_9 属交接性逸搏心律（46 ～ 50 次 / 分），并与上条的窦性 P_5 ～ P_7（49 ～ 50 次 / 分）构成了"'窦 - 交'干扰性房室分离"。由 R_8 开始直至下条结束，全部为交接性逸搏心律伴逆向夺获心房，呈现"QRS_J-P⁻"组合的序列特点。从窦性心搏的 QRS_S 波群外形与 QRS_J 波群比较，QRS_J 波群振幅略高，伴时间略宽于 QRS_S 波群，此即非时相性室内差异传导。从窦性心律向交接性节律（QRS_J 波群）转变的序列特征看，窦性 QRS_S 波群外形正常，P-P 间距为 1.28 ～ 1.36s（47 ～ 44 次 / 分），为窦性心动过缓。P_1 ～ P_4 的 P-R，P_1 ～ P_4 下传的 R_1 ～ R_4 形态正常。P_5 与 R_5 属窦性 P 波与 QRS 波群的房室干扰状态。R_5 ～ R_9 间距转变为 1.04 ～ 1.18s（58 ～ 51 次 / 分），属 QRS_J 波群频率，QRS_J-QRS_J 逐渐缩短，至 R_8 产生 P⁻ 波，并抑制窦性 P 波呈现，直至下条终了。窦性 P_6 重合于 R_6 为窦性 P 波和 P⁻ 波两者序列的交汇开始，R_7 处为两者的结束，仅仅持续 3 次，组成了短暂的双重心律——窦性心律和交接性心律

心电诊断：窦性心动过缓、交接性节律逆传心房。本图的交接性心搏与窦性搏动略有不同，显示交接性 QRS_J 的较高振幅和略宽的 QRS_J 时限。有的 QRS_J 尚伴有 P⁻ 波在 QRS_J 之后。这种 QRS_J 的改变即非时相性室内差异传导，成为四级定位判断中具有高度特征性的心电征象，值得予以关注。同时，从梯形图可知 R_5 ～ R_7 尚呈现窦房干扰性分离

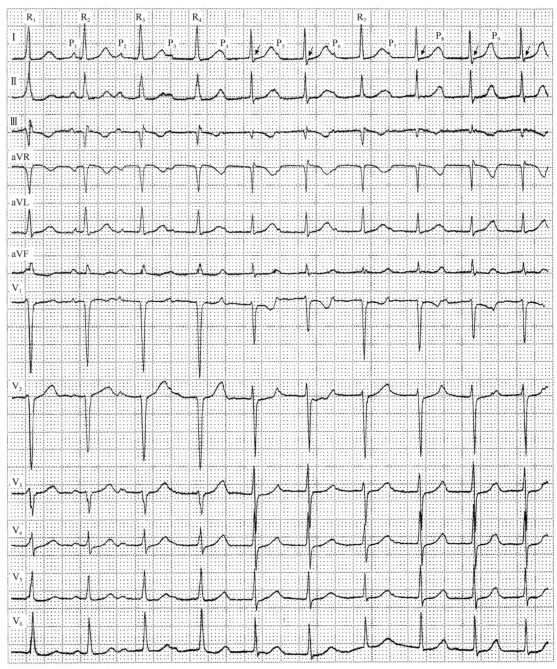

图 11-10　窦性心动过速、一度房室阻滞、加速的交接性逸搏心律伴非时相性室内差异传导、混合性房室分离

本图窦性 P 波外形正常，按序出现，大多和 T 波后支重叠，$P_1 \sim P_3$ 虽然与其后继的对应"$P_1 \sim R_2$、$P_2 \sim R_3$、$P_3 \sim R_4$"明显延长；但 $R_1 \sim R_2$ 与 $R_3 \sim R_4$ 之间，仅有 0.04s 的延长。P_1-R 间期由正常的位于 T 波结束后 0.12s 增加至 P_3-R 间期的 0.28s，其依据便是 $R_2 \sim R_4$ 的外形相同，都是窦性 P 波下传的，符合同源下传配对原理。但是 R_5 的 QRS 波群外形在 I 导联却呈 Rs 型，与 I 导联窦性者 QRS_S 呈 R 型不同。这便是 R_5 的 QRS 波群外形具有非时相性室内差异传导特征。非时相性室内差异传导的形态特征，需要分析者加以认真细致比较后认定。非时相性室内差异传导的 QRS_J 形态和窦性 QRS_S 的差别不胜枚举。由于 QRS_J 心搏已连续出现 ≥ 3 次，便构成了和窦性心律并存的双重心律，又有阻滞机制参与而成为混合性房室分离

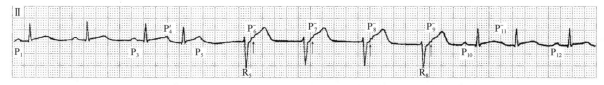

图 11-11　窦性心律、房性早搏后致交接性心律伴非时相性室内差异传导

$P_1 \sim P_3$ 为窦性心律，频率 60 次 / 分，QRS 波群呈 qRs 型。P_4' 系房性早搏伴 P_4'-R 干扰性延长，并导致窦性 P_5（位于 T 波波峰）呈干扰性，未下传心室，P_4' 成为间位性房性早搏。P_5 未能下传，引致滞后发生连续 4 次，外形呈 rS 型的 QRS 波群。其时限为 0.09s，后伴有向心房逆传的 $P_6^- \sim P_9^-$ 波（箭头所示），R-P^- 间期为 0.13s，应为交接性 QRS」。其外形和窦性者迥然不同，为非时相性室内差异传导。窦性 P_{10} 的复现，终止了交接性心律，P_{11}' 再次呈现房性早搏伴干扰性 P'-R 延长

同"。我们认为 Marriott 在他 1994 年出版的名著《实用心电图学》（第 9 版）中，将差异传导分为 A、B、C 三型，从心电图学的理念和实际操作和应用而言，是适宜的。第 9 版与第 8 版相比，进行了较大的改动与补充，尤其对心律失常部分写得更为深入，特别是上述 A、B、C 三型的分类。不知出于什么原因，从第 10 版开始，删除了 A、B、C 型的分类。

1. 差异传导（AVC）的定义　差异传导是 Lewis 于 1910 年所提出的，他认为室上性激动未能按正常传播途径在室内传导就是差异传导。这一定义内涵宽泛，可以认为属于广义的差异传导。它不分生理性（或功能性）、病理性的差异传导传导改变。嗣后，Bellet 对差异传导的定义进行了修正，他认为室上性冲动在心室内发生暂时、可逆的传导异常才能称为差异传导。功能性的差异传导，系由于心动周期长度变更，引起的室上性冲动在心室内发生暂时的传导异常，故不包括窦性心律时的间歇性束支阻滞。它在阵发性心动过速中经常发生。同时，它又经常被忽略，并被误诊为室性心动过速而误治。诚然，房室传导路径异常引起的也不能称为差异传导。例如，预激综合征早年被误认为"左束支阻滞"。业内大多数的看法：差异传导是功能性的，束支阻滞则是病理性的。

从临床心电图而言，差异传导的重要性主要着眼于它带来的宽 QRS 波群的外形特征，会使差异传导本身具有的特质发生"四级定位"判断上的困惑。众所周知，有的室性节律具有凶险的临床预后，这和差异传导的"室上性"背景是有区别的。差异传导则是令人乐观的。此时，心电图的证据显然是受人期盼并被寄予厚望。正像医学对于生命的挽救不是万能的一样，临床心电图尽管有不少证据可以提供帮助，但仍然会有盲区。有关室上性差异传导改变与室性 QRS 波群的区别，请参阅相关书刊，本部分仅讨论非时相性室内差异传导与交接性定位之间的相关性问题。

2. B 型室内差异传导与非时相性室内差异传导　Marriott 虽然提出了 A、B、C 分型的看法，他认为 A 型即 3 相室内差异传导，C 型是 4 相室内差异传导，B 型即与交接性定位相关的非时相性室内差异传导。这种仅仅发生在交接区的激动，只能沿较近一侧房室束和（或）不应期较短一侧下传，形成了房室束的易化传导。这种易化传导亦即非时相性室内差异传导。实际上，它既可以发生于交接性逸搏，也可以发生于交接性快频率时。因和交接性部位关系明确，与其他非交接性等室上性心搏在心室内传导形成的 3 相、4 相无关，故称为非时相性室内差异传导。至于具体的原因，尚未完全肯定，提出的假说有 8 种之多。

我们认为将室内差异传导分为 A、B、C 三型的归纳有其认知上的积极意义；特别是将 B 型室内差异传导与交接性定位的特征相联系，具有十分重要的启迪作用和指导意义。在此不得不又要提出体表心电图与心内电生理检查的关系问题：后者的引领价值不容忽视，更为重要的是在心内电生理检查的指导下，从发现常规体表心电图上人们尚未得到解读的图像（如非时相性室内差异传导）入手，提高人们对常规体表心电图上发现的、新的特异性更高的认识。以这为切入点，或许有可能真正解决非时相性室内差异传导的确切机制。有学者提出的"吸引子"问题，我们发现用它确定的交接性 QRS 波群，同样也

有非时相性室内差异传导的特征。在非时相性室内差异传导的判定中依然不能忘记序列性原理：①凡是出现于交接性逸搏者，逸搏间期都接近相等，互差应≤ 0.06s；②凡是出现于交接性并行心律者，其联律间期≥ 0.06s，而各个交接性并行心搏之间的异搏间期的最大公分母平均值则≤ ±5%；③如发生于交接性自主心律，则有交接性自主心律的频率特征。为了更好厘清有否极细微的不同，可同步采集不同导联的长程记录，并将两者相同时间的记录进行同步组合后比较，予以求证。

第十二章

室房传导与心律失常

1913 年 Mines 首次描述了室房逆行传导，此后心电学和心电生理学工作者开始了对室房传导的探索及研究。广义上室房传导（ventriculo-atrial conduction）是指激动（交接性或室性）通过房室交接区的通道（包括房室结和房室旁路）逆行传入心房的过程。狭义的室房传导仅指心室激动逆传心房。所谓正常的室房传导是指每个交接性或室性激动均能通过房室交接区逆传入心房（室房比例为 1 ：1），且传导时间在正常范围内；但不是所有正常人都存在室房传导。室房传导可表现为室性早搏（或室性心动过速）的室房传导、反复搏动的室房传导、房室阻滞时的室房传导、起搏器室房传导、室房传导的裂隙现象等。

第一节 室房传导的途径

室房传导通常起源于交接区的激动，仅有部分激动能通过房室结逆传入心房，而室性激动则仅有少数能传入心房，这就是房室结的生理性逆行阻滞。大多数激动能传入交接区内一定距离，但未能传出房室交接区，成为隐匿性传导。室房传导根据传导途径分为两种，分别是通过房室结逆传和通过房室旁路逆传的室房传导。

一、通过房室结逆传的室房传导

绝大部分室房逆传是通过房室结传导的，其生理基础是房室结具有双向传导性。房室结逆传的室房传导具有传导速度慢、传导速度受药物及自主神经系统张力等影响、文氏现象等特点，与前向传导类似。随着心室刺激频率的增加，传导速度进一步减慢，室房逆传时间会延长；随着心室刺激频率进行性加快，这种室房传导可以出现文氏现象甚至出现室房传导阻滞。但房室结双径路时，通常激动从慢径路下传心室，从快径路逆传心房，表现为快速的逆向传导。另外需要指出的是，房室结的前向传导功能对逆向传导功能具有一定的提示意义。但是无法通过前向传导功能准确预测其逆向传导功能，如持续性三度房室阻滞患者仍可能存在室房逆向传导，即房室结的单向阻滞性。

二、通过房室旁路逆传的室房传导

该种室房传导的室房逆传时间不依赖于折返环的周长，在递增刺激心室时，刺激频率增加，室房逆传间期（即 VA 间期）一般不发生变化，也不存在文氏现象，这有助于预激综合征射频消融后，程序刺激时出现室房传导路径的鉴别。在预激综合征时，室性激动可通过左侧房肌 - 室肌短路（即左侧 Kent 束）逆传入左心房下部后再向右上方扩散，产生的额面 P 电轴，与经过房室正路的室房传导所产生的 P

电轴方向是不同的。

第二节　室房传导与心律失常

一、室房传导与交接性早搏

房室交接性早搏激动通常呈双向传导，前向传入心室引起室上性 QRS 波群，逆向传入心房引起 P⁻波。有些 QRS 波群在前，P⁻波在后（呈现 QRS-P⁻-T 序列，其中 R-P⁻ 间期＜0.16s）；有些两者相反（呈现 P⁻-QRS-T 序列，其中 P⁻-R 间期＜0.12s）；或 P⁻波重叠于 QRS 波群中。

二、室房传导与室性早搏

相关内容可参阅《临床实用心电图学》"第8章　早搏"。另外窦性心动过速和窦性心律不齐时出现的室性早搏很少伴有室房传导，但当窦性频率降低时，或人工心室起搏的次数比窦性频率快10%～15%时，较易发生室房传导。这一事实提示：较快的窦性频率在交接区上部产生的生理性不应期绝对干扰了逆传到交接区上部的室性早搏的进一步逆行（室房）传导，导致干扰性室房传导中断。伴有室房传导的室性早搏，室性 QRS-T 后有逆行 P⁻波，即室性 P⁻波只能出现在 QRS 波群之后。

注：交接性心律与室性心律的鉴别方法如下，心电图中若 QRS 波群前后都有逆行 P⁻波，且逆行 P⁻波的形态一致，则应判为交接性心律，这是因为室性心律的室性 P⁻波只能出现在 QRS 波群之后。

三、室房传导与室性心动过速

文献报道室性心动过速发生时，有高达 50% 的患者可以发生 1：1 或 2：1 或文氏室房逆传（图 12-1），这将使房室分离消失；而房室分离又是诊断室性心动过速的重要依据之一，由此增加了鉴别难度。此种情况下可考虑静脉使用腺苷阻断室房逆传，显露出房室分离以便协助鉴别。某些植入型心律转复除颤器（ICD）患者，室房逆传或许会造成不良影响，部分 ICD 的节律鉴别算法基于室房比，室房传导比例为 1：1 可能被诊断为室上性心动过速，室房传导比例＞1：1 提示室性心动过速。如果该患者存在 1：1 室房逆传，此种算法或许不能有效鉴别室性心动过速。

四、室房传导与室上性心动过速

对于房性心律失常，房室结与心律失常的维持无关；但对于大多数房室结折返性心动过速或房室折返性心动过速（图 12-2）来说，完整的室房逆向传导几乎是维持折返的必需条件。

五、室房传导与完全性房室阻滞

在完全性房室阻滞时，室上性激动完全不能下传，偶尔可见室性激动逆向传入心房（室房传导）。室房传导有时可促进窦性激动或房性激动下传心室（即促进传导），此可使完全性房室阻滞转为不完全性或高度房室阻滞。此外，还可因室房传导而使激动在交接区再度折返，并下传至心室产生 QRS 波群，从而产生交接性或室性反复心搏。

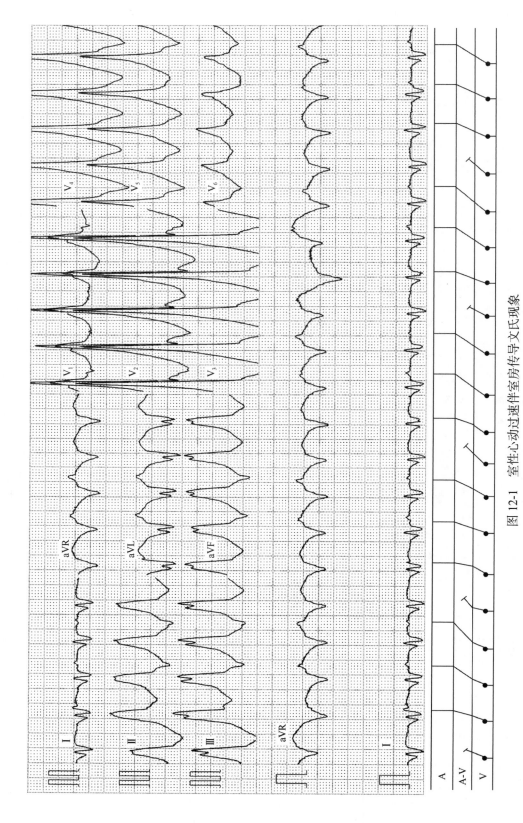

图 12-1 室性心动过速伴室房传导文氏现象

本图快速显现的 QRS 波群宽大畸形，其室壁激动时间（VAT）> 85ms，起始可见 Wolff 顿波，Ⅰ 导联呈 QrS 型，Ⅱ、Ⅲ、aVF、$V_1 \sim V_6$ 导联呈单向高大 R 波，为室性心动过速（提示起源于心外膜）。QRS 波群后的 P 波在 Ⅱ、Ⅲ、aVF 导联倒置，在 aVR 导联直立，可判为室房逆传的 P 波。下面两条加长记录的同步 aVR 和 Ⅰ 导联，可见 R-P 同期渐长直至 P 波消失，周而复始，如梯形图所示，为室性心动过速伴室房传导文氏现象。A. 心房；A-V. 房室；V. 心室

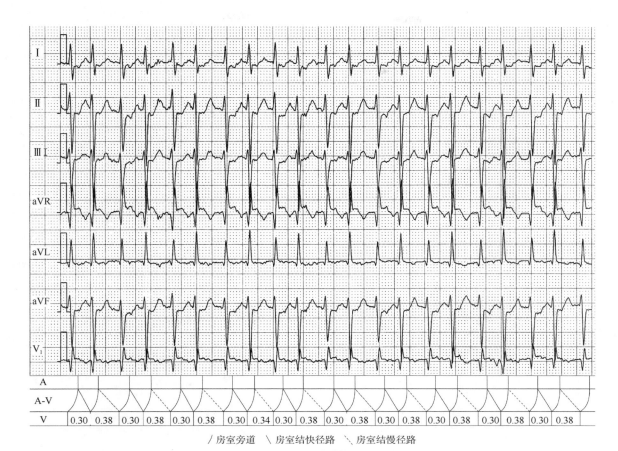

／房室旁道　＼房室结快径路　↘房室结慢径路

图 12-2　顺向型房室折返性心动过速伴房室结快径路、慢径路交替前传

患者，男性，68 岁，心律失常，室上性心动过速。P⁻ 波居于 QRS 波群后，且在 Ⅱ、Ⅲ、aVF 导联倒置，aVR 导联直立，为室房传导形成的逆行 P⁻ 波；R-P⁻ 间期＜ P⁻-R 间期，R-P⁻ 间期固定为 130ms，可明确诊断顺向型房室折返性心动过速；另外 P⁻-R 间期呈短、长交替，分别为 170ms、250ms，是房室结快径路、慢径路交替前传所致

（一）发生机制

由于心肌某部病变，激动将出现递减性传导，心肌病变程度不同，心肌的抑制程度也互异。在完全性房室阻滞时，房室交接区虽然均受抑制，但若受抑制较重抑制区在房室交接区下部时；室上性激动通过受抑制较轻的房室交接区上部时，其强度逐渐减弱，最终不能通过受抑制较重的房室交接区下部而被阻滞；相反，从阻滞部位下一级来的激动（室性激动），虽首先遇到受抑制较重的房室交接区下部，但因激动开始的强度大，且尚未发生递减传导，激动容易通过受抑制较重的房室交接区下部，逆向传导经过受抑制较轻的房室交接区上部而夺获心房。也有学者认为这可能与房室交接区存在多径路和有些径路具有逆向传导性有关。

（二）心电图表现

心电图表现为全部或部分交接性或室性逸搏的 QRS 波群后有逆行 P 波，R-P⁻ 间期较固定（伴有二度 Ⅰ 型室房阻滞者 R-P⁻ 间期可逐渐延长），并可引起窦性或房性节律重整（图 12-3，图 12-4）。

六、室房传导与高度房室阻滞的逸搏

高度房室阻滞的逸搏伴室房传导时可促进窦 - 室夺获。

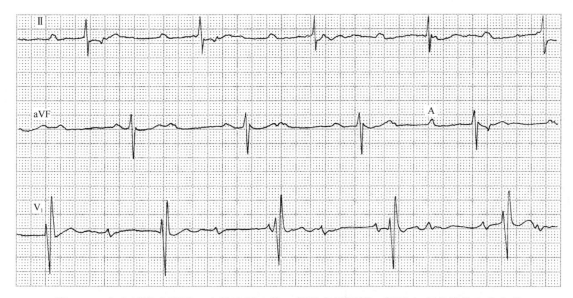

图 12-3 完全性房室阻滞，室性逸搏心律，偶发房性早搏，偶见室房逆传伴心房夺获

本图示 P 波和 QRS 波群按规律出现，P 波频率为 81 次 / 分，心室率为 38 次 / 分。P 波和 QRS 波群之间无固定时间关系，QRS 波群呈完全性右束支阻滞图形，可明确诊断完全性房室阻滞、室性逸搏心律。Ⅱ 导联第 1、2 个 R 波和 aVF 导联最后 1 个 R 波之后各出现 1 个逆行 P 波，R-P 间期均为 0.20s，是室性逸搏激动逆向传导夺获心房的表现，提示 P-R 间距在 0.46 ～ 0.58s 的室性逸搏激动易产生室房传导

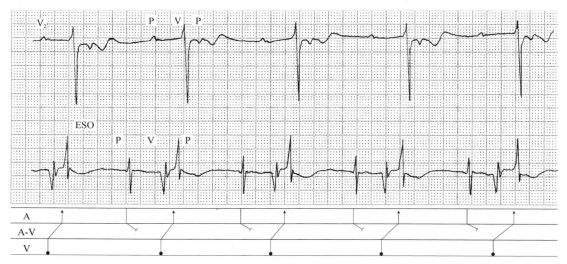

图 12-4 完全性房室阻滞伴室房传导

与图 12-3 为同一患者。上条（V₂ 导联）是常规导联，每一个 QRS 波群后均有 1 个倒置的 P 波；下条是食管导联（ESO），ESO 中 P-R 间距为 0.40 ～ 0.52s，与 QRS 波群无固定的时间关系，QRS 波群后的 P⁻ 波与 QRS 波群前的 P 波形态完全不同，P⁻ 波是由室性逸搏心律逆传夺获心房所致，R-P⁻ 间期为 0.20 ～ 0.29s，有 R-P⁻ 间期渐长的倾向，即 P-R 间距长者，R-P⁻ 间期短；P-R 间距短者，R-P⁻ 间期长，提示未下传的心房激动在房室交接区的近端发生了隐匿性传导，不完全性干扰了逆行激动上传

（一）发生机制

逸搏在逆传经房室交接区时，通过韦金斯基易化作用，使交接区传导性改善，导致下一个窦性激动得以意外地向下传导而夺获心室，也称促进传导。

（二）心电图表现

逸搏后有逆行 P⁻ 波，在逆行 P⁻ 波后相当时间的窦性 P 波继以有关的 QRS-T 成为窦 - 室夺获，而在同导联上相当时间的其他窦性 P 波不成为窦 - 室夺获。逸搏后逆行 P⁻ 波的出现即为心房夺获（即交 - 房

夺获或室 - 房夺获），将原来存在的完全性阻滞性室房分离转为不完全性阻滞性室房分离。

七、室房传导与反复搏动

关于反复搏动机制的解释主要有 3 种，即旁道学说、不应性不平衡学说及递减传导、单向阻滞学说。反复搏动的分类及心电图特征见表 12-1。

表 12-1　反复搏动的分类及心电图特征

根据起搏点分类	根据传导的单双向分类	心电图特征
窦性反复搏动	完全性窦性反复搏动	窦性 P-QRS- 逆 P⁻，PR 延长和（或）RP⁻ 延长
	不完全性窦性反复搏动	窦性 P- 逆 P⁻
房性反复搏动	完全性房性反复搏动	房性 P'-QRS- 逆 P⁻，P'R 延长和（或）RP⁻ 延长
	不完全性房性反复搏动	房性 P'- 逆 P⁻
交接性反复搏动	完全性交接性反复搏动	交接性 QRS- 逆 P⁻ 室上性 QRS，R P⁻ 延长和（或）P⁻R 延长
		交接性 P⁻- 交接性 QRS- 逆 P⁻
	不完全性交接性反复搏动	交接性 QRS- 室上性 QRS 或交接性 P⁻- 逆 P⁻
室性反复搏动	完全性室性反复搏动	室性 QRS- 逆 P⁻-室上性 QRS，R P⁻ 延长和（或）P⁻R 延长
	不完全性室性反复搏动	室性 QRS- 室上性 QRS

完全性反复搏动是指起搏点所在的心腔（心房或心室）由同一激动引起两次除极，其间夹有另一心腔（心室或心房）的除极波。不完全性反复搏动是起搏点所在心腔（心房或心室）同一激动引起两次除极，第 1 次除极激动向另一心腔发生传导，且该传导是引发第 2 次除极激动的原因，但两次除极波之间不夹有另一心腔的除极波。

另外需要强调的是，第一，无论完全性或不完全性反复搏动，其在交接区内的折返传导都是完全的，本分类方法所指的完全性与不完全性，是指该激动在交接区内是否向心房及心室均有传导而言；第二，窦性和房性反复搏动在心电图上均表现为逆行 P⁻ 波，而交接性和室性反复搏动在心电图上均表现为室上性 QRS 波群，这是因为它们都是激动从交接区顺向（房室）传导所引起；第三，反复搏动的 P'R 延长和（或）RP⁻ 延长，不同的反复搏动产生的原因不同，如窦性反复搏动多由间歇性一度房室阻滞或稍快的窦性心搏及室性早搏后窦性心搏的干扰性房室传导延缓引起。房性反复搏动多是房性逸搏伴间歇性一度房室阻滞或房性早搏伴干扰性房室传导延缓的后果。窦性及房性反复搏动（图 14-32）以 PR 延长和 P'R 延长为主，R-P⁻ 间期多不延长，在 0.12s 之内。交接性反复搏动常由交接性逸搏伴一度室房阻滞引发，有时 P⁻-R 间期也延长，甚至显著延长。室性反复搏动（图 12-5，图 12-6）多由伴有一度室房阻滞的室性早搏所引发。交接性反复搏动及室性反复搏动以 R-P⁻ 间期延长为主。

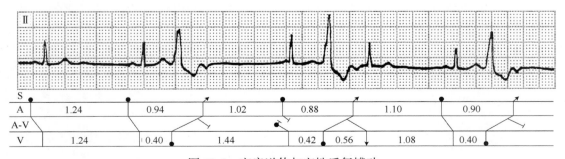

图 12-5　室房逆传与室性反复搏动

本图有 3 次提前出现的宽大畸形 QRS 波群，其前无相关 P 波，为室性早搏。3 个室性早搏后均可见逆行 P⁻ 波，为室房传导夺获心房所致。第 2 个室性早搏后逆行 P⁻ 波又下传心室，形成完全性室性反复搏动

关于反复搏动，还可参阅《临床实用心电图学》"第10章 房室结双径路在体表心电图上的表现"。

八、室房传导与室性早搏性心肌病

国外学者 Ji-Eun Ban 等研究发现，室性早搏合并室房传导（逆行 P⁻ 波）者更容易出现左心室功能障碍。可能机制为室性早搏后心房逆向收缩，进一步可导致短暂的血流动力学障碍，长此以往更容易进展为左心室功能障碍。这一事实或可解释某些体表心电图上未伴有逆行 P⁻ 波的室性早搏的代偿间歇是不完全的或是超完全的，主要室性早搏激动逆行传入窦房结引起窦性节律顺延、提前或抑制。具体表现：室性 QRS 波群后继以相关的逆行 P⁻ 波，R-P⁻ 间期一般不超过 0.20s，且大多发生在基本心律（窦性心律）较缓慢而室性早搏配对时间较短时，此时下一次窦性 P 波尚未传入心房，心房肌仍处于非不应期，室性激动才得以传入心房肌而产生逆行 P⁻ 波。

九、室 房 阻 滞

室房阻滞请参阅《临床实用心电图学》"第18章 房室传导阻滞"。

十、室房传导的裂隙现象

裂隙现象是一种在电生理检查中常见，常规心电图中少见的心电现象，房室传导系统正向与逆向传导均可发生。Akhator 应用心室内刺激方法证明，有两种类型室房传导的裂隙现象：Ⅰ型（近端延迟区为希浦系统，远端阻滞区为房室结）、Ⅱ型（近端延迟区为希浦系统的远端，远端阻滞区为希浦系统的近端）。电生理研究证实室房逆向传导的裂隙现象（crack phenomenon of ventroatrial retrograde conduction）比房室前向传导的裂隙现象更为多见，可能是因为房室前向传导的裂隙现象多数必须具备希浦系统的有效不应期大于房室结的有效不应期和功能不应期，但大多数病例的房室结的有效不应期反而大于希浦系统的有效不应期，使之有利于室房传导裂隙现象的发生。

十一、室房隐匿性传导

室房隐匿性传导（ventroatrial concealed conduction）亦称逆行性隐匿性房室传导，指发生于房室交接区的逆行性隐匿性传导。

心电图特征如下。

（1）室性早搏逆传至房室交接区，出现完全性代偿间歇。

（2）室性早搏室房隐匿性传导使 2∶1 房室阻滞变为 3∶1 房室阻滞。

（3）插入性室性早搏及交接性早搏使下一个窦性激动的 P-R 间期延长（交接区双径路时，偶尔可见 P-R 间期缩短）（图 12-7，图 12-8）。

（4）当隐匿性交接性早搏连续发生 2 次时，可相继出现 P-R 间期延长和 P 波受阻，形成伪文氏现象。

（5）心房颤动时室性早搏后出现类代偿间歇。

（6）窦性与交接性心律形成干扰性房室分离时，室性早搏若发生室房隐匿性传导，可使预期出现的交接性激动延迟发生。

（7）在窦性与交接性心律形成的不完全性房室分离中，有时可连续发生 2 次心室夺获。第 1 个心室夺获的 P-R 间期明显延长，第 2 个心室夺获的 P-R 间期多正常，可能是第 1 个心室夺获之前的交接性激动在房室交接区发生了室房隐匿性传导。

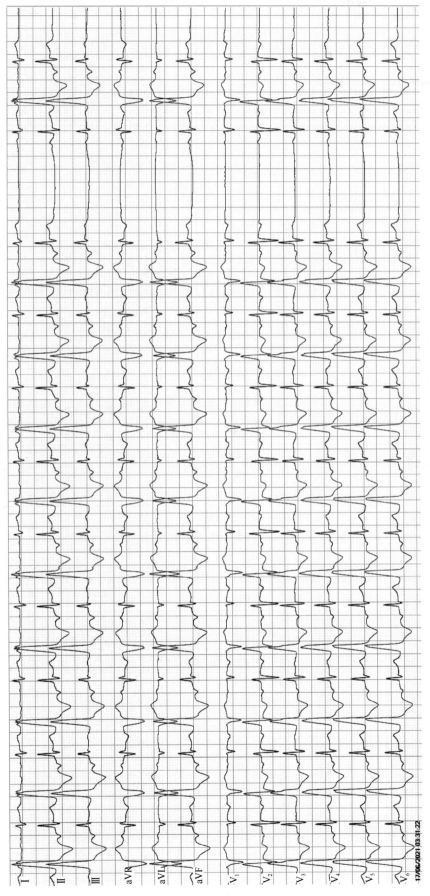

图 12-6　连续性室性早搏 - 室性反复搏动

患者，女性，26 岁，心悸查因。本图在后部长 R-R 间期处见到 1 个窦性 P 波，其余 P 波均为室性早搏逆传心房形成的 P⁻波，即每个室性早搏后均有室房逆传的 P⁻波。P⁻波在 Ⅱ、Ⅲ、aVF 导联倒置，在 aVR 导联直立。连续性室性早搏 QRS- 室上性 QRS- 逆 P⁻- 室性反复搏动。本图 R-P⁻间期为 0.48s，P⁻-R 间期为 0.20s，考虑室性早搏激动经房室结逆径路慢径逆传心房，又经房室结快径下传心室。室性反复搏动一方面展示了室房逆传，另一方面也是房室结双径路体表心电图表现之一。有关房室结双径路路径的心电图表现可参阅《临床实用心电图学》"第 10 章　房室结双径路在体表心电图上的表现"

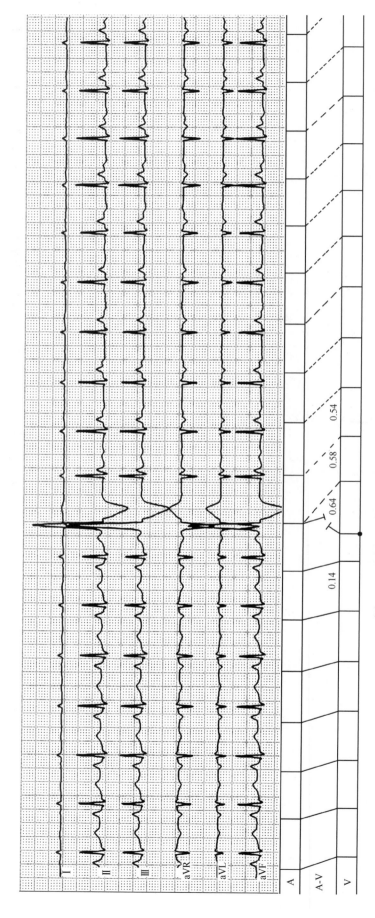

图 12-7 室性早博伴隐匿性室房传导揭示房室结双径路（1）

窦性心律，室性早博，室性早博（R₈）前 P-R 间期正常，室性早博后出现跳跃性 P-R 间期延长。室性早博为插入性，室性早博逆传使其后窦性搏动在快径路受阻，改为慢径路下传，之后慢径路传导呈联联现象。

当室性激动沿快径路下传，慢径路下传遇到刚刚激动过的心肌组织时，激动即沿慢径路缓慢下传，心电图不能表现出来。一旦快径路传导中断，但不会出现心室漏搏。快径路经过一次休息后，理应恢复快传导，下一个 P-R 间期应该缩短，但实际上其后的 P-R 间期常多次保持多次甚至连续延长，原因在于激动沿慢径路下传时，到达共同通道后，一方面下传心室，另一方面同时也向快径路逆向传导。在快径路连续产生逆向型隐匿性传导时，快径路不能恢复传导呈联联现象。

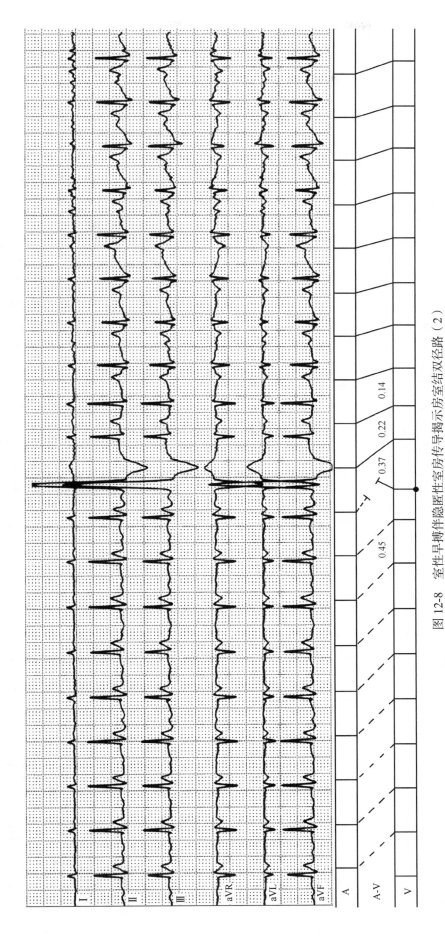

图 12-8 室性早搏伴隐匿性室房传导早揭示房室结双径路（2）

与图 12-7 为同一患者。在持续缓慢径路传导情况下，又一次通人性室性早搏隐匿性上传而干扰一次窦性激动沿慢径路下传；同时快径路也受干扰而使传导变慢，并表现出快径路下传的反文氏现象。P-R 间期分别为 0.37s、0.22s、0.14s……恢复快径路传导。综合图 12-7 与图 12-8 一次室性早搏逆向上传干扰了房室结快径路下传，窦性激动改为慢径路下传，P-R 间期延长，又一次室性早搏干扰了慢径路下传，窦性激动改为快径路下传并表现反文氏现象，P-R 间期逐渐缩短

（8）少数高度房室阻滞时出现的超常传导多数是交接区内出现了室房隐匿性传导所致。

（9）三度房室阻滞时，室性早搏室房隐匿性传导可使交接区延迟释放激动。

（10）阵发性室性心动过速中，室房隐匿性传导可阻止窦性 P 波下传，形成房室分离。

十二、室房传导与起搏器介导性心律失常

随着双腔起搏器在临床上广泛应用，出现了两种起搏器介导性心律失常，一种是起搏器介导性心动过速（pacemaker-mediated tachycardia，PMT），或称无休止性环形心动过速（endless loop tachycardia，ELT）和反复折返性室房同步（repetitive reentrant VA synchrony），另一种是房室失同步性心律失常（AV desynchronization arrhythmia），或称反复非折返性室房同步（repetitive non-reentrant VA synchrony）。

（一）室房传导与起搏器介导性心动过速

当心脏本身存在室房传导时，存在心房感知功能的双腔起搏器感知心房电活动可促发心室起搏，即作为人工的第 2 条房室传导路径，即起搏器作为前传路径，与室房传导形成折返环，进而导致起搏器介导性心动过速。最为常见的原因是起搏器心房失夺获或室性早搏合并室房逆行传导。主要可以通过阻断折返环前向路径终止起搏器介导性心动过速。

1. 将起搏器转换为非同步型房室顺序起搏（DOO）模式，不再感知心房活动。

2. 延长心室后心房不应期（PVARP），使逆行 P⁻ 波落在不应期内不感知。

3. 将起搏器程控为非心房跟踪模式，如房室顺序型起搏（DVI）或心室抑制型起搏（VVI）模式。

4. 按压颈动脉窦或服用 β 受体阻滞剂等。

近年来的新型起搏器具有了模式自动转换功能，起搏器在感知一段快速心房感知事件后，自动关闭心房跟踪，工作模式由 DDD 转为 DDI/VVI 模式，达到有效、快速终止起搏器介导性心动过速的目的。可参阅《临床实用心电图学》"第 41 章　心脏起搏器与起搏心电图"及图 41-65。

（二）室房传导与房室失同步性心律失常

室房传导的逆行 P⁻ 波落入双腔起搏器的心室后心房不应期（PVARP）内时，可造成心房通道功能性不感知，起搏器会"认为"无心房激动进而以固定的起搏间期起搏心房，但该刺激脉冲正好落入逆行 P⁻ 波形成的心房有效不应期，故无法夺获心房，AV 间期后起搏器起搏心室，发生室房逆传后重复以上过程，因为无折返环参与，所以称为反复非折返性室房同步，该心律失常容易被误认为心房起搏功能异常。并且其会导致心房与心室收缩的不同步，可能会使患者出现心悸等不适感觉。可采取如下方法消除：延长心房逸搏间期以使心房有足够的时间从室房传导逆传的不应期恢复或降低起搏器低限频率、缩短 AV 间期等。可参阅《临床实用心电图学》"第 41 章　心脏起搏器与起搏心电图"。

十三、室房传导与起搏器综合征

起搏器综合征是指起搏器植入患者心房和心室收缩、舒张顺序异常所引起的心室充盈量减少、心排血量下降、房室瓣不能同步（心房收缩可能出现在房室瓣关闭时，而心室收缩时房室瓣可能开放，前者使心房内的血液反流入静脉系统，导致静脉压升高，后者因房室瓣反流也引起心房和静脉压升高和心排血量下降）而引起的一系列症状和体征。患者主要表现为头晕、乏力、疲劳、呼吸困难、咳嗽等。有学者研究发现，发生起搏器综合征的 VVI 模式起搏器植入患者，大部分合并 1∶1 室房传导（参见《临床实用心电图学》图 41-7）。房室收缩生理顺序的丧失使得静息条件下心排血量下降约 20%。在一定条件下，双腔起搏器亦会引起起搏器综合征，如显著心房夺获延迟（参见《临床实用心电图学》"第

27 章　夺获"及图 27-11）或心房率过快时自动模式转换为 DDI 模式（参见《临床实用心电图学》"第 41 章　心脏起搏器与起搏心电图"及图 41-35）。当发生房室失同步性心律失常时，双腔起搏器工作模式实际上等同于 VVI 模式合并室房 1 : 1 逆传。室房逆传的存在使得心室收缩、房室瓣关闭后发生心房收缩、心房血液回流、肺循环及体循环静脉压增高、心室舒张充盈不足、心排血量下降、血压降低，引起起搏器综合征。

第三节　室房传导的临床意义

通过室房传导，可进一步对房室交接区的解剖、生理、病理和电生理进行研究，加深对心律失常的认识，特别是对理解和分析折返性心律失常（如各种反复搏动、折返性心动过速等）及部分心房扑动、心房颤动和预激综合征有重要意义。室房传导引起心房夺获的机械收缩是不协调的、不适时的（往往过早），这对心脏的循环功能有害无益。如室房传导与一度房室阻滞或干扰性房室延缓（P-R 间期延长）相结合，容易导致反复搏动，其中交接性和室性反复搏动对循环的影响犹如交接性早搏和室性早搏，引起心悸等症状，也使一次心搏的收缩效能降低，具有与早搏一样的不良影响。例如，R-on-T 现象，还可诱发折返性心动过速；在高度房室阻滞时偶见交接性或室性逸搏有室房传导，促进下一个窦性激动意外地下传心室，虽属有利，也无济于事。室房传导使心律失常的心电图表现复杂化，并为临床上类似的心律失常提供不同的预后和治疗方法。例如，以预激旁道室房传导为机制的极速型心房颤动（心室率＞150 次 / 分），禁用洋地黄，以防止出现心室率增快的不良后果。不以室房传导为发生机制的心房颤动，需用洋地黄，以便控制过快的心室率。室房传导参与了起搏器介导性心律失常（包括起搏器介导性心动过速与房室失同步性心律失常）的发生，甚至有些植入起搏器的患者发生起搏器综合征。另外合并室房逆传 P 波的频发室性早搏患者更容易出现相关性左心室功能障碍，可能原因是室房传导在一定程度上改变了生理状态下心房心室的同步，引起血流动力学障碍。

附：结房传导与结房阻滞

1. 结房传导（nodoatrial conduction）　是指交接性激动逆行传导至心房的过程。

（1）一个交接性激动除下行传导至心室引起 QRS 波群外，尚可逆行激动心房而导致一个不正常的 P 波，称为逆行 P 波。逆行 P 波大部分在 Ⅱ、Ⅲ、aVF 导联是负相波，然而有时这种逆行激动心房的 P 波可呈正相或等相，称为正相逆行 P 波。

（2）逆行 P 波与 R 波的关系取决于下行传导（交接区→心室传导）时间和逆行传导（交接区→心房传导）时间的关系。当下行传导时间大于逆行传导时间时，逆行 P 波将出现在 QRS 波群的前面，形成 P^--R 间期；当逆行传导的时间大于下行传导时间时，逆行 P 波将出现在 QRS 波群的后面，形成 R-P^- 间期；若下行传导时间等于逆行传导时间，则逆行 P 波将重叠于 QRS 波群中。

2. 结房阻滞（nodoatrial block）　是指交接性激动逆行传导时发生的传导阻滞。按传导阻滞的程度其可分为以下几型。

一度结房阻滞：交接性心搏的 R-P^- 间期＞ 0.16s 时，则可能推论有一度结房阻滞。

二度结房阻滞：逆行 P^- 波和 R 波重叠，或有 R-P^- 间期的交接性心律中，形态一致的 QRS 波群后面偶尔没有逆行 P^- 波出现，就应考虑交接性心律合并二度结房阻滞。

三度结房阻滞：当一个速率较快的交接性心律和一个速率小于 40 次 / 分的窦性心律或房性心律分离时，要怀疑有三度结房阻滞。假如同时出现的窦性心律或房性心律的速率稍微加快，如＜ 50 次 / 分（但仍比分离的交接性心律慢），则只能说可能存在三度结房阻滞，而不能肯定诊断。因为此种情况下，逆行传导之所以会发生障碍，很可能是因为在交接区的上方出现干扰。

第十三章

预激综合征

预激综合征（preexcitation syndrome）是心房激动通过正常房室传导系统和房室旁道同时下传，心室肌除极引起 P-R 间期、QRS 波群、ST-T 改变的一组心电图。它易诱发心动过速、心房颤动导致心力衰竭而受到重视。其典型心电图表现如下：① P-R 间期＜ 0.12s；② QRS 波群时限≥ 0.12s；③ QRS 波群起始部有明显粗钝的预激波（δ波）；④ ST-T 有继发性改变；⑤ PJ 时间正常（＜ 0.27s）；⑥常伴发阵发性心动过速或心房颤动。预激综合征可持续存在，也可间歇性出现。间歇性预激综合征有的与体位有关，有的与运动有关。《临床实用心电图学》"第 21 章　预激综合征"详细介绍了有关经典预激综合征的特点及合并的心律失常，下面仅补充一些有关预激综合征的新视点。

第一节　特殊类型的预激综合征

一、预激综合征中房室传导途径的易变性

（一）失平衡性阻力

预激综合征的解剖学基础是房室正路与房室旁道并存，特征性心电图是由房室旁道传导引起的。但是房室正路宽、阻力小、传导性强，而房室旁道窄，存在一定阻力，必须有一定强度的激动传至其上端，才能克服阻力而使激动从旁道下传，这种正路阻力小而旁道阻力大的现象称为失平衡性阻力（mismatch impedance）。若传至旁道上端的室上性激动强度不足以克服这种失平衡性阻力，激动便不能通过旁道下传，只能沿正路传导。

（二）房室传导途径易变性的形式

预激综合征在心电图上常表现为易变性，即 P-QRS-T 有时完全正常，有时呈典型的预激征，有时 P-R 间期和 QRS 波群时限及波形等可有手风琴样变化，有时则表现为不典型的预激征，甚至有时可诱发折返性心动过速、心房颤动和心房扑动。形成上述易变性的原因主要是，激动在房室传导的过程中可有 4 种不同的情况，彼此还可互相转变。

1. 室上性激动单纯沿房室正路下传

（1）心电图表现：正常的 P-R 间期和 QRS 波群。

（2）发生机制

1）旁道中存在阻滞性传导中断。

2）旁道中有干扰性传导中断：室上性激动沿房室正路下传到达交接区下端后又沿旁道逆传（隐匿性传导的一种），在旁道逆传途中与沿旁道伴下行性阻滞性传导延缓而下传的激动互相绝对干扰，使室上性激动不能经旁道下传至心室。诚然，这种情况的形成必须以旁道中下行传导延缓为前提。

3）激动不能克服旁道中的"失平衡性阻力"，只能沿正路下传。

2. 室上性激动同时沿正路和旁道下传　形成室性融合波，即不完全性预激综合征。正路与旁道传导各自所占的比例不同，因而其 P-R 间期缩短程度及 QRS 波群宽大畸形的程度也不同。有些患者这种比例固定不变，从而每次发作预激综合征的心电图波形相同。有些患者这种比例可有变化，这种变化可以是偶然散发的，也可以是逐渐增减的，后者便形成了手风琴样心电图改变。若有 2 条以上的旁道存在，QRS 波群波形也可由一种亚型转变为另一种亚型。

3. 室上性激动单纯沿房室旁道下传

（1）心电图表现：QRS 波群宽大畸形非常明显，完全由预激波所构成，即形成完全性预激综合征。

（2）发生机制

1）正路中有阻滞性传导中断。

2）正路中有干扰性传导中断，室上性激动沿房室旁道下传至交接区下端后又沿正路逆传（隐匿性传导的一种），在正路中绝对干扰了室上性激动的下传。

4. 反复传导

（1）室上性激动沿正路下传心室，在传经交接区途中，又沿旁道逆传至心房，产生逆行 P⁻ 波，这是预激综合征中较常见的一种。此时心电图上 QRS 波群是正常的，其后继以逆行 P⁻ 波。

（2）室上性激动沿旁道下传心室，在传经交接区途中，又沿正路逆传至心房，也产生逆行 P⁻ 波。此时 QRS 波群完全为预激波所取代，呈完全性预激综合征，因此 QRS 波群宽大畸形很明显，其后继以逆行 P⁻ 波。这种情况较为罕见。

上述两种情况均可产生反复搏动，反复搏动周而复始地循环不已时，便形成折返性心动过速。由窦性心搏、房性或交接性早搏所引起的反复搏动的 QRS 波群大多正常（即室上性激动沿正路下传）。此外，反复传导还可激发心房扑动或心房颤动。室上性激动常从旁道直接下传至心室，再从交接区正路逆传回心房，其 QRS 波群完全为预激波所组成，即在心房颤动或心房扑动时，下传的 QRS 波群呈完全性预激而宽大畸形显著。

二、体位性预激综合征

体位性预激综合征（postural preexcitation syndrome）是指患者在卧位时心电图正常，立位或坐位时预激综合征显现，重复试验亦然。

（一）产生原因

这种预激综合征隐现与体位改变相关的可能原因如下。

1. 旁道存在 4 相阻滞，当患者取卧位时，心率慢到一定临界值时，窦性激动在房室旁道丧失传导能力，不出现预激综合征。当患者改变为立位或坐位时，旁道恢复下传能力，使潜在的预激综合征显现。

2. 房室旁道距窦房结较远，抑或正常房室传导系统存在隐匿性不应期延长。卧位时，窦性激动经正常房室传导系统下传心室，使预激综合征消失；转为立位或坐位时，交感神经兴奋性增强，心率逐渐加快。由于正常房室传导系统不应期延长，激动在正路传导延迟或受阻，窦性激动部分或完全通过房室旁道下传心室而显现预激综合征。

3. 体位改变引起自主神经变化，房室旁道传导能力随着卧位转为立位或坐位时，逐渐改变，当超过正常房室传导系统的前传能力时，心电图即出现预激综合征的表现。

（二）临床意义

预激综合征易并发房室折返性心动过速，从而临床上出现阵发性心悸、胸闷、头晕甚至晕厥，而卧位心电图未显示预激综合征者，应记录立位或坐位心电图，有可能发现潜在预激综合征。

三、发育不全性预激综合征

发育不全性预激综合征（hypoplasia preexcitation syndrome）指大部分心房激动经正常的房室传导系统下传，仅有少部分经异常房室旁道进入心室。因提前的时间不多，故心电图表现为 P-R 间期接近 0.12s，预激波小，持续时间短。只有极少数导联甚至个别导联可见到预激表现，有时易误诊为正常 R 波上的顿挫。在发育不全性预激综合征中，QRS 波群时限多正常，P-J 间期也多正常，继发性 ST-T 改变不明显。此外，典型预激综合征患者在运动后，由于心房激动经正常房室传导系统下传的速度增快，从而 QRS 波群常先转成发育不全型，继而预激综合征的波形完全消失。

四、潜在（隐）性预激综合征

潜在（隐）性预激综合征（occult preexcitation syndrome）是指体表心电图无明显预激表现，通常激动不从 Kent 束下传心室，但旁道具有前向传导能力，经食管心房调搏或使用洋地黄等后可诱发出经旁道前向传导的典型预激表现。

（一）发生机制

发生机制尚不清楚，其可能与下列因素有关：①房室结传导加速，心房激动经房室结 - 房室束径路传导与经旁道前向传导几乎同时到达心室；②旁道位于左侧，距窦房结较远，同时伴有左心房增大、房内传导减慢等因素，心房激动由旁道下传至心室的时间长于房室结传导时间，即经旁道前向传导时间长（旁道传导速度慢），或从窦房结到达旁道的距离远，则心室预激波成分极小；③有两支旁道位于相对位置上，产生相反的 δ 波向量，使心电图上 δ 波相互抵消。

（二）诊断方法

潜在性预激综合征的 QRS 波群貌似正常，但有时仔细检查可发现有预激的细微证据。尽管经房室结和旁道前向传导的冲动同时到达心室，P-R 间期可正常，QRS 波群不宽，但起始向量异常。对于潜在性预激综合征，经食管心房调搏或心房内起搏是重要的诊断手段。

（三）诊断依据

1. 增加心房起搏频率使房室结传导时间延长，则旁道前向传导比例相应增加，可使 δ 波增大而出现典型预激波。

2. 在心房不同部位进行调搏，则起搏电极越靠近旁道，δ 波越明显，从而使典型预激图形显现。

（四）鉴别诊断

潜在性预激综合征需与隐匿性预激综合征鉴别，后者是指预激旁道存在永久性前向传导阻滞，即 Kent 束仅有逆向传导而无前向传导功能，但可反复发生顺向型折返性心动过速的临床综合征；而潜在性预激综合征旁道具有前向传导能力，经食管心房调搏或使用洋地黄等后可诱发出经旁道前向传导的典型预激表现。

五、无症状性预激综合征与预激性心动过速

近年有学者提出了无症状性预激综合征和预激性心动过速的概念。

（一）无症状性预激综合征

无症状性预激综合征是指心电图有典型预激表现，临床上却无心动过速症状。因无临床症状，过去只称为预激样心电图改变，认为无须特殊处理。近年对年轻无症状患者随访发现：1/3 的患者可出现心悸、室上性心动过速，严重者可以心房颤动 - 心室颤动（猝死）为首发表现。

2012 年美国心律学会（HRS）的无症状性预激综合征年轻患者管理专家共识认为，对于年轻无症状的预激综合征患者，应进行危险分层，并给予处理意见。①对于心电图（动态心电图）记录到间歇预激或运动试验能消除 δ 波者，风险低，应定期随访（出现症状、晕厥按有症状处理）；②对于无创检查不能消除 δ 波者，应进行电生理评估，如诱发心房颤动，存在最短 R-R 间期 ≤ 250ms 时，猝死风险高，考虑消融治疗，最短 R-R 间期 > 250ms 时，猝死风险低，宜结合消融治疗并发症风险、心脏病情况和预激对心功能的影响综合分析，决定是否选择消融治疗。

（二）预激性心动过速

该种心动过速特指预激综合征伴经旁道前传心室的心动过速，包括窦性心动过速、房性心动过速、房室折返性心动过速、房室结折返性心动过速和心房扑动、心房颤动等，并按室律是否规整分为室律规整的预激性心动过速（如逆向性房室折返性心动过速、多旁道房室折返性心动过速、房室结折返性心动过速伴旁道前传、房性心动过速、心房扑动 1 ∶ 1 或 2 ∶ 1 下传）和室律不规整的预激性心动过速（心房颤动和传导比例不定的心房扑动）。前者（室律规整的）依旁道在心动过速中的作用又可分为两种：①折返旁道的预激性心动过速，旁道是心动过速折返环路的组成部分，同时又是前传心室径路（抑制旁道的传导可终止心动过速），主要包括逆向型房室折返性心动过速和多旁道房室折返性心动过速。②无辜旁道的预激性心动过速，旁道只是激动下传心室的径路，并不参加折返环路的组成（抑制旁道 - 控制室率）。此时旁道对心动过速的形成是"无辜"的，但却有别于"旁观旁道"（旁道即不参加折返，也不传导），其是激动下传心室的径路，故称为无辜旁道，包括心房扑动、房性心动过速、窦性心动过速和房室结折返性心动过速伴旁道前传心室。对于室律不规整的心房颤动伴预激综合征患者，旁道亦属于无辜旁道。

临床意义关键在于旁道前传心室：①旁道前传 QRS 波群宽大畸形易被误认为室性心动过速；②心房颤动时易引起极快心室反应而诱发心室颤动；③治疗必须选用抑制旁道的药物。

第二节　预激综合征心电图特征的新认识

一、概　述

1945 年 Rosenbaum 根据胸导联 δ 波和 QRS 波群的主波方向将预激综合征分为 A 型（$V_1 \sim V_6$ 导联 δ 波、QRS 波群主波均向上）（图 13-1）、B 型（δ 波、QRS 波群主波 V_1、V_2 导联均向下，V_5、V_6 导联均向上）（图 13-2）两种。不久，Pick 及 Langendorf 将 V_1、V_2 导联 δ 波和 QRS 波群主波向上为主，呈 RS 型或 R 型，而 V_5、V_6 导联出现负向 δ 波，并呈 QR 型，称为 C 型（图 13-3，图 13-4），此型罕见，提示预激旁道在左心室前侧壁，心室除极由左前指向右前。预激波平均向量向右前，此型类似外侧壁心肌梗死和右心室肥大。著名心电学专家程树棨等在预激综合征分为 A、B、C 型的基础上，又增添了 D、E 两型。

D 型心电图表现：$V_1 \sim V_6$ 导联 δ 波和 QRS 波群的主波均向下，提示预激旁道在心室前壁，心室预激向量由前向后，需与广泛前壁心肌梗死相区别。

E 型心电图表现：$V_1 \sim V_6$ 导联可有预激，其余与正常相同或仅有轻微差异，提示旁道可能在心室间隔。心室除极方向与正常相同或仅有轻微差别，心室预激向量与正常基本相同，一般无继发性 ST-T 改变。

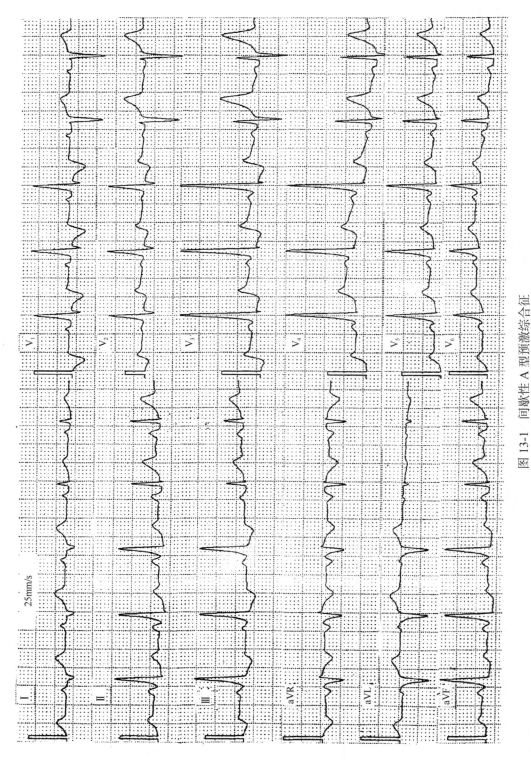

图 13-1　间歇性 A 型预激综合征

患者，女性，44 岁，体检。每个导联前 3 个 QRS 波群为预激图形，后 2 个 QRS 波群为正常图形。依据 V$_1$～V$_6$ 导联 QRS 波群波形，可诊断间歇性 A 型预激综合征

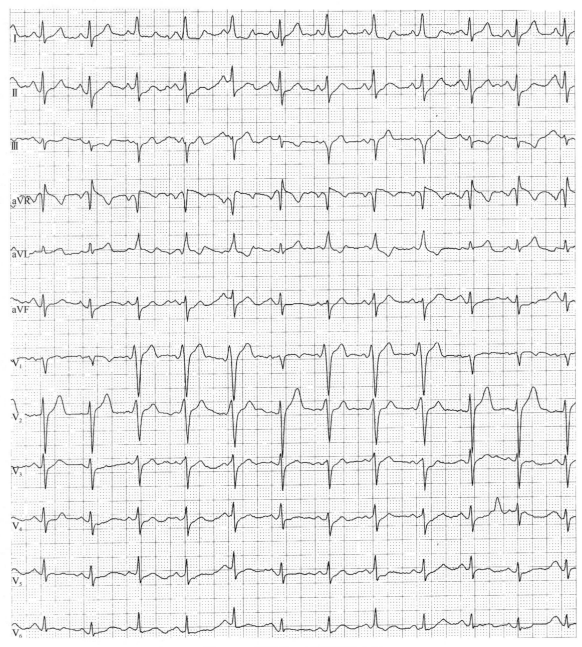

图 13-2　间歇性 B 型预激综合征

患者，男性，35 岁，临床心悸待查。同步 12 导联描记心电图，窦性 P 波规律显现，P-P 间期为 0.65s（心率为 92 次 / 分），第 1、2、6、10、11、12 心搏 P-R 间期为 0.15s，QRS 波群形态、时限正常，第 3、4、5、7、8、9 心搏 P-R 间期＜ 0.12s，QRS 波群起始增宽，为预激 δ 波。同时，这些心搏 ST-T 也出现继发性改变，依据胸导联 QRS 波群形态可诊断为间歇性 B 型预激综合征

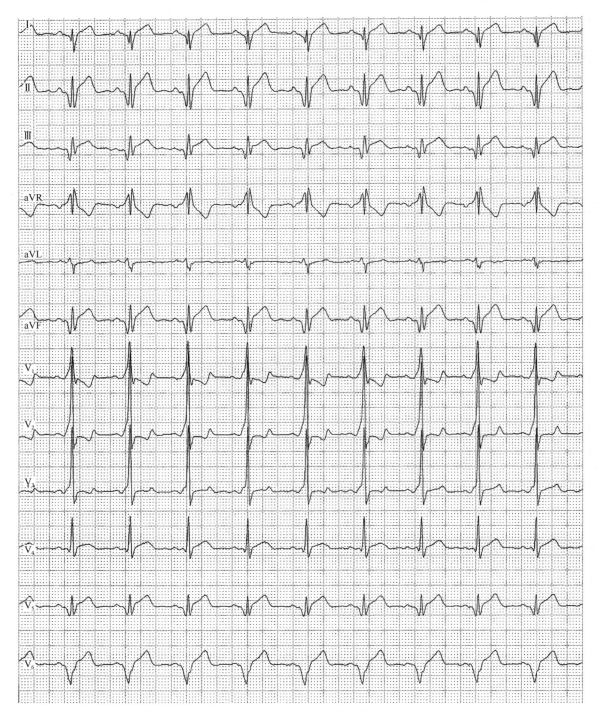

图 13-3　C 型心室预激综合征

患者，男性，34 岁，因脑梗死住院。同步 12 导联描记心电图，可见 P-R 间期＜ 0.12s，QRS 波群起始有 δ 波，在 Ⅰ 、Ⅱ 、Ⅲ 、aVF、V₄、V₅、V₆ 导联可见 δ 波向下，形成 Q 波改变，V₁ ～ V₄ 导联 QRS 波群主波方向向上，V₄ ～ V₆ 导联有明显 Q 波（δ 波），V₆ 导联呈 QS 型，为 C 型心室预激综合征

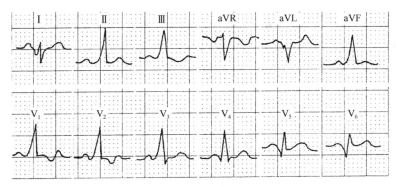

图 13-4 C 型预激综合征

本图 $V_1 \sim V_4$ 导联 QRS 波群均以 R 波为主，V_5、V_6 导联 QRS 波群呈 QR 型，酷似前外壁心肌梗死，因 QRS 波群起始部有 δ 波，P-R 间期 < 0.12s，可明确诊断为 C 型预激综合征。与 A 型预激综合征的区别：A 型预激综合征全部胸导联 QRS 波群均以向上为主，而不出现异常 Q 波，C 型预激综合征仅以右胸导联的 QRS 波群向上为主，而左胸导联出现异常 Q 波

预激综合征心电图改变可掩盖心肌梗死、束支阻滞和心室肥大，近年来，随着射频消融术的临床应用，对预激综合征引起的心电图变化，如 P-R 间期、δ 波、QRS 向量和 P-J 间期变化及 ST-T 改变等有了新的认识，这将有助于对预激综合征复杂心电图进行分析。

二、对 P-R 间期缩短的再认识

预激综合征患者房室间有两条传导路径（正路和旁道），P-R 间期代表其中一条下传快的径路下传心室的时间。

（一）P-R 间期缩短（< 0.12s）

P-R 间期缩短是旁道下传心室快于正路的表现。此时，P-R 间期代表经旁道下传心室的时间，即从起搏点到旁道的房内传导时间与旁道下传心室时间之和。

心电图分析中应注意下列 2 点。

（1）当旁道距起搏点较近时（如靠近旁道的房性异位心搏），房内传导时间明显缩短，可使 δ 波重叠于 P 波上，P-R 间期缩短，以至难以分辨和测量，此时极易将房性早搏误认为室性早搏。

（2）正路如有房室阻滞会被旁道传导掩盖，不能根据 P-R 间期和 P 波与 QRS 波群的关系进行诊断。特别是对预激行射频消融的患者，术前明确正路有无房室阻滞尤为重要。

（二）P-R 间期不缩短甚或延长

该种情况不能排除隐匿性、潜在性、不完全潜在性等预激综合征；少数显性预激旁道下传心室时间 > 0.12s，P-R 间期不短且有 δ 波，此时易误诊为心肌梗死。

三、对 δ 波的再认识

δ 波是激动通过旁道较正路提前传入心室，引起部分心室肌提早缓慢除极的表现，一旦激动经正路传入心室，心室立即开始快速除极，δ波结束。①δ波的大小（时间）取决于旁道与正路下传心室的时差，大的负向δ波容易被误诊为心肌梗死，另外正向的δ波可掩盖心肌梗死。但无δ波不能排除旁道前传预激心室，如不完全潜在性预激综合征。②δ波结束代表正路传入心室的开始，并不代表旁道预激心室的结束，此时旁道继续缓慢除极心室可被正路快速除极心室所掩盖。

四、对最大向量和终末向量影响的再认识

（一）最大向量和终末向量的影响

典型预激综合征的 QRS 波群是经旁道和正路下传心室共同形成的单源性室性融合波。显性预激综合征旁道前传心室，不仅影响初始向量（形成δ波），且影响最大向量和终末向量。预激综合征可产生酷似心室肥大样心电图改变，有国外学者曾报道 3 例预激综合征终末向量改变的患者，并提出 V_1 导联呈 rSr′ 型有助于左（后、侧）旁道的诊断。我国学者刘仁光教授研究发现显性预激综合征消融旁道术前、术后心电图均有终末向量改变，且其改变与预激向量和旁道的位置有关。于是提出在预激波不明显时终末向量改变可能为旁道前传的重要线索。

（二）对以终末向量改变为主要表现的认识

旁道下传心室时间等于或略慢于正路时，旁道连接部位心室肌仍能预先除极（同正常比），形成室性融合波。此时，P-R 间期正常，无δ波，终末向量和波形改变（通过与心动过速对照），成为旁道预激心室主要表现。我国学者刘仁光等称其为不完全潜在性预激综合征。诊断依据如下：①窦性心律无典型预激综合征心电图表现，但 QRS 波群终末向量与房室折返性心动过速（AVRT）发作时不同（排除差异传导）。②抑制正路（如用 ATP）或进行心房调搏诱发δ波，或心内电生理检查证实靶点 V 波与体表 QRS 波群（无δ波）最早起点接近；同时出现有助于明确诊断。同时认为δ波是旁道前传心室快于正路的表现，QRS 波群终末向量改变是旁道前传心室的标志。

五、对不延长 P-J 间期且可能缩短 P-J 间期的再认识

近年研究证实，预激综合征不仅不延长 P-J 间期，且有可能缩短 P-J 间期（旁道使正路最后除极部位心室肌提早除极时）。特别是当合并旁道同侧束支阻滞时，其不仅可掩盖束支阻滞的波形，同时可使束支阻滞延长的 P-J 间期缩短到正常范围。提示预激综合征 P-J 间期正常虽有助于与束支阻滞鉴别，但不能排除合并束支阻滞（当 AVRT 呈旁道同侧束支阻滞图形，尤其心率 < 150 次 / 分时，应警惕合并同侧束支阻滞）。预激综合征 P-J 间期延长是正路传导阻滞的心电图表现，常见于预激综合征并正路一度、三度房室阻滞或束支阻滞。

六、对 ST-T 改变的再认识

（一）预激综合征合并继发性 ST-T 改变

1. ST-T 方向与δ波向量相反。

2. ST-T 改变程度与 δ 波的大小呈正相关，即 ST-T 改变大，δ 波振幅高，ST-T 改变小，δ 波振幅低。

3. 形态改变，ST 段改变呈非水平型，T 波倒置呈非对称型。

（二）预激综合征合并原发性 ST-T 改变（即心肌损害）

1. δ 波直立而 ST 段抬高。

2. δ 波倒置而 ST 段下降或 T 波倒置。

3. δ 波轻微直立而 ST 段下降和（或）T 波倒置明显。

（三）鉴别诊断

无临床症状和动态变化的、与 δ 波同向的 ST-T 改变，亦见于早复极综合征的影响。早复极综合征主要在胸前 $V_2 \sim V_5$ 导联及下壁导联出现凹面向上的 ST 段抬高，伴高 T 波，R 波降支有顿挫或 J 波，运动后这些改变可消失。预激综合征合并原发性 ST-T 改变则不然。

注：有时预激综合征并未伴有 ST-T 异常，但当心率增快时，却出现 ST-T 异常，此时 QRS 波群并未有动态变化，则这种 ST-T 异常可能是心动过速导致暂时性心肌缺血所致的原发性 ST-T 改变。

（四）电张调整性 T 波改变

在间歇性预激综合征或消融旁道 QRS 波群恢复正常后，由于电张调整作用，可一过性出现 T 波对称性倒置，易被误诊为心肌损害。其特点如下：倒置 T 波出现在预激时以负向波为主的导联，且仅在 QRS 波群恢复正常后一过性出现。

七、旁道和正路蝉联现象的再认识

（一）旁道蝉联现象

旁道蝉联现象即房室传导系统下传型，此型旁道的不应期长于房室传导系统，较快的窦性或房性激动下传时，旁道正处于有效不应期而不能前传，则激动沿房室传导系统下传，同时又向旁道产生逆向隐匿性传导，这种连续的隐匿性传导可产生旁道持续性功能性阻滞。心电图表现为原旁道下传的预激波（δ）消失，QRS 综合波变为正常。

（二）正路蝉联现象

正路蝉联现象即旁道下传型，此型房室传导系统的有效不应期长于旁道的不应期。较快的心房激动下传时，遇到房室传导系统的有效不应期，出现房室传导系统功能性阻滞，激动沿旁道下传，同时向房室传导系统产生逆向隐匿性传导，引起持续性房室传导系统的功能性阻滞。心电图表现：原来已有的预激波突然变得更为宽大，即由不完全性预激 QRS 波变为完全性预激波。应当指出，隐匿性预激综合征的旁道无正向传导功能，仅有逆传功能，因此不存在旁道与房室传导系统之间的蝉联现象。

旁道蝉联现象，心电图表现为原有预激 QRS 波群变为正常化 QRS 波群；正常径路蝉联现象，心电图表现为不完全性预激波突然变为完全性预激波，此种情况很少见（图 13-5）。

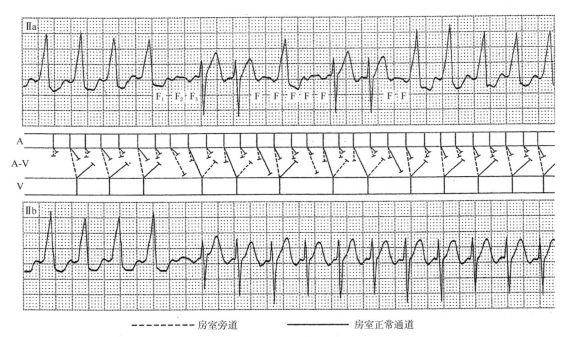

-------- 房室旁道　　　——— 房室正常通道

图 13-5　心房扑动伴正路与旁道交替蝉联现象（引自龚仁泰）

患者，男性，71 岁，临床诊断为肺源性心脏病合并冠心病，A 型预激综合征，心功能Ⅲ级。本图上、下两行是Ⅱ导联连续记录。基本心律为心房扑动，节律匀齐，频率为 272 次 / 分；F 波极性负向，为Ⅰ型心房扑动。F 波与 QRS 波群的传导比例大多数为 2：1，有时变为 3：1。当 F 波激动沿正路下传时，QRS 波群呈左前分支阻滞（12 导联心电图符合，Ⅱ导联 R/S＜1）。当 F 波沿旁道下传时，QRS 波群呈完全性预激型（12 导联符合 A 型预激综合征）。F 波激动下传途径的更选通常是在 F 波与 QRS 波群传导比例为 3：1 时发生的，形成间歇性预激综合征。本例 F 波与 QRS 波群传导比例及沿正路和旁道传导的更选情况，结合上行梯形图解释如下：$R_1 \sim R_4$ 是 F 波 2：1 沿旁道下传而形成的完全预激 QRS 波。此后 F 波转为 3：1 下传心室，F_1 下传时在旁道和正路同时受阻，F_2 下传时在正路受阻，但在旁道产生了前向性隐匿性传导，致使 F_3 下传时只能沿正路下传心室，并且又从心室端逆向隐匿性传入旁道一定深度，使得此后在 F 波 2：1 下传心室时，F 波下传的激动一直沿正路下传心室。直至再次出现 F 波 3：1 下传心室时，才更选 F 波下传心室所沿的途径，其机制也如上所述。但 F_2 产生的前向性隐匿性传导的途径不是旁道而是正路，F_2 后第 2 个 F 波激动下传心室后，再从心室端逆向隐匿性蝉联的途径也是正路（以上行梯形图对照阅读下行 R_4 以后的图形变化规律）。当 F 波 2：1 下传心室时，总是沿着同一途径（正路和旁道）。这是由于另一途径始终被逆向传来的激动所蝉联，因此本例间歇性预激综合征也是正路和旁道的蝉联和蝉联地位更选的结果，故也称本例为正路与旁道交替蝉联现象。换言之，蝉联现象是引起间歇性预激综合征的机制之一。形成交替型蝉联现象，是因为本例的房室传导的正路和旁道有一些共同的或相似的电生理特点：它们的有效不应期比较接近，皆与 2 倍的心房扑动周期十分接近，却稍有变动；它们都具有双向传导功能；一旦其中一条径路被蝉联，在 2：1 室传导时即可持续下去；更进而被蝉联径路要在 3：1 房室传导发生时，第 2 个 F 波在被蝉联一条径路中产生前向隐匿性传导方可实现。本图心电图诊断为心房扑动（Ⅰ型）[（2～3）：1 下传心室]，间歇性 A 型预激综合征并掩盖左前分支阻滞图形，房室间的正路或旁道的前向隐匿性传导，连续正路或旁道的交替蝉联现象

第三节　P-J 间期延长的心室预激

一、发 生 机 制

　　虽然旁道直接连接心房肌和心室肌，绕过了房室结的传导延缓作用，提前激动心室形成预激，但由此引起的心室内激动传导不是通过正常传导系统而是通过普通心肌细胞之间的缝隙连接等进行电传导，所以激动扩布的速度相对缓慢。当心房内、房室结、房室束、左右束支或浦肯野纤维网等心脏传导途径中，任何一部分出现明显传导延缓或阻滞时，整个心脏除极的传导时间可出现延长而表现为 P-J 间期延长，同时伴不同部位传导阻滞的相应心电图表现。

二、房室传导延缓或阻滞导致心室预激 P-J 间期延长的心电图表现

（一）心室预激合并心房内或房间传导延缓

1. P 波增宽或双峰，P-R 间期缩短。
2. QRS 波群增宽，QRS 波群起始部可见 δ 波。
3. P-J 间期延长。
4. 继发性 ST-T 改变。

（二）心室预激合并一度房室阻滞

1. P-R 间期缩短（但需注意当房室旁道同时发生一度房室阻滞时，P-R 间期延长）。
2. QRS 波群增宽（时限≥ 0.11s）。
3. QRS 波群起始部的 δ 波明显。
4. P-J 间期延长（＞ 0.27s）。
5. 继发性 ST-T 改变。

房室正路传导延迟显著时，甚至可以表现为完全性预激综合征，QRS 波群宽大畸形，时限＞ 0.14s。

注：由于旁道使心室提前激动，P-R 间期缩短，掩盖了一度房室阻滞时心房激动经房室结 - 希浦系统下传延迟的表现。若预激旁道发生间歇性前传阻滞，即心电图表现为间歇性预激综合征，不预激时 P-R 间期延长，表现为一度房室阻滞。另外如果窦性心律时表现为心室预激伴 P-J 间期延长的患者存在窄 QRS 波群的心动过速，则可以除外三度房室阻滞和束支阻滞等室内传导阻滞，而确定为心室预激伴一度房室阻滞；如果未记录到窄 QRS 波群心动过速，P-J 间期延长提示正常传导系统有传导阻滞或延迟，需要结合心腔内心电图或无心室预激时的体表心电图才能诊断。

（三）心室预激合并二度房室阻滞 P-J 间期变化

1. 预激综合征合并二度Ⅰ型房室阻滞 P-J 间期变化　心电图表现：正路传导时间正常时，P-J 间期不变；随着正路传导时间延长，δ 波增大，直至为完全性预激综合征图形，在此过程中，P-J 间期逐渐延长。
2. 预激综合征合并二度Ⅱ型房室阻滞的 P-J 间期变化
（1）正路下传时间延长者，P-J 间期变化参照心室预激合并一度房室阻滞时的改变。
（2）正路下传时间正常者，P-J 间期正常。

（四）心室完全性预激合并三度房室阻滞

1. 窦性心律时
（1）P-R 间期缩短（＜ 0.12s）。
（2）QRS 波群宽大畸形（时限≥ 0.15s）。
（3）P-J 间期延长（＞ 0.27s）。
（4）继发性 ST-T 改变。
房室旁道传导也出现阻滞时，可表现为交接区逸搏心律或室性逸搏心律甚至心脏停搏。
2. 不会出现窄 QRS 波群的房室折返性心动过速。

注：心室预激合并房性心动过速、心房扑动或心房颤动时可表现为宽 QRS 波心动过速。如果房室结存在逆传功能，可以出现逆向型房室折返性心动过速，但这种情况极罕见。

（五）心室预激合并束支阻滞

心室预激合并束支阻滞一般表现为 QRS 波群初始部有预激波，中后部又出现束支阻滞特征，P-J 间

期可＞0.27s，伴房室折返性心动过速时有典型束支阻滞改变。

1. 左侧房室旁道伴完全性右束支阻滞导致心室预激

（1）窦性心律时

1）P-R间期缩短（＜0.12s）。

2）QRS波群增宽（时限≥0.12s）。

3）QRS波群起始部可见δ波，$V_1 \sim V_6$导联δ波正向。

4）V_5、V_6导联QRS波群终末部S波粗钝。

5）P-J间期延长（＞0.27s）。

6）继发性ST-T改变。

（2）可发作宽QRS波房室折返性心动过速，QRS波群的形态符合典型完全性右束支阻滞的心电图表现。

2. 右侧房室旁道伴完全性左束支阻滞导致心室预激

（1）窦性心律时

1）P-R间期缩短（＜0.12s）。

2）QRS波群增宽（时限≥0.12s）。

3）QRS波群起始部可见δ波，V_1导联δ波负向。

4）Ⅰ、aVL导联QRS波群呈宽大粗钝R型，V_5、V_6导联QRS波群呈宽大顶端有切迹的R型。

5）P-J间期延长（＞0.27s）。

6）额面QRS电轴左偏。

7）继发性ST-T改变。

（2）可发作宽QRS波房室折返性心动过速，QRS波群的形态符合典型完全性左束支阻滞的心电图表现。

（六）心室预激伴非特异性室内传导阻滞或心室肥大

在存在非特异性室内传导阻滞或心室肥大时，心室整体除极时间会有所延长。如果此时合并心室预激，虽然心室肌会提前激动，但依靠普通心室肌细胞间的兴奋扩布传导缓慢，从心房开始除极到心室肌整体除极完毕所需时间仍然延长，即P-J间期延长。

1. 窦性心律时

（1）QRS波群初始部有预激波，中后部又出现非特异性室内传导阻滞或心室肥大特征。

（2）P-J间期＞0.27s。

2. 伴房室折返性心动过速时 QRS波群增宽，有非特异性室内传导阻滞或心室肥大的心电图特征改变。

三、临床意义

典型的心室预激表现为P-J间期正常（＜0.27s）。如果窦性心律下心室预激伴P-J间期延长（＞0.27s），需要注意心室预激合并心脏正常传导系统阻滞的存在。房室阻滞和（或）束支阻滞如同时存在心室预激，单纯依靠窦性心律心电图诊断较为困难。若心室预激合并P-J间期延长（＞0.27s），则可以提供诊断线索。对于拟行消融治疗的心室预激患者，在术前明确是否合并心脏正常传导系统阻滞很重要。明确诊断，特别是确定显性预激是否合并三度房室阻滞，对于是否应进行旁道消融及消融后是否需要进行起搏器治疗有重要指导意义。所以在心室显性预激患者中，应注意观察P-J间期，如有延长，应进行鉴别诊断。

第四节　预激综合征与病态窦房结综合征的相互影响

一、预激综合征对病态窦房结综合征的影响

1. 旁道前传使Ⅱ型病态窦房结综合征的快速房性心律失常 QRS 波宽大畸形（易误诊为室性心动过速），使心房颤动时心室率加快，从而加重血流动力学影响（严重者可引起晕厥）。

2. 预激综合征伴发的房室折返性心动过速和阵发性心房颤动又容易使Ⅰ型病态窦房结综合征误诊为Ⅱ型病态窦房结综合征。

二、病态窦房结综合征对预激综合征的影响

1. Ⅱ型病态窦房结综合征频发房性早搏或房性心动过速可诱发房室折返性心动过速的频频发作（促进病态窦房结综合征病情进展和症状加重）。

2. 房室折返性心动过速发作中并存的房性早搏或房性心动过速使房室折返性心动过速心电图表现不典型，造成诊断上的困惑。

第五节　预激综合征合并早搏

预激综合征合并早搏（preexcitation syndrome with premature beat）的发生率远较正常人为高。虽然各种早搏均可与预激综合征合并出现，但以房性早搏较为常见。预激综合征合并的各种早搏均可通过形成环形运动诱发折返性心动过速或心房颤动。

一、预激综合征合并房性早搏

预激综合征合并房性早搏（preexcitation syndrome with atrial premature beat）较为常见。除具有预激综合征的心电图特征外，若房性早搏仅由旁道下传或经旁道及正常传导途径双路下传，则这一房性早搏可出现不同程度的预激波；若房性早搏的激动只由正常传导途径下传，则房性早搏的 QRS 波群呈正常形态。有时预激综合征的诊断只能由表现为预激综合征特征（P-R 间期缩短，有预激波，QRS 波群畸形）的房性早搏下传心室来确定。窦性心律伴右束支阻滞并伴发 B 型预激综合征的房性早搏的 QRS-T 波形可以正常化。这是因为 B 型预激综合征时，窦性激动从右心房进入右心室，出现在发生阻滞的右束支远端，以与窦性激动的另一部分沿左束支传导（下传至左心室）相似的速度达到整个右心室，与窦性激动在心室内的正常传导相似，故窦性 QRS-T 波形呈正常的室上性 QRS-T 波。同理可知窦性心律伴左束支阻滞，并伴发 A 型预激综合征的房性早搏的 QRS-T 波形也可以正常化。另外预激综合征伴房性心动过速的心电图表现为一系列快速的房性 P′-QRS-T 波，具有预激综合征的特征，其变异性可较大而呈现手风琴样改变。

二、预激综合征合并室性早搏

预激综合征合并室性早搏（preexcitation syndrome with ventricular premature beat）并不罕见，在隐性预激综合征与不典型病例，易被误认为功能性室性早搏、心肌炎或心肌炎后遗症及冠心病等。预激综合征的室性早搏是预激旁道异常传导所致。当心脏内存在多条旁道时，同一窦性激动沿多条旁道下传心室，同时也由正常的房室传导系统下传心室，因旁道有效不应期不同，从而传导速度有差异，在心室肌

内出现多点的不同步激动，产生心室肌内多点的竞争除极区在同一心肌内造成电位差异。当电位差异值达到阈值刺激时，便可产生室性早搏。该室性早搏并非存在异位兴奋灶，而是由一个窦性激动经不同的房室传导途径下传心室肌时出现多点心室肌不同步除极所致。旁道电位本身也能激动心室肌产生室性早搏。心室竞争除极区内产生的室性早搏可引发与终止折返性心动过速。一侧旁道引起的室性早搏引发心动过速后，可因另一侧旁道引起的室性早搏侵入折返环而终止。

第六节 预激综合征合并心肌梗死的新视点

预激综合征合并心肌梗死（preexcitation syndrome associated with myocardial infarction）是指原有预激综合征的病例发生了心肌梗死。当两者合并出现时，正向的预激波可以改变 QRS 波群初始向量的方向，从而消除或掩盖病理性 Q 波。负向 δ 波可酷似或加重心肌梗死表现，另外继发性 ST-T 改变可在一定程度上掩盖心肌梗死的原发性 ST-T 改变。下面几方面有助于两者并存的诊断。

一、预激综合征对心肌梗死心电图的影响

心肌坏死改变心室除极初始向量，心电图表现为异常 Q 波（坏死区失去除极能力，产生背离坏死区的综合向量）。而预激波亦影响心室除极初始向量，且早于正常心室除极的初始向量。正向 δ 波（心肌梗死对侧的旁道）可掩盖心肌梗死的心电图改变，负向 δ 波（心肌梗死同侧的旁道）可酷似心肌梗死的心电图表现（图 13-6）。

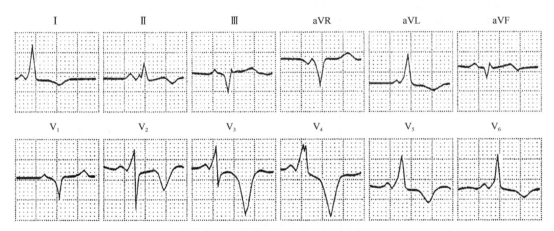

图 13-6 预激综合征合并前壁心肌梗死（引自 Schamroth L）

本图多数导联可见正向 δ 波及 P-R 间期缩短，心室预激的诊断成立。V$_2$～V$_4$ 导联 T 波深倒置，双支对称，Ⅰ、aVL、V$_5$、V$_6$ 导联 T 波浅倒置，部分导联 ST 段呈弓背形，提示前壁心肌梗死

1. A 型预激综合征旁道在左侧，预激向量指向右前（偏上或下），δ 波可掩盖前壁、下壁心肌梗死，酷似后壁心肌梗死（V$_1$、V$_2$ 导联高 R 波）。

2. B 型预激综合征旁道在右侧，向左的预激向量可掩盖侧壁心肌梗死，右间隔旁道 δ 波在 V$_1$、V$_2$ 导联表现为初始 q 波，酷似前间壁心肌梗死。

3. C 型预激综合征预激部位位于左心室前侧，可误诊为侧壁心肌梗死。

为排除负向 δ 波对心肌梗死的影响，鉴别最可靠的方法是消除 δ 波（物理方法、药物、心房调搏等），或借助顺向型房室折返性心动过速 QRS 波形鉴别。

二、心肌梗死对预激综合征心电图的影响

（一）影响预激综合征的心电图表现

显性预激旁道下传心室时间快于正路，是产生典型心电图表现的电生理机制。急性心肌缺血、梗死累及旁道或正路时均可影响预激综合征的心电图表现。

1. 缺血/坏死累及旁道　旁道缺血→旁道传导减慢（旁道一度阻滞）→ P-R 间期缩短程度减少、δ 波减小；旁道坏死→旁道失去除极能力（旁道三度阻滞）→ P-R 间期变正常（正路下传）、δ 波消失。

2. 缺血/坏死累及正路　正路一度或三度阻滞→ P-J 间期延长和 QRS 波群增宽。

3. 缺血/坏死同时累及旁道和正路　旁道、正路同时缺血→均传导减慢→ P-R 间期缩短程度减少和 P-J 间期延长→旁道和正路一度阻滞；旁道、正路同时坏死→均不能前传→旁道和正路三度阻滞，表现为房室分离，缓慢逸搏心律。

（二）诱现预激综合征心电图表现

对于潜在性（隐性）或间歇性预激综合征，由于旁道不应期较长（＞ P-P 间期）或下传心室时间长于正路，心电图无预激综合征表现。心肌梗死缩短旁道不应期或延长正路下传心室时间（＞旁道）时，即可能诱现预激综合征心电图表现。

1. 缩短旁道不应期

（1）前壁（交感神经分布丰富）心肌梗死，常伴交感神经兴奋性增高，且机体处于应激状态，使旁道（心室肌）有效不应期缩短，当旁道不应期＜ P-P 间期时即可诱现典型预激综合征心电图表现。

（2）下壁（迷走神经分布丰富）心肌梗死，迷走神经兴奋（坏死直接刺激或释放大量介质刺激迷走神经），乙酰胆碱升高，旁道心房端有效不应期缩短，诱现预激综合征心电图表现。心肌梗死对自主神经影响消除后预激表现消失。1980 年 Goldberger 报道预激综合征合并下壁心肌梗死时 94% 在 Ⅱ、Ⅲ、aVF 导联出现 T 波倒置，而单纯的预激综合征患者在这些导联 T 波几乎都是直立的。故该学者认为根据 Ⅱ、Ⅲ、aVF 导联 T 波变化可有助于鉴别预激综合征是否合并下壁心肌梗死。

2. 延长正路下传心室时间　下壁心肌梗死/缺血伴 P-R 间期延长，正路一度阻滞，正路传导减慢，当慢于旁道传导时可诱现预激波，但 P-R 间期不缩短甚可延长。

三、预激综合征合并心肌梗死的诊断

预激综合征影响 QRS 初始向量，正向的 δ 波可掩盖坏死性 Q 波；负向 δ 波可酷似或加重心肌梗死的表现；继发性 ST-T 改变又可在一定程度上掩盖和影响心肌缺血的表现，给心肌梗死/缺血的诊断带来困惑。

（一）预激综合征合并急性心肌缺血/心肌梗死的诊断

1. 伴随临床症状出现原发性 ST-T 改变（方向与 δ 波向量相同；ST 段呈水平型或弓背型；T 波倒置呈对称样改变；δ 波无变化时，伴临床症状出现的 ST-T 动态变化）提示急性心肌缺血。

2. 当临床症状持续 30min 并用硝酸甘油不缓解时，应想到急性心肌梗死，结合心肌标志物升高或符合心肌梗死后 ST-T 动态演变规律，有助急性心肌梗死诊断。

（二）预激综合征合并陈旧性心肌梗死的诊断

陈旧性心肌梗死心电图仅保留坏死性 Q 波，而 δ 波可掩盖或酷似坏死性 Q 波；此时如没有可靠的病史，不能诊断，即使有可靠的病史，亦不能仅依靠 Q 波导联分析梗死部位和梗死相关动脉。需通过

物理方法、药物、心房调搏消除δ波。在间歇性预激综合征或顺向型房室折返性心动过速发作无δ波时，结合病史，才能诊断陈旧性心肌梗死。

（三）预激综合征合并急性冠脉综合征的诊断

伴随临床症状出现的动态原发性 ST-T 改变：① ST 段出现与δ波和 QRS 波群主波同向改变，即δ波（QRS 波群主波）向上导联出现 ST 段抬高；②符合损伤和缺血性改变的形态特点，如 T 波变为尖锐两支对称呈箭头样，ST 段水平或弓背向上抬高（抬高明显时随时间的不同可呈不同形态）；③符合冠状动脉供血的区域特征。

四、急性心肌缺血／梗死合并预激综合征累及旁道和正路的诊断

急性心肌缺血／梗死可以影响心室预激的心电图表现，δ波形成的电生理机制是旁道能较正路提前将激动传入心室，引起心室预激；P-R 间期（短）代表旁道下传心室的时间；δ波的大小取决于旁道与正路下传心室的时差（δ波结束是正路下传除极心室的开始）。

1. 累及旁道　旁道位于缺血／梗死区，P-R 间期缩短程度减小，+δ波减小，则诊断为旁道一度阻滞；若延迟的程度＞正路下传心室时间或发生三度阻滞，则δ波消失。此时 P-R 间期代表正路下传心室的时间。

2. 累及正路　P-J 间期延长（P-R 间期不变）伴预激程度加深和 QRS 时限增宽，表示累及房室结致一度或三度房室阻滞；P-J 间期延长（P-R 间期不变）伴 QRS 时限改变，表示累及束支引起束支阻滞。

3. 同时累及正路、旁道　P-R 间期 +P-J 间期延长或三度房室阻滞，提示缺血／梗死同时累及正路和旁道。

五、预激综合征合并心肌梗死的简易分析方法

预激综合征表现为一个融合波，初始 0.02 ~ 0.07s 是预激波，余下的 QRS 是正常的心室激动波，故预激综合征合并心肌梗死的心电图诊断应注意如下几点。

1. 着重进行"实际"Q 波的分析　用纸将预激波遮盖，目的是让实际 Q 波显现，表现出心肌梗死图形。

2. 测量"校正的 P-R 间期"以便诊断 B 型预激综合征合并下壁心肌梗死　首先选择 P 波宽而明显、预激波与正常部分交点清楚的导联，则 P 波起点到该点的时距即为校正的 P-R 间期，据此可估测 II、III、aVF 导联正路下传 QRS 起点，鉴别其正路下传的 QRS 部分是以 r 波开始，还是以 Q 波开始，从而提示是否合并心肌梗死。

3. 分析 ST-T 改变　预激综合征产生的 ST-T 向量与预激向量方向相反，故如预激波向上，则 ST 段压低，T 波可倒置；但当合并急性心肌梗死时，T 波高耸，ST 段弓背向上抬高，T 波倒置，并伴 R 波电压降低。

4. 重视 ST-T 动态观察　预激综合征产生的继发性 ST-T 改变无演变过程；而急性心肌梗死后抬高的 ST 段可回到等电位线，T 波变为深而倒置的冠状 T 波。

5. 重视终末 R 波　预激综合征时，除极终末向量多不受影响，故在实际 Q 波之后可有终末 R 波出现。

第七节　预激综合征合并束支阻滞的新视点

一、概　　述

预激综合征和束支阻滞均表现为窦性心搏 QRS 波群增宽，但两者引起 QRS 波群增宽的机制不同，

心电图表现和临床情况亦存在差异。预激综合征激动通过旁道下传提前激动心室，故 P-R 间期缩短，主要影响心室除极初始向量。因此 QRS 波群增宽表现为初始粗钝；不延迟正路除极结束时间，所以不延长 P-J 间期；旁道为先天性心脏传导解剖异常，旁道是构成心房 - 房室结 - 心室 - 旁道的房室折返的病理基础，因而临床上常有室上性心动过速，多无器质性心脏病。而束支阻滞激动通过房室结下传，P-R 间期＞ 0.12s；QRS 波群增宽是束支阻滞使阻滞侧心室延迟除极的表现，主要影响中段及终末向量，故粗钝出现在中（左束支阻滞）末（右束支阻滞）部；延迟心室除极结束时间，因此常有 P-J 间期延长；临床上束支阻滞多见于心脏病患者（部分右束支阻滞例外）。预激综合征合并束支阻滞（preexcitation syndrome associated with bundle branch block）的 QRS 波群不仅是预激的心室除极波与正常的心室除极波两者的融合波，同时还是预激引起的心室除极波、正常下传的心室除极波与束支阻滞引起的延迟除极波三者的融合波。也有学者认为心室除极是旁道与伴有束支阻滞的正路形成的单源性心室融合波。

预激综合征影响束支阻滞心电图主要表现为 P-R 间期缩短（旁道下传时间）；QRS 波群初始粗钝（δ 波），时间增宽；P-J 间期不变甚至缩短。当预激占主要成分时，旁道附着部位的心肌先除极，同时还使同侧心室肌大部分被预先激动，心电图上出现类似对侧束支阻滞的图形（即左侧旁道出现类右束支阻滞图形，右侧旁道出现类左束支阻滞图形）。而束支阻滞时，正路除极心室时间明显延长，使旁道有更多的机会将正路缓慢除极区提前激动，可缩短正路除极心室时间，影响束支阻滞的 QRS 波群时限，中、末波形改变和 P-J 间期延长。其影响程度与旁道位置、预激程度和束支阻滞类型有关。心室预激合并束支阻滞时，体表心电图表现依赖于病变束支和房室旁道的解剖位置及激动波沿房室传导系统与附加旁道传导的相对速度。

二、旁 道 位 置

旁道越靠近正路，心室最后除极区影响越明显。由于旁道下传引起的心室除极波（δ 波）发生在 QRS 波群前 40ms 左右，而束支阻滞时心室延迟除极则发生于 QRS 波群后 40ms 左右，因此预激综合征合并束支阻滞时，较晚出现的束支阻滞的心室终末延迟的除极波不会影响较早出现的预激图形及其特征。但是，较早出现的心室除极波（δ 波）及旁道的部位、旁道的传导速度、距传导阻滞束支的距离等因素将影响束支阻滞的心电图表现。

（一）旁道位于阻滞束支同侧

一般情况下，旁道位于束支阻滞同侧时，虽然阻滞侧心室肌经正常传导系统的传导延迟甚至阻断，但同侧房室旁道下传的激动使该侧心室肌提前激动，起到一定代偿作用。从心房开始除极到心室肌整体除极完毕所需时间可以不延长，即体表心电图中 P-J 间期不延长甚至还可明显缩短，使左束支形成的 QRS 波群粗钝消失，并可能使 QRS 波群时限较单纯束支阻滞时缩短，掩盖原有束支阻滞，如 A 型预激综合征可以掩盖左束支阻滞图形，B 型预激综合征可以掩盖右束支阻滞图形。只有当射频消融旁道被阻断后或间歇性预激时，房室间恢复正常传导，原有的束支特征才能显示。但也有特殊情况，曾有学者报道特殊条件下，B 型预激综合征没有完全掩盖右束支阻滞图形，心电图上出现部分 B 型预激综合征图形，同时也显现右束支阻滞图形。例如，在 Ebstein 畸形患者中，若同时存在 B 型预激综合征和右束支阻滞，则 B 型预激综合征图形无法掩盖右束支阻滞图形，出现这种情况的可能原因是 Ebstein 畸形患者出现右束支阻滞时，右心室出现心房化部分传导障碍，阻滞部位不在右束支主干，而在右束支较小分支、右心室心肌内。此时发生 B 型预激综合征的预激波不能到达或全部提前除极阻滞区内的心肌；另一种原因可能是此时房室旁道终止于右束支阻滞区的近端或偏离右束支主干较远，如终止于右心室后壁。如果房室旁道传导引起心室激动提前的时间较短，而经普通心室肌细胞间传导时间较长，不足以代偿同侧束支阻滞引起的心室传导延迟时，体表心电图还可表现为 P-J 间期延长。

（二）旁道位于阻滞束支对侧

旁道位于阻滞束支对侧，激动下传时，阻滞侧心室肌经正常传导系统的传导延迟甚至阻断，虽然房室旁道下传的激动使其心室插入端局部心室肌提前激动（即激动经旁道下传，旁道所在心室首先被除极），但需要依靠普通心室肌细胞之间的兴奋扩布，经室间隔传导到对侧，所以从心房开始除极到心室肌整体除极完毕所需时间仍然延长，即 P-J 间期延长。如果心室插入端局部心室肌提前激动占优势，兴奋扩布又提前经室间隔传导到对侧，则心室肌整体除极时间可不延长，即 P-J 间期可正常。激动沿房室结经未阻滞的束支下传，除极该束支所支配的区域，然后各自沿心室肌向阻滞束支所支配的区域传导。若经房室结的激动先于旁道抵达，则束支阻滞图形不被掩盖，终末部呈束支阻滞图形；反之，若经房室结的激动晚于旁道抵达，则束支阻滞图形被掩盖，心电图仅表现为 P-J 间期延长。也有学者认为若旁道下传的时间与心室间及心室内传导时间的总和≥房室结传导时间与心室间及心室内传导时间的总和，则束支阻滞图形不会被掩盖，心室延迟的终末除极波将出现在 QRS 波群后部，P-J 间期≥0.27s。反之则束支阻滞的心电图表现可能被掩盖，这可能与旁道的部位、旁道的传导速度及旁道距传导阻滞区的距离等因素有关。

总之，无论旁道位于束支阻滞的同侧还是对侧，其并发的心动过速均是 QRS 波群时限≥0.12s 的宽QRS 波心动过速，QRS 波群分别呈束支阻滞图形和完全预激图形。旁道位于束支阻滞同侧时，折返环路增大，从而导致折返周期变长（频率变慢）；旁道位于束支阻滞对侧时，对房室折返性心动过速的发生及折返周期及频率无影响（图 13-7）。预激综合征射频消融术前诱发出的室上性心动过速是否显现束支阻滞特征，是诊断预激综合征有无束支阻滞被掩盖的关键。

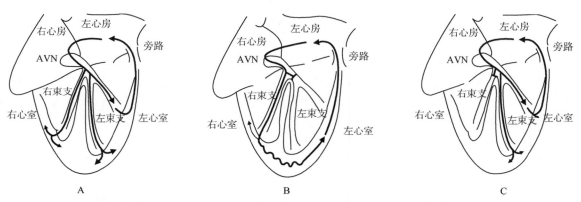

图 13-7　左侧旁道逆传的顺向型房室折返性心动过速在左束支阻滞、右束支阻滞时折返示意图

A. 未发生束支阻滞时折返环路；B. 旁道位于阻滞束支同侧时，折返环路增大（R-R 间期延长）；C. 旁道位于阻滞束支对侧时，折返环路不变（R-R 间期不变）。AVN. 房室结

三、束支阻滞类型

（一）左束支阻滞常被掩盖

左束支阻滞时，左心室除极延缓从 QRS 波群前部和中部开始，且 QRS 波群时限常比右束支阻滞延长得更明显，旁道即使位于对侧，仍有可能提前除极左束支阻滞区心肌，缩短束支阻滞 P-J 间期，掩盖波形特点。

（二）右束支阻滞影响相对较小（QRS 终末粗钝）

当旁道位于左心室远离延缓除极的右心室区，受到旁道影响较小时，仍可形成 QRS 波群终末指向右前缓慢向量，P-J 间期延长。

（三）预激程度

预激程度（旁道与正路下传心室的时差）越大，旁道越有机会除极更大范围的正路终末除极的心室区，束支阻滞图形就被掩盖得越完全。

四、A 型预激综合征合并右束支阻滞

由于 A 型预激综合征预激部位在左心室，可表现为类右束支阻滞图形。若已存在右束支阻滞，右心室激动依靠左心室激动通过室间隔再传入右心室，因此右心室除极最晚，右束支阻滞通常不被掩盖，心电图表现为 QRS 波群起始部位有预激的 δ 波。V₁ 导联出现迟晚的 R′ 波，Ⅰ、aVL、V₅、V₆ 导联出现宽阔的 S 波（图 13-8，图 13-9）。

五、A 型预激综合征合并左束支阻滞

A 型预激综合征预激部位在左心室，预激旁道提前激动左心室，弥补了左束支阻滞传导延迟的影响，虽原有左束支阻滞，但左心室除极并不延迟。心电图仅表现为 QRS 波群起始部位有 δ 波，左束支阻滞图形被掩盖（抵消），称为左束支阻滞 QRS 波群正常化（图 13-10）。

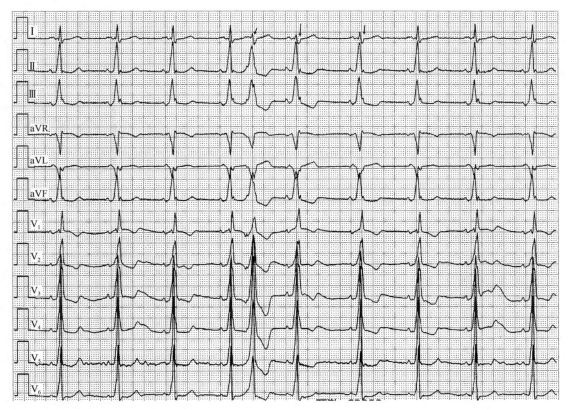

图 13-8　A 型预激综合征合并右束支阻滞

患者，男性，76 岁，反复晕厥 4 年余，再发加重 1 月余，晕厥，呼之不应，持续 10s。窦性心律（心率 58 次 / 分），P-R 间期＜ 0.12s，QRS 波群起始粗钝，为预激 δ 波，V₁ ～ V₆ 导联 QRS 波群主波向上，为 A 型预激综合征心电图。V₁ 导联呈 rsR′ 型，为右束支阻滞心电图表现。第 5 个心搏为房性早搏，预激 δ 波更明显，因为房性早搏激动经房室结下传传导延缓，相对预激成分增加。本例为左侧游离壁旁道，Ⅰ 导联预激 δ 波向下，箭头标志处可见预激波增大使 R 波振幅降低。左侧旁道不掩盖右束支阻滞，预激时左侧心室先激动，使右束支阻滞变得更明显，表现为箭头标志处 S 波增宽、加深。心电图诊断：窦性心律，A 型预激综合征合并右束支阻滞，房性早搏

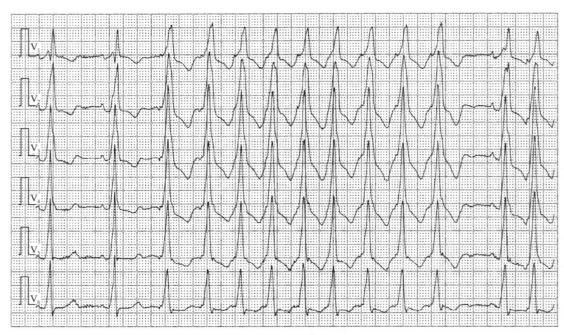

图 13-9　A 型预激综合征合并房性心动过速

与图 13-8 为同一患者。本图可见房性心动过速，预激 QRS 波群同图 13-8 中房性早搏，预激成分增加，QRS 波群增宽

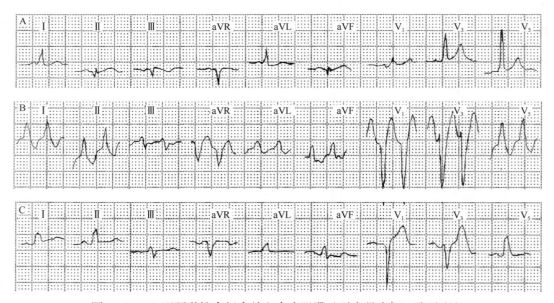

图 13-10　A 型预激综合征合并左束支阻滞（引自吴康智、张录兴）

患者，男性，68 岁，A 型预激综合征。心内电生理标测旁道位于左后游离壁，消融前心电图（A）：窦性心律，P-R 间期＜0.12s，QRS 波群时间 0.12s，QRS 波群初始部有 δ 波，V$_1$、V$_3$、V$_5$ 导联 δ 波与 QRS 波群主波方向一致，均呈正相，V$_1$ 导联呈 R 型。P-J 间期 0.24s（均在 I 导联所测）；室上性心动过速发作时呈左束支阻滞（B）。消融后心电图（C）：窦性心律，P-R 间期 0.16s，QRS 波群时间 0.16s，P-J 间期 0.30s，V$_1$ 导联呈 QS 型，V$_5$ 导联呈 R 型。消融前 P-J 间期在正常范围，旁道消融术后显示 P-R 间期为 0.13s，呈左束支阻滞图形，P-J 间期明显延长。一般来讲消融术造成的束支及分支阻滞多为可逆，本例术后 16 个月心电图仍为左束支阻滞，结合术前室上性心动过速发作时（顺向型房室折返性心动过速）也显示左束支阻滞的特点，表明该左束支阻滞不是由术中的机械损伤造成，而是本来就合并有之。本例说明显性预激合并同侧束支阻滞时，束支阻滞被掩盖，其机制为 A 型预激综合征的预激区位于左束支的同侧心室。假如预激范围与左束支区域相当，激动从左心室的后游离壁进入心室先传至左束支阻滞范围的远端，再绕过正常房室传导路径后（包括房室结、房室束及其分支）提前激动一部分左心室心肌，由此掩盖了左束支阻滞，导致 P-J 间期在正常范围内，故不能揭示束支阻滞图形本身存在

六、B 型预激综合征合并右束支阻滞

B 型预激综合征预激部位在右心室，预激旁道提前激动右心室，弥补了右束支阻滞传导延迟的影响，故虽有右束支阻滞，右心室除极并不延迟。心电图表现为 QRS 波群起始部位有 δ 波，右束支阻滞图形被掩盖（抵消），称为右束支阻滞 QRS 波群正常化。也有学者报道特殊情况下（如 Ebstein 畸形患者），B 型预激综合征无法掩盖右束支阻滞图形（图 13-11，图 13-12）。

七、B 型预激综合征合并左束支阻滞

B 型预激综合征预激在右心室，左心室除极全靠右心室激动通过室间隔再传入左心室，左心室除极最晚。心电图表现为 QRS 波群起始部位有 δ 波，左心室导联仍表现为左束支阻滞图形，即 Ⅰ、aVL、V_5、V_6 导联出现宽阔低矮有顿挫的 R 波（图 13-13），P-J 间期 > 0.27s。

八、不典型预激旁道合并束支阻滞

不典型预激旁道不影响束支阻滞图形，因 James 束仍沿正常路径加速下传，激动仍经束支下传心室，并无提前激动某部心室肌。这不影响某侧束支阻滞的原有图形，仅表现 P-R 间期缩短。如伴左束支阻滞，虽表现为预激综合征图形，但 QRS 波群前无 δ 波，QRS 波群的顿挫不是在前部，而是在中后部；如伴有右束支阻滞，以 R 波为主的导联仍有宽钝 S 波。不管伴有何种束支阻滞，P-J 间期均 ≤ 0.27s。

九、预激综合征引起酷似束支阻滞心电图改变

1. QRS 波群终末粗钝，V_1 导联呈 rSr′ 型。当旁道位于左后壁时，旁道预激心室的部位——左心室后基底部，是正常心室最后除极部位，产生指向左、后上的终末向量。当该部位被旁道提前除极，QRS 波群终末失去该部位除极向量，导致终末综合向量背离该区投影在 V_1 导联形成终末的 r′ 波。并可能于终末向量近似垂直的导联记录到 QRS 波群终末粗钝。分析旁道部位和终末向量与粗钝导联轴的关系有助于识别；消除旁道影响是最可靠的鉴别方法。

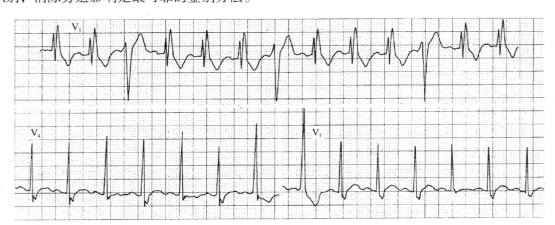

图 13-11　间歇性 B 型预激综合征合并完全性右束支阻滞

本图是完全性右束支阻滞基础上出现了间歇性预激。间歇性预激旁道的传导性多不稳定，预激程度时大时小，预激量大者，P-R 间期短，δ 波明显，预激量小者，P-R 间期和 QRS 波形态接近正常，类似室性并行心律伴不同程度的室性融合波。其不同点是本图未出现完全性室性搏动，联律间期基本相等，有明确的 δ 波，故可排除并行心律引起的室性融合波。右束支阻滞时，室上性时激动先通过左束支下传心室使左心室激动，而后经室间隔使右心室激动。若右心室存在预激旁道，不但弥补右束支阻滞右心室最后激动的缺陷，而且使右心室部分心肌先激动，而后左右心室接近同步激动，这种情况可掩盖右束支阻滞图形，出现 B 型预激综合征的特征

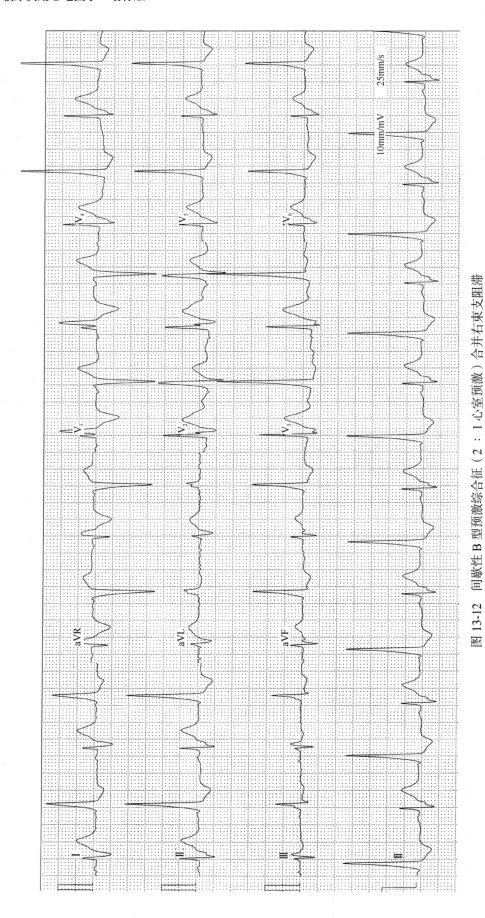

图 13-12 间歇性 B 型预激综合征。心电图显示为 B 型预激综合征（2：1 心室预激）合并右束支阻滞

患者，男性，19 岁，临床诊断预激综合征。心电图显示为 B 型预激综合征 2：1 阻滞。在旁道阻滞时，即不发生预激时，各导联 P-R 间期正常，呈典型的右束支阻滞图形。在旁道下传时，即 B 型预激综合征时，由于旁道与阻滞束支位于同一侧，经右侧旁道下传激动提前除极了右束支阻滞区域心肌，预激掩盖了右束支阻滞心电图表现

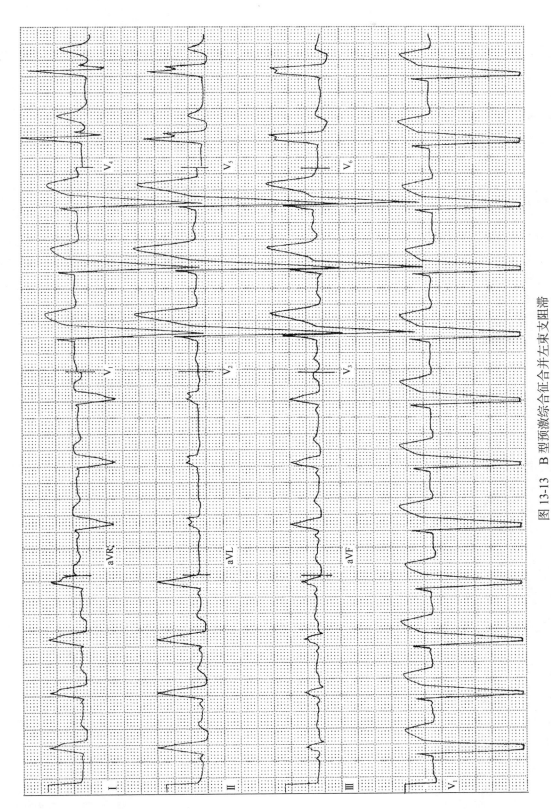

图 13-13 B 型预激综合征合并左束支阻滞

本图 P-R 间期短，QRS 波群增宽，结合胸导联 QRS 波群形态为 B 型预激综合征。心电图上表现为 QRS 波群在 I、aVL、V₅、V₆ 导联呈宽阔，顶部有顿挫的 R 波，V₁、V₂ 导联呈 rS 型，符合 B 型预激综合征并完全性左束支阻滞的特征。旁道在右侧，右心室先除极，B 型预激综合征未掩盖左束支阻滞的特征，且 P-J 间期为 0.28s，符合 B 型预激综合征合并左束支阻滞的特征

2. QRS 波群终末再次出现粗钝。有学者报道 67 例单纯 B 型预激综合征导管消融术前心电图最大预激图形时，发现 25 例除初始 δ 波外，V₅ 导联 R 波峰再次出现切迹，向量图 QRS 环最大向量（位于左方偏后）再次出现运行缓慢（酷似合并左束支阻滞）。这些病例预激向量较小，旁道位于右前间隔、右前壁及右后壁，可能与这些部位旁道预激心室区与右束支距离较近，预激右束支使其支配右心室心肌较快除极，而左束支及左心室相对晚除极有关。

3. Mahaim 纤维（房束旁道）预激。房束旁道为右心房连接右束支终末部的慢旁道。房束旁道前传时，右束支支配区域先除极，心电图表现类似左束支阻滞图形伴 QRS 电轴左偏，胸导联过渡较晚。

十、预激综合征合并束支阻滞的诊断

预激综合征旁道传导可掩盖束支阻滞，缩短束支阻滞延长的 P-J 间期（可缩短到正常范围），改变 QRS 波形（特别是终末变化）特点；同时旁道传导又可产生酷似束支阻滞 QRS 波形改变。随着预激综合征射频消融治疗的广泛应用，预激综合征合并束支阻滞的术前诊断已成为临床不容忽视的问题。

1. 消除旁道传导（心房调搏、药物、活动等方法消除 δ 波或间歇性预激综合征时），心电图显示束支阻滞是明确诊断的可靠方法。

2. 观察患者术前是否有间歇性预激综合征或心动过速呈现的束支阻滞，有助于预激综合征合并束支阻滞的诊断。动态心电图检查可以捕捉间歇性预激综合征或心动过速，若患者无心动过速，可采用心房调搏等方法诱发，使掩盖的束支阻滞图形显现。

3. 出现下列情况之一应想到合并束支阻滞的可能：①P-J 间期延长（需进一步排除房室阻滞），但 P-J 间期正常不能排除合并束支阻滞；②房室折返性心动过速呈束支阻滞（特别是呈旁道同侧束支阻滞），尤其是 R-R 间期 > 400ms 时；③伴心房颤动时 QRS 波群时限出现矛盾变化；④预激综合征新出现的 QRS 波群终末（S$_{V_5、V_6}$）粗钝。

4. 束支阻滞合并顺向型房室折返性心动过速时，室上性激动沿房室结→健康束支→心室，再经旁道逆传。此时，阻滞的束支对折返激动无影响，QRS 波群呈对侧束支阻滞图形。束支阻滞合并逆向型房室折返性心动过速时，折返环路为同侧束支→房室结逆传，再经旁道下传，束支阻滞图形被预激掩盖。此时，QRS 波群呈典型预激图形。

第八节　预激综合征的急诊处理与预防复发

2019 年 6 月中华医学会、中华医学会杂志社、中华医学会全科医学分会等发布的《预激综合征基层诊疗指南（2019 年）》提到了预激综合征的急诊处理和预防复发的有关内容。

一、急 诊 处 理

（一）刺激迷走神经

如患者血流动力学稳定，可通过刺激迷走神经方法（如刺激咽部致恶心）终止心动过速。平卧位、抬高下肢可提高刺激迷走神经终止心动过速的有效性。

（二）电复律

患者血流动力学不稳定或药物转复和控制心动过速失败时，行同步直流电复律。能量选择为单向波 100 ～ 200J，双向波 50 ～ 100J，无效可增加电量。预激综合征伴心房颤动的治疗首选电复律。

（三）药物治疗

对于顺向型房室折返性心动过速，在刺激迷走神经无效时，可选择作用于房室结的药物。根据我国药源情况，建议首选维拉帕米 5mg 静脉注射，10min 后可重复；或普罗帕酮，1～1.5mg/kg 或 70mg 稀释后缓慢静脉注射，10～20min 后可重复，总量不超过 210mg。此外还可使用腺苷 6～12mg 快速静脉注射或地尔硫䓬 0.25～0.35mg/kg 静脉注射。也可选择作用于旁道的药物，如依布利特，体重 ≥ 60kg 者每次 1mg，体重 < 60kg 者每次 0.01mg/kg，加入 50ml 液体中缓慢静脉注射 ≥ 10min，必要时 10min 后可重复，最大累积剂量为 2mg；心动过速终止时，立即停用（用药后需进行心电图监测至少 4h，以防止发生尖端扭转型室性心动过速）。

应用腺苷有诱发心房颤动的风险，而预激综合征伴心房颤动心室率快时可致血流动力学不稳定。因此，预激综合征患者应用腺苷应谨慎，并准备好除颤器。应用维拉帕米、地尔硫䓬或普罗帕酮前，应排除心功能不全。若患者有心功能不全，应使用胺碘酮（150～300mg，稀释后 10min 缓慢静脉注射）或进行电复律。

对于逆向型房室折返性心动过速，在刺激迷走神经无效时可谨慎选用普罗帕酮、腺苷，如仍无效，可选择作用于旁道的药物，如依布利特，上述药物无效时也可选用胺碘酮或同步直流电复律。心房颤动（或心房扑动）合并预激综合征时，首选电复律，禁用作用于房室结的药物，如腺苷、非二氢吡啶类钙通道阻滞剂（维拉帕米、地尔硫䓬）、β 受体阻滞剂及洋地黄，这些药物延缓房室结传导，有增加激动通过旁道前传的风险。

心房颤动合并预激综合征可选择作用于旁道的药物，如依布利特和普罗帕酮。前者除作用于旁道、延缓旁道传导外，还有转复心房颤动的作用。心房颤动合并预激综合征时，静脉应用胺碘酮应谨慎，在少数患者中有可能抑制房室结传导，加速激动经旁道前传。

（四）食管调搏

室上性心动过速药物复律有禁忌或效果差时，有条件者，可行食管调搏终止心动过速。在食管调搏前，可记录食管心电图，有助于心动过速机制的判断。

二、预防复发

（一）观察随访

对体检发现预激心电图，无心动过速病史，或不需进一步治疗的患者，可不服药观察。嘱患者在心悸发作时及时行心电图检查，以确定是否有室上性心动过速（或心房颤动）发作。

（二）导管射频消融

导管射频消融是根治预激综合征的有效方法。目前该技术已十分成熟，成功率高，并发症少。对于反复发作的症状性室上性心动过速、逆向型房室折返性心动过速和预激综合征伴心房颤动患者应优先考虑。对于无症状的预激综合征患者，可行心脏电生理检查进行危险分层。对于特殊职业尤应如此。若电生理检查时，预激伴心房颤动的最短 R-R 间期或旁道有效不应期 ≤ 250ms、多旁道或诱发旁道介导的心动过速，则应行导管消融。无症状预激综合征合并电不同步而导致左心室功能不全的患者也应行导管消融。

（三）药物治疗

如果患者有心动过速或心房颤动病史，但消融手术不可行或不可取，在排除缺血性和结构性心脏病后，可口服普罗帕酮（150～200mg，3 次 / 日）。对于严重器质性心脏病患者，唯一可选择的口服药物是胺碘酮。

第十四章

心电梯形图的应用

第一节 梯形图概述

1925 年，心电专家 Thomas Lewis 首先倡导使用了一种能描述或表达复杂心电现象的线条，曾称为线条图，后称为梯形图，构成梯形图的横线称为 Lewis 线。心电梯形图是分析诊断心律失常的一种方法，能简明而精确地表达复杂心律失常的发生机制，解释某些特殊的心电现象（如隐匿性传导、折返现象、反复搏动等）。借助梯形图可以判断、证实对某一复杂心律失常的分析诊断是否确切，同时加深了对心律失常的理解。梯形图是无声或无字的语言，作为心电及心电相关专业的医务工作者，要会看、会运用梯形图表达、阐释心律失常。绘制梯形图技术与心电图诊断水平是相辅相成、相互促进的。

一、常用缩写字母及意义

常用缩写字母及意义见表 14-1。

表 14-1 常用缩写字母及意义

英文缩写	中文表示	英文缩写	中文表示
S	窦房结	N	房室结
A	心房	H	房室束（希氏束）
V	心室	LAF	左前分支
S-A	窦房交接区	LPF	左后分支
E-A	异 - 房交接区	RBB	右束支
A-V	房室交接区	LBB	左束支
E-V	异 - 室交接区	RP	折返径路
E	异位起搏点	BBB	束支阻滞

二、常用符号及意义

● 代表正位或异位起搏点。

○ 代表正代或异位预期起搏点。

↘ 代表激动顺传受阻。

↗ 代表激动逆传受阻。

✗ 代表两个不同方向的激动相互干扰。

╪ 代表房性或室性融合波群。

≩ 代表心房或心室内差异传导。

R ⊓ L 代表激动通过右束支及左束支。

R ⋔ L 代表激动通过右束支、左束支及左前分支、左后分支。
  p a

▨▨▨ 代表激动顺向传导使传导组织产生的有效不应期（斜线区）和相对不应期（虚点区）。

▨▨▨ 代表激动逆向传导使传导组织产生的有效不应期（斜线区）和相对不应期（虚点区）。

代表窦性或房性反复搏动。

代表房室交接性反复搏动。

代表室性反复搏动。

代表房室交接区快径路顺传、慢径路受阻。

代表房室交接区慢径路顺传、快径路受阻。

代表部分性预激。

代表完全性预激。

第二节　梯形图绘制的基本原则及方法

一、梯形图绘制的基本原则

　　绘制梯形图时，首先应具有较扎实的心电图及其相关的基础知识，主要包括心脏传导系统、心脏电生理基础理论和各种心律失常发生机制的基本概念；另外还要有一定的临床经验及一定的归纳、推理方法，遵循分析心律失常的步骤和基本原则。在能说清问题的前提下，梯形图越精炼越好，即横线条、符号及其缩写字母越少越好。通常选用三行格梯形图、五行格梯形图。

二、绘制梯形图及心律失常分析思路

　　1. 首先寻找 P 波，确定基础心律，根据 P 波形态判断窦性、房性、交接性心律，分析 P-P 间期是否有规律？是否有 P 波形态及频率改变？

　　2. 根据 P-R 间期是否正常、是否固定、是否有规律性变化？确定心房与心室有没有传导关系。

3. 观察 QRS 形态、时限是否正常？以及 R-R 间期是否有变化？

4. 通过分析 P-R 间期、R-R 间期、R-P 间期等关系及 QRS 波群形态确定心室激动的起源。

5. 注意观察 QRS、ST、T 是否有细微的形态改变？也根据 P 波的规律性，判断是否有隐藏 P 波。

6. 根据需要加长记录心电图或动态心电图全面仔细地分析，以尽可能避免因为阅图量少造成分析诊断的片面性，提高心电图诊断的正确率。

三、梯形图绘制方法

（一）梯形图表示方法

梯形图要紧密附在相应心电图下方，要选 P 波清楚的导联，以便对照、分析画线。最基础的梯形图是在心电图下方画 4 条横线构成三行格梯形图；由上至下：A 表示心房激动，A-V 表示房室交接区激动及传导，V 表示心室激动；S 表示窦房结，S-A 表示窦房交接区；E 表示异位起搏点，E-A 表示异 - 房交接区，E-V 表示异 - 室交接区。

绘制梯形图一定要将代表激动部位的字母标记上。由于房室交接区的激动与传导比较复杂，画图时要注意 A-V 一行及窦房交接区（S-A）、异 - 房交接区（E-A）、异 - 室（E-V）交接区的距离适当加宽。窦房结发出激动是正常传导，除了窦性心律以外，其他都是异位搏动，画图时要将异位搏动用粗点表示出来，以便清楚观察。

（二）梯形图常用格式及表示方法

1. 三行格梯形图 由 4 条横线组成基础的三行格梯形图（图 14-1）。

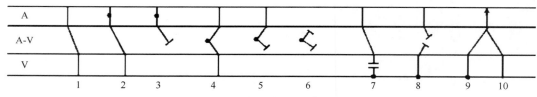

图 14-1 三行格梯形图常见传导

1. 正常窦性传导；2. 房性早搏；3. 房性早搏未下传；4. 交接性早搏；5. 交接性早搏前传阻滞；6. 交接性早搏双向传出阻滞（隐匿性交接性早搏）；7. 室性融合波；8. 室性早搏及室性早搏与窦性在房室交接区呈完全性干扰现象；9. 室性早搏伴室房逆传；10. 室性反复搏动

2. 五行格梯形图 如果窦房结激动传导异常，或房性、室性搏动出现窦房干扰现象，需要在三行格梯形图 A 行上方加两条横线；如表示室性搏动传出阻滞，需要 V 行下方加上两条横线，构成五行格梯形图（图 14-2）。

A			
S 窦房结			
S-A 窦房交接区			
A 心房			
A-V 房室交接区			
V 心室			

B	P_1	P_2	P_3	P_4	P_5
A-V			干扰现象		
V	R_1	R_2	R_3	R_4	R_5	R_6
E-V 异-室交接区					
E 异位起搏点					

图 14-2 五行格梯形图示意说明

A. 二度 II 型窦房阻滞（S_1、S_2、S_4 正常下传，S_3 在 S-A 下传受阻，画斜钉样标记）；B. 窦性心律，加速性室性心律或室性心动过速，室性融合波（P_1 正常下传，P_2、P_3 遇到室性逆传呈干扰性阻滞，P_4 夺获心室，形成室性融合波；V 行 $R_{2\sim6}$ 室性心动过速，其中 R_5 为室性融合波；E 行：前 5 次室性心搏传出正常，最后 1 次在异 - 室交接区阻滞，加速性室性自主心律或室性心动过速终止）

（三）绘制梯形图具体方法

因心电图 P 波与 R 波显而易见，无论三行图还是五行图，需要按如下方法绘制。

1. 先在 A 行画心房竖线，V 行画心室竖线。

2. A-V 行：标记有房室及室房传导关系斜线。

3. 分别标记房性搏动、交接性搏动或室性搏动。

4. S 行标记窦房结竖线，一般要比窦性心房竖线向前 60 ~ 120ms。

5. S-A 行：标记窦房结至心房传导斜线，或用斜钉标记窦房阻滞。

6. 必要时从 A 行画房性早搏及室房逆传窦房结斜线或箭头等。

四、早搏与代偿间歇

各种早搏、各种心动过速都与代偿间歇密切相关，其是心律失常心电图绕不开的话题。代偿间歇与多种因素有关，常使心律失常变得复杂或多种多样（图 14-3，图 14-4）。

偶联间期 + 回转周期（代偿间期）= 代偿间歇

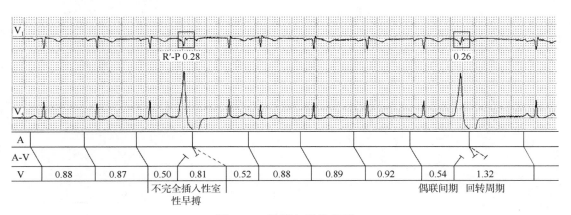

图 14-3　早搏与代偿间歇

R_4' 是不完全插入性室性早搏，室性早搏插入一次窦性 P-P 间期中，R'-P 为 0.28s，其后伴干扰性 P-R 间期延长，至 T 波结束后 0.40s 才出现 QRS 波群，已经远离不应期，说明室性早搏逆传致快径路阻滞，改为慢径路下传。R_{10}' 也是室性早搏，偶联间期略长，R'-P 略短（0.26s），快慢径路均未下传，是完全代偿间歇室性早搏

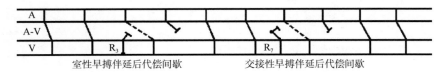

图 14-4　早搏伴延后代偿间歇

R_3，室性早搏伴延后代偿间歇；R_7，交接性早搏伴延后代偿间歇

第三节 梯形图分析心律失常实例

一、房性早搏 + 室性早搏（图 14-5）

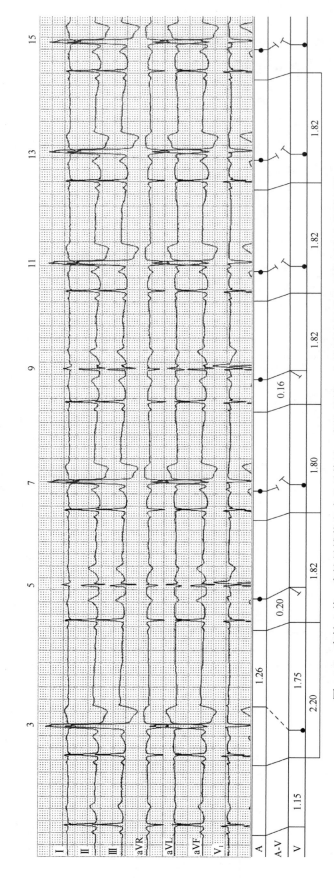

图 14-5 窦性心律，房性早搏伴室内差异传导，房性早搏，室性早搏相继出现呈不完全代偿间歇

R_1、R_2、R_4、R_6、R_8、R_{10}、R_{12}、R_{14} 为窦性心律下传形成，呈不完全代偿间歇，其前有 P′ 波落在前 T 波中，V_1 导联明显可见，呈右束支阻滞形式。R_5、R_9 呈右束支阻滞型，其前有 P′ 波，符合心室流出道室性早搏，测量代偿间歇也是不完全的。再分析室性早搏前心搏的 T 波形态与 R_1、R_2 的 T 波形态不同，于 V_1 导联比较明显地看到房性早搏 P′ 波，该 P′-R 间期＜第 9 心搏房性早搏的 P′-R 同期，因为 9 心搏房性早搏偶联同期比较短，房性早搏虽然已经出现，但没有下传，室性早搏出于房性早搏激动心室。另外，房性早搏虽未下传心室，却照常逆传侵入窦房结，使窦性节律重整，出现室性早搏伴完全代偿间歇。

心电图诊断：窦性心律，房性早搏伴室内差异传导，房性早搏，室性早搏相继出现呈不完全代偿间歇。

二、房性早搏、房性心动过速未下传、隐匿性传导（图14-6）

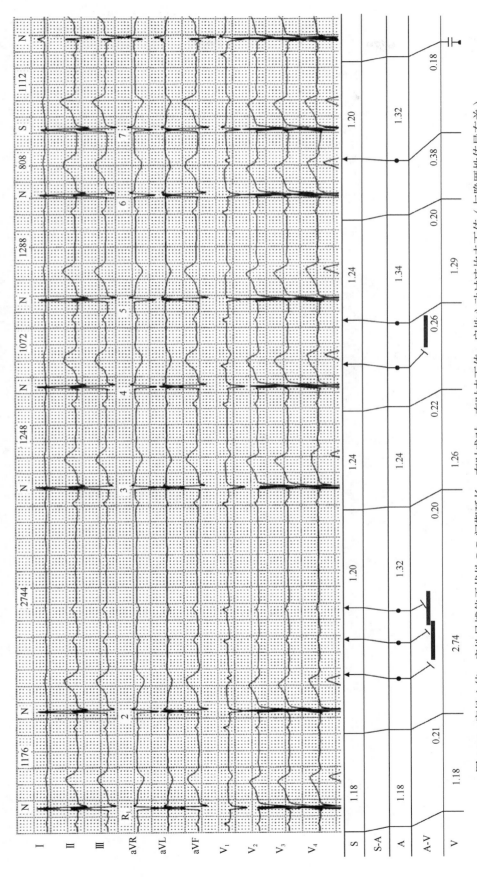

图14-6 窦性心律，房性早搏伴干扰性 P-R 间期延长，有时成对，有时未下传，房性心动过速未下传（与隐匿性传导有关）

R_1、R_2、R_3、R_4、R_6 是窦性下传，P-R 间期不完全相等。R_3、R_4 频率略快，P-R 间期也略长，因为其前 R_5 的 P'-R 间期延长，R-P' 波远离前 T 波，R-P' 间期为 0.82s，隐匿性传导使其后有 1 次 P' 波未下传，第 1 次 P' 落在 T 波降支未下传（R-P' 间期 0.40s），而且在交接区产生不应期，间期为 0.42s，故 P'-R 间期显著延长（0.38s）。R_2 与 R_3 之间有连续 3 次 P' 波未下传，隐匿性传导使接踵而来的第 3 次 P' 波也不能下传。R_1-R_2、R_3-R_4 是窦性 R-R 间期，分别为 1.18s 与 1.24s，各房性早搏后，房性早搏逆传窦房结和窦房结重整后的第 2 次 P' 波依然产生新的不应期，隐匿性传导使第 2 次 P' 波未下传，第 2 次 P' 波产生新的不应期（1.18s、1.24s）长 100 ～ 120ms，这 100 ～ 120ms 包括了房性早搏逆传窦房结心房时间，以此推断大概窦房传导时间略比窦性 P-P 间期（1.32 ～ 1.34s）长，房性早搏伴干扰性 P-R 间期延长，有时成对，有时未下传，房性心动过速均未下传（与隐匿性传导有关）。心电图诊断：窦性心律，为 50 ～ 60ms。

S	N	1176	N	2744	N	1248	N	1072	N	1288	N	808	N	1112		N
S-A																
A																
A-V																
V																

S	1.18		1.20		1.24		1.24		1.20			
S-A	1.18		1.32		1.24		1.34		1.32			
A	0.21	2.74	0.20	0.22	0.26	0.20	0.38	0.18				
A-V	1.18			1.26		1.29						
V												

图中导联标记：I、II、III、aVR、aVL、aVF、V_1、V_2、V_3、V_4

三、心房扑动伴交替性文氏周期 A 型（呈 2：1、4：1 下传）（图 14-7）

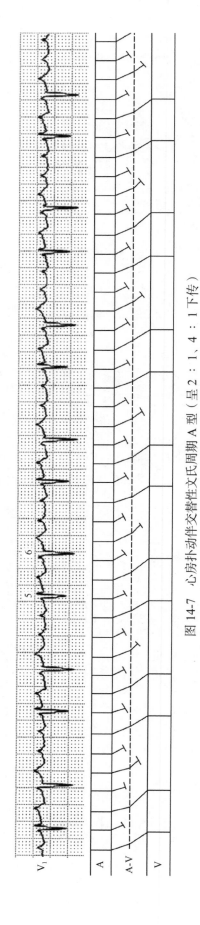

图 14-7 心房扑动伴交替性文氏周期 A 型（呈 2：1、4：1 下传）

V₁ 导联可见心房扑动波，F-F 间距 0.23s，心房扑动频率为 260 次 / 分，F-R 间期不等，呈 2：1、4：1 交替下传，符合交替性文氏周期 A 型。梯形图：房室交接区（A-V）上层 2：1 阻滞，下层呈文氏型；如 R₅～R₆ F-R 间期逐渐延长，之后出现长 R-R 间期，文氏周期终止，终止时有 3 个 F 波末下传，符合交替性文氏周期 A 型

四、心房扑动伴交替性文氏周期 B 型（呈 2：1、3：1 下传）（图 14-8）

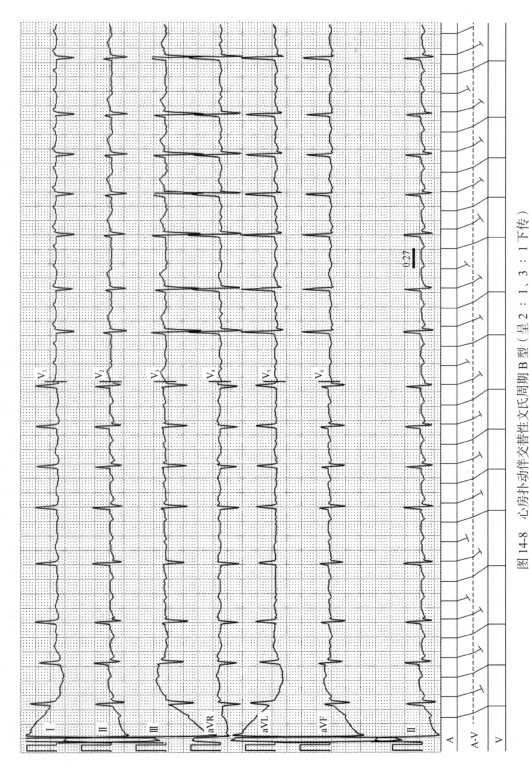

图 14-8 心房扑动伴交替性文氏周期 B 型（呈 2：1、3：1 下传）

Ⅱ、Ⅲ、aVF、V₁ 导联可见明显的心房扑动波，F-F 间距为 0.27s，心房扑动频率为 222 次/分，F-R 间期不完全相等。短 R-R 间期是 2：1 下传，长 R-R 间期为 3：1 下传，房室交接区（A-V）上层呈文氏周期，下层呈 2：1 传导，符合交替性文氏周期 B 型。如 R₃₋₈ 是长 R-R 间期后连续 4 次 2：1 下传，F-R 间期逐渐延长，直到出现连续 2 次 F 波不能下传而终止一次交替性文氏周期，该段交替性文氏周期 F：R 为 9：4。心电图诊断：心房扑动伴交替性文氏周期 B 型（呈 2：1、3：1 下传）。该段梯形图：房室交接区（A-V）上层呈文氏型 9：8 传导，下层呈 2：1 阻滞，总体来说，该段交替性文氏周期 F：R 为 9：4，上层呈文氏型，下层呈 2：1 阻滞。

五、房性早搏、室性早搏伴窦房结干扰现象（图14-9）

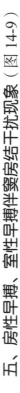
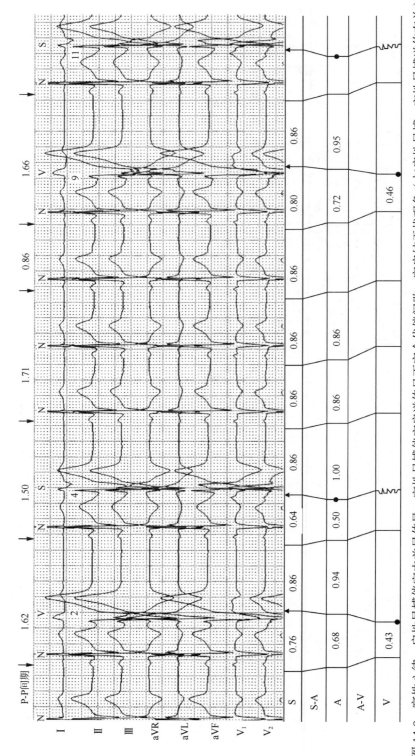

图14-9 窦性心律，房性早搏伴室内差异传导，室性早搏异位，室性早搏伴室房逆传呈不完全代偿间歇，窦房结干扰现象（与房性早搏，室房结干扰现象有关）

①根据P波形态、P-P间期，呈不完全代偿间歇，找出基础的窦性周期（0.86s）；②提前出现的室内差异传导P波（与房性早搏，室房结干扰现象有关），是房性早搏伴室内差异传导，呈不完全代偿间歇。室性心律心律不齐不齐的情况下，室性早搏代偿间歇不完全室房逆传呈多与窦性完全代偿间歇，窦房结至下一次窦性激动的（0.86s）。室性早搏伴室房逆传呈房房结逆传呈不完全代偿间歇，窦房结干扰的干扰现象，窦房结干扰现象（与房性早搏室房逆传有关）

六、二度 I 型窦房阻滞、交接性逸搏、心室夺获（图 14-10）

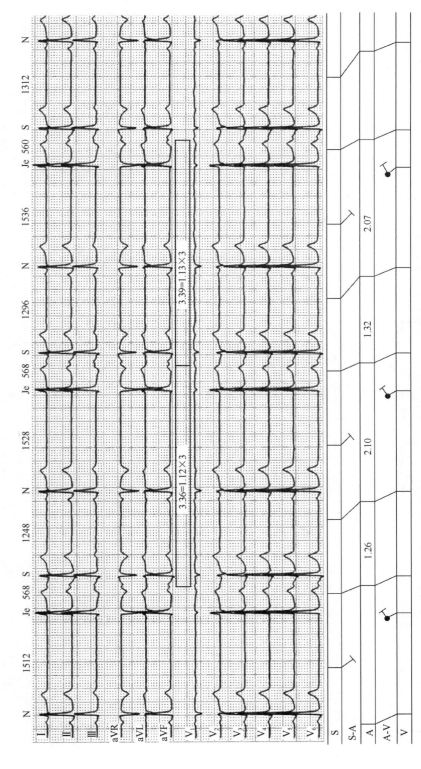

图 14-10 二度 I 型窦房阻滞、交接性逸搏、心室夺获

窦房结激动规律发放，窦房交接区（S-A）传导呈正常、延长、传导受阻，以致 P-P 同期长短交替。符合二度 I 型窦房阻滞 3：2 传导。长 P-P 同期中都有 1 次交接性逸搏，形态与窦性下传者略有不同，提示非时相性室内差异传导或偏心传导。其后，紧跟 1 次窦性下传的心室夺获。本图长 R-R 间期后是交接性逸搏，自上而下传导顺序是二度 I 型窦房阻滞 3：2 下传，交接性逸搏。心电图诊断：二度 I 型窦房阻滞、交接性逸搏、心室夺获

七、二度Ⅱ型窦房阻滞（图 14-11）

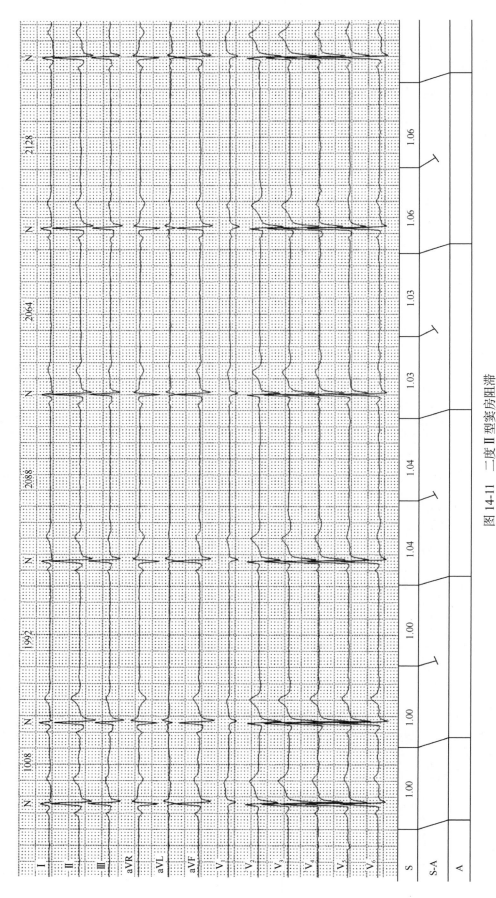

图 14-11 二度Ⅱ型窦房阻滞

窦性心律，P 波、QRS 波群形态正常。长 P-P 间期等于二倍短 P-P 间期，符合二度Ⅱ型窦房阻滞。长 P-P 间期≥2.00s 情况下未出现交接性逸搏，提示有窦房结，房室结双结病变。心电图诊断：
二度Ⅱ型窦房阻滞

八、二度Ⅰ型房室阻滞伴隐匿性传导（图14-12）

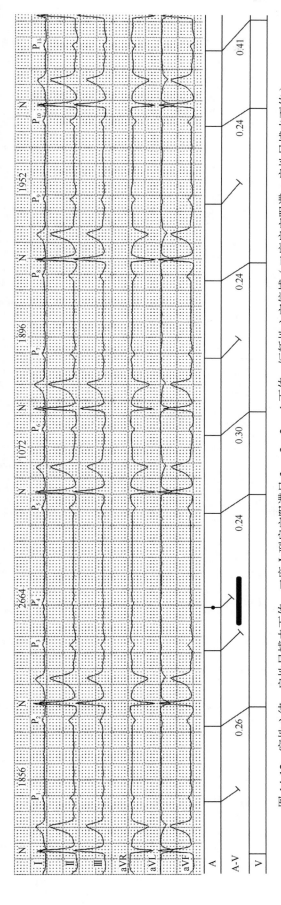

图14-12 窦性心律，房性早搏未下传，二度Ⅰ型房室阻滞伴隐匿性传导

窦性P波规律出现，P-R间期不等，部分相邻P-R间期逐渐延长，之后P波受阻，隐匿性传导使P'₄受阻不能下传，房性早搏未下传，二度Ⅰ型房室阻滞呈3：2，2：1下传，短暂性心室停搏（二度房室阻滞＋房性早搏未下传）。在交接区产生不应期，隐匿性传导使P'₄受阻不能下传。心电图诊断：窦性心律，房性早搏未下传，二度Ⅰ型房室阻滞呈3：2，2：1下传，短暂性心室停搏（二度房室阻滞＋房性早搏未下传）。P波规律出现，二度Ⅰ型房室阻滞呈3：2，2：1下传，短暂性心室停搏（二度房室阻滞＋房性早搏未下传），如P₅-R至P₆R，P₁₀-R至P₁₁-R。P'₄虽然距R₂较远，但是距其前受阻的P₃比较近，P₃虽未下传，但在其前受阻的P₃较远，房性早搏未下传（二度房室阻滞＋房性早搏未下传）

九、二度Ⅰ型房室阻滞伴房室结双径路及双文氏现象（图14-13）

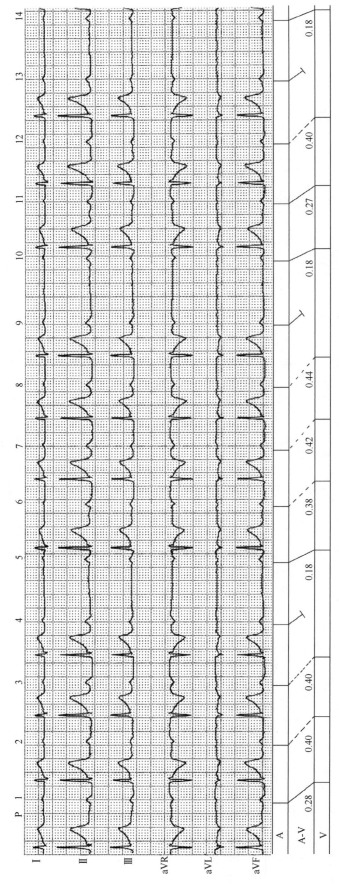

图14-13 窦性心律，二度Ⅰ型房室阻滞伴房室结双径路传导，双文氏现象

窦性心律，P-P间期规律，P-R间期逐渐延长直到一次P波受阻，符合二度Ⅰ型房室阻滞。典型的二度Ⅰ型房室阻滞伴房室结双径路传导，双文氏现象。房室结双径路包括：①P-R间期延长的增量逐渐变小；②P-R间期逐渐延长，有相邻的P-R间期成倍延长。本图长R-R间期后，R₁₀与渐缩短。相邻P-R间期延长＞0.10s（100ms）可考虑双径路可能，如果≥1.5～2倍，则一般可以诊断房室结双径路，诊断双径路可靠。R₁₁与R₁₁表现快径路，R₆₋₈表现慢径路逐渐延长，符合房室结双径路下传双文氏现象。心电图诊断：窦性心律，二度Ⅰ型房室阻滞伴双文氏现象，双文氏现象

十、二度 Ⅱ 型房室阻滞（图 14-14）

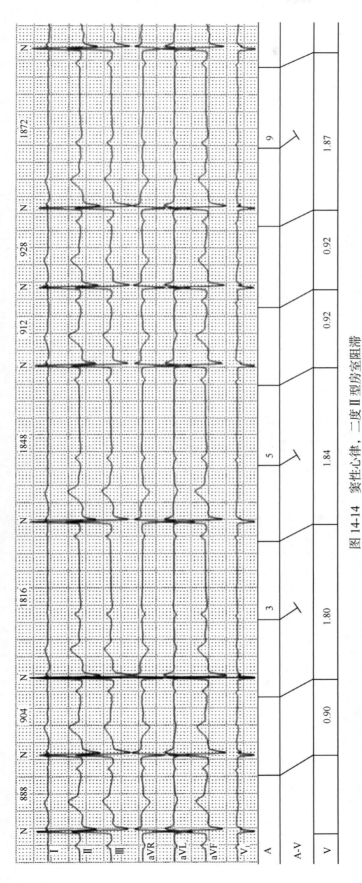

图 14-14 窦性心律，二度 Ⅱ 型房室阻滞

P 波规律出现，梯形图中 P_3、P_5、P_9 未下传；下传 P-R 间期固定为 0.18s；房室传导为 2：1，4：3。长 R-R 间期等于短 R-R 间期的 2 倍，是典型的二度 Ⅱ 型房室阻滞

十一、高度房室阻滞、交接性逸搏心律伴非时相性室内差异传导、心室夺获（图14-15）

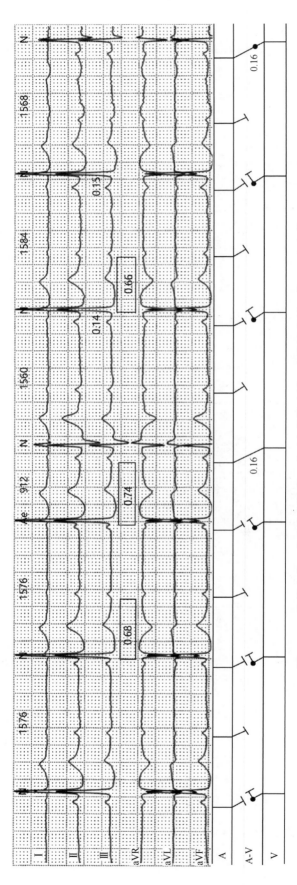

图14-15 窦性心律、高度房室阻滞、成对交接性逸搏、交接性逸搏心律、心室夺获

本图是与图14-14为同一患者的动态心电图。窦性心律，P-P间期0.78～0.80s，R-R间期不等，QRS波群形态不同。R$_{1～3}$、R$_5$、R$_6$在Ⅱ、Ⅲ、aVF导联呈R型，P-R间期不等或呈R-on-P现象，是交接性逸搏。R$_4$提前出现呈Rs型，是室性下传，心室夺获。最后的R$_7$形态与R$_4$基本相同，P-R间期为0.16s，在Ⅱ、Ⅲ导联也呈Rs型，较R$_4$的R振幅略高，s振幅略低，频率与交接性逸搏接近，提示窦性与交接性逸搏形成窦-交室性融合波。本图中R$_{1～3}$、R$_5$、R$_6$与R$_4$形态不同，应考虑交接性逸搏伴非时相性室内差异传导。心电图诊断：窦性心律、高度房室阻滞、成对交接性逸搏和交接性逸搏心律伴非时相性室内差异传导、心室夺获，窦-交室性融合波

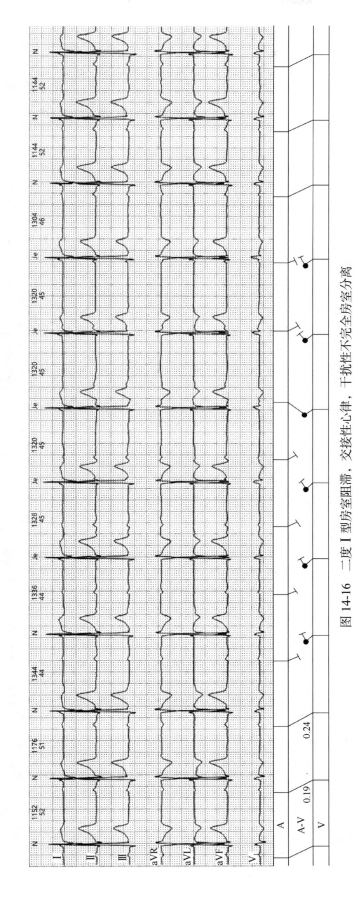

十二、二度Ⅰ型房室阻滞、交接性心律、干扰性不完全房室分离（图 14-16）

图 14-16　二度Ⅰ型房室阻滞，交接性心律，干扰性不完全房室分离

窦性心律规律出现，前 3 次窦性下传伴 P-R 间期逐渐延长，P_4 未下传，符合二度Ⅰ型房室阻滞，$R_{4\sim9}$ 是交接性心律，只有 R_7 距其前 P 波最近，有结房逆传 P^- 波，R_8、R_9 遇窦性下传心房不应期不能逆传心房，R_9 后窦性 P 波得以下传心室。心电图诊断：二度Ⅰ型房室阻滞，交接性心律，干扰性不完全房室分离

十三、完全性房室分离（提示三度房室阻滞）（图 14-17）

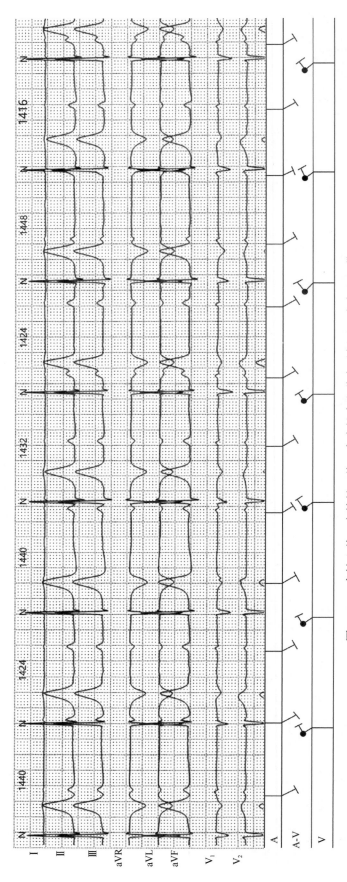

图 14-17 窦性心律，交接性心律，完全性房室分离（提示三度房室阻滞）

房室阻滞（AVB）分度：一度房室阻滞，二度房室阻滞，高度房室阻滞，三度房室阻滞，完全性房室分离（提示三度房室阻滞）。如果心电图记录时间比较短，则不易区分高度房室阻滞与三度房室阻滞，如上图，P-P 同期固定为 0.90s，心房率为 67 次 / 分；QRS 为室上性，R-R 同期固定为 1.42s，交接性频率为 42 次 / 分，P-R 同距不等，P 与 R 无关。本图可确定有 7 次交接性 QRS 波群（图首第 1 个 QRS 波群除外），不计算其最后 1 个 P 波，心房率 : 心室率 =11 : 7＜2 : 1，不完全符合三度房室阻滞。没有提前的心室夺获，也不支持高度房室阻滞。有学者将这类型房室阻滞称为假三度房室阻滞，主要是因为记录心电图时间短，加长记录心电图综合分析诊断更好。如果为常规心电图，为预防不可预料的病情变化，可以写完全性房室分离（提示三度房室阻滞）。心电图诊断：窦性心律，交接性心律，完全性房室分离（提示三度房室阻滞）。

十四、长 P-R 间期型二度至高度房室阻滞、交接性心律、干扰性房室分离（图 14-18）

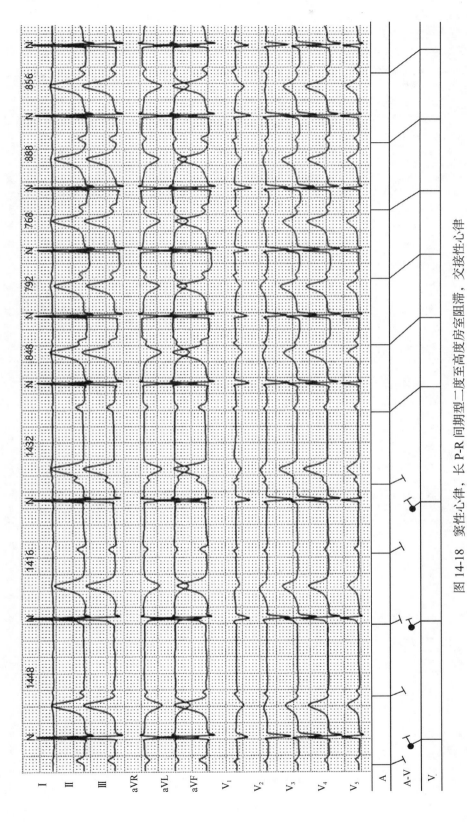

图 14-18 窦性心律，长 P-R 间期型二度至高度房室阻滞，交接性心律

前 3 次交接性逸搏心律，R₄ 之后窦性下传，P-R 间期为 0.28～0.32s。测量 R₃ 后 R₃-P 间期为 0.28～0.30s，R-P 间期为 0.48～0.50s，呈持续 1∶1 下传，而 R₂ 后 R-P 间期为 0.80s，末下传，与其前心动周期有关，即前心动周期短；前心动周期长，其后交接性不应期亦短，得以下传。心电图诊断：窦性心律，长 P-R 间期型二度至高度房室阻滞，交接性心律

十五、加速性交接性心律、逸搏、心室夺获二联律（图 14-19）

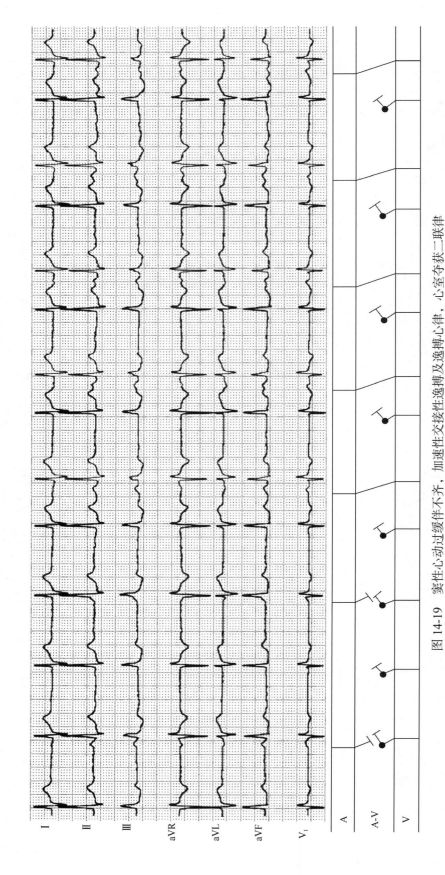

图 14-19　窦性心动过缓伴不齐，加速性交接性逸搏及逸搏心律，心室夺获二联律

P-P 周期为 1.56～2.16s，前 5 次心搏 R-R 间期规律，有的其前有 P 波，有的无 P 波，为加速性交接性逸搏心律，频率为 57 次／分，呈干扰性房室分离。P₃ 窦性频率加快，出现心室夺获，继之出现加速性交接性逸搏，心室夺获至末尾。从 P₃ 心室夺获二联律，也可以认为窦性心律。交接性早搏与加速性交接性逸搏同期是一致的，窦性心律频率减慢，表加速性交接性逸搏，同位性交接性早搏。还为逸搏心室夺获二联律，窦性心动过缓伴不齐，加速性交接性逸搏及逸搏心律，心室夺获二联律。心电图诊断：窦性心动过缓伴不齐，加速性交接性逸搏及逸搏心律，心室夺获二联律现为 2：1 室房比值的干扰性分离，如窦率加快，则为间位性交接性早搏，心室夺获二联律

十六、高度房室阻滞、完全性右束支阻滞、室性逸搏、室性融合波（QRS 波群正常化）（图 14-20）

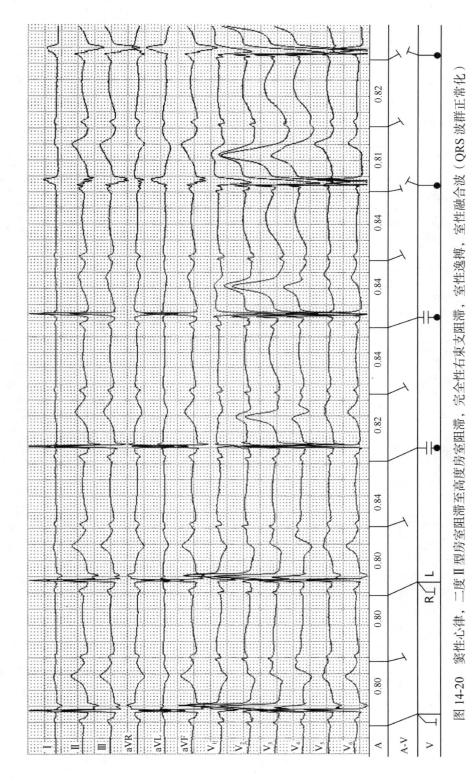

图 14-20　窦性心律，二度 II 型房室阻滞至高度房室阻滞，完全性右束支阻滞，室性逸搏，室性融合波（QRS 波群正常化）

窦性 P-P 间期为 0.80s，频率为 75 次/分，R₁、R₂ 是窦性 2 : 1 下传，P-R 间期为 0.16s，呈完全性右束支阻滞（CRBBB）；R₅、R₆′呈完全性左束支阻滞（CLBBB）型，没有相关 P 波，是起源于右束支的室性逸搏；R₃、R₄ 有相关 P 波，P-R 间期与窦性下传类似，是正常或类正常化的室性融合波。右束支起源的室性逸搏提前除极右心室，再与窦性经右束支下传（因右束支阻滞）优先激动左心室的激动一起，共同完成心室除极，形成基本正常的室性融合波，只有在窦性 2 : 1 下传与室性逸搏频率基本相等情况下才会出现正常化的室性融合波。心电图诊断：窦性心律，二度 II 型房室阻滞至高度房室阻滞，完全性右束支阻滞，室性逸搏、室性融合波（QRS 波群正常化）

十七、房性心动过速伴异 - 房交接区传出阻滞、室性心动过速伴室房逆传（图 14-21）

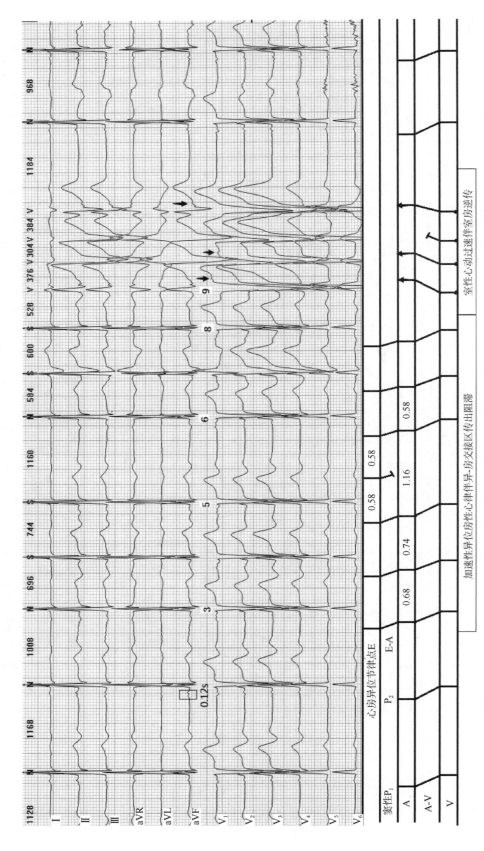

图 14-21　窦性心律，房性心动过速伴异 - 房交接区传出阻滞，室性心动过速伴室房逆传

①前 2 次与最后 2 次为窦性心搏；②自 R₃~₈ 为加速性房性心律，其间 P'-P' 及 R-R 间期不等。R₅-R₆ 间期 2 倍于 R₆-R₇ 间期，为异 - 房交接区传出阻滞。长 R-R 间期后的 R₇ 为右束支阻滞型室内差异传导；③ 4 次快频率类左束支阻滞型者是多形性室性心动过速，前两次 V₁ 导联 ST 段可见室房逆传 P 波，第 3 次看不到室房逆传 P 波，提示逆传阻滞，第 4 次在下壁导联可见逆传 P 波，室性心动过速伴室房逆传；④室性心动过速终止后 Ⅱ、Ⅲ、aVF 导联 T 波倒置，伴部分导联 U 波增高，需要结合临床。心电图诊断：窦性心律，房性心动过速伴异 - 房交接区传出阻滞，室性心动过速伴室房逆传

十八、一度房室阻滞、下壁碎裂 QRS 波群、非特异性室内阻滞、室性并行心律（图 14-22）

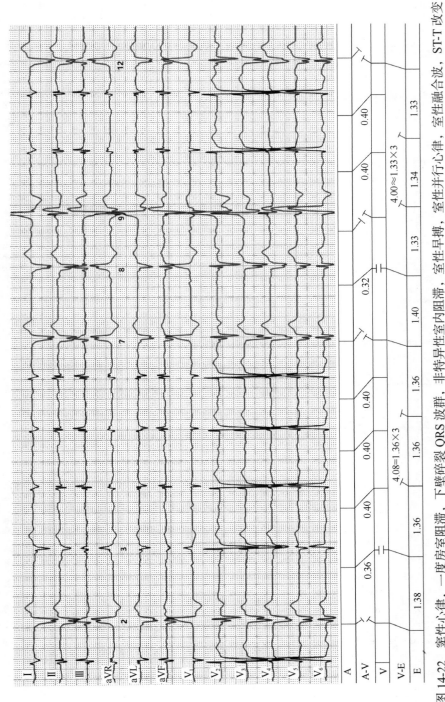

图 14-22　窦性心律，一度房室阻滞，非特异性室内阻滞，下壁碎裂 QRS 波群，室性早搏，室性并行心律，室性融合波，ST-T 改变

窦性心律规律出现，QRS 波群时限为 0.12s，Ⅱ、Ⅲ、aVF 导联呈碎裂 QRS 波群。$R_{4\sim6}$、R_{10}、R_{11} 的 P-R 间期为 0.40s，为一度房室阻滞。R_3 形态介于 R_2 与 R_4 之间，P-R 间期为 0.36s，符合室性融合波；R_8 前面也有 P 波，P-R 为 0.32s，QRS 较 R_7 略微窄，也是室性融合波。R_3'-R_7' 同期为室性早搏，只有一种形态室性早搏。R_3 是另一种形态室性早搏，为室性早搏或加速性室性逸搏。R_8'-R_{12}' 间期的 3 倍，最大公约数为 1.36s，符合室性并行心律（频率 44 次 / 分）。心电图诊断：窦性心律，一度房室阻滞，下壁碎裂 QRS 波群，$4.08s$、R_8'-R_{12}' 间期近短 R'-R' 间期的 3 倍，均接近 4.00s，R_9、R_{12} 宽大畸形，为室性早搏或加速性室室非特异性室内阻滞，室性早搏，室性并行心律，室性融合波，ST-T 改变

十九、加速性室性并行心律性心动过速伴传出阻滞（图14-23）

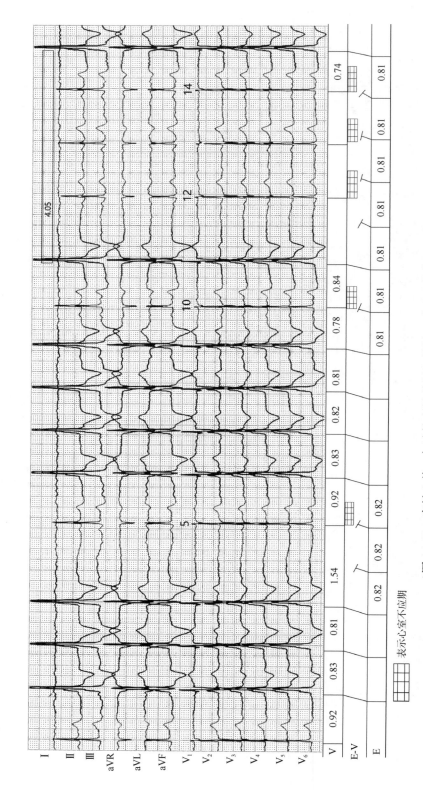

图14-23 窦性心律，加速性室性并行心律性心动过速伴传出阻滞

窦性心律，R_1、R_5、R_{10}、$R_{12\sim14}$ 窦性正常传导，$R_{2\sim4}$、$R_{6\sim9}$、R'_{11}、R'_{15} 宽大畸形的 QRS 波群，前无 P 波，连续出现的 R'-R' 间期为 0.82s±0.01s，室性频率为 73 次/分，初步考虑室性早搏及加速性室性心律。再分析发现：①室性 R 波偶联间期不等（第1次 0.92s，最后1次 0.74s，相差＞0.08s）；②长 R'-R' 间期是最短 R'-R' 间期的倍数，3 次长 R'-R' 间期（$R_{4\sim6}$、$R_{9\sim11}$、$R_{11\sim15}$）分别是短 R'-R' 间期的 3、2、5 倍，符合室性并行心律性心动过速（73 次/分）。室性 R'-R' 间期长短差别比较大，从梯形图 E 行分析 R_9 与 R_{11} 之间有1次室性激动遭窦性下传心室不应期而传出受阻；R_4 与 R_6 之间有两次传出阻滞，前一次是室应激期，加一次是室应激期遭心室不应期而传出阻滞；R_{11} 与 R_{14} 之间有4次传出阻滞，第1次为遭遇窦应激期心室不应期而传出阻滞，后三次都是遭遇心室不应期而传出阻滞。以此提示，心室应激期未出现室性搏动，诊断为室性并行心律伴传出阻滞：窦性心律，加速性室性并行心律性心动过速伴传出阻滞。

二十、窦性心律、交接性心律、交接性逸搏、室性早搏、加速性室性逸搏、心室夺获、室性心律、混合性房室分离（图14-24）

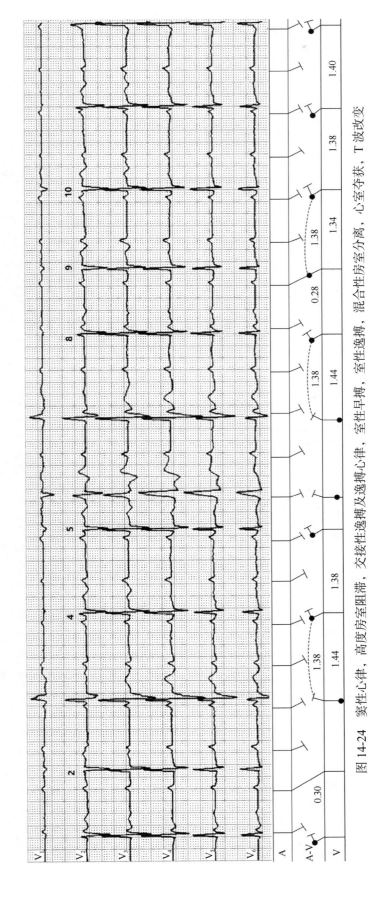

图14-24　窦性心律，高度房室阻滞，交接性逸搏及逸搏心律，室性早搏，室性逸搏，混合性房室分离，心室夺获，T波改变

窦性心律规律出现，R6′为室性早搏，R3、R7为加速性室性逸搏，R2、R9提前出现，前有相关P波，是窦性夺获心室。其余R1、R4、R5、R8、R10、R11为交接性逸搏，心室夺获，T波改变
同期1.38s。表面看交接性逸搏频率不大规律，如R3~4、R7~8、室性早搏距交接性早搏同期略长，分析时需要减去室性早搏逆传交接区时间；R9~10同期略短于1.38s，要把窦性下传交接区时间作同性
前计算，这样看就与交接性固有频率时同相吻合了。心电图诊断：窦性心律，高度房室阻滞，交接性逸搏及逸搏心律，室性早搏，室性逸搏，混合性房室分离，心室夺获，T波改变

二十一、房室结双径路或多径路呈文氏现象、反文氏现象及慢径路传导蝉联现象（图 14-25）

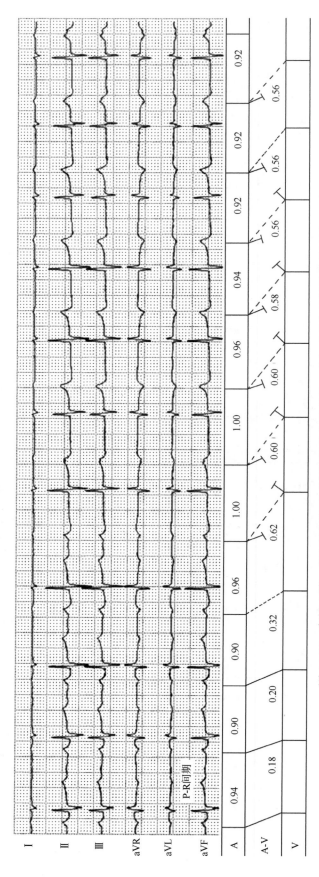

图 14-25　窦性心律，房室结双径路或多径路呈文氏现象、反文氏现象及慢径路传导蝉联现象

窦性心律，频率为 60～64 次/分，第 1～4 个心搏 P-R 间期逐渐延长。R₄ 与 R₅ 同期延长延长延长 P-R 同期的增量差别很大，P-R₅ 较 P-R₄ 增量 0.30s，可以考虑由另外一条特慢径路下传，即房室结三径路可能性。梯形图可见 P-R₇、P-R₈、P-R₉ 逐渐缩短，表现为反文氏现象。

心电图诊断：窦性心律，房室结双径路或多径路呈文氏现象、反文氏现象及慢径路传导蝉联现象。

二十二、房室结双径路伴间歇性 1 : 2 房室传导（图 14-26）

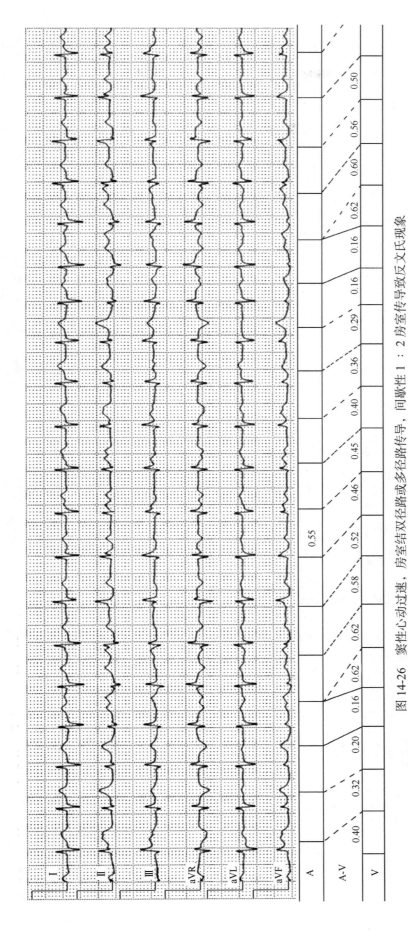

图 14-26　窦性心动过速、房室结双径路或多径路传导，间歇性 1 : 2 房室传导致反文氏现象

本图是与图 14-25（动态心电图）为同一患者的常规心电图，乍看 P-R 同期不定，P 波在 R 波前，中间或后，R-R 同期不完全规律（0.42 ～ 0.52s），平均室率为 120 次/分，是窦性心动过速与交接性心动过速? 仅仅一份常规 12 导联心电图不能确定室上性心动过速类型。通过记录动态心电图（图 14-25）解除了疑惑。该梯形图显示 P-R 同期间歇性逐渐缩短，直到出现 1 : 2 房室传导，R₈、R₁₆ 长。短 P-R 同期分别为 0.16s、0.62s，之后再次恢复 P-R 同期逐渐缩短呈这样间而复始心电图表现。本图不是窦性心动过速与交接性心动过速并存，也谈不上心室分离，不是干扰性房室分离。本病例常规 12 导联 30s 连续记录是这样周而复始心电图表现。本病例短缩反文氏现象，间歇性 1 : 2 房室传导致反文氏现象。心电图诊断：窦性心动过速，房室结双径路或多径路传导，间歇性 1 : 2 房室传导致反文氏现象

二十三、室性早搏伴折返经路内文氏现象（图14-27）

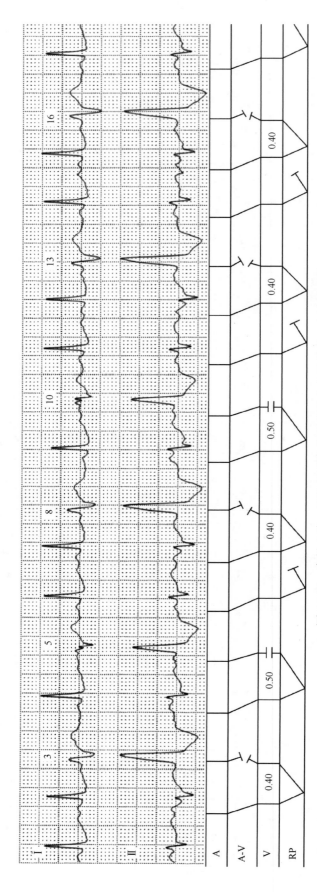

图14-27 窦性心律，室性早搏伴折返经路内文氏现象，室性融合波

①室性早搏的偶联间期同不等，有规律地逐渐延长，短→长→漏掉1次室性早搏，呈3：2或2：1传出阻滞，符合室性早搏伴折返经路内文氏现象；②有室性融合波。心电图诊断：窦性心律，室性早搏伴折返经路内文氏现象，室性融合波。梯形图绘制：①先画心房心室及室性早搏，室性融合波。②在A-V行将正常传导的心室激动连接起来；③A-V行画R₃、R₈、R₁₃、R₁₆致窦性激动下传受阻及室性早搏逆传受阻，两者在房室交接区相互干扰以斜以斜针标记；④标记室性融合波（R₅、R₁₀）；⑤在RP行根据正常下传R波后有或无室性早搏，画出折返经路传导文氏现象及折返经路受阻斜针样标记。也可以省略A行，A-V行，绘简略的二行格梯形图，仅表示折返经路的传导梯形图。RP:折返经路

二十四、二度 I 型房室阻滞、4 位相左束支阻滞（图 14-28）

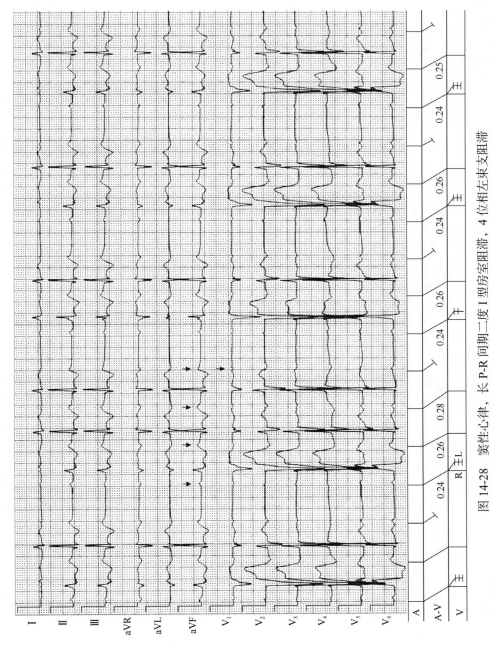

图 14-28　窦性心律、长 P-R 间期二度 I 型房室阻滞、4 位相左束支阻滞

梯形图示窦性 P 波规律出现，长间期后 P-R 间期后 P-R 间期固定为 0.24s，之后逐渐延长至 R 波脱落，符合二度 I 型房室阻滞，呈 3 : 2、4 : 3 下传。长 R-R 间期后下传 P-R 间期固定，多呈完全性左束支阻滞（CLBBB）型，只有中间 R₆ 时限略短，呈不完全性左束支阻滞型，更提示 CLBBB 与 4 位相有关型，只有中间 R₆ 时限略短，其与前一个 R 形成的 R-R 间期略短，呈不完全性左束支阻滞型，更提示 CLBBB 与 4 位相阻滞有关

二十五、窦性心律、完全性右束支阻滞、加速性高位室性自主心律、室性反复搏动、干扰性不完全房室分离（图 14-29）

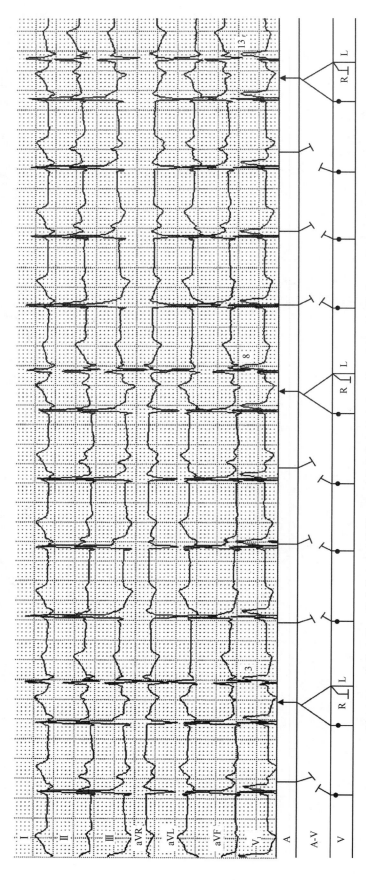

图 14-29 窦性心律，完全性右束支阻滞，加速性高位室性自主心律，室性反复搏动，干扰性不完全房室分离

单看心电图 P 波、P-R 间期、QRS 波群形态、R-R 间期都不同，只有 V₁ 导联逆行 P'波，反复搏动心室形成 R₃、R₈、R₁₃ 同期很短，反复搏动心室早搏伴室内差异传导。本图其他时间有连续窦性下传心搏。需要排除交接性早搏伴室内差异传导或室性异位传导心搏或偏心传导伴特排）。心电图诊断：窦性心律，加速性高位室性自主心律，完全性右束支阻滞，加速性高位室性自主心律，还有室性融合波出现，故考虑高位室间隔或房室束起源室性自主心律（交接性心律伴非时相性室内差异传导可能性大（交接性心律伴非时相室内差异或偏心传导伴特排）。心电图诊断：窦性心律，加速性高位室性自主心律，完全性右束支阻滞，室性反复搏动，干扰性不完全房室分离

二十六、窦性心律、房室结双径路有时呈 1 : 2 房室传导（图 14-30）

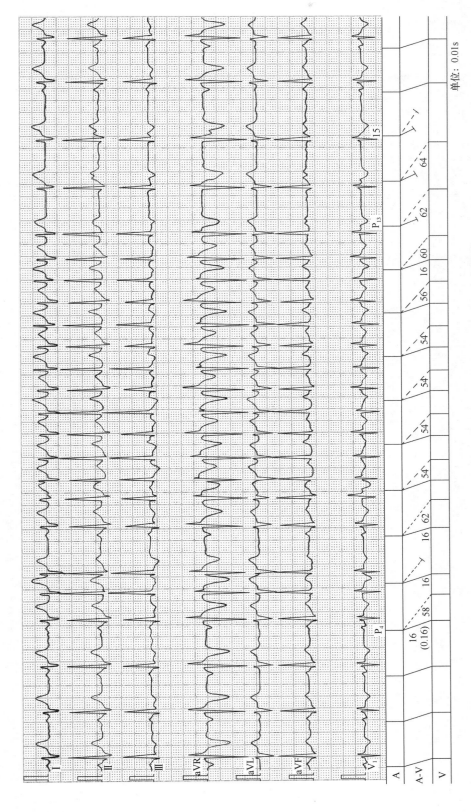

图 14-30 窦性心律，房室结双径路有时呈 1 : 2 房室传导

P 波均为窦性，$P_{1\sim3}$、P_5、P_{16}、P_{17} 是正常下传，P-R 间期 0.16s，P_4、$P_{6\sim12}$ 是 1 拖 2 或 1 : 2 是分别由快径路、慢径路同时下传，慢径路同时下传，P-R 间期快径路下传 0.16s，即房室间期 P-R 间期同时由快径路下传，P-R 间期快径路下传 0.54～0.62s。P_{13}、P_{14} 是快径路下传阻滞，仅由慢径路下传，P-R 间期显著延长，分别为 0.62s、0.64s，正是因为有这两个显著延长的 P-R 间期，即非折返性室上性室上性心动过速，否则不好排除同位性交接性早搏

二十七、交接性早搏有时呈间位性伴干扰性 P-R 间期延长（图 14-31）

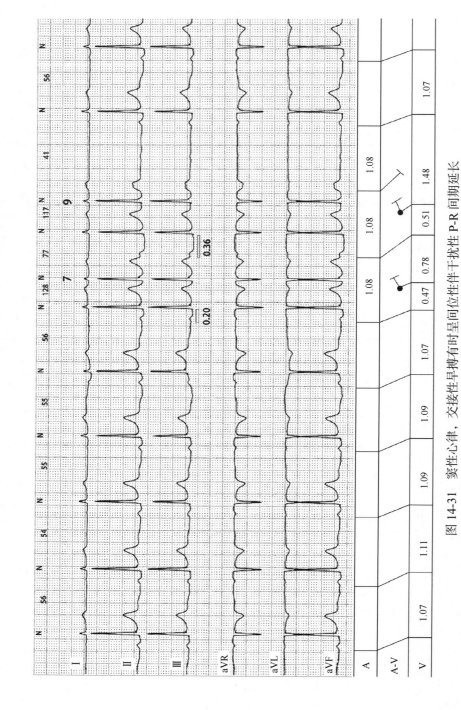

图 14-31　窦性心律、交接性早搏有时呈间位性伴干扰性 P-R 间期延长

窦性心律，P-R 间期为 0.20s，R_7 提前出现，为插入性交接性早搏，其后 P-R_8 间期明显延长，为 0.36s，属于干扰性 P-R 间期延长，紧跟后面的 R_9 也是交接性早搏。虽然窦性 P-P 间期相同，但后窦性 P 波落在第 2 次交接性早搏 T 波顶峰前，R-P 间期更短，故该窦性 P 波未下传心室

二十八、房性反复搏动（图 14-32）

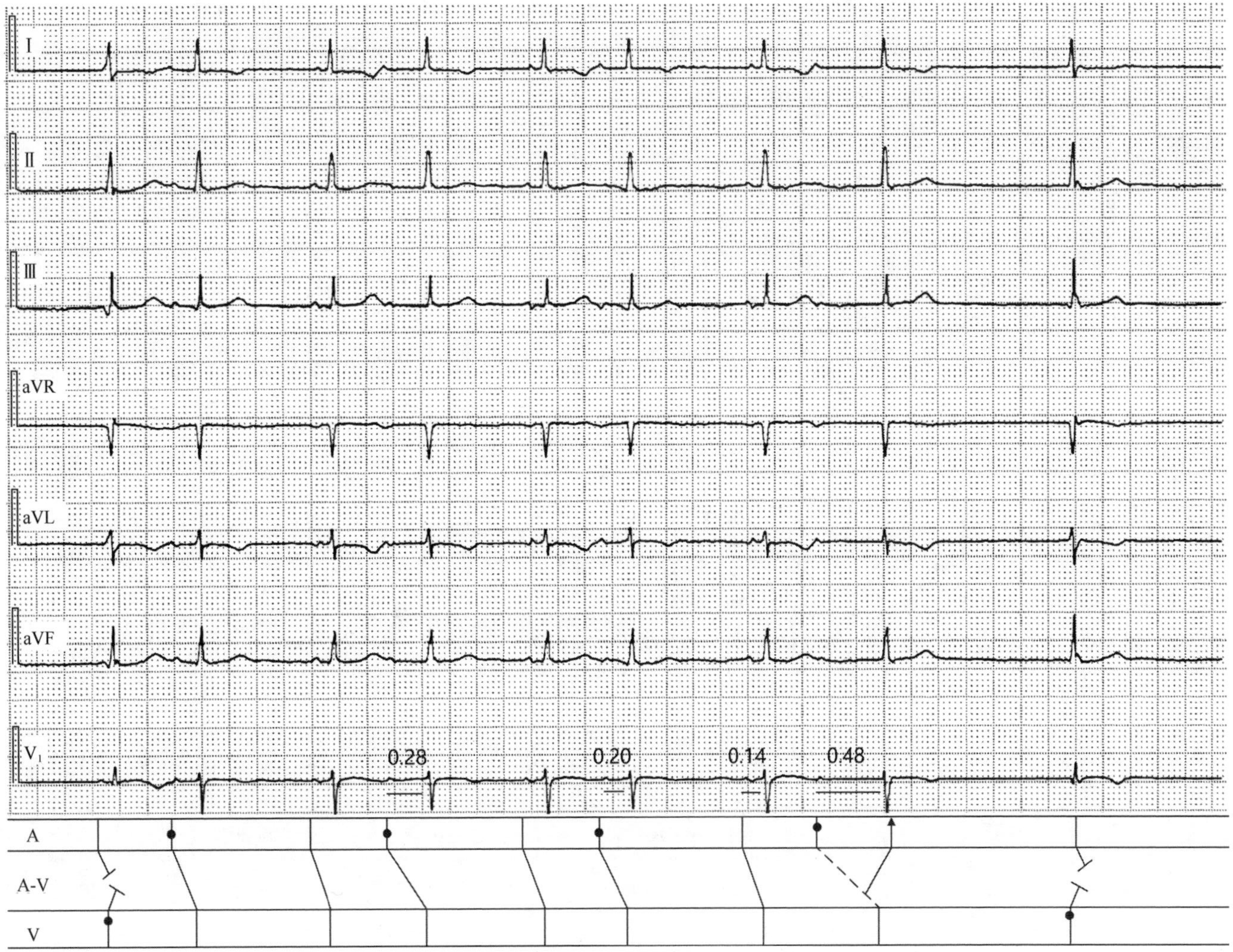

图 14-32　窦性心律，房性早搏，房性反复搏动，高位室性逸搏

R_3、R_5、R_7 为窦性搏动；R_2、R_4、R_6、R_8 为房性早搏下传搏动，P-R 间期不同；P-R_8 间期显著延长（0.48s），其后是较长的 R-R 间期，Ⅱ、Ⅲ、aVF 导联可见 R_8 与其他 QRS 波群形态略有不同，有终末 s 波，实为反复搏动的逆传 P^- 波。R_1、R_9 形态与窦性均略有不同，为起源于房室束的逸搏，不排除交接性逸搏伴非时相性室内差异传导或偏心传导

二十九、慢 - 快型房室结折返性心动过速（图 14-33）

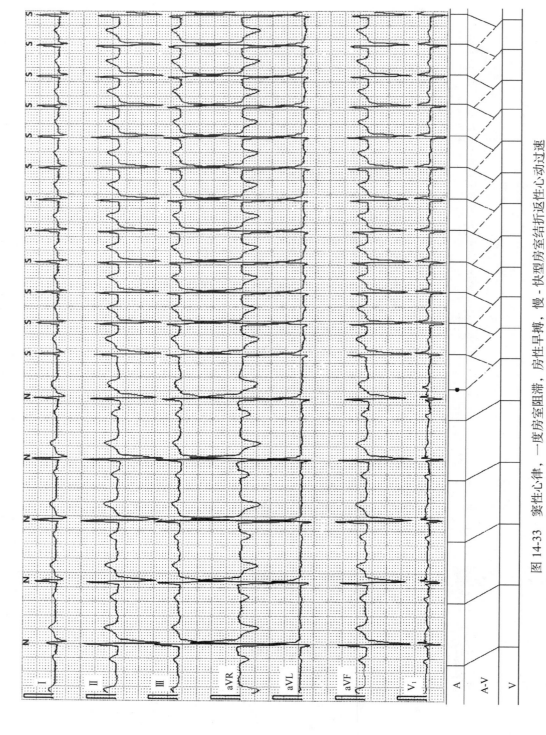

图 14-33　窦性心律，一度房室阻滞，房性早搏，慢 - 快型房室结折返性心动过速

P$_{1\sim5}$ 窦性下传，P-R 间期为 0.24s，QRS 波群时限为 0.10s，V$_1$ 导联呈 rSr′ 型，其他导联终末波群增宽，提示不完全性右束支阻滞（IRBBB）。P$_6$′ 为房性早搏，落在 T 波升支，缓慢下传，P′-R 间期为 0.48s，是其前 P-R 间期的 2 倍，符合慢径路下传。随后引发慢径路前传、快径路逆传的房室结折返性心动过速。心动过速时 V$_1$ 导联终末 R 波振幅明显增高，考虑为末末 IRBBB 加上逆传 P 波重叠

三十、窦性、交接性、室性三种起源右束支阻滞型 QRS 波群（图 14-34）

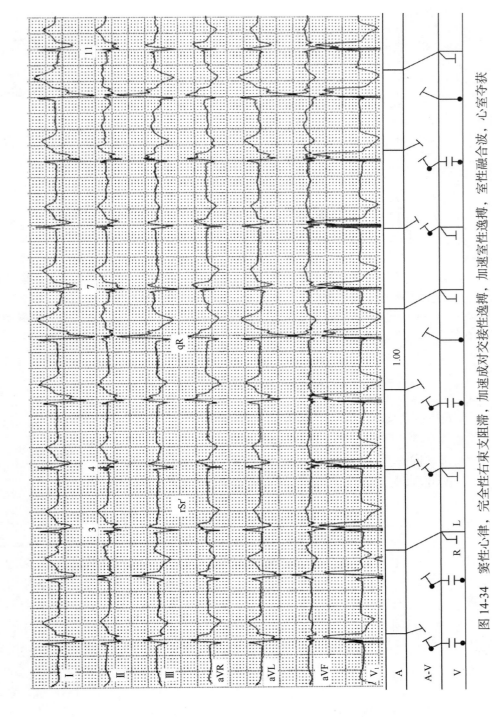

图 14-34　窦性心律，完全性右束支阻滞，加速成对交接性逸搏，加速室性逸搏，室性夺获心室，室性融合波，心室夺获

梯形图图示大部分 P 波隐藏在 QRS 波群或 ST-T 波中。从Ⅲ导联分析：R₃、R₇、R₁₁ 提前出现呈 rSr′ 型，其前有相关 P 波，为窦性夺获心室。QRS 波群时限为 0.14s；R₄、R₈ 前无 P 波，形态、时限与窦性类似，是加速交接性逸搏；其他形态介于加速室性逸搏与加速室性逸搏之间的为心室融合波。交接性与室性频率非常接近（0.79～0.82s），答易形成室性融合波。

R₆、R₁₀ 呈 qR 型，时限为 0.16s，是加速室性逸搏；其他形态介于加速交接性逸搏与加速室性逸搏之间的为心室融合波。交接性与室性频率非常接近（0.79～0.82s），答

第十五章

双侧束支主干阻滞的简易诊断分析方法
及特殊类型束支阻滞

第一节　双侧束支主干阻滞的简易诊断分析方法

双侧束支阻滞（bilateral bundle branch block）各种组合心电图表现非常复杂，不仅不易记忆，而且也不易诊断。有学者（国内文献最早见于沈阳医学院主编的《心电图学》）总结了束支阻滞图译法和束支阻滞分析法。前者能够使读者正确地推导出双侧束支主干阻滞的各种心电图表现，后者可以帮助读者快速获得正确的诊断。这两种方法都是建立在双侧束支传导时间对 P-R 间期和 QRS 波群的影响这一原理上的。

一、双侧束支主干阻滞传导分析原则

1. P-R 间期代表快速侧束支的房室传导时间。
2. QRS 波群形态代表传导延迟侧的束支阻滞图形。
3. 双侧束支传导时间差值≥ 0.04s 时，QRS 波群呈完全性束支阻滞图形；如差值为 0.025 ～ 0.04s，则 QRS 波群呈不完全性束支阻滞图形；如差值＜ 0.025s，则为正常传导。

二、束支阻滞图译法

任何一侧的束支传导时间都无法从体表心电图上测得，但由体表心电图可以比较两侧束支的相对传导时间。现假设房室束分叉前的传导时间无改变，当发生左束支传导延迟时，左侧房室传导时间一定长于右侧。为了比较两侧束支的传导能力，下文中提到的束支传导时间均用一侧的房室传导时间表示。例如，左束支传导时间 0.24s，仅指左侧房室传导时间，并不是真正的左束支传导时间。因为房室束分叉前的传导时间相同，因此左右两侧房室传导时间的差值实际上就是两侧束支传导时间的差值。举例如下。

例 1： 双侧一度传导时间不等，假设右侧房室传导时间为 0.24s，左侧为 0.28s，试推导其心电图表现。先将右束支每个搏动的传导时间记在第 1 行，再将左束支每个搏动的传导时间记在第 2 行，右侧第 1 个搏动要对准左侧的第 1 个搏动，以此类推。根据图译法原理，第 1 个搏动的左侧传导速度慢于右侧，故出现左束支阻滞图形，由于传导时间差值等于 0.04s，故左束支阻滞为完全性（Lc 表示）。由于右侧传导时间较左侧短，故完全性左束支阻滞的 P-R 间期为 0.24s。其他的搏动与此相同。即双侧一度阻滞，

传导时间不等时，出现一度房室阻滞伴束支阻滞图形（第 3 行）。简化表示如下：

右	0.24	0.24	0.24	0.24
左	0.28	0.28	0.28	0.28
P-R+QRS	0.24Lc	0.24Lc	0.24Lc	0.24Lc

例 2：右侧为一度阻滞，左侧为 2 : 1 阻滞。左侧下传搏动的房室传导时间较右侧慢 0.04s；左侧未下传的搏动，其 P-R 间期为无限大，用 "∞" 表示。即一侧一度阻滞，另一侧 2 : 1 阻滞，出现一度房室阻滞伴束支阻滞图形。简化表示如下：

右	0.24	0.24	0.24	0.24
左	0.28	∞	0.28	∞
P-R+QRS	0.24Lc	0.24Lc	0.24Lc	0.24Lc

例 3：双侧同步 3 : 2 Ⅰ型阻滞，假设右侧为 0.16s、0.22s、∞，左侧为 0.14s、0.19s、∞。N 表示 QRS 正常，R_1 表示不完全性右束支阻滞图形。简化表示如下：

右	0.16	0.22	∞
左	0.14	0.19	∞
P-R+QRS	0.14N	0.19R_1	∞

即 P-R 间期呈 3 : 2 文氏现象，而 QRS 波群呈正常、不完全性右束支阻滞图形与漏搏。

三、束支阻滞分析法

对于较复杂的双侧束支主干阻滞，最好用此法将心电图变成简式，再分析心电图的诊断与鉴别诊断。该方法与图译法正好相反。下面举两例加以说明（图 15-1，图 15-2）。

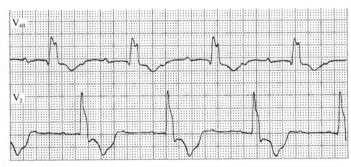

图 15-1　3 : 1 房室阻滞伴完全性右束支阻滞图形的分析

患者，女性，66 岁，冠心病，陈旧性前间壁心肌梗死。V_{4R} 表现为二度Ⅱ型（3 : 1）房室阻滞（P-R 间期 0.38s）伴右束支阻滞图形。这可能是一例房室阻滞伴束支阻滞患者，但近年的研究表明，束支阻滞伴Ⅱ型房室阻滞图形，尤其是有前间壁心肌梗死时，多为双侧束支阻滞的表现

分析过程如下：

（1）首先将心电图 V_{4R} 变成简式。

$$\text{P-R+QRS} \quad 0.38Rc \quad \infty \quad \infty$$

（2）将简式变为左、右侧房室传导时间，0.38^{++} 表示 0.38s 加 0.04s 或更多，即 0.42s 至 ∞。

右	0.38^{++}	∞	∞
左	0.38	∞	∞

（3）分析两侧束支阻滞的程度和几种可能。右侧主要有两种可能：① 0.42、∞、∞，即 3 : 1 阻滞；②∞、∞、∞，即三度阻滞。左侧为 0.38、∞、∞，即 3 : 1 阻滞。

（4）确定主要几种可能的诊断：①右侧三度阻滞，左侧 3 : 1 阻滞；②双侧 3 : 1 阻滞，同步，右

侧比左侧慢。

（5）必要时进行动态观察，确定诊断。当另一次心电图（V₂ 导联）发生了完全性房室分离，起搏点在左束支，说明右侧三度阻滞、左侧 3 : 1 阻滞的可能性大。

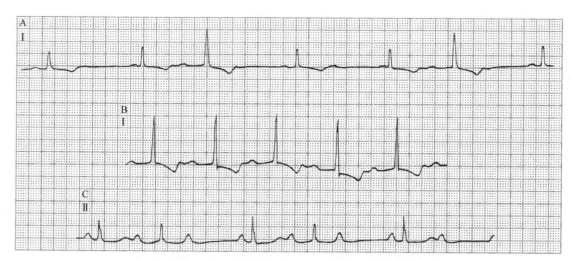

图 15-2　双侧二度束支阻滞（3 : 2 Ⅰ型与 2 : 1 阻滞交替）

患者，女性，36 岁，风湿性心脏病。图 A 为一般活动时描记的心电图，自第 3 个 P 波开始，P-R 间期呈 3 : 2 文氏现象，QRS 波群呈正常（用 N 表示）、不完全性左束支阻滞图形（用 L₁ 表示）与心室漏搏。继而又呈 2 : 1 阻滞图形，心房率 75 次 / 分，每 5 个 P 波组成一组

分析过程如下（注意不完全性左束支阻滞时，左侧传导时间要比右侧延长 0.03s）：

P-R+QRS	0.16N	0.38L₁	∞	0.24N	∞
右	0.16	0.38	∞	0.24	∞
左	0.16	0.41（0.38+0.03）	∞	0.24	∞

图 15-2A 诊断为双侧均为 3 : 2 Ⅰ型与 2 : 1 阻滞交替，同步，左侧稍慢。

图 15-2B 为卧床休息后描记。心房率稍慢，62 次 / 分，为一度房室阻滞伴不完全性左束支阻滞图形（与图 15-2A 比较）。

P-R+QRS	0.38L₁	0.38L₁
右	0.38	0.38
左	0.41	0.41

图 15-2B 诊断为双侧一度阻滞，左侧稍慢。

图 15-2C 为运动后立即描记的心电图，心房率增快至 75 次 / 分，又出现类似图 15-2A 的情况，有时 3 个 P 波一组，有时 5 个 P 波一组。诊断：双侧均为 3 : 2 Ⅰ型与 2 : 1 阻滞交替，同步，左侧稍慢。

本图显示，心房率减慢时，束支传导恢复较好，由双侧二度阻滞变为双侧一度阻滞；心房率增加后，束支传导恢复较差，又由双侧一度阻滞变为双侧二度阻滞。

综上所述，这种束支分析法在解决双侧束支阻滞的诊断上具有一定意义。如果将分析法和图译法结合起来应用，还能验证心电图诊断是否准确。由图译法推导出来的心电波形和实际的心电图完全一致，故无须再背诵那些复杂的心电图图形。需要说明，由本法推导出来的左侧或右侧房室传导时间只是近似值，所导出的诊断仅是其中主要的诊断。从实际应用来看，基本上可以满足临床需要。总之，当规律地出现房室阻滞伴束支阻滞图形时，即应想到双侧束支阻滞的诊断，可用双侧束支阻滞的诊断分析法进一步加以分析。如在同一导联或先后对照的心电图上，看到窦性下传的搏动出现左束支阻滞图形与右束支阻滞图形，或 P-R 间期与 QRS 波群均呈文氏现象，即可肯定为双侧二度束支阻滞。

第二节　隐匿性束支阻滞

隐匿性束支阻滞（concealed bundle branch block）是指体表心电图无相应束支阻滞的表现而未能诊断，但确实存在着束支阻滞，并可经心内电生理记录而获得诊断。

隐匿性束支阻滞按发生部位，可分为隐匿性右束支阻滞、隐匿性左束支阻滞；间歇性隐匿性束支阻滞按频率依赖与否，分为频率依赖性间歇性隐匿性束支阻滞和非频率依赖性间歇性隐匿性束支阻滞。

一、隐匿性右束支阻滞

隐匿性右束支阻滞（concealed right bundle branch block）是指在一般心电图上无右束支阻滞图形，而当运动或运动试验时方得以暴露的右束支阻滞。在隐匿性右束支阻滞中，有的不伴有心率加快或减慢，属心率无关型间歇性右束支阻滞，可能是运动加重了心肌缺血或心肌损伤，以致右束支的不应期延长所致。有的隐匿性右束支阻滞伴有心率加快，可能单纯属于心率增速型间歇性右束支阻滞，即无心肌缺血，仅由于激动提前出现在原已延长了的病理性不应期中。在心率减慢后右束支阻滞即消失，也可能是心肌缺血或损害加重和心率增快两种因素兼而有之。另外，也可应用阿托品、异丙肾上腺素等加以激发。隐匿性右束支阻滞多为早期轻微的右束支阻滞，但也可发展为显性及永久性右束支阻滞。相反，早搏后的代偿间歇期和应用普萘洛尔等方法使心率减慢，则可使原有的右束支阻滞图形消失而转为隐匿性（图 15-3）。

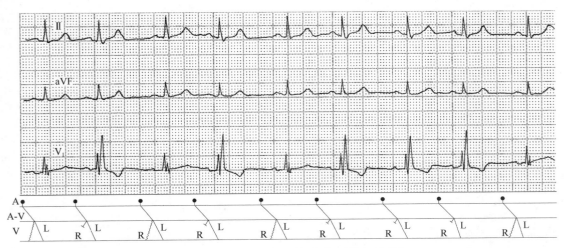

图 15-3　不完全性隐匿性右束支阻滞文氏现象

本图 P-P 间期不齐伴窦性早搏二联律，长间期出现的 QRS 波群 V$_1$ 导联呈 Rsr's' 型，是不完全性右束支阻滞的表现，短间期出现的 QRS 波群 V$_1$ 导联呈 rsR' 型，是完全性右束支阻滞的表现。两者交替出现，rsR' 型波可看作 3 相阻滞，但是第 7 个心搏是在长间期后发生，仍呈 rsR' 型，说明在不完全性右束支阻滞的基础上还存在隐匿性右束支阻滞。此外，短周期 0.72s（心率 83 次 / 分），右束支应能应激，但表现出完全性右束支阻滞图形，也说明右束支存在损害

二、隐匿性左束支阻滞

隐匿性左束支阻滞（concealed left bundle branch block）是指在一般心电图上无左束支阻滞图形，仅在应用人工方法（多为使心率加快的方法，如随意运动或运动试验）后才出现的左束支阻滞。其发生及临床意义类似隐匿性右束支阻滞。

三、间歇性隐匿性束支阻滞

间歇性隐匿性束支阻滞（intermittent concealed bundle branch block）是指束支阻滞间歇性出现，时而出现束支阻滞图形（即显性），时而束支阻滞图形又消失（即隐性），分为频率依赖性间歇性隐匿性束支阻滞和非频率依赖性间歇性隐匿性束支阻滞。

（一）频率依赖性间歇性隐匿性束支阻滞

频率依赖性间歇性隐匿性束支阻滞（rate depen-dent intermittent concealed bundle branch block）分为快频率依赖性间歇性隐匿性束支阻滞和慢频率依赖性间歇性隐匿性束支阻滞。

1. 快频率依赖性间歇性隐匿性束支阻滞 又称 3 相束支阻滞或室内差异传导。其发生机制是束支传导纤维的不应期延长，当心率快到某一临界值，较快的激动抵达该束支时，该束支的兴奋性还未从前次激动后完全恢复，处于不应期的束支出现传导中断而显示束支阻滞的图形。例如，室上性心动过速出现的室内差异传导，属于功能性束支阻滞或 3 相束支阻滞，多为生理性的。心率不太快时（＜ 150 次 / 分）出现的束支阻滞可能具有病理意义（图 15-4）。

2. 慢频率依赖性间歇性隐匿性束支阻滞 又称 4 相束支阻滞。此种阻滞在心率慢到一定的临界心率值时才发生，多发生于左束支。慢频率依赖性间歇性隐匿性束支阻滞者几乎都有严重的心脏病史。

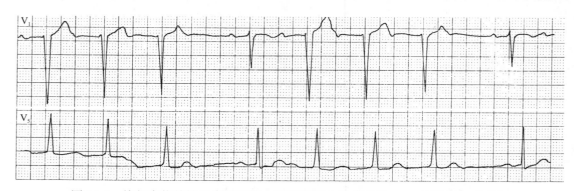

图 15-4 快频率依赖性左束支阻滞、房室阻滞文氏现象伴 QRS 波群反文氏现象

本图展示的 V₁、V₅ 导联为非同步记录，心电图显示 P-P 间期基本匀齐，P-R 间期不固定且有逐跳延长现象，P-R 间期由 0.26s、0.36s、0.44s、0.46s 尔后出现 1 次漏搏，房室传导呈 5 ∶ 4 文氏现象。显示漏搏后的第 1 个窦性心搏 P-R 间期为 0.26s，提示房室结还存在一度房室阻滞。在房室传导文氏现象的同时，QRS 波群也有变化。即文氏周期后的第 1 个 QRS 波群形态时限正常，第 2 ～ 4 个 QRS 波群与第 1 个 QRS 波群出现差异。V₁ 导联第 4 个 QRS 波群呈 rS 型，其后 QRS 波群虽也呈 rS 型，但 QRS 波群振幅渐低，QRS 波群时限及 ST-T 递减，呈左束支阻滞图形伴 QRS 波群反文氏现象。V₅ 导联第 4 个 QRS 波群呈 Rs 型，其后 3 个 QRS 波群均呈 R 型，呈不完全性左束支阻滞图形，心室率在正常范围（73 次 / 分）内而出现左束支阻滞图形，说明左束支阻滞存在病变

（二）非频率依赖性间歇性隐匿性束支阻滞

非频率依赖性间歇性隐匿性束支阻滞（non rate dependent intermittent concealed bundle branch block）是指隐匿性束支阻滞转化为显性束支阻滞与心率变化无关。显性束支阻滞的出现，原因是束支传导性本身已存在损伤，其有效不应期和相对不应期本身已存在较严重程度的病理性延长。病理因素如心肌暂时性缺血、电解质紊乱、心肌炎症等，使束支阻滞变为显性。这些病理因素发生某种程度的逆转后，又使束支阻滞的程度减轻而变为隐匿性。这种束支阻滞的隐匿性与显性的转换与心率的变化关系不大。

第三节　分支型左束支阻滞

分支型左束支阻滞（fascicular left bundle branch block）指左前分支阻滞合并左后分支阻滞时引起的左束支阻滞。

一、心电图表现

1. 左前分支和左后分支同时持续性阻滞时，呈完全性左束支阻滞图形。

2. 左前分支或左后分支一侧分支为持续性阻滞，另一侧为间歇性阻滞时，表现为完全性左束支阻滞图形和一侧分支阻滞图形间歇或交替出现。例如左前分支持续性阻滞、左后分支 2 ：1 阻滞即表现为完全性左束支阻滞图形和左前分支阻滞图形交替出现（图 15-5）。

3. 左前分支或左后分支均呈间歇性阻滞时，表现为左前分支和左后分支阻滞图形间歇或交替出现或完全性左束支阻滞图形、左前分支阻滞图形、左后分支阻滞图形三者间歇或交替出现。

二、鉴 别 诊 断

左前分支和左后分支同时持续性阻滞时，与左束支主干阻滞在体表心电图上无法鉴别。当左前分支或左后分支一侧或双侧呈间歇性阻滞时，心电图表现为完全性左束支阻滞图形与一侧分支阻滞图形，间歇性出现时，才能诊断为分支型左束支阻滞。

三、临 床 意 义

分支型左束支阻滞和主干型左束支阻滞的预后与引起阻滞的原发心脏疾病和诊疗手段有关。积极治疗原发疾病和（或）起搏器治疗可改善预后。

四、讨　论

左束支阻滞可分为主干型（也称分支前）和分支型两类，后者即左前分支阻滞、左后分支阻滞同时发生。持续性左束支阻滞时，体表心电图无法做出上述分类。只有间歇性发作时，出现下述情况方可考虑分支型。①完全性左束支阻滞前后呈现有一侧的分支阻滞。②左前分支阻滞、左后分支阻滞之一为永久性，另一为间歇性；或者两者均为间歇性。③左前分支阻滞、左后分支阻滞两者先后交替出现。④完全性左束支阻滞与一侧分支阻滞交替出现。图 15-5 即属于这种情况，更是罕见。图 15-5 窦性频率规整，无 P-P 频率的变化，也无 P-R 间期的不同，呈现规整的 1 ：1 完全性左束支阻滞与左前分支阻滞的交替，可以排除窦性频率变化引致的频率依赖性束支传导阻滞。由于两种不同 QRS 波的 P-R 间期又完全相同，也可排除房室传导的因素。众所周知，左束支可以分为左前分支、左后分支、左中隔支 3 个分支；中隔支的确认尚有不同的看法，特别是从心电学的视角审视。《心电图标准化和解析的建议与临床应用国际指南 2009》也不建议采用这一诊断。从这个视点立论，不妨将左束支阻滞（即完全性左束支阻滞）暂先认为系左前分支阻滞和左后分支阻滞的共同阻滞，作为解析的基点来分析图 15-5。呈现完全性左束支阻滞外形的心搏时，即左前分支和左后分支同时发生了阻滞；呈现左前分支阻滞时，也即左后分支阻滞得到改善而消失，左前分支阻滞则始终存在。因此可以做出以下推断：图 15-5 的病例应该属于左束支主干以下平面（左前分支和左后分支）的不同程度的阻滞。①左前分支阻滞持续存在；②左后分支阻滞为 2 ：1 下传的阻滞。这也符合解剖学上左后分支是左束支延伸的观点。

注：近年，有心电向量学者将完全性左束支阻滞伴明显电轴偏移在心电向量图上符合完全性左束支阻滞伴左前分支或左后分支阻滞者，称为分支型左束支阻滞，可参见本书第三十章第二节。

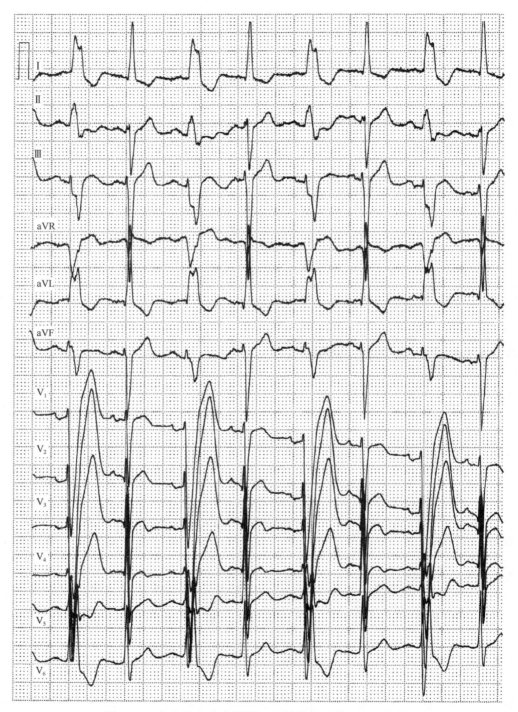

图 15-5　完全性左束支阻滞、左前分支阻滞 1：1 交替

患者临床资料缺如。窦性 P 波外形正常，按序呈现，P-P 间期 0.62s（96 次/分）。窦性下传 P-R 间期 0.13s，下传 QRS 波群交替呈现宽、窄两种外形。奇数 QRS 波群宽达 0.14s，Ⅰ、aVL、V₆ 导联呈顶部顿挫的 R 型，V₁ 导联为 rS 型，心电轴为 –25°，符合完全性左束支阻滞。偶数 QRS 波群宽达 0.10s，Ⅰ 导联呈 qR 型，S$_Ⅲ$ > S$_Ⅱ$，R$_{aVL}$ > R$_Ⅰ$，R$_{V_6}$ 呈 Rs 型。心电轴 –60°，符合左前分支阻滞。全图呈现窦性心律，完全性左束支阻滞、左前分支阻滞 1：1 交替。应考虑左前分支阻滞持续存在，左后分支为 2：1 下传阻滞

第十六章

心律失常心电图分析方法学

第一节　心电图分析的核心理念及方法学

一、概　　述

2014年我国著名心电学者方炳森老师提出心电图学核心理念之一的总纲（图16-1），我们将这比喻为电筒照明原理，这也是理解所有心电波形发生和显示的总纲。此后又将"序列性原理""四级定位"列入，成为心电图学的3个核心理念，组成一个整体。科学是从事物的存在出发的，创新也必定是在实事求是的指导下进行。新理念、新发现的提出过程，也是从"实事"出发去发掘"是"的论证过程。图例是"实事"的唯一载体和本源。图片中蕴藏着无穷无尽的"是"，等待着人们用睿知去"求"。"求"得了某些"是"以后，就可以运用它去指导尚未认识的事物。这也成为分析时的方法学基础。心搏的图形是一种连续性的过程，从胎儿出现心跳起，它就伴随着整个生命历程，直至生命终结。因此，序列性原理应该是核心理念的基础。以基本心搏P-QRS-T波而言，应理解、掌握其各个成分的内涵及相互间的联系，如何进行分辨和测量，怎样评价其价值；但更要理解：①这是由序列性原理作为基础构成的一个整体，各个成分具有内在联系，都由生理、病理机制主导；②它是由"起源"经过"传导"成为"结果（图形）"（即总纲）来体现的；③它们都具有"定位"的意涵，必定和传导系统某个具体部位相关联，具有"定位"指向性。因此，序列性原理、总纲"起源-传导-结果（图形）"、四级定位就必然构成心电学核心理念中互有内在联系、互相关联、不可分割的整体。

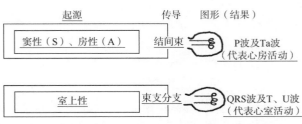

图16-1　起源-传导-图形（总纲）（电筒照明原理）

二、序列性原理的重要价值

序列性原理的重要价值在于它具有方法论的功能，既可在学习时作为指导性准则，提高学习效果；也可在分析时作为思维的方法学基础，指导解读。

（一）序列性原理

辩证唯物主义认为，世界是物质的，物质是变化的，变化是有规律的，规律是可以认识的；疾病与反映其变化的心电现象也有物质基础，也在不断变化，也有变化规律存在，并可加以认识。这种理念的展开就是序列化（serialization）的"流程"，成为一种逻辑链条。用序列性原理指导心电分析，就是要透过心电变化的序列化进程，揭示、解读心电规律，更可借助科学的"可预见性"做出前瞻性的推断和不断创新。序列性原理应该是心电学分析方法中最基本的，是核心理念的基础。它是把握核心理念全局、提供分析时鸟瞰全局图形的第一步。

（二）心电图的序列类型

心电图的序列类型可归纳为以下 5 种。

1. P-QRS-T（u）构成了一次心搏，而且已经论证了 P 波与 QRS 波群具有相关性；是心搏的基本单位。

2. P 波（广义的应包含 P′ 波、P⁻ 波、F 波、f 波，下同）显示的同源性 P-P 序列，QRS 波群显示的同源性 R-R 序列。

3. 不同定位、定性、非同源的 P-QRS-T（u）搏动之间所组成的序列，如早搏与基本心搏构成"提前 - 代偿"的"短 - 长"序列，"逸搏 - 夺获""逸搏 - 反复""逸搏 - 早搏"等组成的"长 - 短"序列，心房颤动时的"R-R 明显不等"序列，成对搏动、文氏周期的进行性"渐短 - 突长"序列等，可见于各种心律失常。

4. 各个同质性心搏间歇性呈现的序列，如窦性心律时呈现的二度 I 型房室阻滞（文氏现象）；并行心律时各个并行心搏之间的异搏间距所具有的最大公分母；不同性质互相交互呈现间歇性、交替性改变的序列。

5. 以上 4 种的不同组合，表现为临床上见到的各种复杂心律失常的图像。有时一种心律失常的结果又可成为另一种心律失常的动因。例如，房室阻滞时的漏搏可引起逸搏，当众多逸搏的逸搏间期"显著不等"时，就要考虑这些"逸搏"很可能是并行心律表现的一个节点。它是由房室阻滞引起阻滞下方的起搏点自动、按序发放，有其发生的原因，即机制。此时又要引发对"逸搏""早搏"属并行心律性质的高度怀疑，进而运用最大公分母的推导演算加以求证。

（三）序列性原理对于心电分析的重要性

分析序列的形式是手段，揭示规律（机制内容）才是分析的目的；一定要由序列化的形式进入揭示序列性形成的机制、原理。这一解读的逻辑过程也是一种"序列化"，都由机制主导，需要操作者在思维层面予以系统化、程序化后成为链条，储存在思维中，并不断更新、时时完善、补充新知。序列性的这种外在操作，是在思维序列性指导下展开的。在认识上必须由序列性原理作为基础与统领，在它的指导下作解读，这就成为分析时的基本方法。心电图学是研究心脏节律与波形的一门学科，节律不是"某一个"心搏的波形可以表达的，只有将心搏放在序列中，通过对"机制作用"的剖析，才可得到正确的解读。正常窦性心律、窦性心动过速、窦性心动过缓、窦性心律不齐、窦性停搏、窦房阻滞、窦性早搏等的每一个搏动的基本特征（窦性 P 波外形）都是相同的，其区别就在于不同的形成机制，成为不同的序列（图 16-2，图 16-3）。

图 16-2 正是从"短 - 长"两联律这一序列的可重复性入手，根据窦性定位（PaVR 倒置，PV₅、PV₆ 直立），再由总纲对"窦 - 房"的传导环节进行逻辑演绎，得出二度 I 型窦房阻滞的诊断。图 16-3 中 P₁ ～ P₇ 间距也呈进行性缩短，至 P₇ ～ P₈ 变为突长的 P-P 间距，也符合二度 I 型窦房阻滞（8：7）的特征，从而排除了窦性心律不齐的诊断。二度 I 型窦房阻滞的特征在于它的 P-P 序列性特征——P-P 间距进行性缩短，最后以突长 P-P 间距告终。而窦性心律不齐的序列性特征为 P-P 间距以"逐渐"增长或减小的序列性呈现。两者的序列性是明显不同的。

（四）序列性原理在心电数值分析中的重要性

序列性本身就具有 "动态演变" "有序进展" 的意涵，即要从发展的视角观察数值，不要静态、孤立地对待数值。心肌梗死的心电诊断原则就是 "结合演变看图形"，演变就是 "序列化"。对于一度房室阻滞，虽然先后描记的 P-R 间期数值均未超过规定的正常最高数值，但两次的差异若＞0.04s，仍然可以诊断一度房室阻滞。如果在同一序列的连续心搏中，相邻两个心搏的 P-R 间期数值互差＞0.06s，又要考虑存在房室传导的双径路。这些都是由不同的数值和序列提示的。

序列性原理对于心电分析的重要性，还表现在对于某些特殊心电现象的解读。例如，在不完全性干扰性房室分离中呈现隐匿性交接性夺获心搏，它对序列的影响如下：在规整的 R-R 间距中，突现一次长的交接性 R-R 间距。此长间距系窦性 P 波未能完全夺获形成的。在记录的图形中，确实也同时呈现显性的窦性夺获心搏，而显性夺获心搏形成的短 R-R 间距，加上后续正常交接性节律的长 R-R 间距，恰好等于隐匿性交接性夺获前、后的长 R-R 间距之 "和"。此时隐匿性交接性夺获的诊断才能成立。简言之，"隐匿性" 必须要有 "显性" 图例的 "序列特征" 佐证：有相同的序列性表现。请参见本书 "第十章　夺获" 及 "第二十章　心电图解析欣赏"。

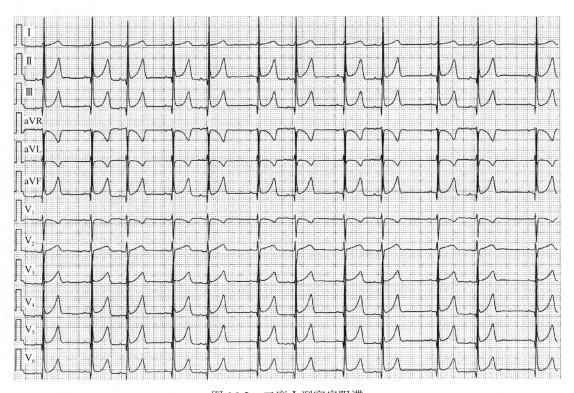

图 16-2　二度 I 型窦房阻滞

患儿，9 岁，因胸痛 30 天行心电检查。图示 12 导联同步记录。心搏呈 "短 - 长" 间距序列，交替出现，P-QRS-T 仍按正常位序先后排列，未见任何异常。P_{aVR} 倒置、P_{V_5}、P_{V_6} 直立，P-R 间期为 0.12s，QRS-T 外形也无异常，属窦性心搏间距呈 "短 - 长" 交替出现。各个短、长 P-P 之间距离并不完全相同，也互有差异，呈两联律形式。现由 P_2 开始以短、长 "P-P" 之 "和" 得到的数据依次如下：1.50s（$P_2 \sim P_4$）、1.60s（$P_4 \sim P_6$）、1.64s（$P_6 \sim P_8$）、1.74s（$P_8 \sim P_{10}$）、1.80s（$P_{10} \sim P_{12}$）。各短、长 "P-P" 之 "和" 数值呈进行性递增，各数值均以 "3" 除之，其结果为 0.50s、0.53s、0.55s、0.58s、0.60s。各数值之间互差未＞0.12s，可诊断为窦性心律、3∶2 窦房阻滞（二度 I 型）；不考虑窦性心律不齐

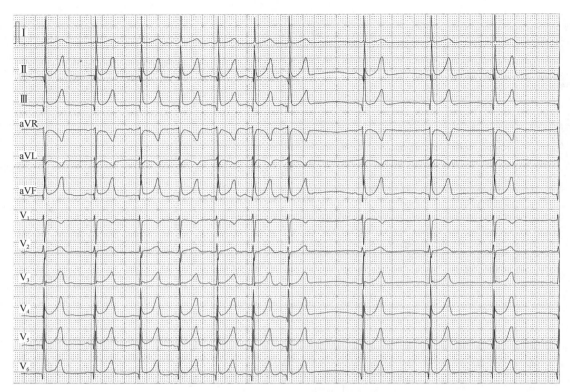

图 16-3　二度 I 型 8 ∶ 7 传导的窦房阻滞

与图 16-2 为同一患者，是当日动态心电图另一个时段的记录。图示 $P_1 \sim P_7$ 间距呈进行性缩短，至 $P_7 \sim P_8$ 变为突长的间距；各个 P-R 间期仍为 0.12s。P 波外形在 P-P 间距变短时略有增高。以 $P_1 \sim P_8$（5.96s÷8=0.745s）推算，属窦性频率为 80 次 / 分的二度 I 型 8 ∶ 7 窦房阻滞（SAB）。支持本例无窦性心律不齐的看法

三、"总纲" ——"起源 - 传导 - 结果（图形）"

该总纲是理解每个具体心搏形成机制的基本理念。依照"总纲"的"电筒照明原理"，以 P 波的形成为例，它必须具备 3 个条件：①有窦性（或房性、交接性、室性）起源的激动；②激动的传导路径（正常或异常）；③心房肌能够正常应激。

众所周知，心电发生与波形的呈现依然是心电学研究的主要内容。如何理解这一内容呢？不能不追溯到心电图学中"波形"形成。目前构成心电学的各个分支学科仍然与"波形"密切地结合在一起，心电"知识点"不仅仍然要依赖于波形来承载与表述；而且波形的改变亦成为业内发现新理论的聚焦点：长 Q-T 间期综合征、短 Q-T 间期综合征的发现与深化虽得益于基因研究，但它亦是由"波形"的变化引起业内广为关注的。诚然，这同样和新方法（如基因测序、分子生物学等）的应用有关。从而使心电学进入分子基因水平的领域；Brugada 综合征、J 波综合征、T 波电交替等的被认识也要归功于波形的改变。波形是通过心电记录仪在人体表面获得的。对总纲在判定四级定位时每种节律点的图形表现进行了阐述，并将疾病与人体组织相联系，是现代医学的一大特点与重大进步，特别是解剖学的问世，更使定位原则成为现代医学的重要基石之一。目前的定位已经可以和基因匹配而进入亚细胞、分子水平；大数据、云计算的应用更使医学迈入精准医学的新阶段，心电图学也不例外。波形的不同与下列因素相关：①记录的导联不同；②自然变异，如呼吸、体位、心脏搏动、肢体移动、基线漂移等伪差；③相同激动源的传导途径变化；④激动源不同。图的外形不同常是人们作为不同起源的判断依据，这在大多数情况下是可信的，但不具有普遍适用性和唯一性。有些情况下同一起源的波形也可互有不同，甚至呈现两种波形极性截然相反的表现。波形不同绝对不是"不同起源"的同义词，要从"总纲"的理念透过现象看

本质——图形只是现象，起源形成的机制才是本质。何况从起源、传导到出现图形结果，尚有诸多中间环节，目前还没有完全弄清楚。对于总纲，也要从序列性原理去理解，它也是一种序列性表现。结果是显性的、重要的，但更要想到序列的隐性部分，不要忘记"起源 - 传导"，即机制。有学者讲，过程比结果更重要，看来还得加上"过程的内在机制比外在形式"更有意义。对于总纲，我们形象化地以"电筒照明原理"称之。它既是一种"序列"反映了事物的发展过程，也反映了电生理机制是在一定时间内做出的反应。我们正是依据时间数值进行判断：室性融合波的 P-R 间期与基本心搏的 P-R 间期互差何以应该≤ 0.06s，这是基于心室肌最边缘部分的异位激动，在 0.06s 内即可逆传到房室交接区。此时，房室交接区径路遂进入有效不应期，无法再允许后续室上性激动下传，即不具备融合波出现的条件。数值中就蕴藏着机制、原理。

四、四级定位

将疾病与人体某个具体部位联系在一起是疾病物质化的体现。四级定位是心电节律中最基本的判断，也是分析心律失常的起点和切入点。所谓四级定位，即对窦性（S）、房性（A）、交接性（J）、室性（V）起源做出判定；贯穿其中的共同指导性原则便是"序列性原理"及"起源 - 传导 - 图形（结果）"这一总纲，必须时时、处处以它们作为重要原则、出发点。

四级定位只是分析的起点、切入点，并不是分析的终点和目的。通过定位只是了解激动的起源及其心电传导的源头、传布方向、产生的后继效应；进而对整个心脏的电活动、功能及心搏之间的相互关系有所了解。再结合心电病理生理规律做出机制的解读，并进一步与临床疾病进行联系，做出预后评估。四级定位的不同节律部位就有各自不同的固有频率及其允许的变动范围；至于不同定位时的波形，也有振幅、时限的各自规定的数值，决定了不同的起源。

综上所述，三项核心理念是互有联系的一个整体：序列性原理以总纲、四级定位为依托，并指导着总纲、四级定位展开。总纲、四级定位也是序列性原理的具体体现。因此，心电分析解读是一个动态的过程，逐步深入展开的思维演变，也即分析的方法论。可以归结为从"序列"着眼，由"定位"着手，以"总纲"展开，通过和临床所见的表现紧密结合，达到合理的心电诊断。

第二节　心电图学中的"图"和"论"

一、图的本源性

从"图"与"论"的依从关系而言，"图"是第一位的本源。所谓"本源性"是指一切事物发生的最初的根源；数值也是属于"论"的范畴，有了"图"才会有"论"。Surawicz 在《周氏实用心电图学》（第 6 版）提到：心电图学教科书的核心部分是图解。这是非常有见地的论断。以房室正常传导时间为例，国内外公认的数值是 0.12 ~ 0.20s；但是，Surawicz 指出，成人 P-R 间期值的上限定为 0.20s，该值的这一规定并没有特异性生理学的根据，而在某些计算机程序中，P-R 间期正常的上限值设定为 0.21s。又如，心房扑动的 F 波频率设定为 250 ~ 350 次 / 分，但最慢也可以仅为 180 ~ 190 次 / 分。再如，起源于交接区的反复搏动，要求 R-R 间距为 0.50s；但有报道也可达到 0.72s。至于窦性 P-R 间期最长者可达到 1.10s，已超过正常窦性心率的低限值 60 次 / 分。关于二度Ⅰ型与Ⅱ型房室阻滞的区分，在于 P-R 间期的数值是变动的，还是固定的，"固定"的内涵也不是"绝对完全相同"。这些都使初学者感到困惑，如何解读这些数值的不确定性呢？心内电生理改变是引领心电学向纵深发展的动力。只有用"以图为本、图是无穷无尽"的理念做出回答，机制比数值更有价值；图背后的机制才是最后的仲裁者。

二、"图"对心电人员的启示

心电理论固然要认真学习，但"图"高于一切；理论要通过一幅幅图例加深理解、消化，做到融会贯通。由于图中蕴藏着无法穷尽的"未知"，作为"个人"而言：

（1）要把发现"个人"从未见到过的图（含实际工作和书刊文献）作为最高的追求目标；将解读"自己从未见到过的图"作为业务进步的每一个起点；日积月累，坚持不懈，必有成效。有人讲你看不懂的图，对你而言就是"好图"，值得寻味和深思。

（2）对于"自己从未见到过的图"，尚未能释疑的，要定期复核查阅，再三思考，作为学习理论时的重点来关注、求解。要特别关注最新出版的图谱类书刊，寻找与"自己存疑"的类同图，以求启迪、释疑。

（3）工作中凡是有自己"看不懂的图"，决不能随便放过，要存疑于心，定期复查，力求看懂。可向能者（含书本文献）请教，做好解读的记录。特别要注明解决难题的重要思维节点，以及切入的方法。

（4）对于每一个图片案例，要按教科书的编目排序分类，以图片为中心分类放置，便于日后查找，并比较异同。"有图为证"是最具有说服力的"举证"。

（5）对于类同图例也要做到：①总结其共性，找出规律，悟出捷径，以尽快达到正确结论的彼岸；②同中求异，找出"异"的原委，也有利于少走弯路；③从"思维序列化"层面形成条链，指导分析的展开。

三、正常值问题

科学中有不少标准都由数值来表达，医学科学也不例外。正常值则是经统计学处理后得到的具体量化指标，先要理解什么是"赋值"及其局限性，它对于解释心电图测量值正常范围意义重大。所谓"赋值"（assignment，evaluation，voluation），是指将某一数值赋给某个变量的过程。例如，以年龄、人种、性别、体重和躯干中的心脏几何位置为函数，人群中许多间期和振幅存在巨大变异。又如，以自主神经和活动水平为函数，同一个体在不同时间也可存在变异。因此，一种情况下的正常数值在另一种情况下可为异常。

为什么会呈现这种"赋值"的局限性呢？这是因为统计学分析的个体样本有可能出现：①将有疾病者错为正常。②正常中包含有年龄、性别、体重等差异。③测量技术上的误差，单导联描记的数值与 12 导联同步记录的数值，后者更为精准可信；当年凭借单导记录做出的正常值标准有历史局限性。④个体发育中的日渐变异。统计学又受到标准制定者影响，对可信区间设定的不同，导致正常值有一定的差别。大多采用 95% 的可信区间设定正常值。正常值仅仅是判断时的一种参考值，千万不要绝对化。数值永远是第 2 位派生的表象，数值要服从图背后的原理。数值和"图"的本源实质是有区别的，要运用心电原理指导对数值的解读。任何学科中数值只是学科基本原理的载体，数值中虽然蕴藏着原理，但数值和原理却不是一回事；不能"唯数值论"，更不可使数值和原理有悖。原理只要反映了事物的本质，它将世代传承不变；是第一位的本质。P 波反映心房的兴奋过程，百余年来并无改变；而反映心房兴奋过程的各种数值及诊断标准会不断更新、完善和补充。例如 V_1 导联 P 波终末电势（$PtfV_1$）、左心房逆传 P 波、房内差异性传导、左前分支阻滞的电轴标准等数值（含形态）的更迭、补充便是例证。对于文氏房室阻滞中由于 P-R 间期数值的跳跃性突增，发现了双径路便是对数值认识的飞跃；其背后蕴藏着原理的本源。图依然是原来的，数值也依然不变，原理却有了新的内涵；数值永远是第 2 位派生的表象，数值要服从"图"背后的原理。这也再次证明了"以图为本、图是无穷无尽"理念的永恒。当得到的数值与正常值有悖时，先要对两者的差异性进行分析，判断是否有原委可循。不要拘泥正常值的不可动摇性，一定要从原理这一本源（由"图"来体现）做出判定。国际心血管病专家 Zipes 认为，必须认识到，我们目前的诊断工具对绝大多数临床发生的心律失常机制或其离子基础不能做出明确的判定，对室性心律失常尤其如此。临床上区分折返激动和自律性非常困难。最多，人们可以假设一个特殊的心律失常是"最符合于"或者"最好用以下来解释"，然后列举一个或另一个机制引起，而由另一个机制维持。判断不宜唯一，选择需要智慧；智慧来自学习，学习永远在路上。

第三节　心电图分析的非常规路径

一、概　　述

"起源 - 传导 - 图形（结果）"（总纲）只是反映了心电分析的基本程序及其主要内容，它分别对 P 波（代表心房）、QRS 波群（代表心室）做出描述，其为心电图上最基本的两种波形。

1. P 波（含 Ta 波，下同）是由心房起源（含窦房结、心房肌内的起搏细胞）的兴奋，经过房内优势传导通路的传递，最后引发心房肌的应激反应后形成的。P 波的形态特征及其序列较为直观，只要做到"一个也不少"地结合同步性原理进行测量、辨析，心房 P 波的外形不外乎窦性 P 波、异位 P′ 波（含房扑波、房颤波）、P⁻ 波；再结合各种心房波的序列特征，对心房节律的定位即可确定。然后再对 QRS 波群与各种心房波作对应匹配，遂可做出四级定位中某个起源位置的推定。

2. 心室 QRS（含 T、U 波，下同）波群中的三种室上性和室性（合称"四级定位"）起源，则是需要经过房室正道（或旁道）或"肌 - 肌"传导形成的。P 波、QRS 波群遂成为心电图上最基本的两大类别的波形；人们正是对 P 波、QRS 波群及两者的相关性进行判断后，做出分析，得出心搏起源的定位判断。

3. P 波与 QRS 波群相关与否：当对 P 波、QRS 波群的形态与序列性进行确认后；对 P 波与 QRS 波群之间的相关性（即有否传导关系）的判断就成了分析中的重中之重，更是难点所在，并常常会使人产生困惑。若心电分析中对每一个 P 波（含异位 P′ 波、P⁻ 波）与 QRS 波群的传导性都有正确解读认定，心电的诊断即迎刃而解，请参阅本书第一章"第四节　P 波与后继 QRS 波传递的相关性"。需要指出，P 波与 QRS 波群之间的相关性，逻辑论证是第一位的、本质的判断；常用的 P-R 间期正常值（0.12～0.20s）则是建立在逻辑判断已经有相关性后才有价值。P-R 间期数值只是表象，是派生的、次要的指标。它是经过逻辑判断有相关性后，再采用 95% 可信区间设定后的一种表达。数值的表达应该是第二位的，不能代替逻辑论证，本质是 P 波与 QRS 波群的匹配性。可惜人们常常忽视了它的本质内涵，忘记逻辑推断，只记住数值；认为数值就是本质，就是判断标准。实际上 P-R 间期 < 0.12s 也可有相关性（如预激综合征，室性融合波），而 > 0.20s（甚或达到 1.0s）也可以是 P 波下传的。

4. 动态心电图及疾病进程中对心电演变的关注更是体现了序列性原理。这也是四级定位的基础，窦性、房性、房室交接性和室性定位时，对于 P 波与 QRS 波群孰先孰后，各不相同（如逆 P 波绝对不会出现在室性 QRS 波群之前等）。定性时也不仅仅只是心搏的外形定位，更取决于心搏中 P 波与 QRS 波群的序列先后。窦性心律不齐与窦性早搏、窦性停搏、窦房阻滞、窦性并行心律的每个心搏定位都是相同的，但 P 波、QRS 波群的位序孰先孰后则明显的不同，使得它们有了不同定位性质。在序列性分析时，一定要做到"一个也不能少"地分析测量每个心搏，一定要结合同步性原理进行不同导联之间的波形比较。Marriott 指出，不能从单一导联确定它们是相同的。12 导联同步记录技术的创建，更是心电学史上具有重要里程碑意义、值得后人永记的历史性进展。序列性要与同步性互相结合，不可偏废；序列性表达的是时间先后序列（图上的横向前后），但它无法表达图片纵向上下、不同导联之间的同步对应性比较。时序先后是一种"演变"，只是表达"质"的不同；至于演变的"细节"差异（不同），有时得依赖于在同步心搏中寻找差异与变化（图 16-4）。

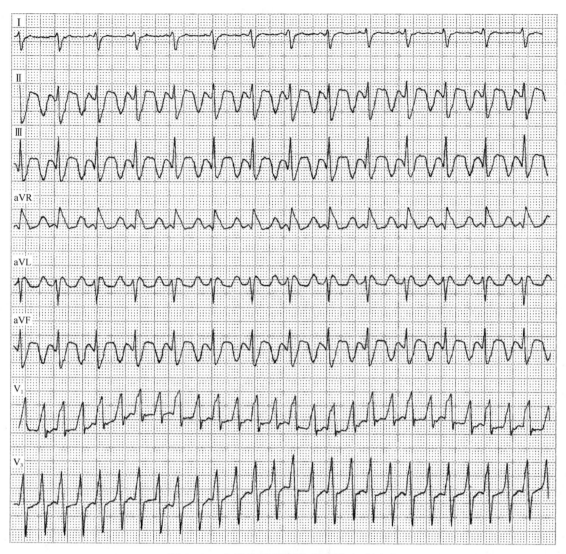

图 16-4　心房扑动易误诊为室性心动过速

本图是心房扑动的肢体导联和 V_1、V_3 导联的 8 导联同步记录，V_1、V_3 导联的 F 波振幅也大于 QRS 波群，F 波酷似 QRS 波群，容易误诊为室性心动过速。同步性原则必须符合 Einthoven 定律（Ⅰ + Ⅲ = Ⅱ、aVR+aVL+aVF=0），以期发现导联标记上出现的错误。本图对 V_1 导联与 aVF 导联进行比较，可以发现 V_1 导联 QRS 波群升支的顿挫处才是心室波峰的叠加处，顿挫后的最高波顶才是心房扑动的"F"波。QRS 波群与 F 波交替出现，并非室性心动过速

5. 可重复性原则：在心电分析中，一定要关注可重复性原则。序列性改变有时可能出于心电变化的偶然巧合。如果具有可重复性，即提示有内在的规律性（图 16-5）。

二、常规心电图分析路径

常规心电分析方法就是依据 P-QRS-T（u）的序列，依次进行分析：第一步分析 P 波的形态特征，结合 P-P 序列性对心房活动的性质（定位、定性）做出判定；第二步分析 QRS-T（u）的形态特征，结合 R-R 序列性对心室活动的性质（定位、定性）做出判定；第三步分析每一个 P 波与 QRS-T（u）波是否具有相关性，即两者是否匹配。这一步在分析中十分重要，却又是困惑最多的，成为分析时的重中之重。

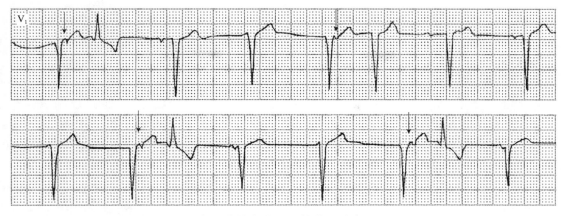

图 16-5　房性节律夺获室性节律（引自 Marriott）

箭头为引者所加。上、下两条系连续记录。图示 V₁ 导联，原图说明如下：所有提早出现的 QRS 波群及部分后面的 QRS 波群前面都有 P 波（箭头所示）。有规律的心房频率约为 50 次 / 分，有规律的心室频率约为 60 次 / 分，呈房室分离。提早出现的 QRS 波群前面有 P 波，提示房性节律间断夺获心室。如按通常心动周期的时相划分，箭头在 QRS 波群附近（T 波波峰之前）应属有效不应期，似乎不应判箭头处为 P 波下传，但本例 P 波按序出现，呈正负双向，振幅无明显异常；P-P 间距为 1.16 ~ 1.20s（52 ~ 50 次 / 分），可判为窦性心动过缓。P 波位于 QRS 波群的前、中、后，仅位于 QRS 波群稍后 ST 段起点附近的 P₁、P₄、P₈、P₁₁ 者，有固定延长的 P-R 间期，并后继以 2 种外形的 QRS 波群：① qR 型，有 R₂、R₁₁、R₁₅，有可重复性；② R₆ 虽呈 QS 型，但时限正常，其 P-R 间期和呈 qR 型者相同，两者均为室内差异传导。多次的重复显示并伴有左束支（或右束支）阻滞型的室内差异传导，其前均有心房激动，应属不完全性房室分离时夺获心室的搏动。原作者认为本图中心房和心室有分离。出现在 QRS 波群前的 P₁、P₄、P₈、P₁₁ 提示房性节律间断夺获室性节律。这说明，除了 R₂、R₆、R₁₁、R₁₅ 外均为交接性起源的心搏 QRSⱼ。QRSⱼ 波之前有的虽有窦性 P 波（如 P₂、P₅、P₆），且 P-R 间距已 > 0.12s，但均属于无传递相关性的 P-R 间距，应判为同时伴有房室阻滞的不完全性混合性房室分离。①从 QRS 波的外形、序列看，R₁、R₃ ~ R₅、R₇ ~ R₁₀、R₁₂ ~ R₁₄、R₁₆ 均系 QRSⱼ 的心搏，有的 P-R 间距虽 > 0.12s，但不符合同源下传配对律，与前面窦性 P 波均无传递相关性。② R₂、R₆、R₁₁、R₁₅ 均呈提前出现，其与前面 QRS 波群结束处的窦性 P 波呈固定的 P-R 间距，可以认为与前面窦性 P 波有相关关系；虽然 R₆ 与其他 3 个 QRS 波群外形不同，系伴有室内差异传导（AVC）。③ QRSⱼ-QRSⱼ 之间的间距不同系交接性节律不齐

　　有学者对上述"三步法"归纳为两项金规则：①寻找 P 波，判定 P 波是否正常，以及 P 波与 QRS 波群的关系；②观察 QRS 波群的形态、序列特征。将 P 波的探索放在心电分析的第一步，这是众多分析者的认识与实践，也是常规心电图分析采用的模式，称为常规心电图分析路径。虽然也有学者介绍过"八步法"、"步测法"（walk out）"心律法"、"11 步方法"等流程，从总体上看，仍离不开将分析 P 波作为第一步。然而，这常常会遇到困难，主要有以下原因：①有时候 P 波不易识别，因振幅较小，或无特征性，常常会将许多伪差误认为 P 波，即使是心电学专家级人物也可能会将呼吸肌肌伪差误判为房性早搏；也有将 δ 波、U 波、T 波误认为 P 波者。②有时 P 波不清晰，呈等电位线，或者 P 波埋在 QRS 波、T 波、U 波中，特别是单导联记录仪无法采用同步分析 12 导联进行观察对比。③有时 P 波消失（如高钾血症时的心房肌麻痹），或者呈现细颤状的心房颤动（f）波。正因为具有上述不足，所以有些重要心电描记技术不再将分析对象首先着眼于 P 波。动态心电图（DCG）在采集心电信息时，未将信号编码着眼于 P 波，而是放在对 QRS 波的检测上。看来，心电分析方法也应该从首先对 P 波的检测分析、寻找中走出来。不一定将 P 波的探索放在分析心律失常的第一步，特别是对复杂心律失常的分析。我们将这类未把分析 P 波列在分析第一步的方法称为非常规的分析路径。从方法原理而言，可称为"以终为始"，心电图学核心理念的"总纲"，就是"以终为始"——从 P 波（结果）推论心房起源，由 QRS 波群（结果）推论心室的室上性或室性的起源。

　　关于长程记录中选择导联的问题，应该特别提出的是，千万不要再选择 Ⅱ 导联作为长程记录的方法，它有致命的缺陷，会带来误导（详见"第二十章　心电图解析欣赏"）。

三、心电分析的非常规路径

（一）分析由 QRS 波群开始（图 16-6）

国际著名心电专家 Marriott 指出，要防止陷入"P 波先入为主综合征"，他在《Marriott 实用心电图学》（第八版前）建立起来的诊断心律失常的系统方法值得提倡。他将"提炼"QRS 波放在"寻找 P 波"之前，是十分有见地的做法与改进。他指出，当面对一种特定心律失常时，首先应"提炼"QRS 波，这是 Willie Sutton 法则的延伸。由"提炼" QRS 波出发，让人们保持正常的思维程序。对 QRS 波的识别远比对 P 波的辨认容易。这种由 QRS 波入手分析心电的方法也符合"起源 - 传导 - 图形（结果）"（即总纲）的核心理念，最后由结果（QRS 波）寻本溯源。更为重要的是，QRS 波对于血流动力学有"关乎生死"的价值。P 波即或是心房颤动、心房静止，只要 P 波下传的 QRS 波频率不太快或太慢，并不会导致患者出现严重后果。这种优先考虑心室活动的认识，也是从"心电图要密切与临床联系"原则出发的。只要心室活动的 QRS 波时限与序列正常，则绝大多数为室上性心律。如果 QRS 波形态宽阔畸变，则要区分是室上性起源伴室内差异传导（或束支阻滞、预激综合征），还是室性起源。明确 QRS 波的性质也有利于临床处理。经过 40 余年关于室性 QRS 波形态学的研究，以临床验证为循证分析指导，特别是通过对急性冠脉综合征患者监护得到的重要启示，这种基于对 QRS 波的观察，已在 Wellens 的电生理学研究中得到了证实。可惜的是，这种从 QRS 波出发分析心律失常的方法仍被一些学者忽视。从分析的视觉思维而言，首先映入眼帘的只是具体的心电波形：P 波与 QRS-T（u）波两大部分。至于两者之间的关系，则需要逻辑分析后才可以得到结论。诚然，最易辨认的突出波形依然是 QRS 波，而不是 P 波。此时，更要关注描记当时患者的表现，这十分重要，却容易被人忽视。这点在分析呼吸肌肌电伪差中也进行了剖析。

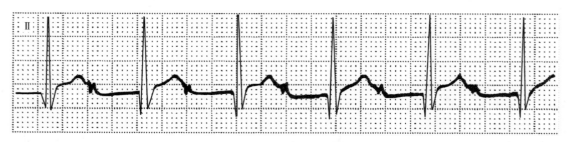

图 16-6　一度房室阻滞，P-R 间期为 0.38s

由于 P 波重叠于 T 波的降支上，易误认为 T 波双峰。QRS 波呈 qRs 型，振幅明确，P-P 间期与 R-R 间期均为 0.76s（79 次 / 分）。依据心动周期的时相特征，P 波位于 T 波降支，属于心动周期的相对不应期，应为干扰性 P-R 间期延长。另外，本图因 P-P 间期与 R-R 间期相等，而 P-P 间期又未显示肉眼可辨识的差异，无法确定 QRS 波伴随 P 波的频率变动而变动。因此难与等频（率）性房室分离做出鉴别。此时宜采用变动 P-P 间距的方法（如屏气、活动、药物激惹等），再观察在 P-P 间距变动时 R-R 间距有否同步改变，做出结论。这种变动 P-P 间距的方法，也是依据"起源 - 传导 - 结果（图形）"设计的，即运用改变"结果"的方法，追溯起源的变动，以期诠释 P 波与 QRS 波的相关性

（二）由 T 波切入分析

T 波作为心室的复极波，必定伴随于 QRS 波之后；QRS-T（u）是一个整体。从"总纲"出发，由"果"求"因"，以"终"解"始"；由 T 波求解 QRS 波，再由 QRS 波求解 P 波，也属非常规路径的方法，它也符合逻辑必然。

我们无法从体表测出窦房结的电活动，但是我们可以根据心内电生理检查的结果推断，只要 aVR 导联 P 波倒置，V$_5$ 或 V$_6$ 导联 P 波直立，由 P 波这一结果可以推断为窦性起源。据此，我们亦同样可以

由 T 波的不同探究出 QRS 波的情况，即使是十分微细的改变；进而也可论证在形成 QRS 波的传导性上有否改变，再由此延伸到 QRS 波起源是否不同（图 16-7）。

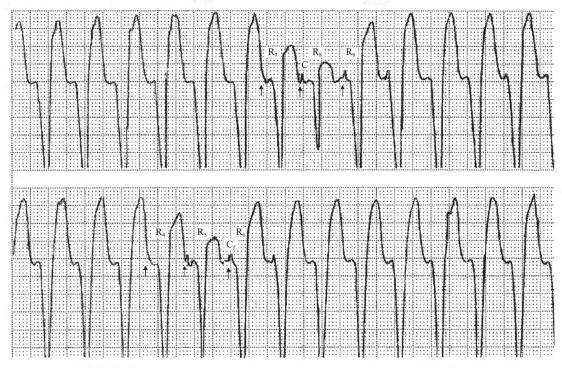

图 16-7　室性心动过速伴分离的窦性 P 波；可见融合波的夺获（Cf）及正常 QRS 波的夺获（C）[引自 Phibbs BP《心电图高阶》（第 2 版）]

图中波形序号及箭头均为引者所加。原图未标明导联符号。图中 P 波按序出现，除箭头所示外，不少 P 波都埋在前面的 T 波内；从而致 T 波外形各不相同。从上图 $R_7 \sim R_9$ 及下图 $R_4 \sim R_6$ 引者所标记的箭头看，P-P 间距较为规整，约为 0.48s（125 次 / 分）；R-R 间距则为 0.44s（136 次 / 分），心室率快于心房率，属干扰性房室分离、室性心动过速。上图 $R_7 \sim R_9$、下图 R_4 和 R_5 心搏前面相关 P 波的准确起点不易判定，如果要以 P-R 间期数值判定何者为正常窦性下传（即完全夺获）或部分夺获心室（Cf）有一定难度；何况 P 波又位于前一心搏的 T 波降支上，可伴有不同程度的干扰性 P-R 间期延长。若 P 波位于 T 波降支的不同时段，干扰程度的差异也会影响 P-R 间期的数值。由此可知用 P-R 间期数值判断也会带来困难。Phibbs 分析：①上图 R_8 判为正常 QRS 波的夺获（C），对上图 R_7、R_9 与下图 R_4、R_5 则未作说明。②下图 R_6 则认为是室性融合波（Cf），即部分夺获心室。由于 R_6 的 P 波起点不易确认，从 P 波入手会有困难，无法由 P-R 间期数值得到帮助。此时，如果从 T 波、QRS 波宽度入手，即反向推导、以终为始，可以得到启迪，从而得出以下结论：①本图虽未呈现正常窦性 P-QRS-T 波作为对比的依据。但上图 R_8 之前有窦性 P 波，并后继有窄的、不同于室性起源的 T 波；此即完全夺获时的窦性心搏，认定可以成立。②下图 R_6 虽有 P-R 间距，但 R_6 的 QRS 波宽度、T 波外形与下图 $R_1 \sim R_3$、$R_6 \sim R_{13}$ 的室性 QRS 波、T 波完全相同；故下图 R_6 并非《心电图高阶》（第 2 版）的 Cf，而是房室分离时的纯粹室性起源心搏。R_6 的 P-R 间距太短，部分夺获也不能成立。③上图 R_7、R_9 与下图 R_4、R_5 均有宽度较室性心搏略窄、振幅较室性心搏 T 波略低的改变。其 T 波正界于正常窦性夺获心搏（上条图 R_8）与室性心搏之间，都属于融合波的夺获（Cf），仅融合程度不同。依据 T 波除极状况的不同，进而推论 QRS 波除极情况存在不同的差异性，虽因 P 波重合于 T 波中而不显，更无 P-R 间期数据，但它们的 T 波都是前面 QRS 波的后续复极效应，是必然带来的结果。这便是"从 T 波来论证 QRS 波"的非常规路径分析方法。同理，根据 Ta 波的不同可以鉴别不同的 P′ 波起源，这也属于非常规路径分析方法的例证 [P′ 波的除极不同，必然会导致复极（Ta 波）的互异]

第十七章

有关疾病与心电图

《临床实用心电图学》第 30 章、第 37 章分别详细介绍了"心肌疾病心电图""电解质及药物对心电图的影响"，现补充一些《临床实用心电图学》中未述及的心电图表现。

第一节　充血性心力衰竭心电图

1982 年心电学家 Goldberger 发现心电图不同导联的电压改变与充血性心力衰竭（congestive heart failure）有关，并提出心电图诊断的 3 项标准。

一、心电图诊断标准

1. 胸前导联 QRS 波电压增高，S_{V_1}（或 S_{V_2}）$+R_{V_5}$（或 R_{V_6}）$\geqslant 3.5mV$。
2. 肢体导联 QRS 波电压降低，各肢体导联 QRS 波电压绝对值 $\leqslant 0.8mV$。
3. 胸前导联 R 波递增不良，V_4 导联 R/S < 1。

二、发 生 机 制

本病心电图改变可能与其血流动力学和心电向量改变有关，主要包括：

1. 左心室肥大，心脏向左后增大、移位，使 QRS 向量向左、向后增大，在心电图上表现为 V_1、V_2 导联 S 波增深，V_5、V_6 导联 R 波增高。

2. 合并右心室肥大，产生顺钟向转位，使胸导联 R 波递增不良，V_4 导联 R/S < 1。另外，细胞外液潴留也会使胸导联 QRS 波电压降低。

以上因素综合作用导致胸导联 QRS 波电压增高或相对增高，肢体导联 QRS 波电压降低或相对降低，并且使胸前导联 R 波递增不足及 V_4 导联的 R 波小于 S 波。

第二节　心电图在临床病因诊断中的应用

一、从晕厥非发作时心电图推测晕厥的病因

晕厥是一过性脑功能障碍导致意识短暂丧失的一种急症，除神经调节障碍外，心脏病是引起晕厥的重要原因。在发作时未能及时检查心电图，很难知道其发作的真正原因。具体推测多与心律失常有关，如室性心动过速、心室颤动、阵发性室上性心动过速、长 Q-T 间期综合征等引起的快速性心律失常及阵发性房室阻滞等。下面列举晕厥非发作时 12 导联心电图推测发生晕厥的原因。

从非发作时 12 导联心电图推测心律失常的要点如下。

（1）确定是否有早搏：频发、连发或联律间期短的室性早搏，容易发生室性心动过速或心室颤动。

（2）确定 P 波有无异常：P 波幅度较宽，Ⅱ 导联中有双峰，类似 M 形的 P 波，容易发生心房颤动。

（3）确定是否有心房颤动：阵发性心房颤动发作时，心率可达 200 次 / 分以上，可发生晕厥；当心房颤动停止时，出现窦性停搏，即表现为心动过缓 - 心动过速综合征。

（4）确定 P-R 间期是否延长：0.28s 以上者可发生高度房室阻滞。

（5）确定是否有 2 ∶ 1 传导的二度房室阻滞：心房率较快时，由于 P 波与 T 波重叠可导致漏诊。

（6）确定 QRS 波群是否有明显增宽或心电轴改变：三分支阻滞者可发生高度房室阻滞，严重者可出现心搏骤停。

（7）确定 Q-T 间期是否延长：Q-T 间期达到 0.50s 以上时，有发生尖端扭转型室性心动过速（TdP）的可能，特别要注意在房性早搏或室性早搏后第一次心搏是否出现 Q-T 间期延长。

（8）确定是否有低钾血症心电图表现：ST 段压低、Q-T 间期延长，出现巨大的 U 波。

（9）确定是否有 P-R 间期缩短，是否有预激波：预激综合征可发生阵发性室上性心动过速或心房颤动，有时出现晕厥。

（10）确定是否有 Brugada 综合征改变：不完全性右束支阻滞及右胸导联 ST 段抬高的心电图改变。如果怀疑有 Brugada 综合征，可记录上一肋间（第 3、4 肋间）的胸导联。在 V_1 导联及 V_2 导联可看到典型的 ST 段抬高（伴 J 点升高的下斜型抬高）。

（11）确定是否存在基础性心脏病：心肌梗死、心肌缺血、左心室肥大、肥厚型心肌病、急性右心室负荷增加、肺源性心脏病等。

二、左 - 右心室肥大心电图改变特征与基础心脏病

心室肥大心电图改变可归纳为 4 点：① QRS 波电压增高；② QRS 波电轴改变；③ ST-T 改变；④室壁时间延长。QRS 波电压增高，左心室肥大标准是 $R_{V_5}+S_{V_1} \geq 4.0mV$（男），$R_{V_5}+S_{V_1} \geq 3.5mV$（女）或 $R_{V_5} \geq 3.0mV$。但心电图诊断左心室肥大受生理因素影响，如年龄、体型、性别等，容易出现假阳性。左心室肥大的另一个诊断标准是心电轴左偏，并非所有的左心室肥大都有心电轴左偏，约 50% 的人并不出现电轴左偏；另外，部分正常人也可出现轻度心电轴左偏。左心室肥大时，常伴 ST-T 改变，T 波倒置多表现为前半部分的非对称性，结束部分直立，形成负正双相，与心肌缺血时对称性倒置的 T 波不同，有时也可伴有 U 波倒置和显著的 ST 段水平型或下斜型压低，这种 ST-T 改变通常称为左心室劳损。在一些左心室肥大的疾病中，如伴有左心室舒张末压升高，心电图上尚可见左心房负荷过重的表现。

不同病因所致的左心室肥大的心电图表现也有区别，高血压和主动脉瓣狭窄等压力负荷增加引起的左心室肥大，V_5、V_6 导联 q 波的成分很小，并伴有典型的劳损型 ST-T 改变；而二尖瓣和主动脉关闭不全等容量负荷增加引起的左心室肥大，V_5、V_6 导联 q 波加深并伴有轻度的 ST 段压低、T 波低平或倒置，很少见劳损型 ST-T 改变。主动脉瓣关闭不全患者的早期心电图可见 T 波振幅增高、V_1 导联 S 波增深、V_5 导联 R 波增高。

肥厚型心肌病的心电图改变：如果心电图上出现显著的劳损型 ST-T 改变，应高度怀疑肥厚型心肌病，以 V_4 导联为中心的导联出现巨大倒置 T 波是心尖肥厚型心肌病的特征性心电图改变。约 2/3 的肥厚型心肌病患者可见胸前导联高电压，一部分病例可见异常 Q 波。扩张型心肌病心电图表现多种多样，无特征性表现。由于左心室整体肥大和残存心肌细胞肥大，左侧胸导联电压可增高；又因心肌细胞变性和纤维化形成，R 波可降低。另外心电图还可出现异常 Q 波和各种 ST-T 改变、束支阻滞和房室阻滞等。

右心室肥大心电图表现：正常右心室壁较薄，仅为左心室壁厚度的 1/3，轻度右心室肥大所产生的心电向量不能抵消占优势的左心室所产生的心电向量，只有右心室肥大到一定程度时，心电图才能发生

改变。因此心电图诊断右心室肥大敏感度低、特异度高。成年人心电轴右偏时，可考虑为诊断右心室肥大的标准之一。由于右心室肥大时右心室的综合向量增大，V_1 导联的 R 波增高，V_5 导联的 S 波加深，V_1 导联 R/S ＞ 1，且 R_{V_1} 电压＞ 1.0mV。这些表现提示右心室压力负荷增加，单纯的右心室肥大可无这种改变。严重的压力负荷增加引起的右心室肥大，右胸导联可见劳损型 ST-T 改变。不同的病因引起的心电图改变也有差异，如房间隔缺损和二尖瓣狭窄者，出现 V_1 导联 R 波增高、S_{V_5} 增深伴右胸前 ST-T 劳损型改变等压力负荷增加心电图表现，多提示合并肺动脉高压；房间隔缺损等疾病引起容量负荷增加时，多伴有不完全性右束支阻滞，原发孔型房间隔缺损的特点是除右心室肥大和不完全性右束支阻滞外，还有心电轴左偏。

三、室性早搏及室性心动过速 QRS 波形态与基础心脏病

冠心病、扩张型心肌病、致心律失常性右室心肌病、肥厚型心肌病、结节病、Fallot 四联症手术后、瓣膜病等均可引起室性早搏及室性心动过速。然而临床上最常见的是特发性室性早搏及室性心动过速，其中 80%～90% 起源于右心室流出道或左心室流出道，还可发生于左束支或右束支的浦肯野纤维。心电图上怀疑为特发性室性心律失常时，必须对 QRS 波的形态进行详细分析。当出现典型的左束支阻滞图形，即 V_1、V_2 导联呈 rS、QS 或 RS 型，V_6 导联呈 R 型，Ⅱ、Ⅲ、aVF 导联有高 R 波，Ⅱ、Ⅲ、aVF 及 V_4～V_6 导联中无 Q 波及 S 波时，如果在发生室性心动过速之前窦性心律时心电图正常，则诊断特发性室性心律失常的准确性可达 95% 以上。这种室性早搏或室性心动过速是非致死性良性特发性心律失常。即使在窦性心律时的心电图上有 Q 波或 ST 短压低等改变，也可以推测此种室性早搏及室性心动过速与基础心脏病无关。

如果心电图为典型的左束支阻滞图形的特发性室性心动过速，应首先考虑此为致心律失常性右室心肌病或 Fallot 四联症手术后引起。如出现 V_5、V_6 导联有 S 波的非典型左束支阻滞图形，应考虑由结节病或主动脉瓣疾病引起，也可由心肌病或陈旧性心肌梗死引起。结节病累及心室间隔基底部时，如室性心动过速发生在右心室侧，心电图出现典型的左束支阻滞 + 电轴右偏波形；发生在左心室侧，心电图出现非典型的左束支或右束支阻滞 + 电轴右偏波形。致心律失常性右室心肌病可发生左束支阻滞 + 电轴右偏的室性心动过速，但最常见发生的室性心动过速是左束支阻滞 + 电轴左偏。因为致心律失常性右室心肌病的病变最早从三尖瓣环周围开始，所以室性心动过速最常出现左束支阻滞 + 电轴左偏的波形。另外在广泛前壁心肌梗死及扩张型心肌病时，如室性心动过速起源于右心室侧，表现为左束支阻滞 + 电轴向上波形；此时 V_5、V_6 导联上呈 R 型波，而且多伴有 Q 波或 S 波。

右束支阻滞 + 电轴左偏的窄 QRS 波持续性室性心动过速多为左后分支起源的特发性室性心动过速，心电图表现为右束支阻滞图形，即 V_1 导联呈 R′ 或 rSR′ 型，V_5、V_6 导联呈 Rs、RS、rS 型，Ⅱ、Ⅲ、aVF 导联呈 rS 型。左心室起源的特发性室性心动过速也可起源于左前分支，也同样可出现右束支阻滞，但Ⅱ、Ⅲ、aVF 导联呈 qR 型（电轴右偏）。这些心动过速的 QRS 波时限都小于 0.14s，恢复窦性心律时，QRS 波多数正常。右束支阻滞 + 宽 QRS 波持续性室性心动过速，多出现于陈旧性心肌梗死、扩张型心肌病、肥厚型心肌病、结节病、心室壁瘤等器质性心脏病。在室性心动过速中除 aVR 导联外，其他任何导联出现 Q 波，且窦性心律时的 QRS 波与室性心动过速时相似，均应高度怀疑陈旧性心肌梗死。

第三节 QRS 波低电压

QRS 波群的电压（振幅）是指 QRS 波群最低点至最高点的垂直距离，即 S 波顶点或 Q 波顶点（两者都存在时，按绝对值大的计算）至 R 波的顶点的垂直距离，或者说 QRS 波最高的正向波和最低的负向波之间的垂直距离。肢体导联 QRS 波电压＜ 0.5mV，胸导联 QRS 波电压＜ 0.8mV 称为 QRS 波低电压。

一、引起 QRS 波低电压的原因与疾病

1. 心外阻抗增加　心包积液、黏液水肿、全身水肿、气胸。
2. 心肌细胞间阻抗增加　间质性心肌水肿。
3. 心脏到电极间传导不良　肺气肿、肥胖、缩窄性心包炎、气胸。
4. 心脏内阻抗增加　显著的心脏肥大。
5. 心肌细胞坏死　广泛前壁心肌梗死、心肌淀粉样变、心肌纤维化、扩张型心肌病。
6. 心肌细胞内阻抗增加　心脏萎缩。
7. QRS 向量方向变化　QRS 向量方向与额面垂直时的正常变异。

二、临床意义

　　生理性低电压见于过度肥胖者，病理性低电压见于心脏疾病或心脏外其他系统疾病。肿瘤患者出现单纯胸导联低电压的可能性较高，应重视肿瘤患者治疗期间对心肌细胞的损害，定期复查心电图。另外，恶性肿瘤患者化疗期间化疗药物可能引起心电图 QRS 波群低电压，化疗期间应加强心电图监测，以减轻心脏损伤，改善患者预后。研究表明，针对性治疗左胸导联低电压的原发病因，可部分或全部逆转左胸导联的低电压改变，但由慢性心脏或肺部疾病等病因引起的，左胸导联低电压不易消失。

　　总之，引起低电压的原因多且复杂，临床应加以鉴别。对于低电压患者，需结合病史和各项检查，积极寻找病因，最终改善其预后。

第四节　致心律失常性右室心肌病的心电图诊断新标准——终末激动时间延长

　　关于致心律失常性右室心肌病（ARVC）的有关内容已在《临床实用心电图学》"第 30 章　心肌疾病心电图"介绍。ARVC 除了出现 Epsilon 波外，近年来又有学者提出一个新的指标——终末激动时间（terminal activation duration，TAD）延长。TAD 是指从 QRS 波的最低点至 QRS 波结束点之间的水平距离（即时间），TAD ≥ 55ms 为阳性，属于致心律失常性右室心肌病心电图诊断标准的重要补充（图 17-1）。

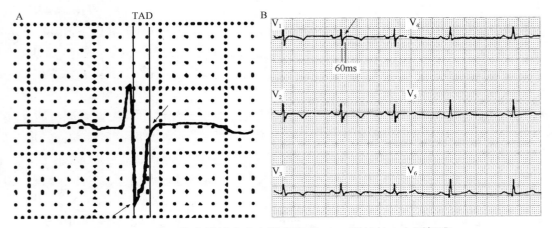

图 17-1　致心律失常性右室心肌病患者 TAD 延长的心电图标准

A. TAD 测量示意图；B. 致心律失常性右室心肌病患者心电图 TAD 延长

一、心电图特征

患者无右束支阻滞，$V_1 \sim V_3$ 导联中的任何一个导联存在 TAD 延长（TAD ≥ 55ms）；需要强调的是，当患者无完全性右束支阻滞，但 QRS 波存在 R′ 波时，TAD 应该包括 R′ 波的时限。另外 TAD 与完全性右束支阻滞的终末除极延缓不同，后者是在 I 和 V_6 导联存在终末除极延缓。

二、发生机制

有学者认为 TAD 延长是由于患者右心室游离壁和右心室流出道心肌发生了基础病变引起心室除极延缓。

三、临床意义

TAD ≥ 55ms 呈阳性时，有助于致心律失常性右室心肌病的诊断，还有助于致心律失常性右室心肌病伴室性心动过速与一般右心室流出道室性心动过速的鉴别。

四、鉴别诊断

本病患者 TAD 延长需与完全性右束支阻滞鉴别，后者的心室终末除极延缓主要表现在 I 和 V_6 导联，另外还需与运动员心脏、右心室肥大、A 型预激综合征、高钙血症等鉴别。

第五节 引起 V_1 导联高 R 波的疾病

正常心电图 V_1 导联的 QRS 波的波形为 rS 型，有时 V_1 导联可呈高 R 型，即 R/S ＞ 1。V_1 导联 R 波增高（表 17-1），QRS 波群时间增宽时常见于右束支阻滞和 A 型预激综合征，一般不难诊断。如遇到 V_1 导联高 R 波不伴宽 QRS 波群，要考虑右心室肥大、正后壁心肌梗死及正常变异。

表 17-1 引起 V_1 导联高 R 波的疾病

宽 QRS 波群	窄 QRS 波群
1. 右束支阻滞	1. 正常人
2. 预激综合征（A 型）	2. 右心室肥大
	3. 正后壁心肌梗死
	4. 肥厚型心肌病

1. 右心室肥大 右心室肥大时心电图表现为向前向量增大，因此 V_1 导联上的 R 波增高，R/S ＞ 1，呈右心室高电压。此外尚有以下改变：①心电轴右偏；②代表右心房负荷的 P 波高尖，即肺型 P 波；③右侧胸导联 T 波倒置；④ V_5、V_6 导联的 S 波增深等。具备上述心电图改变，方可诊断右心室肥大。

2. 正后壁心肌梗死 其罪犯血管为右冠状动脉和左冠状动脉回旋支，如果 V_1 导联上的 R 波增高伴直立的 T 波，可能是正后壁心肌梗死的镜像反应，一定要加描 $V_7 \sim V_9$ 导联，方可确定诊断。

3. 肥厚型心肌病 室间隔肥厚的肥厚型心肌病，心电图上 V_5、V_6 导联 Q 波可加深。由于镜像性改变，V_1、V_2 导联可呈高 R 波。这种患者由于左心室肥大，通常 V_1 导联的 S 波加深，与右心室肥大和正后壁心肌梗死的心电图表现有明显的不同。

根据上述心电图改变，如能排除右心室肥大、正后壁心肌梗死，V_1 导联的高 R 波可考虑为正常变异。

第十八章

心电图有关的试验

第一节　坐卧体位试验

坐卧体位试验（sitting-horizontal postural test）是一种心电图负荷试验。

一、方　　法

受检者反复交替进行平卧及起坐运动后查心电图。

二、常见的心电图改变

P-R 间期变化，P 波形态变化，QRS 波及 ST-T 改变等（图 18-1～图 18-5）。

三、临床意义

本试验简便易行，常规描记心电图时发现 P 波、P-R 间期或 QRS 波异常，即可行坐卧体位试验，也可进一步行运动试验、缺氧负荷试验观察 ST-T 改变。

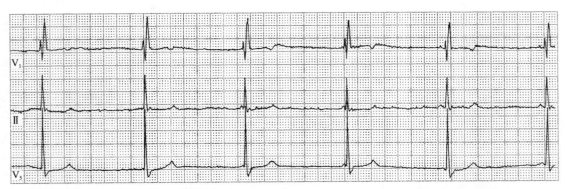

图 18-1　窦性心动过缓、等频干扰性房室分离、交接性逸搏心律伴完全性右束支阻滞

患者，男性，54 岁，胃癌术前常规检查心电图，同步记录的 V$_1$、Ⅱ、V$_5$ 导联后 4 个 QRS 波前可见直立 P 波，P-R 间期由 0.02s 渐增至 0.08s，说明两者不相关。心房率和心室率近似（约 39 次 / 分），QRS 波呈右束支阻滞图形。图 18-1 是完全性干扰性房室分离，还是完全性房室阻滞尚难明确，需让患者心房率增快进行鉴别（图 18-2）。

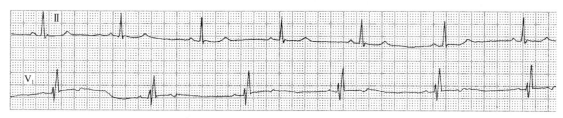

图 18-2　活动后心电图示窦性心动过缓、完全性右束支阻滞

本图是图 18-1 患者在床上进行起坐活动 10 次后记录的心电图，心房率最快增至 46 次／分，P 波后均继有 QRS 波，P-R 间期固定在 0.16s。完全性房室分离消失，右束支阻滞仍存在，可排除完全性房室阻滞。此外，患者活动后心率仅升至 46 次／分，交接区逸搏心律仅 39 次／分，还存在完全性右束支阻滞，提示患者存在传导系统病变

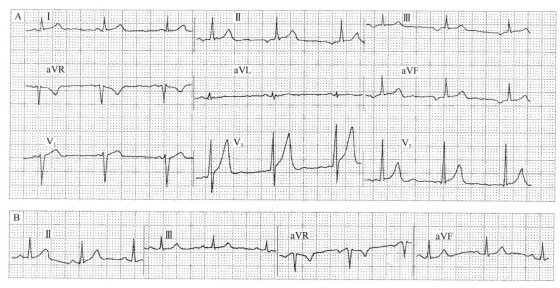

图 18-3　冠状窦性心律，活动后转位窦性心律

A．Ⅱ、Ⅲ、aVF 导联 P 波明显倒置，aVR 导联 P 波直立，P-R 间期为 0.14s，符合冠状窦性心律；B．图 A 患者活动后记录的心电图，Ⅱ、Ⅲ、aVF 导联 P 波转为直立，aVR 导联 P 波转为倒置，P-R 间期为 0.16s，恢复窦性心律。本图恢复窦性心律后 P-R 间期较图 A 长 0.02s，图 A 尚不符合交接性心律伴前向传导延迟

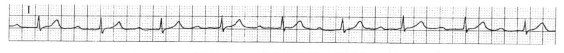

图 18-4　一度房室阻滞（Ⅱ型）

患者，女性，40 岁，体型修长，平时喜欢体育锻炼，多次检查心电图诊断为一度房室阻滞，按心肌炎接受过治疗。近日自觉阵发性心悸就诊，静息状态描记心电图。本图示 P 波规律出现，P 波后有室上性 QRS 波，心率 63 次／分，P-R 间期长达 0.36s，呈典型的一度房室阻滞

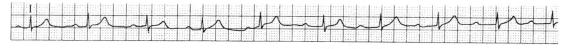

图 18-5　活动后一度房室阻滞暂时消失

与图 18-4 为同一患者，是患者在床上做起卧活动 10 次后记录的心电图，P-P 间期稍有不齐，图的前半部分心率 66 ～ 68 次／分，P-R 间期为 0.20s（正常范围）。图的中间出现一个 1.0s 的 P-P 间期（心率 60 次／分），P-R 间期跳跃性延长至 0.30s，较前相差 0.10s（＞ 0.07s），而后心率基本稳定在 66 次／分，P-R 间期逐搏延长至 0.36s。提示本图一度房室阻滞与迷走神经张力增高有关，或考虑房室结双径路。患者活动后，心率无明显增快的情况下，P-R 间期暂时恢复正常。这种心率与 P-R 间期缩短不平行的机制分析如下：①迷走神经对窦房结和房室结的抑制程度不平行，即对前者抑制程度重，对后者抑制程度轻，活动后对窦房结几乎没有影响，而房室结却暂时摆脱了迷走神经抑制，加速了房室传导；②房室结双径路，即安静状态下，窦性激动经慢径路下传，活动后激动能经快径路下传

第二节　颈动脉窦压迫试验

颈动脉窦压迫试验（carotid sinus compression test）是分析心律失常的一种辅助试验。它对各种心律失常的诊断都有一定价值，尤其对鉴别快速性心律失常价值更大。同时该方法还具有治疗意义，如用于治疗室上性心动过速，简便、快捷。

一、机　　制

按压颈动脉窦时，由于窦内压力增加，可反射性地刺激迷走神经；通过迷走神经节后纤维末梢释放乙酰胆碱，实现对心脏的抑制作用。

1. 减慢心率　窦房结受到抑制，出现心动过缓甚至窦性停搏。
2. 引起或加重房室阻滞　房室结受到抑制，出现 P-R 间期延长，引起或加重房室阻滞。
3. 引起或加重房内阻滞　房内结间束受到不同程度的抑制，出现 P 波形态改变或时限延长。
4. 抑制高位自律点和传导　由于高位自律点被抑制或传出阻滞，低位异位节律点有机会释放激动，可出现室性心律失常。

二、方　　法

令患者平卧，头部转至最合适的位置，操作者以左手垫在患者的颈部，使患者头向后仰并歪向左侧。以右手的食指和中指置于右侧下颌关节角下，相当于甲状软骨上缘水平，即能触到明显的颈动脉搏动。在此部位用力向颈椎方向按压，每次不超过 15s，如不奏效，可休息 1 ～ 2min 再重复进行。按压右侧常比左侧有效，通常先按压右侧，若无效，则再按压左侧，但一定不能同时按压两侧，因同时按压有阻断脑血流的危险。右侧迷走神经主要控制窦房结，左侧迷走神经主要控制房室结。根据需要分别按压某一侧，但也无绝对区分的必要。在按压颈动脉窦时，需同时进行心电监护或听取心音，如出现心搏暂停或异位节律转为窦性，应立即停止按压。为安全起见，可准备阿托品、利多卡因等抢救药品。

三、禁　忌　证

老年人尤其是 70 岁以上的高龄者、颈动脉窦过敏者、脑血管病与颈动脉阻塞性病变者、高度房室阻滞者、束支阻滞及心率缓慢的患者，严禁使用本试验。

四、对窄 QRS 波心动过速的诊断

窄 QRS 波（< 0.12s）心动过速绝大多数为室上性，心室率多为 120 ～ 250 次 / 分。由于心率过快，有时 P、P′、F 或 f 波的形态往往无法辨认，或上述的心房波重于 QRS 波群或 T 波内，无法证实有无心房波存在。此种情况利用颈动脉窦压迫试验，反射性地抑制自律点或加重房室阻滞的程度，使心房波得以显露，从而根据心房波的形态明确窄 QRS 波心动过速的性质。

（一）窦性心动过速

窦性心动过速时，由于某种原因，P 波可能重于 T 波或 U 波内，难以与伴有单向传导的非阵发性交接性心动过速相区别。本试验可使窦房结暂时被抑制，出现一过性窦性心动过缓或窦性停搏，如在长心动周期的间歇，等电位线上无异位心房波出现，可以肯定为窦性心动过速。另外，窦性心动过速

伴一度房室阻滞时，P 波重于 T 波内，酷似非阵发性交接性心动过速；此种情况下，本试验可使心率减慢，P 波可从 T 波中分离出来，明确诊断为窦性心动过速合并一度房室阻滞；若心率无变化，则考虑非阵发性交接性心动过速。

（二）阵发性室上性心动过速

颈动脉窦压迫试验过程中，若突然转为窦性心律，可提示阵发性室上性心动过速是折返机制所引起；如心率不变或不能转为窦性心律，提示阵发性室上性心动过速为异位自律性增高所致，但也不能排除颈动脉窦压迫试验的方法不当未能阻断折返环。

（三）房性心动过速

房性心动过速有时与窦性心动过速难以区别，颈动脉窦压迫试验过程中如突然转为窦性心律，可明确诊断为房性心动过速；如不能转为窦性心律，而表现为心房率不变同时心室率减慢的二度房室阻滞，房性异位 P′ 波可清楚地显露出来，也可明确为房性心动过速。

（四）心房扑动

心房扑动呈 1 ∶ 1 或 2 ∶ 1 房室传导时，心室率快而规则，有时易与房性心动过速相混淆。按压颈动脉窦后，心室率明显减慢，如在长 R-R 间期内呈现明显的波浪状 F 波，可明确为心房扑动；如为明确的 P′ 波，频率＜ 250 次 / 分，可诊断为房性心动过速。

（五）快速性心房颤动

心室率＞ 160 次 / 分的快速性心房颤动，有时无明确的 f 波，酷似阵发性室上性心动过速。按压颈动脉窦后，若心室率减慢，在长 R-R 间期出现明确的 f 波，可明确为快速性心房颤动。

五、对宽 QRS 波心动过速的诊断

宽 QRS 波（≥ 0.12s）的心动过速除见于室性心动过速外，尚见于阵发性室上性心动过速合并室内差异传导、合并束支或室内阻滞、合并预激综合征等。按压颈动脉窦，可作为鉴别时的参考。

（一）按压颈动脉窦后突然转为窦性心律

按压颈动脉窦后突然转为窦性心律，可分别做出如下判断：① QRS 波完全恢复正常者，为阵发性室上性心动过速合并室内差异传导；② P-R 间期缩短（＜ 0.12s），QRS 波起始有 δ 波，且 QRS 波时限 ≥ 0.12s 者，为预激综合征；③ QRS 波呈某侧束支阻滞图形，或虽不呈束支阻滞图形，但 QRS 波时限 ≥ 0.12s 者，可考虑为束支阻滞或室内阻滞。

（二）按压颈动脉窦后不转为窦性心律，QRS 波形态和心室率不变

按压颈动脉窦后不转为窦性心律，QRS 波形态和心室率不变者，多为阵发性室性心动过速，但也不能排除按压颈动脉窦的方法不当。没有转复为窦性心律的室上性心动过速伴室内差异传导、合并束支或室内阻滞、合并心室预激等，应参考以往心电图、临床症状、年龄、血压等进行综合判断，如果不能做出明确诊断，按室性心动过速处理。

（三）按压颈动脉窦后出现室房阻滞

宽 QRS 心动过速伴 1 ∶ 1 室房传导时，按压颈动脉窦出现室房阻滞后，心动过速不消失，则高度提示室性心动过速。

六、对缓慢性心律失常的诊断

心室率为 30～50 次 / 分时，有可能是窦性心动过缓、2 ：1 房室阻滞、完全性房室阻滞伴交接性逸搏心律、频率依赖性束支阻滞等。按压颈动脉窦对鉴别上述心律失常有一定参考价值（参见《临床实用心电图学》图 18-7）。

（一）窦性心动过缓和 2 ：1 房室阻滞鉴别

有些 2 ：1 房室阻滞的一个 P 波重在前面的 T 波内，酷似显著的窦性心动过缓。按压颈动脉窦后心率逐渐减慢，重在 T 波中的 P 波会分离出来，明确为 2 ：1 房室阻滞；如无 P 波从 T 波中分离出来，则为窦性心动过缓。

（二）2 ：1 房室阻滞和完全性房室阻滞伴固定频率房室分离

心电图上似 2 ：1 房室阻滞，但也不能排除完全性房室阻滞、交接性逸搏心律伴固定频率的房室分离（看似有相等的 P-R 间期）。按压颈动脉窦后心房率和心室率同比例减少，P-R 间期固定者，可明确为 2 ：1 房室阻滞；如仅有心房率改变，而心室率不变，则可明确为完全性房室阻滞伴交接性逸搏心律。

（三）频率依赖性束支阻滞

按压颈动脉窦可使心率减慢，对快频率依赖性束支阻滞而言，心率减慢后，可使束支阻滞消失；停止按压颈动脉窦，心率恢复至按压前状态，束支阻滞又再次出现；从而证明束支阻滞为快频率依赖性（图 18-6，图 18-7）。

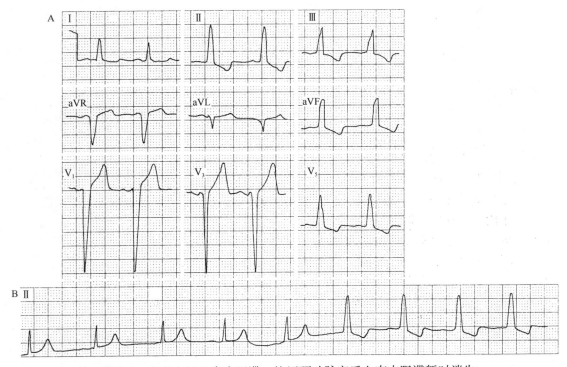

图 18-6 不完全性左束支阻滞，按压颈动脉窦后左束支阻滞暂时消失

A. 不完全性左束支阻滞，心率 83 次 / 分；B. 按压颈动脉窦后心率降为 64～68 次 / 分，左束支阻滞图形消失，随着心率增快至 75 次 / 分，又复现左束支阻滞。提示该左束支阻滞是快频率依赖性的

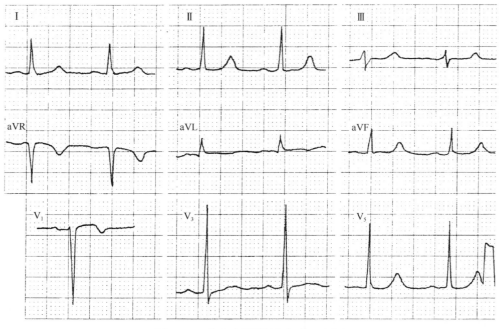

图 18-7 左束支阻滞消失后心电图

本图是图 18-6 左束支阻滞图形消失后记录的心电图，心率 79 ～ 81 次 / 分，QRS 波形态和时限（0.06s）均正常，额面电轴正常，说明左束支及其分支阻滞传导正常，ST-T 由继发改变恢复正常。图 18-6 心率 83 次 / 分表现为左束支阻滞，本图心率 79 ～ 81 次 / 分时左束支阻滞消失，说明左束支阻滞是快频率依赖性的。频率依赖性束支阻滞时的心率有些很接近非束支阻滞时的心率，甚至还有交叉，故有时相同的心率会此一时出现束支阻滞，彼一时不出现束支阻滞，这是因为除受心率的影响外，还受自主神经及体液因素等因素的影响

注： 颈动脉窦压迫试验对缓慢性心律失常的鉴别诊断有一定的参考价值，但有时会使心室率更加减慢，引起心排血量显著下降，有出现晕厥的可能，故不宜轻易采用。

（四）颈动脉窦压迫试验对房室阻滞部位的诊断

颈动脉窦压迫试验后房室阻滞加重，提示房室阻滞部位在房室结内；相反，房室阻滞减轻，提示阻滞部位在房室束内或双侧束支。

（五）协助诊断洋地黄中毒

早期洋地黄中毒的心电图改变不明显，若此时按压颈动脉窦后出现严重的房室阻滞、交接性心动过速所致的房室分离及配对时间固定的室性早搏或二联律，则可协助诊断。

第三节 其他有关试验

一、屏气试验

屏气试验（breath holding test）是指在最大吸气（或呼气）后尽力屏住，又称瓦氏动作（Valsalva maneuver）。

（一）发生机制

开始吸气时，因胸腔内压升高而引起动脉压上升，屏气后静脉回心血量减少，动脉收缩压和舒张压均降低，呼气后呼吸肌松弛使胸腔内压下降，并导致动脉压进一步突然降低。通过颈动脉窦和主动脉弓压力感受器的反射作用，引起血管收缩和心动过速。某些心律失常或心力衰竭患者在这一时相可能发生心率

和节律的明显改变。这种改变与患者的自主神经系统（交感神经和副交感神经张力）的功能状态有关。

（二）临床应用

1. 判定呼吸性窦性心律不齐　当心电图上出现周期性心律不齐伴 P 波形态轻微变化时，此种心律不齐是呼吸性窦性心律不齐，还是慢性反复型房性心动过速，需对两者进行鉴别时可采用屏气试验。方法是在平静吸气末或呼气末令患者屏气，连续记录 II 导联心电图。如心律变为规整，P 波形态相同，多是呼吸性窦性心律不齐；若心律仍未改变，则多是慢性反复型房性心动过速。另外对正常呼吸与屏气呼吸时分别描记的心电图进行对比，可排除因呼吸引起的某些心电图变化，如 QRS 波阶梯样改变等。

2. 判定下壁异常 Q 波　若 III、aVF 导联出现较深而窄的 Q 波或呈 QS 型，而 II 导联有或无 q 波，则应进行屏气试验，嘱患者进行深吸气后屏住，记录观察，若此时 Q 波明显变浅或消失，则为呼吸性 Q 波（即生理性 Q 波），属正常变异；若 Q 波无明显变化，则下壁存在异常 Q 波。

（三）临床意义

正常人屏气试验时，虽可产生胸腔内压、动静脉压力和流量、心排血量等变化，但对心率和心律的影响不会产生有意义的改变。但是在心律失常患者中，有的可出现窦性停搏、窦房阻滞或加重，某些类型的心动过速频率减慢或终止，甚至导致心脏传导阻滞或加重，采用较慢的速率起搏心房就会出现房室结文氏型传导阻滞。这些心律（率）的改变在电生理检查中有助于心律失常类型的诊断和定位。

二、刺激咽喉试验

刺激咽喉试验是治疗阵发性室上性心动过速的非药物治疗方法之一，当患者出现阵发性室上性心动过速时，术者用压舌板或令患者用手指反复刺激咽喉部或舌根，以诱导患者产生呕吐样发作，有时可终止阵发性室上性心动过速。

三、乏氏 - 苗氏试验

1. 乏氏试验　当患者出现阵发性室上性心动过速时，令患者深吸一口气，然后将声门紧闭，再用力作呼气动作，使胸腔内压增加直至不能坚持为止。此种方法有时可终止阵发性室上性心动过速。

2. 苗氏试验　令出现阵发性室上性心动过速的患者深呼一口气，然后将声门紧闭，再用力作吸气动作，使胸腔内负压增加直至不能坚持为止。此种方法有时也可终止阵发性室上性心动过速。

注：改良的瓦氏动作终止室上性心动过速

2015 年《柳叶刀》（*Lancet*）杂志报道了一种改良的瓦氏动作，令患者 45° 半卧位或坐位，取一个 10ml 或 20ml 注射器，让患者在注射口一端用力吹气 15s（将活塞吹动起来所需的压强为 40mmHg），吹气结束后立即仰卧，同时助手举起患者双下肢至 45°～ 90°，维持 45s。此种方法有时可终止阵发性室上性心动过速。

四、过度换气试验

过度换气试验（over ventilation test）是一种提示变异型心绞痛的心电图试验。

（一）发生机制

过度换气导致血液氢离子浓度降低，促使钙离子内流，引起触发性冠状动脉痉挛，进而发生短暂心肌缺血。

（二）方法及判断标准

以每分钟 30 次频率做深呼吸 5min，试验进行时描记 12 导联心电图，重点为 Ⅰ、Ⅱ、Ⅲ、V_2、V_4、V_6 导联动态监测。当至少 2 个导联出现 ST 段抬高或压低 ≥ 0.1mV，或 T 波由直立转为倒置，判为阳性。

（三）鉴别诊断

深吸气后由于肺部充气量显著增加，常引起心脏与胸壁的距离增加、横膈下移，使心脏呈垂位。上述因素可改变 QRS 和 T 向量，以此可作为鉴别心肌梗死和缺血的一种方法。

1. 鉴别有无下壁陈旧性心肌梗死　部分正常人尤其是肥胖者，额面 QRS 向量环可较为横置并顺钟向运行。当额面平均电轴 ≤ 0° 时，Ⅲ、aVF 导联可出现明显的 Q 波甚至呈 QS 型，酷似陈旧性下壁心肌梗死。令受检者深吸气后闭气，心脏位置可能由横置变为趋向垂直，原 Q 波可以变小或消失，此种情况的 Q 波考虑为正常变异。若深呼吸闭气后 Q 波不仅不变或消失，反而有增大的趋势，可提示为陈旧性下壁心肌梗死。该试验仅是鉴别下壁心肌梗死的一个参考指标，更重要的是要结合病史及心电图对比变化和 T 波改变。

2. 鉴别有无心肌缺血　有些成年人特别是女性，心电图上出现 $V_1 \sim V_3$ 导联的 T 波倒置，是心肌缺血还是"持续性幼稚型 T 波"？可采用过度换气试验。令受检者深吸气后屏气，马上描记 12 导联心电图，观察 $V_1 \sim V_3$ 导联。若倒置的 T 波变为直立，特别是 V_2、V_3 导联 T 波变为平坦或直立，应考虑为功能性 T 波改变，即所谓的"持续性幼稚型 T 波"；若 T 波无变化，则应考虑缺血型 T 波改变。需指出的是，本试验仅作为判别功能性和器质性 T 波改变的方法之一，不能作为诊断的依据，还应结合年龄、性别、T 波倒置的形态和顺序及其他临床资料综合分析。

五、阿托品消除预激综合征试验

阿托品系抗胆碱类药物，能消除迷走神经对房室结的抑制作用，加速房室传导，可使部分慢频率依赖性预激综合征消除。对于心率缓慢的预激综合征患者，如疑有心肌梗死、束支阻滞、心室肥大或其他心电图异常，常可进行阿托品试验。一旦预激综合征消失，心电图可显示出原貌，预激综合征所掩盖的心电图异常可能暴露，预激所造成的假象可以消除。

试验方法：注药前先描记常规心电图以备对照，再选择 δ 波明显的导联作为观察导联。然后用阿托品 0.5 ~ 1mg 加 2 ~ 5ml 生理盐水，快速静脉推注，描记注射后 1min、3min、5min、10min、15min、20min 心电图，或在心电图机显示屏上观察心率和心电变化。上述某个时间段内预激波如消失，应立即描记常规 12 导联心电图进行对照。

六、静脉注射腺苷揭示潜隐性预激综合征试验

有些人经常发生阵发性心动过速，而在发作静止期心电图正常，为弄清是否存在潜隐性预激综合征显得非常必要；潜隐性预激综合征与显性预激综合征一样具有发生心室颤动的危险。对于有正常窦性心律而不断发生阵发性室上性心动过速的患者，有必要明确是否存在潜隐性预激综合征。半衰期极短的腺苷具有很强的阻滞房室结的作用，静脉注射腺苷可以暂时阻止房室结传导，使旁道加速传导，揭示潜隐性预激综合征。有研究报道本试验对揭示潜隐性预激综合征的敏感度和特异度均为 100%。

试验方法：停用一切药物至少 48h（胺碘酮至少停用 3 个月）。在窦性心律时 1.0s 内从前臂静脉迅速注入腺苷，开始剂量为 0.05mg/kg，然后每隔 1min 增加 1 次剂量，直至增加至 0.25mg/kg，除非出现

预激综合征、发生房室阻滞或有症状而限制剂量。大部分患者在给予腺苷后可有暂时性气急、面部潮红等副作用。有条件者可进行电生理检查，诱发预激综合征或阵发性心动过速，以确定有无潜隐性预激综合征。

七、直立倾斜试验

不明原因的晕厥在鉴别诊断上比较棘手，即使进行全面的神经系统及电生理检查在内的心血管系统检查，亦常不能明确晕厥的原因。直立倾斜试验（orthostatic head-up test）是用于不明原因晕厥的一种诱发试验。目的是通过患者的直立倾斜体位，使迷走神经兴奋性反射性增高，引起暂时的低血压、心动过缓及诱发晕厥发作。

（一）试验方法

受检者卧床静息一夜，次日清晨禁食。将心电图和测定血压的装置连于受检者身上，仰卧 30min 并记录心率、血压。然后嘱受检者立即站立在倾斜度为 60°～80° 的平板上，头后仰持续 10～60min，同时密切观察心律、心率和血压变化，并每隔 5min 记录 1 次。当受检者出现恶心、头晕、出汗和面色苍白等前驱症状时，则每分钟记录 1 次，一旦发生晕厥，立刻将受检者置于平卧位，直至意识清醒、症状消失，心率和血压恢复至试验前水平。

（二）阳性标准

受检者由平卧变直立倾斜位后，某一时期发生晕厥伴血压明显降低和（或）心动过缓性心律失常。Fitzpatrick 和 sutton 证明原因不明的晕厥患者进行倾斜 60° 持续 45min 试验，诱发晕厥的平均时间为 24.5min，阳性重复率达 77%。

（三）机制

由于直立倾斜试验诱发的晕厥的表现类似典型血管迷走性晕厥，受检者通常持续有恶心、出冷汗、面色苍白等症状，晕厥时伴有血管和（或）心脏抑制，故被视为一种血管迷走神经性晕厥。当直立时通常有 300～800ml 血液从胸腔移至双下肢，这就导致心室充盈压降低，动脉压下降，通过颈动脉窦和主动脉弓压力感受器，传入血管运动中枢，交感神经张力增加，心率增快，使血压维持在正常水平。但在血管迷走性晕厥的病例，此种自主神经代偿性反射受抑制而不能维持正常动脉压，直立时心室容量减少，加之交感神经张力增加，使心室收缩力明显增加；主要分布于左心室后壁的感受器兴奋性增强，冲动传入中枢引起缩血管中枢抑制而舒血管中枢兴奋，血管扩张导致明显低血压。另外，副交感神经兴奋性增强，引起心动过缓甚至窦性暂停、传导阻滞。由于此类晕厥发生在直立后较长一段时间内，而不在从平卧位变为立位的当时，故与通常所指的直立性或体位性低血压不同。

（四）对晕厥的鉴别价值

本试验对原因不明的晕厥鉴别有很大的参考价值。另外可根据阳性患者试验反应类型，制定预防晕厥的方案，如以心脏抑制为主的病例，即血压下降伴心动过缓或传导异常者，安装起搏器可预防晕厥；若以血管抑制为主，即血压下降，外周血管扩张，无心率减慢者，则无须安装起搏器。国外学者 Goldenberg 等报道，给反复晕厥试验阳性而诊断血管迷走性晕厥者，静脉注射美托洛尔再进行本试验，诱发心动过缓和血压波动明显减少，长期服用美托洛尔者，在随访期间无晕厥发作或发作次数明显减少。

第十九章

与心电图有关的综合征

一、de Winter 综合征

2008 年荷兰鹿特丹心内科医师 de Winter 等在《新英格兰医学杂志》发表了一篇前降支近段闭塞，但未出现典型 ST 段抬高的心肌梗死超急性期心电图文章，提示冠状动脉左前降支（LAD）近段闭塞的特殊心电图表现，表明左冠状动脉前降支近段急性闭塞，后人称这种特殊的超急期心肌梗死为 de Winter 综合征（de Winter syndrome）。

（一）心电图表现（图 19-1）

（1）$V_1 \sim V_6$ 导联 J 点下移、ST 段呈上斜型压低 $\geq 0.1 \sim 0.3\text{mV}$，直立 T 波对称高尖。

（2）QRS 波时限正常或轻微增宽。

（3）部分患者胸前导联 R 波递增不良。

（4）多数患者 aVR 导联 ST 段轻度上抬 $0.1 \sim 0.2\text{mV}$ 或 ST 段压低大于 0.2mV。

de Winter 综合征患者呈典型胸痛及心电图特征，没有典型的 ST 段抬高，但有前降支的次全闭塞，占急性前壁心肌梗死患者的 2%。

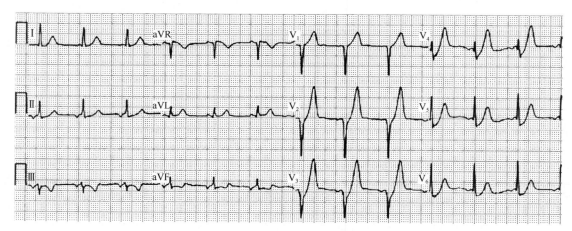

图 19-1　de Winter 综合征

Ⅰ、Ⅱ、Ⅲ、aVF、$V_1 \sim V_6$ 导联 P 波倒置，P-P 间期 0.81s，频率 74 次 / 分，P-R 间期 0.13s。$V_1 \sim V_3$ 导联 QRS 波群呈 QS 型，起始部顿挫，V_4 导联呈 qRS 型；$V_2 \sim V_6$ 导联 J 点下移，ST 段呈上斜型压低 $0.1 \sim 0.4\text{mV}$，T 波高尖。Ⅱ导联 J 点下移、ST 段呈上斜型压低 0.1mV，Ⅲ、aVF 导联 J 点下移、ST 段呈水平型压低约 0.1mV，T 波倒置或负正双相。心电图诊断：加速的房性逸搏心律、前壁及前间壁异常 Q 波、前壁及前间壁和侧壁 ST 段呈上斜型压低伴 T 波高尖，符合 de Winter 综合征心电图改变、下壁轻度 ST-T 改变

（二）发生机制

发生机制目前尚不完全清楚。从理论上讲，浦肯野纤维的解剖变异可使心内膜传导延迟，出现这种心电图改变。另外，ST 段不抬高可能与细胞膜上 ATP 敏感性钾通道（KATP）不能激活有关，其机制是心肌缺血使 ATP 产生缺乏。这已在急性心肌缺血的 *KATP* 基因敲除动物模型上得到证实。de Winter 综合征 T 波改变是由严重的前降支次全闭塞所致，心内膜严重缺血，而心外膜部分缺血，造成超急性期 T 波样改变，但冠状动脉尚未进展为完全闭塞，ST 段未抬高。de Winter 综合征可能是心肌梗死的早期改变，也可能是一种特殊类型的急性冠脉综合征心电图表现。

（三）临床意义

对于有胸痛、12 导联心电图的胸前导联有 ST 段下移的患者，其心电图特征是 J 点下移、ST 段呈上斜型压低和高尖对称 T 波相延续，提示左冠状动脉前降支近段急性闭塞。如发现有此种心电图特征，应建议立即行急诊冠状动脉造影及再灌注治疗。

（四）鉴别诊断

（1）与急性心肌梗死的超急期 ST-T 改变相鉴别：超急期的心电图改变为胸前导联 T 波高大，可以不对称，基底部宽。超急期高尖 T 波仅发生在急性冠状动脉闭塞后的数分钟内，会很快发生 ST 段抬高和 T 波演变。de Winter 综合征可能是冠状动脉闭塞时的早期改变，也可能是一种特殊类型急性冠脉综合征心电图表现，未见 ST 段抬高。

（2）与心率增快时的 ST 段上斜型压低相鉴别：心率增快（如平板运动试验时）常出现 ST 段上斜型压低。目前认为其与心房复极 Ta 波有关，且不存在心肌缺血。心电图上两者最简单、重要的鉴别点就是 de Winter 综合征 ST-T 改变是在心率并不增快时出现。

（3）与高钾血症相鉴别：高钾血症患者主要表现为基底窄且对称、高尖的 T 波，但不伴有 ST 段上斜型压低的表现。结合患者胸痛症状、心肌损伤标志物检查、电解质检查，鉴别不难。

（4）与 Wellens 综合征相鉴别：Wellens 综合征的心电图特征是胸前导联 $V_2 \sim V_3$ 导联呈双相或倒置的 T 波，一般存在慢性左冠状动脉前降支的高度狭窄病变，通常可通过择期冠状动脉造影进行评估。

二、贝叶综合征

1979 年 Bayés de Luna 首先提出心房传导阻滞，并将其分为房内传导阻滞及房间传导阻滞，鉴于 Bayés de Luna 的贡献，2014 年正式将房间传导阻滞命名为贝叶综合征。具体讲，房间传导阻滞患者（P 波＞0.12s）伴房性快速性心律失常（心房扑动、心房颤动）时（需排除左心房肥大），称为贝叶综合征（Bayés syndrome），又称房间传导阻滞综合征。贝叶综合征的发生率：2003 年发表的一项研究显示，住院患者发生率为 47%，60 岁以上患者中的发生率超过 59%。Gialafos 报道，35 岁以下人群，P 波时限＞0.11s 的发生率为 9.1%。2012 年，Bayés 对贝叶综合征的说明也同时正式确定了该综合征，不伴左心房肥大而独立存在。左心房逆传现象包括左心房肥大引起的左心房逆传和房间传导阻滞引起的左心房逆传（即贝叶综合征）。

三、Ryland 综合征

Ryland 于 1947 年描述了二尖瓣环老年性大块钙化块与传导阻滞之间的密切伴发关系，称为 Ryland 综合征（Ryland syndrome）。钙化团块大到足以在 X 线片或 CT 扫描上见到，或在尸检中肉眼发现，累及并损伤传导系统而引起房室阻滞，称为钙化性房室阻滞（calcified atrioventricular block），属于慢性房室阻滞的一种类型。钙化性团块多来自主动脉瓣的无冠环和二尖瓣的前环，因为房室束贯穿支的主干在解剖上与它们邻近，该区域形成大的钙化块较为常见。Nair 发现，超声心动图上有二尖瓣环钙化的患者，传导阻滞的发生率与对照组相比明显增加。希氏束电图也证实，主动脉瓣狭窄的患者 HV 间期延长的发生率较高。这种钙化过程通常认为是一种老年性改变，多见于老年高龄患者。

四、Kounis 综合征

Kounis 综合征（Kounis syndrome）是一种由严重过敏反应诱发的急性冠脉综合征（ACS），常在过敏体质患者接触变应原或易致过敏反应的药物时诱发。1991 年，Kounis 等首次将过敏反应、炎性反应介质和心绞痛联系起来，并提出过敏反应性心绞痛的概念。2003 年，Zavras 等报道了 2 例食入贝类海鲜后发生过敏反应且并发心绞痛和心肌梗死的案例，将变态反应引致的包括不稳定型心绞痛、急性心肌梗死（AMI）在内的 ACS 称为 Kounis 综合征。近年来，国外有关此征的报道逐年增加。但在我国尚未引起足够重视，相关报道较少，病例可涉及各个年龄段和人种。土耳其的一项研究显示，3876 例怀疑 AMI 的患者进行急诊冠状动脉造影检查，其中 8 例被诊断为 Kounis 综合征。近日，《欧洲心脏杂志》（*EHJ*）报道了 1 例被蜂螫引起 ST 段抬高型心肌梗死（STEMI）、诊断为 Kounis 综合征的案例。

（一）发病机制

本综合征的发生机制是过敏体质者接触变应原后引起过敏反应，导致以肥大细胞为主的多种炎性细胞被激活，释放出各种炎性介质，导致周围血管扩张、血压降低、冠状动脉痉挛、血流骤减和（或）冠状动脉粥样斑块破裂、血栓形成等。

（二）临床表现

本综合征（图 19-2、图 19-3）的临床表现主要包括两方面，一是过敏反应表现，二是 ACS 相关表现。一般在过敏反应发生同时或之后，患者出现胸痛、胸部不适、出汗、呼吸困难、心悸、晕厥等症状，且伴有 ACS 相关的实验室检查异常（心肌酶、肌钙蛋白等升高）及心电图、超声心动图、冠状动脉造影改变等。

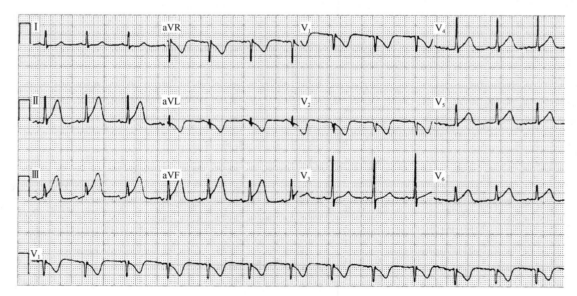

图 19-2 Kounis 综合征（引自 Leibee C）

患者，男性，57 岁，脚趾疼痛，既往外周动脉疾病、糖尿病、高血压和吸烟史，使用万古霉素后发生过敏反应。患者诉胸背痛、头痛，同时大汗淋漓，体温升高。立即停用万古霉素，并做了 12 导联心电图。图示窦性心律，下壁导联 ST 段抬高，T 波超急性期改变，高侧壁导联 ST 段镜像压低，提示急性下壁心肌梗死

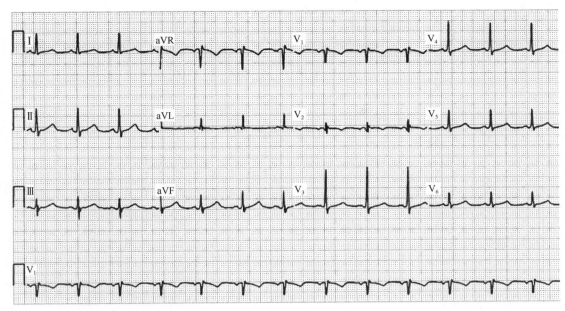

图 19-3　Kounis 综合征患者恢复正常（引自 Leibee C）

与图 19-2 为同一患者，是在 8min 后患者症状缓解时描记的第 2 份心电图，显示 ST 段和 T 波恢复正常。在随后的 6h 内，血清肌钙蛋白 I 仍为阴性，说明图 19-2 心电改变为过敏反应导致的冠状动脉痉挛所致

（三）分型

依据发病机制和冠状动脉造影结果，Kounis 综合征可分为 3 型。

Ⅰ型：冠状动脉痉挛型，无冠状动脉粥样硬化病变及其危险因素，为过敏反应引起冠状动脉痉挛所致急性心肌缺血。

Ⅱ型：冠状动脉粥样硬化型，为严重过敏反应引起冠状动脉粥样硬化斑块糜烂、破裂，导致管腔进一步狭窄。

Ⅲ型：冠状动脉内支架血栓型，由严重过敏反应激发，引起支架内血栓形成。

（四）治疗

同时紧急救治急性过敏反应和急性心肌缺血，Ⅰ型患者经抗过敏治疗后可取得较好的疗效，Ⅱ型、Ⅲ型患者除需要抗过敏治疗外，还需同时进行抗急性心肌缺血治疗才能缓解病情。但一些抗过敏药物可能会加重心脏症状，如肾上腺素可加重冠状动脉痉挛和心律失常，静脉扩容可能诱发心力衰竭等。因此，对本综合征患者的治疗应权衡利弊，慎重选择药物。

（五）临床意义

由于本综合征临床表现多种多样，医生对其认识不足，导致很多病例被漏诊或误诊。本综合征可以由药物、食物、昆虫或动物叮咬等多种原因引起，目前已经公认，药物是引起本综合征的主要病因。引起本综合征的常见药物有非甾体抗炎药、抗生素、麻醉药物和抗肿瘤药物等。本综合征是药物安全警戒中的一个重要问题，对于过敏反应的患者，应及时行心电图检查，警惕本综合征的发生。

五、家族广泛性 ST 段压低综合征

2018 年 11 月丹麦 Henning bundgaard、荷兰 Elisabeth M.Lodder 和英国 Carin de Villiers 等学者在《新英格兰医学杂志》报道了"家族广泛性 ST 段压低综合征"（familial cardiac arrhythmia syndrome with widespread ST-segment depression）。它是一个全新的心脏性猝死心电图综合征。随后几年到数十年后可

发生各种心律失常。50% 以上的患者因发生室性心动过速、心室颤动而植入 ICD。

（一）心电图特征点与诊断标准

1. 不伴症状的广泛 ST 段压低，12 导联心电图中不能解释的 ≥ 7 个以上导联凹面向上的 ST 段压低 ≥ 0.1mV。

2. aVR 导联的 ST 段抬高 ≥ 0.1mV。

3. 广泛性 ST 段改变长期存在，运动可使心电图异常加剧。

4. 多年后可发生各种症状性心律失常：非持续性室性心动过速、心室颤动、房性心动过速、心房颤动等。

5. 上述心电图改变与年龄无关。

（二）临床意义

"家族广泛性 ST 段压低综合征"的患者不仅心电图明显异常，且患者存在从无症状的广泛 ST 段压低到发生症状性心律失常甚至心脏性猝死的临床过程。发病年龄跨度大，无性别差异，随着年龄增加，发生心律失常的概率增加。从发现无症状的异常心电图起，患者可能很快或间隔数年甚至几十年后发生症状性心律失常、晕厥甚至心脏性猝死。本综合征患者的恶性室性心律失常、心脏性猝死的发生率很高。多数为心室轻度扩张或心功能轻度受损，少数为中度左心室功能受损。患者冠状动脉造影及基因筛查均正常，同时患者无常见的各种病因，如缺血性心肌病、心肌肥厚、束支阻滞、心肌炎、电解质紊乱、代谢性疾病、中枢神经系统疾病等。

（三）鉴别诊断

本综合征既是一个新的心电图综合征，同时又是一个新的心脏性猝死综合征，故鉴别诊断显得格外重要。

1. 与左主干病变的"6+2"心电图的鉴别诊断　冠状动脉左主干病变患者发生急性心肌缺血时，心电图可出现广泛的 ST 段改变，并形成"6+2"现象——12 导联心电图中有 ≥ 6 个导联的 ST 段压低 > 0.1mV，而"2"是指 aVR 导联和 V_1 导联的 ST 段抬高 > 0.1mV，且 aVR 导联的 ST 段抬高幅度 > V_1 导联。

（1）ST 段压低的形态不同，左主干病变发生急性缺血时，广泛导联的 ST 段呈水平型压低，而本综合征的 ST 段呈凹面向上压低。

（2）伴发的症状：左主干病变发生急性缺血时多数伴严重的心绞痛，而本综合征却无症状。

（3）冠状动脉造影：可显示冠状动脉左主干有严重病变，而本综合征患者的冠状动脉造影正常。

2. 与原发性遗传性心律失常的鉴别　其共同特点为突变基因主要影响心肌细胞膜上的离子通道，进而引起跨膜离子流改变，并引发各种恶性及室上性心律失常。因致命基因不影响心脏的其他组织或部位，绝大多数患者常不伴心脏器质性病变。两者鉴别时，主要根据体表心电图的改变判断。原发遗传性心律失常主要有长 Q-T 间期综合征、短 Q-T 间期综合征、Brugada 综合征、早复极综合征，这些综合征均有对应的特征性心电图改变，与本综合征长期存在的广泛性 ST 段压低的表现截然不同。

特发性心室颤动、儿茶酚胺敏感性心动过速患者静息心电图正常，但可伴发症状性心室颤动或双向室性早搏、室性心动过速等；这些与本综合征长期存在的广泛性 ST 段压低的心电图表现亦截然不同。

（四）治疗

主要针对症状性心律失常采取治疗，可行药物、射频消融、植入 ICD 等治疗。

六、多源希浦系室早综合征

多源希浦系室早综合征（multifocal ectopic Purkinjerelated premature contractions，MEPPC）系法国学者 Laurent 于 2012 年首次在 *JACC* 杂志上报道的，该综合征是一种新的心脏钠离子通道病。患者以存在大量多源希浦系统室性早搏和非持续性室性心动过速为主要表现，其多源性室性早搏起源于希浦系统的多个部位。它是 *SCN5A* 基因突变所致，患者伴或不伴扩张型心肌病，发生心脏性猝死的风险明显增加。

（一）发生机制

浦肯野纤维细胞的钠通道表达丰富，易受 *SCN5A* 基因突变的影响。该基因的突变不影响钠通道电流的密度，仅使电压依赖性激活曲线左移，钠通道的窗流增大。钠通道功能的增益，可引起浦肯野纤维细胞的复极不全，自律性增加，导致室性早搏发生。另外，伴发的扩张型心肌病可引起大量室性早搏，室性早搏负荷显著降低后，心功能可有改善；也可能是突变基因同时引起的扩张型心肌病。

（二）临床表现

1. 有心律失常和猝死家族史。
2. 有希浦系统起源的多源性室性早搏或短阵室性心动过速。
3. 伴或不伴有扩张型心肌病。

（三）心电图表现

1. 大量多形性的单发或呈二联律的室性早搏及非持续性室性心动过速。
2. 无 Q-T 间期延长，也无 ST 段改变。
3. 可伴有室上性早搏、房性心动过速和心房颤动。
4. 室性早搏可呈起源于希浦系统高位的窄 QRS 波，也可呈起源于希浦系统远端的宽 QRS 波。
5. 室性早搏 QRS 波的上升支陡峭，提示室性早搏起源于传导速度较快的希浦系统。
6. 室性早搏具有慢频率依赖性，心率快时室性早搏数量减少。

（四）临床意义

该综合征发病具有家族性，发生率低。临床遇到时，其需与儿茶酚胺敏感性多形性室性心动过速、尖端扭转型室性心动过速等鉴别。钠通道阻滞剂是该综合征治疗的首选药物。奎尼丁或氟卡尼能显著降低室性早搏负荷。

七、心脏震击猝死综合征

心脏震击猝死综合征（cardiac concussion syndrome）是指健康的青少年在进行棒球、冰球等运动时，胸部心前区域被撞击后引起的猝死。约 70% 的猝死者年龄小于 16 岁。

（一）发生机制

青少年处于发育中，胸廓的骨骼较软，在受到撞击后将外来的撞击能量透过胸壁传到心脏引起心室颤动而死亡。

（二）心电图表现

1. 当撞击点落在 QRS 波当中时，常引起一过性三度房室阻滞。

2. 落入 QRS 波和 ST 段，可引起 ST 段抬高。

3. 落入 T 波顶点前 15 ～ 30ms 的时间段，容易引起心室颤动。

4. 还可引起左束支阻滞及 ST 段抬高。

（三）治疗

分秒必争地进行除颤及心肺复苏有望取得比较满意的结果，抢救开始得越早，复苏的概率就越大。

八、胸痛性左束支阻滞综合征

胸痛性左束支阻滞综合征（chest pain left bundle branch block）是指患者新出现左束支阻滞时伴有明显胸痛，左束支阻滞的心电图消失，胸痛也随之消失。

（一）发生机制

发生机制尚不太清楚，可能与左束支阻滞引起的左心室、右心室电和机械活动不同步的牵拉有关，也可能与个体敏感性不同有关。

（二）心电图表现

1. 胸痛性左束支阻滞具有快频率依赖性，心率达到 70 ～ 170 次 / 分时，可出现左束支阻滞伴胸痛；当心率减慢时，左束支阻滞消失，胸痛亦随之消失。

2. 右心室起搏时，出现类左束支阻滞图形而引发胸痛，有时胸痛剧烈。

3. 应用胸前导联（V_2、V_3 导联）最大的 S 波幅度与 T 波幅度的比值，可鉴别急性或慢性左束支阻滞。比值 < 1.8 时为新发生者，> 3.0 时为陈旧性左束支阻滞。胸痛性左束支阻滞符合最大 S/T < 1.8 的新发病例。

4. 本综合征患者的额面电轴为右偏（这点与一般的左束支阻滞的额面电轴多数正常或左偏不同）。

（三）临床意义

多为年轻患者，胸痛持续时间取决于左束支阻滞的发生与消失，部分患者胸痛可持续存在。有氧运动锻炼可提高患者的运动耐量，从而提高发生频率依赖性左束支阻滞的心率阈值。另外，有效的左心室起搏或房室束起搏可避免出现左束支阻滞图形并使胸痛得到治疗。

九、慢性冠脉综合征

慢性冠脉综合征（chronic coronary syndromes，CCS）是欧洲心脏病学会（European society of cardiology，ESC）于 2019 年 8 月发布的《2019 ESC 指南：慢性冠脉综合征的诊断与管理》中首次提出的，是指冠心病患者除了急性冠状动脉血栓形成而发生的临床表现以外的冠心病不同发展阶段。这一新概念的提出将终结过去稳定型冠心病的概念。

该指南认为常见的慢性冠脉综合征包括：①疑似冠心病并有"稳定"的心绞痛症状，不论有否呼吸困难；②怀疑冠心病者，出现心力衰竭或左心室功能障碍；③急性冠脉综合征发病后 1 年内无症状或症状稳定，或近期行血运重建的患者；④不论有无症状，最初诊断或血运重建 1 年以上的患者；⑤心绞痛、疑似血管痉挛或微血管病变的患者；⑥筛查发现的冠心病无症状者。

指南中提出慢性冠脉综合征的意义在于：将冠心病分成"急性"和"慢性"两类可以更好地反映其病理生理的动态变化特征，进一步提示慢性冠脉综合征的"稳定"只是相对而言，随时有进展为急性冠脉综合征的风险。

第二十章

心电图解析欣赏

本章精选了6组比较少见、有一定难度的心电图图例进行解析，个别图例经多次分析、研讨才得出结论。图后的讲解展示了从何处入手，亮点何在，如何从机制上展开解析。这6组图例分别为：

1. 房性心动过速伴异-房交接区传出双径路。

2. 窦性心动过缓并不齐、阵发性交接性心动过速伴心室内差异传导、干扰性不完全性房室分离、窦性夺获心室、加速的室性逸搏。

3. 隐匿性房性早搏。

4. 窦性心律，完全性房室前向传导阻滞，交接性逸搏心律，交接区-心房逆传双径路伴1：2交-房逆传、"窦-交"房性融合波、窦房交接区干扰现象。

5. 窦性心动过速、二度窦房阻滞、完全性房室阻滞、交接性逸搏心律。

6. 窦性心律、交接性心动过速、显性和隐匿性窦性夺获交接区、干扰性不完全性房室分离。

一、房性心动过速伴异 - 房交接区传出双径路（图 20-1，图 20-2）

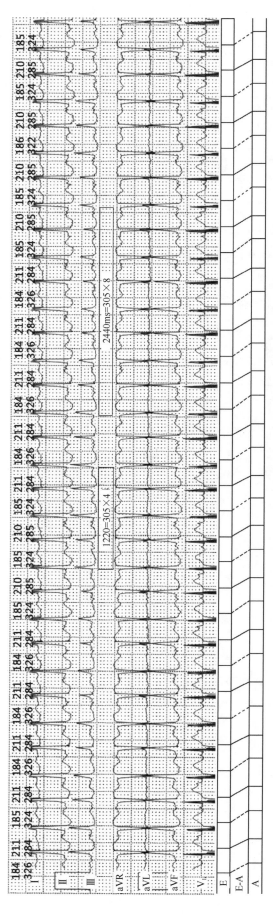

图 20-1　房性心动过速伴异 - 房交接区传出双径路

梯形图示：A. 心房，P 波开始画竖线；E. 异位起搏点（或心房异位节律点），长 P'-P' 间期伴 R-R 间期长、短交替，长 P'-P' 间期 P' 波落在 T 波降支末，自动分析显示长 R-R 间期 324～326ms，短 P'-P' 间期短 R-R 间期显示短 R-R 间期 284～285ms，频率 210 次 / 分，长短之差约为 40ms，虽然差别不到 50ms，但非常规律，P-P' 及 R-R 间期长、短交替，沿快、慢两条径路交替下传。律点以间隔 305ms 规律发出激动，沿快、慢两条径路传至房交接区传至房产生 P' 波。E-A 行：实线表示快径路，P'-P' 间期相同，因 P-R 间期完全相同，虚线表示慢径路，激动传至房即出现长、短不同的 P'-P' 间期，P' 波形态完全相同，其 P' 波下传的 R-R 间期与 P'-P' 间期相同。双径路传导现象是较为常见的心电图现象，多见于房室结区，即房室结双径路现象。这与房室结网状结构和传导延迟作用有关，如快径路或慢径路传导速度发生变化，形成心电图中 P-R 间期明显的长短变化。房室传导，1 : 2 房室传导，快 - 慢型房室结折返性心动过速，慢 - 快型房室结折返性心动过速等多种心律失常（详见《临床实用心电图学》"第 10 章 房室结双径路在体表心电图上的表现"）。但异 - 房交接区双径路传导罕见，其形成可能与异 - 房交接区心肌细胞除极，复极不同步及不应期不一致或异 - 房交接区心肌纤维化有关，致心房激动传出时，快、慢相差明显。房室结区双径路传导罕见目前一般是以 P-R 间期相差大于 50ms 为诊断标准。房室交接区双径路传导罕见，短交替，重复持续 10s 以上，应考虑异 - 房交接区传导双径路现象。另外，本图与窦性心动过速伴异 - 房交接区传出双径路性心动过速，房性早搏二联律相鉴别。本图如此规律的 P'-P' 及 R-R 间期长、短变化，其短 P'-P' 为 294～296ms，长 P'-P' 为 320～325ms，与图 20-2 中长、短 P'-P' 基本一致，貌似不同而已。该心电图诊断：房性心动过速伴异 - 房交接区传出双径路

分析：心动过速中间歇性出现短 P'-P' 间期 P' 波落在 T 波降支末后，频率 185 次 / 分；短 P'-P' 间期 P' 波可以考虑异 - 房交接区存在纵向分离的快、慢两条径路，重度持续 10s 以上，可以考虑异 - 房交接区双径路可能性很大。梯形图 E 行：心房异位节律点，提示异 - 房交接区双径路，虚线表示慢径路，激动传至房即出现长、短不同的 P'-P' 间期，多见于房室结区，反复搏动，1 : 2 房室传导，快 - 房交接区双径路或异 - 房交接区异步及不应期不一致而异，另外，本图与窦性心动过速，且该房性心动过速 P' 波形态并非不一致，是因为长 P'-P' 间期 P' 波落在 T 波降支末，房交接区传出双径路

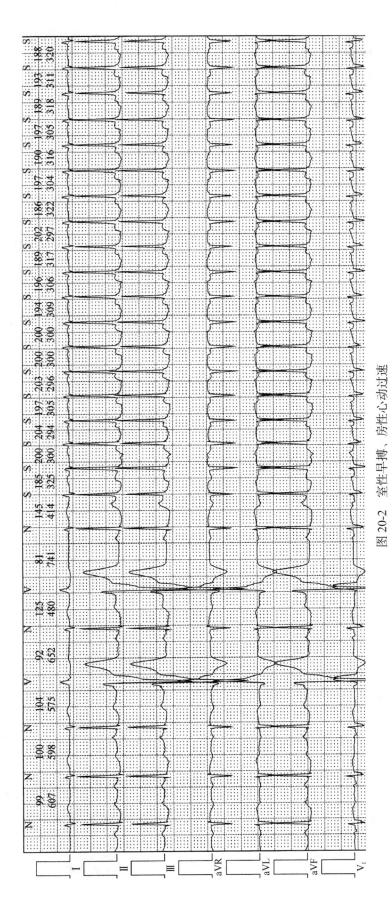

图 20-2　室性早搏，房性心动过速

与图 20-1 为同一患者，为当日佩戴动态心电图仪夜间 3 : 19 片段图。R_{1~3}、R₅、R₇ 窦性心律正常下传；R₄、R₆ 室性早搏，呈电轴左偏＋右束支阻滞型，为分支型室性早搏；该两次室性早搏逆向传导房室交接区遇窦性下传搏动形成完全性干扰性房室脱节现象。P'₈ 提前出现，P-R 间期 0.14s，之后为房性心动过速，为分支型室性早搏；该两次室性早搏逆向传导房室交接区遇窦性下传搏动形成完全性干扰性房室脱节现象。P'₈ 提前出现，P-R 间期 0.14s，之后为房性心动过速，V₁ 导联可以清楚看到 P' 波落在低平的 T 波降支，P-R 间期开始 3 次为 0.14s，之后基本为 0.12s，P-P' 及 R-R 间期 0.30 ~ 0.32s，平均房性心动过速频率为197次 / 分

二、窦性心动过缓并不齐、阵发性交接性心动过速伴心室内差异传导、干扰性不完全性房室分离、窦性夺获心室、加速的室性逸搏（图 20-3）

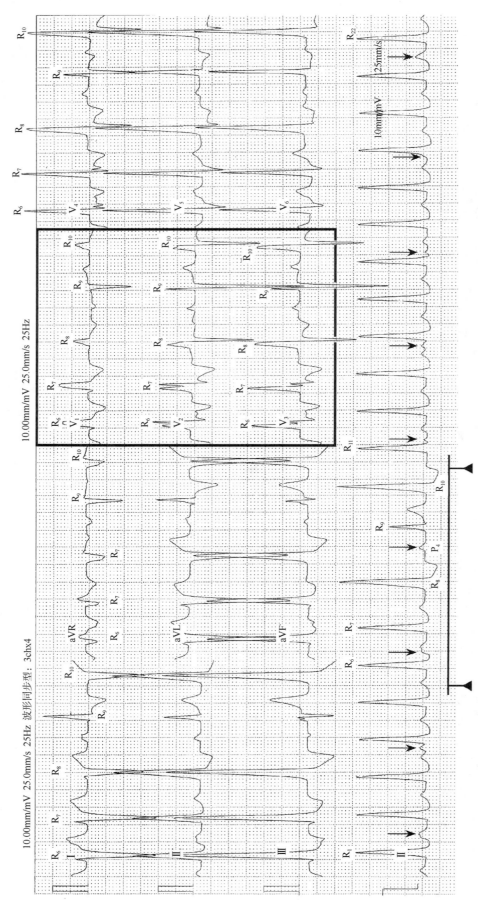

图 20-3　窦性心动过缓并不齐、阵发性交接性心动过速伴心室内差异传导、干扰性不完全性房室分离、窦性夺获心室、加速的室性逸搏

患者，女性，25岁，心悸待查。图示上面 3 条为 A 单元，第四条为 B 单元。A 单元中，以 3 号导联同步的每 5 个心搏分为 4 组，依次如下：①组，I、II、III 导联；②组，aVR、aVL、aVF 导联；③组，V₁、V₂、V₃导联；④组，V₄、V₅、V₆导联。4 组均为同一时间段记录的 5 个心搏。

以 B 单元长 II 导联中的 R₆～R₁₀（见 B 单元下方标示的范围）互相对应。此"▲"之间所示的心搏，也即 A 单元中"①组"内的 II 导联

录仪见 B 单元长 II 导联中的 P₄ 的序列作讨论。实性夺获之后的正常下传，呈现外形正常，P-P 为 1.04～1.26s（58～48 次/分），属实性心动过缓伴不齐。整条记录相对独立一次长 P₄（系位于 R₈ T 波结束之后的正常激期）以 0.24s 的 P-R 间距下传，呈现外形正常的 R₉，为实性夺获无疑。再以 A 单元②组审视，可知 R₉ 前面的 P₄ 在 aVR 导联呈直立外形，同样，与 A 单元④组对应，亦证实 V₅、V₆ 导联为直立外形，前头所示即为实性直立 P 波为阻带，宽 0.12s，结合胸部对应导联的外形，可判定交接性起源的 R'₀。R' 呈现左后分支阻带，并有右束支阻带的特征。同时，R₇～R₁₁ 间距又频率为 136 次/分（0.44s），提示 R₈～R₁₀ 的出现对全图对应实性交接性心律节律的序列并无影响 R' 形态明显不同，称为 R'₁₀ 的定规则 R'-R' 的 5 倍，命名与 R"₈ 相同，R₇-R"₈ 较其他 R-R 间期长，即 R"₈ 滞后出现，可视为加速的室性逸搏。可惜外形仅呈现 R"₈、R"₁₀ 两次心搏，无法对其节律性律做出认定。R"₈ 与 R"₁₀ 形态完全相同，据 R₇-R"₈ 较 R₉-R"₁₀ 略长，但互差尚未 > 0.06s，

也无三次 R"心搏呈现，无法推算出其平均值。从而确定 R"心搏是否室性律行心律

实性 P₄ 夺获的 R₉ 呈窄窄 QRS 波，由于 R_{V6}+S_{V1}=1.1mV+2.7mV=3.8mV，实性频率为 136 次/分，交接性频率 58～48 次/分，干扰性不完全房室分离，心率明显高于心房率，系干扰性房室分离。本图可诊断：实性心动过缓伴夺获心室内差异传导，

实性夺获心室，加速的室性逸搏，左心室肥大伴 ST-T 改变

讨论：①由于房室干扰，P₄-R₉ 长达 0.24s，实性夺获心室滞后出现，即夺获心室滞后，主张要从提前序列中发现夺获是一种理念上的误区，要从机制层面理解和解读心电现象。②单独看长 II 导联两类 R 型 QRS 波，即 R'₆、R'₇ 与 R"₈、R"₁₀ 仅有高度、宽度的差异。如果放在 12 导联中剖析，则可发现 QRS 波分属两类明显不同的性质：R'₆、R'₇ 符合左后分支阻带伴右束支阻带；R"₈、R"₁₀ 的起始部、终末部向量与 R'₆、R'₇ 不同。这种差异在 V₁～V₃ 导联中特别明显，同时，T 波也相大相径庭，在描记技术中对导联的差异在长 II 导联的同步记录中，从长 II 号联推测 R₁₁ 应复显 R'₆、R'₇ 与 R"₁₁～R"₂₂ 相同的外形与序列特点。这与非时相性室内差并传导有关，也与数情况下相邻入 A 单元 V₁～V₃ 导联的 QRS 电轴相似，多在 +15°～+75° 附选择上，不得不讨论长于长 II 导联的适用问题。初来是基于多数情况下 P 电轴与 II 导联就失去这一优势。特别重要的是，即多数与长 II 导联的正常端接近 P 波。若多数的 P 波在 aVR、V₁～V₆ 导联，在长 II 导联中，实性夺获与右心室搏，心尖部与右束支阻带表现相同的，无法鉴别；为何要设计多达 12～18 导联，乃至更多的导联系统了，II 导联的根据 Einthoven 心电学定律：I+III=II。II 导联的波形是取决于 I、III 变得无法区分 I、III，附近，即多数与 II 导联的正常端接近 P 波。振幅就高大，有利于心律失常的分析，II 号联失常时的"致近，即多数与 II 导联的正常端接近 P 波。由此也可清楚：为何要设长与 II 号联都以长 II 导联作为标准化的常规操作，即使长 II 导联分析心律失常时的"致aVR、V₁～V₆ 导联，在左心室夺获时，心尖部与右束支阻带表现相同的仍根在心内仍根深蒂固。并内不少书刊及记录仪常用的常规配置中，都以长 II 导联记录为标准化命缺陷"，可惜习惯思维的影响并在心内仍根深蒂固。并内不少书刊及记录仪常用的常规配置中，都以长 II 导联记录为标准化导联无优劣之分，真所谓"寸有所长，尺有所短"，看你如何择优选择了

三、隐匿性房性早搏（图20-4）

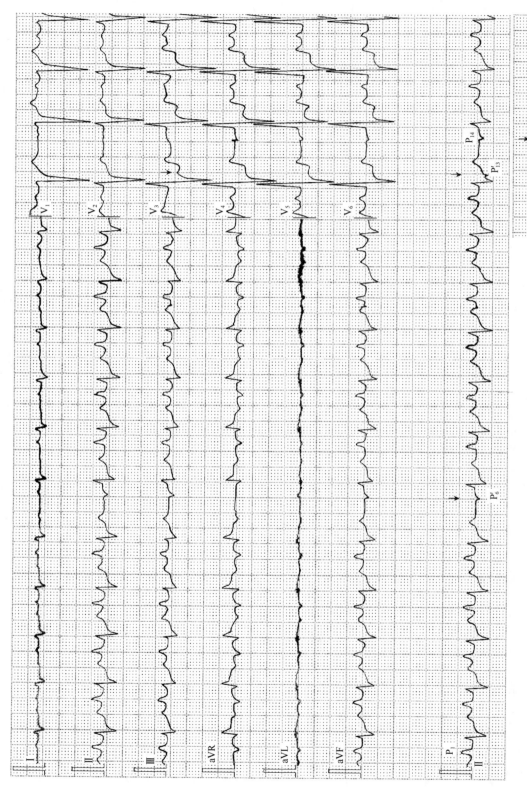

图 20-4　隐匿性房性早搏

图示 12 导联记录，肢体导联与胸导联为 6 导同步的先后两排，并同时与长 II 导联作同步描记。大图右下方的"4 次心搏"小图，选自大图中长 II 导联中 $P_5 \sim P_8$，以与 $P_{12} \sim P_{16}$ 对应比较；窦性 P 波按序出现，P_{II} 高达 0.3mV，为右心房负荷过重；P-P 间期 0.20s，属窦性心律。P-R 间期与胸导联接近垂直，额面心电轴呈变异型（illusion）心电轴呈变异幻型，窦性下传 QRS 波呈变异幻型，形态与基本窦性 P 波形态迥异，呈倒置状，位于 R_{12} 的 ST 段升支（见箭头所示）。P_{13}' 虽未下传心室（未伴有 QRS 波），属显性房性早搏（PAS），不完全性代偿而与窦性起源。

致 P_{14} 迟后出现，外形变为倒置，P_{14} 为另一个房性早搏（钟氏现象），则会引起窦性心律重整，也就是窦性节律重整，系发生在房性早搏 P_{13}' 之后，为房内差异性传导（钟氏现象）；仍属窦性起源。值得注意的是，同时，由窦性 $P_{11} \sim P_{12}$ 的 0.64s 延长至 0.80s（$P_{12} \sim P_{14}$），属显性房性早搏（PAS），不完全性代偿，引发 P_{14} 呈现房内差异性传导（钟氏现象），P_{14} 为显性起源。理由：①P_{14} 位于窦性心律的序列因不完全性代偿而移后，但 $P_{14} \sim P_{15}$ 仍然与窦性 P-P 相同；若 P_{14} 为另一个房性早搏，则会引起窦性节律重整，也就是窦性节律重整，则 P_{14}-P_{15} 间距会发生改变而与窦性 P-P 不同。②P_{14}-R 与基本窦性节律者相同。③P_{14} 的外形与 P_6'（箭头）也呈现同于 P_{14} 的房内差异性传导表现。请比较 P_5-R_5-P_6'-R_6 与 P_{12}-R_{12}-P_{13}-P_{14}'-R_{13} 两者的序列的对比。

与"小图"的对比。从两者的序列因"未下传"，也应该有一次房性早搏 P_{13}'（见"大图"），也可以推断 R_5 的 ST 段升支上却没有任何波形痕迹；但可利用的逻辑推理推论，发生机制尚不

支上，也应该有一次房性早搏"未下传"，而 R_5 的 ST 段上却没有任何波形痕迹；系由显性的房性早搏（P_{13}'）做出的逻辑推论，发生机制尚不十分明确。有学者认为在窦性心律中，心房早位起搏点交替兴奋或窦 - 房交接区存在传出阻滞，也有学者认为，其系实性激动在心房内折返径路中发生不同水平的隐匿性传导所致。只有依赖心电图或食管导联检测予以证实。P_{13}' 可以排除内差及对应的房内差

R 相同，佐证了 P_6' 前面 R_5 的 ST 段上亦有隐性房性早搏 P_{13}'。若 P_{13}' 无对应的 P' 显示在 ST 段上。②R_6 与 R_{13} 的总长度及对应的 P，异性早搏，佐证了 P_6' 前面 R_5 的 ST 段上亦有隐性房性早搏，两者序列性传导一致，两者序列性传导一致，佐证了 P_6' 前面 R_5 的 ST 段上亦有隐性房性早搏 P_{13}'。若 P_{13}' 前面引发出 P_6' 呈现房内差并伴有特征的

通常，"隐匿性"解读为临床心电图学中在"心电上看不见的现象"。作为"总纲"的"起源 - 传导 - 图形（结果）"3 个环节而言，应分别对"起源""传导"为论证的

号"的"隐匿性""心电特征做出论述。"传导"环节，已经有"隐匿性传导"的直接证据，多数仍然由"隐匿性传导"作为论证的手段。本例可能是直接由（房性早搏引发房内差异性传导）推算出非显性 P' 波"起源"的一个方面，只是"隐匿性"存在的，极为罕见。

当然这仅是一种可能，是显示充分显示"隐匿性"特点的一种不完全性传导，但不应是论证"隐匿性"的唯一依据。"隐匿的 P 波"和"隐匿的 P 波"有本质的不同。

"隐没"是"存在"，是看不见，只是被掩盖，只是 P_{13}' 无对应的 P' 显示在 ST 段上，这是"看不见"，而"看不见"，所谓"只可意会，不能言传"。本图虽匿性房性早搏并非被掩盖的"隐没"，因而成

为隐匿的 P 波。例如，P 波倒置 Ta 波在 II 导联倒置，应为起源于心房下部的房性早搏，但就体表心电图而言，不能完全排除其为交接性早搏伴前向传导阻滞，而

本图还需说明的一点是，因 P_{13}' 在 II 导联倒置，应为起源于心房下部的房性早搏，但就体表心电图而言，不能完全排除其为交接性早搏伴前向传导阻滞，而未显示交接性 QRS 波，当然这种可能性极小。

四、窦性心律、完全性房室前向传导阻滞、交接性逸搏心律、交接区 - 心房逆传双径路伴 1：2 交 - 房逆传、"窦 - 交" 房性融合波、窦房交接区干扰现象（图 20-5～图 20-7）

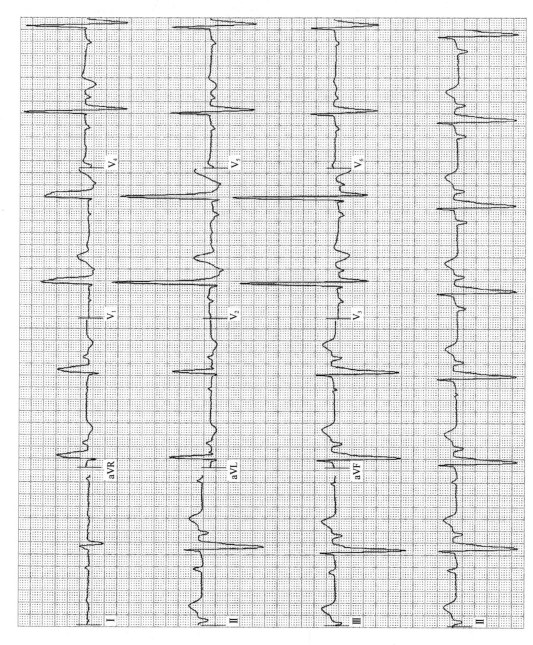

图 20-5 常规 12 导联记录（主编答疑图例，图源不详）

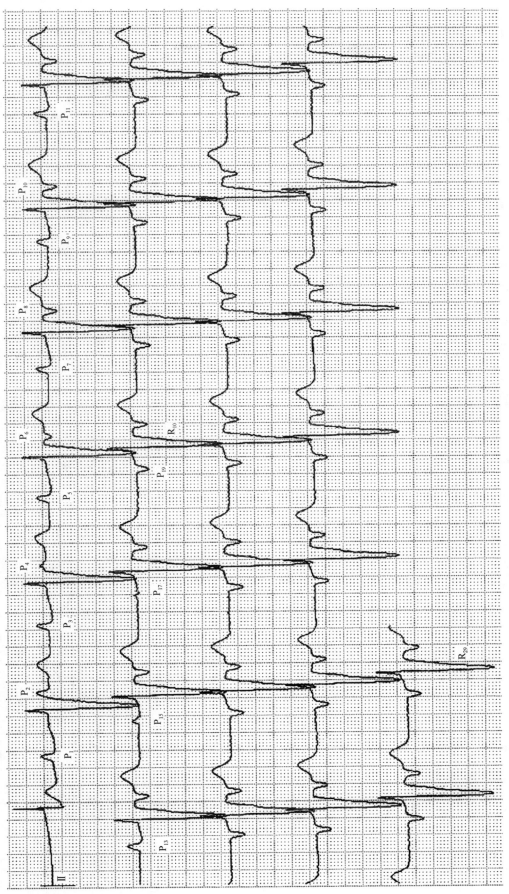

图 20-6 长 II 导联连续描记

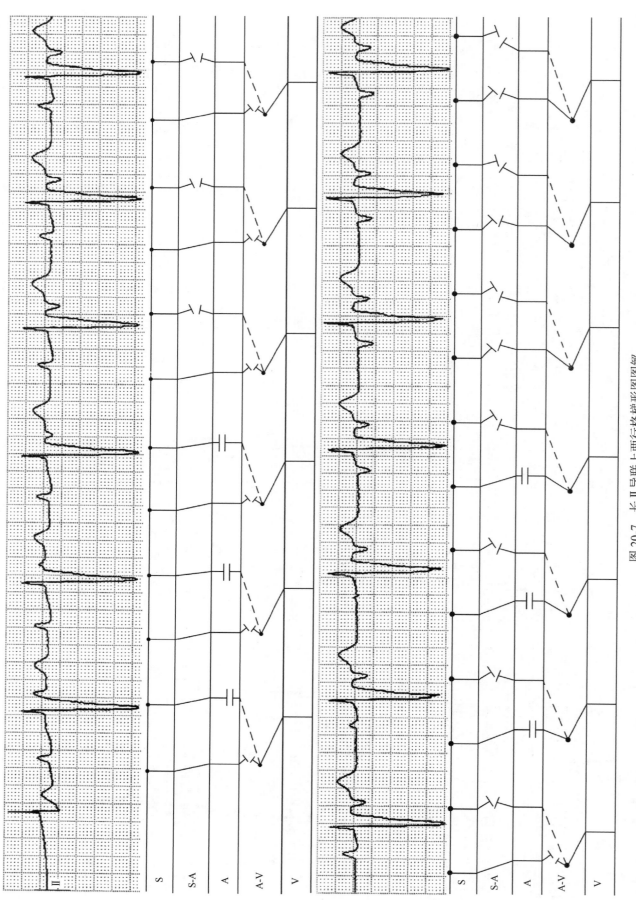

图 20-7　长 II 导联上两行格梯形图图解

图 20-5 示常规记录，长 II 导联与上面 I、II、III、aVR、aVL、V1、V2、V3、V4、V5、V6 导联垂直的四组并列；长 II 导联记录到完整的 6 次心搏，仪第一组（I、II、III 导联）与长 II 导联中第一个 P-QRS-T 同步

图 20-6 为图 20-5 患者长 II 导联连续描记，P1～P3、P5、P7、P9、P11、P13 直立，P1～P3 为规整的 P-P；P1～P3 及 P5 后的数直至 P13 形态一致，应均源自窦性，图高达 0.25mV，为心房异常表现。全图 QRS 波之间的 R-R 距离相等，P1、P3、P5、P7、P9、P11、P13、P15 与其后 QRS 波的距离逐渐进行性缩短，这些窦性 P 波与图 QRS 波无传导关系，P-R 逐搏变短，是固定 R-R 间距与 P-P 间期不等常来的，本例是完全性房室阻滞。但是房室阻滞并不排斥传导阻滞逆向性的"交-房"传导。发生完全性房室阻滞时，多数表现为下行阻滞，同时伴逆行阻滞，也发现阻滞以下的起搏点仍能逆行传导行传导心房，说明逆行传导尚未被阻滞。分析应该以 QRS 波为基点，把握住有逆行传导，后 P 波的相关性——是 R 波决定了 P 波，不是 P 波决定 R 波

从图 20-6 第 2 行 R10 至最后 R29 连续 20 个心动周期，均可见 R 波逆传所致，即一次 R 波逆传所致，后均一致见 P 波，R 与其前 P 波距离（P-R 间期），R 与其后 P 波距离（R-P 间期）亦均相等，无分说明 P 波先后传所致，后均一致见 P 波，R 与其前 P 波一致且形态一致，为交接区激动通过后方向逆向传导的双径路无后传导心房所致。这是理解本图的关键点。另外假设 QRS 波起源于心室，则逆传 P 波仅能出现在 R 波之后，也就是心室激动之后，图 20-6 R 波前逆传 P 波。只有 QRS 波起源于交接区，激动一方面向心室传导，另一方面逆向心房，才能有逆传 P 波在 QRS 波之前出现。V1 导联 rS 型、V1 导联 qR 型、RV3 高有达 P 波，则肯定该 QRS 波是交接区起源的，这是理解图 20-7 的另一个关键点。结合图 20-5 中 I 导联呈心室肥大心电图表现。多达 4.0mV，V5、V6 导联 S 波增深，且均为 RS 型、rS 型。实性激动下传心室呈偏心室右束支和左前分支干扰，符合交接区激动下传心室呈偏心室右束支和左前分支阻滞或伴右束支和左前分支干扰，导致实性激动在交接区未能下传心室形成的实、交房性融合波，第 2 行

看图 20-7 梯形图解释可见，实性激动均按时发出，交接区逆行均发生，实房性逆传和交接区逆传 P 波各自融合波形成分多少不同造成故图 20-6 第 2 行后半部分至图 20-6 结尾未有实性 P 波显现。另外图 20-6 第 1 行中 P2、P4、P6 为实性 P 波与交接区逆行 P 波融合成的实-交房性融合波，第 2 行中 P15、P17、P19 示为实性 P 波与交接区逆行 P 波和交接区逆行 P 波融合成 P 波。这些房性融合波，是因为实性房室前向传导阻滞，交接区 - 心房逆传双径路伴 1:2 交 - 房逆传，交房逆传造成

心电图诊断：实性心律，完全性房室前向传导阻滞，交接区 - 心房逆传，交接区逆搏心律、"实-交"房逆传，"交 - 房逆传，实房交接区干扰现象

五、窦性心动过速、二度窦房阻滞、完全性房室阻滞、交接性逸搏心律（图 20-8）

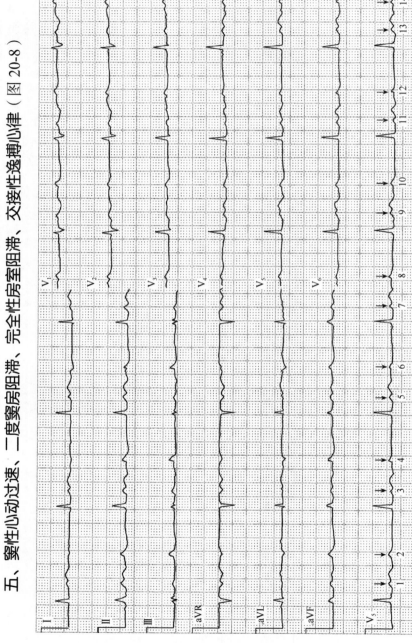

图 20-8　窦性心动过速、二度窦房阻滞、完全性房室阻滞、交接性逸搏心律（齐治平供图）

临床资料缺如。图示肢体6个导联,胸前6个导联先后同步记录,并与长条 V_5 导联先后同步对应。V_5 导联的箭头及箭头下方的数字系 P 波及其位序。窦性 P 波外形正常,按序出现;奇数 P 波位于 ST 段上,可能外形会受 ST 段的影响;偶数者 P 波位于 T 波之后的基线,应属窦性 P 波的原貌。全图 P 波及序列显示为窦性起源的"两联律",长 P-P 间距与短 P-P 间距呈交替呈现,且长 P-P 间距是短 P-P 间距的2倍。短 P-P 间距是窦性频率为 150 次/分;为窦性心动过速。本图的基础上律是窦性起源,P 波序列特征显示 $P_2 \sim P_3$、$P_4 \sim P_5$、$P_6 \sim P_7$、$P_8 \sim P_9$、$P_{10} \sim P_{11}$、$P_{12} \sim P_{13}$ 之间尚有一个 P 波未显示,长 P-P 距离恰好是基本短 P-P 的2倍,可以判为二度窦房阻滞(SAB)3:2 下传。起源判定后,按"总纲"的要求,实际上在剖析 P 波序列时,已经涉及窦性传导,亦即具有二度窦房阻滞 3:2 下传。下一步应分析"房室"之间即"P 与 R"的相关性,这是心电图分析中至关重要的。心电图对房室阻滞(AVB)的诊断有价值是无创检查中的金标准。传统一直选用 P-R 间期"数值"作为表述的指标。遗憾的是,它并没有体现出隐藏在数值后面的原理。数值只足表达原理的外在表象。当然,数值也是必要的,不能或缺,但应该辩证地看待它。从本图而言,首先已经对 P-P 间距作了审视,认定具有 3:2 的窦房阻滞;下一步就应该测定 R-R、P-R、R-P 的数值,并作剖析。①应该认识到即使在完全性房室阻滞的情况下,R-R 绝对整齐与否,R-R 绝对整齐,并不是诊断三度房室阻滞的必备指标。何况,三度房室阻滞时可呈现超下方起搏点的节律是否恒定。常见的交接性起搏亦可伴有可伴有 R-R 不整齐。②本图的诊断关键仍然在于"P-R 距离"的不固定;经对全图分析,P_8-R 为 0.65s,P_{12}-R 为 0.68s,其余 P-R 均为 0.70s。③从 R-R 间距基本整齐,1.33～1.36s,相差很小。本例可诊断:窦性心动过速、二度房室阻滞 3:2 下传、三度房室阻滞、交接性逸搏常 P-R,Wedensky 效应,并发并存心律时均可导致 R-R 不整齐。交接性逸搏将心律

六、窦性心律、交接性心动过速、显性和隐匿性窦性夺获交接区、干扰性不完全性房室分离（图 20-9）

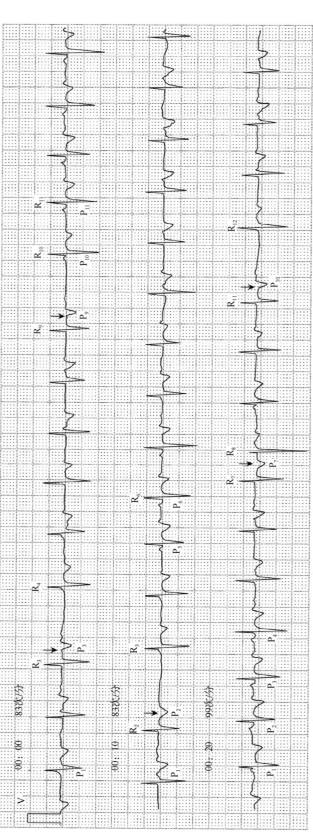

图 20-9 窦性心律、交接性心动过速、显性和隐匿性窦性夺获交接区、干扰性不完全性房室分离

患儿，女性，8 岁，2017 年 1 月 17 日因左下肢肿块入院，行常规心电检查。图示 V_1 导联 30s 的连续记录，分为上、中、下 3 条，每条记录 10s。全图以起源分为窦性心搏和交接性心搏心律两类。窦性以 "A" 心搏称之，交接性以 "B" 心搏称之。"A" 心搏仅有上条 $R_{11} \sim R_{14}$，中条 R_6、R_7，下条 $R_2 \sim R_4$。"B" 心搏有上条 $R_1 \sim R_{10}$，中条 $R_1 \sim R_5$、$R_8 \sim R_{15}$，下条 R_1、$R_5 \sim R_7$、$R_9 \sim R_{15}$。窦性心搏心律不齐，交接性心搏心律不齐，加速性交接性自主心律，构成干扰性 "窦 - 交" 房室分离。窦性 P 波形正常，$P-P$ 间距 0.59 ～ 0.75s（102 ～ 80 次 / 分），为窦性心律不齐。在上条，窦性 P 波位于多数 QRS 波之前、后，除 $R_{11} \sim R_{14}$ 外，为窦性心搏不齐。中条，除 R_6、R_7 为窦性心搏外，其余均为交接性心搏。下条，除 $R_2 \sim R_4$、R_8 为窦性心律或交接性心律，其余也与上条诊断相同。

本图值得研讨的是，在交接性的 R-R 序列中出现了 5 次以上窦性 P 波标志的 R-R 间距，有以下特点：① 长 R-R 均位于窦性 P 波前与后，均属交接性起源心搏之间；下条如以 $R_7 \sim R_9$ 作为分析对象，也符合。② 上条和下条 P_{10} 箭头所指处为 QRS 波之前支处的 T 波前支部位，应该以它作为比对交接性心搏前支处的 T 波位置。比对后可知箭头处有一个直立小波（即窦性 P 波），结束处窦性 P 波位于 T 波的谷底，而且 T 波前支不再见到，可以佐证。③ 以上条 R_3 的箭头与其前 R_2 作 P-P 间距，在上条 R_4 也可认定有窦性 P 波在 R_4 的起始。有了窦性 P 波距离，再与箭头之后的窦性 P 波大致接近，可以考证；可以考证箭头处为窦性 P 波的可能性极大。④ 中条箭头位于 R_2 T 波的正中最低位，未改变加速交接性自主心律的特征，仅仅使有窦性自主心律节律重整。⑤ 下条 P 波处于 "窦 - 交" 房室分离，系位于 QRS、(R_7) 后的夺获并形成 R_8、R_8 的出现，并未在 30s 内出现 5 次箭头。⑥ 箭头前又出现早迟十分关键，本例在 30s 内出现 5 次窦性夺获交接区，引致窦性节律重整，导致长 R-R 间距以证实窦性隐匿性夺获的存在。窦性 P 波造成隐匿性夺获交接区之间，再也 P 波之后支深浅，故使完全性窦性自主心律 "不" 显现，成为 "显性" 夺获，使 R_8 呈现；因有下条 P_7 的 "显性" 夺获，得以证实窦性隐匿性夺获交接区的存在。

第二篇　起搏心电图学

第二十一章

起搏心电图

虽然《临床实用心电图学》"第 41 章 心脏起搏器与起搏心电图"中详述了起搏器的有关内容，但由于起搏器技术日新月异，功能不断增加，相应的知识需进一步完善，所以在此进一步讨论和增加相关内容，以便适应时代的发展，便于临床应用。

第一节 起搏心电图的有关问题

一、双腔起搏器计时系统

只有当自身心律下传的 QRS 波存在，P-R 间期 < PAV 间期，才能发现 AA 计时、VV 计时的不同，当心室均被起搏时，无法区分是 AA 计时还是 VV 计时（表 21-1）。

表 21-1 双腔起搏器计时方式

计时方式	VV 计时	AA 计时	改良型 AA 计时
心电图特点	V-A 间期不变，AP 以心室起搏（VP）为基点 按 V-A 间期发放，心房率随 A-V 间期或 P-R 间期而变	A-A 间期不变，AP 以上一次心房事件为基点，按 V-A 间期发放，心房率不变，V-A 间期随 A-V 间期变化而变化	房室不同步时，类似 VV 计时 房室同步时，类似 AA 计时
代表产品	早期起搏器	百多力（Biotronik）	美敦力（Medtronic） 圣犹达（St.Jude）、Vitatron 波科（Boston Scientific）

注：不同厂家对房室同步的定义不同（甚至同一个厂家不同时期的产品定义也不同）。例如，美敦力、Vitatron、圣犹达晚期起搏器出现心室安全起搏（VSP）时，皆认为是房室同步；而圣犹达早期起搏器出现心室安全起搏时，认为是房室不同步。波科起搏器心室感知（VS）即心室波下传时，认为是房室同步，按 AA 计时；心室起搏（VP）即心室波未下传时，认为是房室不同步，按 VV 计时。

二、上限跟踪频率与上限传感器频率

1. 上限跟踪频率（upper tracking rate，UTR） 是指双腔起搏器感知心房事件后触发心室起搏的最高频率，即起搏器对快速心房率保持 1 : 1 跟踪触发心室起搏的最快频率。这种频率亦称最大跟踪频率（maximum tracking rate，MTR）。其目的是不仅保证了双腔起搏器房室顺序起搏的生理需求，而且还能避免起搏器跟踪快速性心房事件而导致快速频率心室起搏的发生。

2. 上限传感器频率（upper sensor rate，USR） 是指具有频率适应性功能的起搏器（VVIR、DDDR）根据患者运动或代谢水平所能发放的最快起搏频率，亦称最大传感器频率（maximum sensor

rate，MSR）或最大运动感知反应频率（maximum sport sensor response rate，MSSR）。其目的是在适应患者运动或代谢水平的同时限制最高心房起搏频率。

3. 上限跟踪频率与上限传感器频率的区别　上限跟踪频率是心房感知后触发心室起搏；上限传感器频率是心房起搏，此时心室仍可以沿房室结下传或起搏器传导。需要特别指出的是，当程控的上限传感器频率大于上限跟踪频率时，佩戴起搏器的患者运动时的心室起搏频率可以超过上限跟踪频率。

4. 起搏器的上限频率现象（upper rate phenomenon，URP）　也称起搏器的类房室功能，是指当心房节律1∶1下传心室超过起搏器所设定的上限频率时，起搏器便通过起搏器文氏阻滞、固定比率房室阻滞或模式自动转换等使心室率降至上限频率以下，以防止过快的心室起搏的现象。也有学者认为是当心房率病理性地增加到一定程度后，心室通道不会完全跟踪快速的心房自身频率，而是呈现房室非同步现象，称为上限频率特征。主要包括起搏器文氏现象2∶1阻滞、自动模式转换、起搏器频率平滑功能等。起搏器介导的心动过速也会出现上限频率特征。

三、交叉感知

交叉感知（cross talk）是指电极感知到非电极所在心腔的电信号（包括起搏脉冲或自身电活动），造成电极所在心腔的起搏抑制，它是感知过度的一种特殊类型。双腔起搏器的交叉感知可以是心房电极交叉感知心室电活动，也可以是心室电极交叉感知心房电活动。为了避免交叉感知，起搏器设置有心房后心室空白期和心室后心房空白期。由于这两个空白期的设置，减少了交叉感知的发生。心房电极交叉感知心室电活动，后果是抑制心房起搏脉冲发放，触发心室跟踪起搏，因有自身心室电活动存在，并不造成严重后果。心室电极交叉感知心房电活动，后果是抑制心室起搏脉冲发放，若自身房室传导正常，则不发生临床后果；若自身房室阻滞，则将发生心室停搏，造成严重后果。在没有心室逸搏和无安全起搏功能时，心室交叉感知的发生往往是致命的，心房起搏后的 A-V 间期内既无自身 R 波，又无心室起搏时，我们需怀疑是否发生了交叉感知。有心房起搏后的持续性心室安全起搏现象时也应高度怀疑交叉感知的可能。

（一）心电图表现

1. 心房电极交叉感知心室电活动，心电图上可见心室电活动触发心室跟踪起搏（图 21-1）。

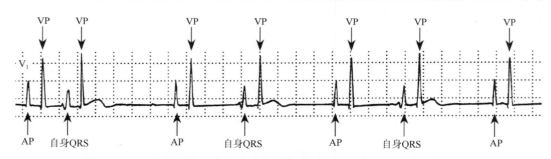

图 21-1　双腔起搏器心房电极交叉感知自身 QRS 波群（引自耿仁义）

患者，女性，75 岁。临床诊断：冠心病、病窦综合征、植入 DDD 起搏器 5 年多。设置的基本起搏周期 1000ms，频率为 60～100 次/分，A-V 间期 160ms，心室后心房不应期（PVARP）350ms，心室不应期 300ms。该图 V₁ 导联未见窦性 P 波，似见细小的 f 波，自身 QRS 波群呈 rsR′ 型，时限为 0.10s，R-R 间期为 1.75～1.92s，频率为 31～34 次/分。该 QRS 波群的起源有三种可能：①由 f 波下传心室，存在不同程度的房室阻滞；②缓慢的房室交接性逸搏心律伴不完全性右束支阻滞；③高位室性逸搏心律，可见心房起搏（AP）脉冲和心室起搏（VP）脉冲（A-V 间期 0.16s）与自身 QRS-VP（RV 间期 0.20s）呈交替出现，心室起搏脉冲后未见相应的起搏 QRS′ 波群跟随，根据落在 ST 段终末部或 T 波上升支上起搏脉冲的形态及 RV 间期固定为 0.20s，可确定该脉冲为心室起搏脉冲，表明心房电极感知了自身的 QRS 波群并触发心室脉冲的发放。心电图诊断：①心房颤动伴缓慢的心室率；②提示三度房室阻滞；③缓慢的房室交接性逸搏心律伴不齐及不完全性右束支阻滞或高位室性逸搏心律；④双腔起搏器心室起搏功能异常，心房电极交叉感知自身 QRS 波群后触发心室脉冲发放

2.心室电极交叉感知心房电活动，抑制心室脉冲发放，心电图表现如图21-2所示，以心室基准（即以VV计时）的起搏器，心房起搏间期缩短，且等于V-A间期，即心室交叉感知后的心房起搏间期短于低限频率间期（LRI）；以心房基准（即以AA计时）的起搏器，心室交叉感知后的心房起搏间期等于低限频率间期。

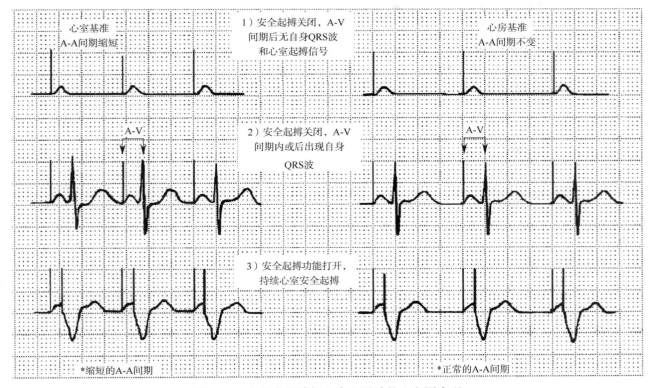

图 21-2　心室交叉感知心房电活动的心电图表现

（1）安全起搏功能关闭，自身存在二度或三度房室阻滞时，可见心房起搏脉冲和心房波后无自身QRS波跟随；A-V间期时，无心室起搏脉冲发放。

（2）安全起搏功能关闭，自身房室传导功能正常或仅有一度房室阻滞时，心房起搏房波或自身心房波后有自身QRS波跟随。

（3）安全起搏功能打开，则表现为心房起搏后持续心室安全起搏。

（二）常见原因

1.单极感知较双极感知更容易发生交叉感知现象。
2.起搏器参数设置不当，如感知灵敏度设定过高（数值过低）、不应期设置过短等。
3.脉冲输出过高、R波或T波振幅过高。
4.电极导线移位，电极绝缘层破坏，心房、心室导线距离过近。

（三）预防和处理

1.应用双极导线。
2.心室电路对心房交叉感知的处理。

（1）心室电路对心房的交叉感知多发生在心室空白期结束后，可通过延长心室空白期来预防交叉感知。

（2）打开心室安全起搏功能，即使发生交叉感知，也不会抑制心室脉冲发放。

（3）适当降低心房脉冲振幅和心室感知灵敏度。

（4）如心室为双极导线程控感知电极为双极。

3. 心房电路对心室交叉感知的处理。

（1）延长心房空白期和心室后心房不应期。

（2）适当降低心房电路的感知灵敏度。

（3）在安全有效起搏的前提下适当降低心室输出。

4. 如电极发生移位或绝缘层被破坏，给予相应处理。

四、交叉刺激

交叉刺激（cross stimulation）是指一个心腔发出的起搏脉冲刺激另一心腔使之除极的现象。常由心房、心室导线接反，心房导线靠近心室且能量输出较高，双腔起搏器单极起搏（共用起搏器外壳作阳极），磁铁试验（刚放置起搏器上）等引起。

心电图表现

1. 心房、心室导线和起搏器的接口接错时，心房脉冲起搏心室（即心房脉冲后出现 QRS-T 波群），心室脉冲起搏心房（心室脉冲后出现 P′ 波），即呈现"心房脉冲（A）- 起搏 QRS′ 波群 - 心室脉冲（V）- 起搏 P′ 波"（图 21-3）。

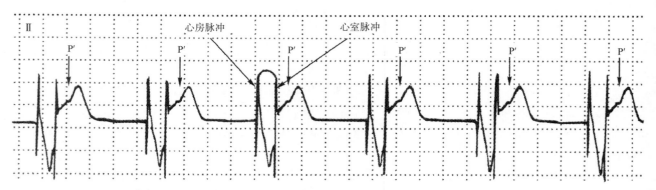

图 21-3　心室与心房电极导线接错后引起的交叉刺激（引自耿仁义）

患者，女性，67 岁。因病态窦房结综合征植入 DDD 起搏器。本图显示第 1 个起搏脉冲引起宽大畸形 QRS 波，第 2 个起搏脉冲引发相应的房性 P′ 波，呈现心房脉冲（A）- 起搏 QRS′ 波群 - 心室脉冲（V）- 起搏 P′ 波，符合交叉刺激心电图表现

2. 心房电极脱位至右心室时，心房脉冲后跟随起搏的 QRS 波，该 QRS 波群被心室线路感知后抑制心室脉冲发放。若 QRS 落在交叉感知窗，可引起心室安全起搏（图 21-4）。

五、植入式心律转复除颤器心电图特点

植入式心律转复除颤器（implantable cardioverter defibrillator，ICD）具有支持性起搏和抗心动过速起搏、低能量心脏转复和高能量除颤等作用。ICD 分为单腔 ICD（相当于单腔起搏器）和双腔 ICD（相

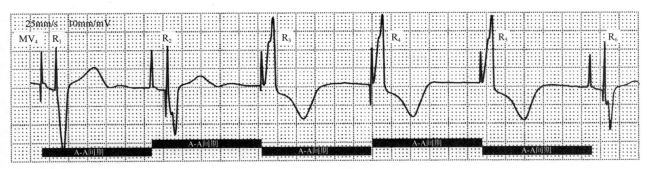

图 21-4 交叉刺激现象（引自李郁）

患者，女性，75 岁。因病态窦房结综合征植入 DDD 起搏器。下限频率间期 1160ms，起搏 A-V 间期 160ms，心房感知灵敏度 0.75mV，心室感知灵敏度 2.5mV，心房、心室起搏电压均为 5.0V，脉宽均为 0.5ms，PVARP 为 350ms。R_1、R_2、R_6 前有心室脉冲信号，为心室起搏图形，R_2、R_6 为不同程度的室性融合波。R_3、R_4、R_5 为宽大畸形的室性 QRS 波群，其前面与之距离固定的脉冲信号和其他相邻心房脉冲信号间距均为 A-A 间期，提示心房脉冲间歇性地交叉刺激心室

当于双腔起搏器），在无快速性室性心律时，ICD 仅起支持性起搏功能。由于植入 ICD 的患者通常不存在缓慢性心律失常，因此支持频率（back up rate）通常设置较低，在 40 ～ 45 次 / 分。不存在缓慢性心律失常的 ICD 患者，ICD 不发放起搏脉冲，常规心电图上通常无脉冲信号，ICD 多呈心室感知（单腔 ICD）或心房感知 - 心室感知（双腔 ICD，其 A-V 间期多程控为长于自身的 P-R 间期）状态。

心电图表现

1. 自身心率低于支持频率时，可见起搏脉冲信号，此时单腔 ICD 类似 VVI 起搏心律（图 21-5），双腔 ICD 类似 DDD 或 DDDR 起搏心律。

2. 心动过速时，ICD 首先鉴别心动过速是室上性的还是室性的，然后进行抗心动过速起搏（anti-tachycardia pacing，ATP）治疗。ATP 治疗的工作模式包括三种形式：短阵快速起搏（Burst）、间期递减起搏（Ramp）及扫描递减起搏（Scanning）。

（1）短阵快速起搏（Burst）：以心动过速 R-R 间期的 85% ～ 88% 为起搏间期，发放 8 ～ 10 次快速起搏（图 21-6）。

（2）间期递减起搏（Ramp）：在同一阵起搏中，起搏间期逐次递减（起搏频率递增）（图 21-7）。

（3）扫描递减起搏（Scanning）：从一阵刺激脉冲至下一阵刺激脉冲的周期逐渐缩短的刺激方式。

（4）快速室性心动过速的 QRS 波上存在起搏脉冲信号，起搏频率略快于室性心动过速的频率，脉冲间期之间的间距可相等或略有差别。

（5）如起搏脉冲夺获心室，则 QRS 波形态不同于室性心动过速波形，或室性心动过速被终止，否则为假性融合波。

（6）如不能终止室性心动过速，可重复出现（3）或（4）心电图现象，也可出现电击的心电图表现。

3. ATP 治疗若无效，则进行低能量心脏转复；若还无效，则进行高能量除颤（图 21-8）。低能量转复和高能量除颤与体外电除颤心电图表现一致。

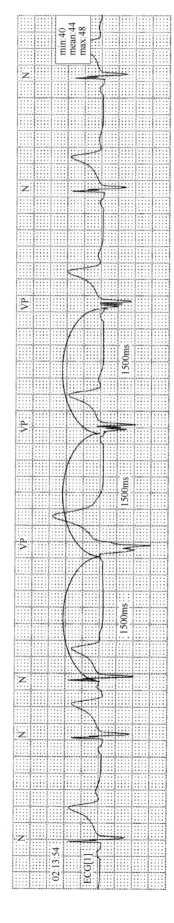

图 21-5　ICD 支持频率（引自刘霞）

患者，Brugada 综合征，植入单腔 ICD 后的动态心电图记录，该图显示，ICD 支持频率，类似 VVI 起搏心律

ICD 支持频率，类似 VVI 起搏心律，由于房性早搏形成较长代偿间期，ICD 发放起搏脉冲 3 次，且逸搏间期与起搏间期相等，为 1500ms（40 次/分），是

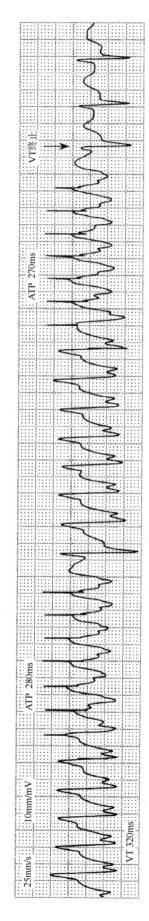

图 21-6　ICD 短阵快速起搏、终止室性心动过速（引自牟延光）

该图显示，室性心动过速周期 320ms。ICD 发放周期 280ms，持续 8 次（第 1 个起搏脉冲重在室性心动过速呈 RS 型的 QRS 之 R 和 S 波降支上）抗心动过速起搏（ATP）治疗，未终止室性心动过速，

接着 ICD 再次发放间期 270ms，持续 8 次的 ATP，终止了室性心动过速

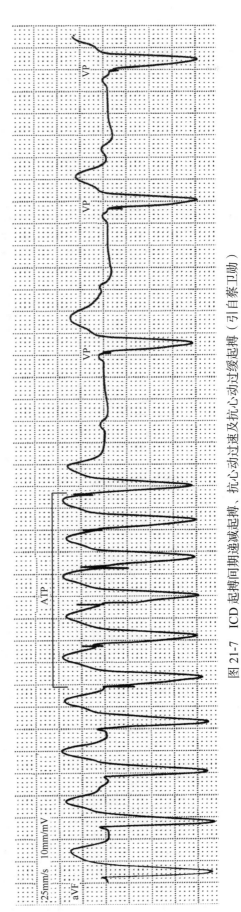

图 21-7 ICD 起搏间期递减起搏、抗心动过速及抗心动过缓起搏（引自蔡卫勋）

室性心动过速发生后，ICD 启动抗心动过速起搏（ATP）治疗，发放一阵起搏间期自动递减（起搏频率递增）起搏，终止了室性心动过速，随后出现房室阻滞，ICD 启动抗心动过缓起搏功能，以 VVI 方式，起搏频率 45 次 / 分起搏心室

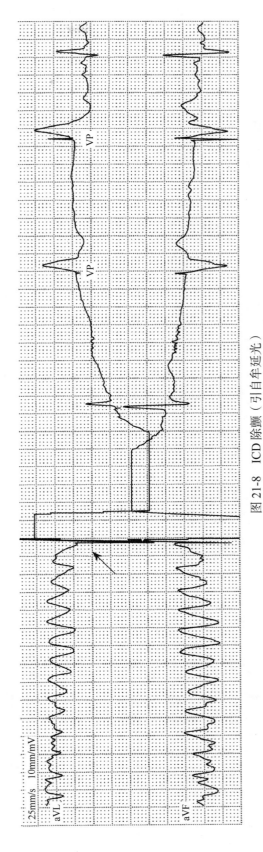

图 21-8 ICD 除颤（引自牟延光）

ICD 识别心室颤动后，启动除颤（shock）程序（箭头所示）。除颤成功后，由于自身心室率缓慢，ICD 发挥心室起搏（VP）功能，起搏频率为 40 次 / 分

六、不同品牌起搏器磁铁试验的心电图表现

不同公司的起搏器磁铁试验的心电图表现不一样（表 21-2）。

表 21-2　起搏器磁铁试验的心电图表现

起搏器名称	单腔起搏器	双腔起搏器
圣犹达	放置磁铁后，呈 VOO 或 AOO 方式，起搏频率接近至 100 次 / 分，直至磁铁移去	放置磁铁后，呈 DOO 方式，起搏频率接近至 100 次 / 分，PAV 间期缩短至 120ms，直至移去磁铁
Vitatron	放置磁铁后，呈 VOO 或 AOO 方式，起搏频率增快至 100 次 / 分，直至磁铁移去	放置磁铁后，呈 DOO 方式，起搏频率增快至 100 次 / 分，PAV 间期缩短至 100ms，直至移去磁铁
百多力	放置磁铁后，呈 VOO 或 AOO 方式，起搏频率增快至 90 次 / 分（自动模式下，持续 10 个心动周期），然后恢复原起搏方式及频率	放置磁铁后，呈 DOO 方式，起搏频率增快至 90 次 / 分，PAV 间期缩短至 100ms（自动模式下，持续 10 个心动周期），然后恢复原起搏方式及频率
美敦力	放置磁铁后，呈 VOO 或 AOO 方式，仅前 3 次起搏频率变为 100 次 / 分，若能起搏，从第 4 次后起搏频率变为 85 次 / 分，直至磁铁移去	放置磁铁后，呈 DOO 方式，前 3 次起搏频率变为 100 次 / 分，PAV 间期缩短至 100ms，若能起搏，从第 4 次后起搏频率变为 85 次 / 分，同时 PAV 间期恢复原程控值
波科	放置磁铁后，呈 VOO 或 AOO 方式起搏频率增快至 100 次 / 分，直至磁铁移去	放置磁铁后，呈 DOO 方式，起搏频率增快至 100 次 / 分，PAV 间期缩短至 100ms，直至移去磁铁

双腔起搏器以 DOO 方式起搏时：①起搏脉冲按固定的频率发放，不受自身节律的影响；② A-V 间期固定缩短；③起搏脉冲可以夺获心房、心室而引发相应的起搏 P′ 波、QRS′ 波群。需指出的是 ICD 和 CRTD 起搏器不设磁铁频率功能。

七、不同品牌起搏器电池择期更换指征（ERI）时的磁铁频率

起搏器电池 ERI 时的磁铁频率详见表 21-3。

表 21-3　起搏器电池 ERI 时的磁铁频率

起搏器名称	正常磁铁频率	电池择期更换指征
美敦力 /Vitatron（G&E）	85 次 / 分	65 次 / 分
Vitatron（T&C）	100 次 / 分	86 次 / 分
圣犹达	98.5 次 / 分	90 次 / 分
百多力	90 次 / 分	80 次 / 分
波科	100 次 / 分	85 次 / 分

八、不同品牌起搏器对室性早搏的定义

为避免起搏器介导性心动过速，防止起搏器跟踪室性早搏引起的逆行 P 波，起搏器对室性早搏的定义显得非常重要。不同厂家起搏器对室性早搏的定义有相同之处，但也有区别，现叙述如下：

（一）起搏器对室性早搏定义的共性特点

当一个心室感知事件，其前无心房起搏事件或心房感知事件（包括不应期内及不应期外心房感知），则该心室事件被判断为室性早搏。

（二）起搏器对室性早搏定义的个性特点

1. 美敦力起搏器 VDD 工作模式下，以低限频率发放的心室起搏事件，如果其前没有心房感知事件，

也会被认定为室性早搏。

2. 圣犹达起搏器感知的 R 波之前存在 PVARP 内的心房感知事件（P 波），但 R 波与 P 波的间距大于 280ms，则该 R 波被认定为室性早搏。

3. 对百多力起搏器而言，若存在心房不应期内空白期外感知（Ars），但 Ars 与心室起搏事件间期大于 300ms，则此次心室起搏事件会被认定为室性早搏。

（三）起搏器对室性早搏的误判断

根据起搏器对室性早搏的定义可知当房性早搏 P 波落入起搏器心室后心房空白期（PVAB）内时，起搏器将把房性早搏下传的 QRS 波定义为室性早搏；但对于圣犹达公司双腔起搏器来说，当房性早搏下传的 QRS 波位于 P 波后的 280ms 之内时，此 QRS 波仍被定义为房早下传的室上性激动，而不是室性早搏，而当此 QRS 波位于 P 波后的 280ms 之后时被定义为室性早搏。当室性早搏的联律间期较长时，根据起搏器对室性早搏的定义可知室性早搏位于起搏或感知的心房事件后将不会被起搏器定义为室性早搏，而是被定义为经房室结下传的室上性激动，但如果室性早搏的 QRS 波位于心房脉冲后的交叉感知窗内时，可触发心室安全起搏功能，这两种情况时室性早搏后的 PVARP 不会延长，这可使室性早搏后经房室结逆传的 P 波被起搏器感知并触发心室起搏，甚至诱发起搏器介导性心动过速（PMT）。另外，交接区早搏或交接区心律的 QRS 波会被起搏器定义为室性早搏，因交接区 QRS 波后又可出现逆传心房的 P⁻ 波，故可能会触发起搏器对室性早搏的干预功能。

九、不同品牌起搏器的心室安全起搏间期

起搏器心室安全起搏间期是指心房起搏脉冲后的交叉感知窗内，心室感知事件至心室起搏的时间，不同起搏器厂家的设置时间不尽相同（表 21-4）。

需指出的是，波科起搏器无类似心室安全起搏功能，它是通过噪声抑制（noise rejection）（早期产品称呼）与噪声反应（noise response）（晚期产品称呼）功能来防止交叉感知抑制。

表 21-4　不同品牌起搏器心室安全起搏间期

起搏器名称	心室安全起搏间期
美敦力	110ms
Vitatron	90ms
圣犹达	120ms
百多力	100ms

附：波科起搏器噪声抑制功能

该功能早期称为噪声抑制，晚期称为噪声反应，是心房起搏脉冲后触发心房后心室空白期（PAVB），同时触发 40ms 的心室噪声抑制窗口，在心室噪声抑制窗口内的心室感知被认为是噪声，该噪声触发新的 40ms 心室噪声抑制窗口，如果噪声持续存在直至 A-V 间期结束，则在 A-V 间期结束时发放心室起搏脉冲；如果噪声抑制窗口在 A-V 间期结束前终止，在噪声抑制窗口外感知到的心室事件为有效心室事件，会抑制心室起搏脉冲的发放；如果噪声抑制窗口外未感知到心室事件，则在 A-V 间期结束时发放心室起搏脉冲。波科起搏器无类似其他公司的心室安全起搏的提前心室起搏脉冲，其通过噪声抑制功能的运行来避免因交叉感知导致心室脉冲的不恰当抑制。这是因为若存在交叉感知，即在噪声窗口心室通道感知到心房起搏脉冲信号，会再次触发噪声窗口，由于心房起搏脉冲信号不会持续，由交叉感知所导致的噪声窗口不会持续重整，故不会抑制 A-V 间期结束时心室起搏脉冲的发放，这是波科起搏器的独特之处。

十、起搏器动态心电图中常遇到的问题

1. 动态心电图中常发现有些起搏器患者出现夜间间歇性起搏不良，其原因可能是患者心肌应激性改变，也可能是电极导线的微小脱位。植入起搏器侧的肢体剧烈运动或在特定体位时，可能引起或加重电

极导线微小脱位致夺获阈值升高而出现起搏不良。

2. 在动态心电图中可见心房颤动频繁发作，同时该颤动中呈现快速而不规则的心室起搏，提示起搏器未发生模式转化，造成这种现象的原因常为设置的 P 波感知灵敏度不足以感知心房颤动的 f 波。

3. 起搏器开启心室起搏管理功能，在自身窦性心律下，由于起搏器处于 AAI 模式，因此当自身窦性心律发生传导阻滞，P 波后脱落 QRS 波时，起搏器不会触发心室跟踪起搏。同样在房性早搏自身不能下传时，起搏器也不会触发心室跟踪起搏，而是在 A-A 间期后发放一次心室备用脉冲，心室备用脉冲距心房起搏脉冲 80ms。在诊断上易误诊为起搏器功能障碍。

4. 开启预防房颤程序的心电图特点

（1）心房起搏频率出现变化，房性早搏后心房起搏频率增加。

（2）动态心电图中会发现心房起搏频率逐渐发生变化，且均快于基础起搏频率。

（3）间歇性出现 A-V 间期突然缩短 1 次的表现。

（4）心房起搏频率经常高于基础起搏频率。

遇到上述某一情况时，应考虑患者植入了预防心房颤动功能的起搏器，不应盲目做出起搏器故障的诊断。

5. 起搏动态心电图中，若出现非常规律的心电图变化，往往是起搏器特殊功能在运作，非起搏器故障，这一点应引起足够重视。

第二节　起搏器特殊功能心电图

《临床实用心电图学》已对起搏器特殊功能心电图做了较详细的介绍，下面仅补充一些知识点和《临床实用心电图学》中未详细介绍的起搏器特殊功能。

一、起搏器心室自动阈值测试的共性特点

虽然不同品牌、不同型号起搏器的自动阈值测试的工作方式有所不同，但其有共性特点。

1. 提前起搏，单腔起搏器阈值搜索时，心室起搏频率比基础心率增快 10 ～ 15 次 / 分；双腔起搏器阈值搜索时，SAV 或 PAV 明显缩短，确保夺获心室或心房。

2. 起搏脉冲数量增加，出现备用脉冲（心室起搏脉冲与心室备用脉冲相距 70 ～ 130ms）。

（1）当自身心房率高于起搏频率，心房处于感知状态，出现 2 个起搏脉冲，第 1 个为心室起搏脉冲，第 2 个为心室备用脉冲。

（2）当自身心房率低于起搏频率，心房处于起搏状态，出现 3 个起搏脉冲，第 1 个为心房起搏脉冲，第 2 个为心室起搏脉冲，第 3 个为心室备用脉冲。

3. 起搏脉冲振幅改变，即自动测定阈值和调整输出电压。

4. 定时规律，即定时启动这一功能。

《临床实用心电图学》"第 41 章　心脏起搏器与起搏心电图"详述了圣犹达、美敦力（3+1 模式）、百多力起搏器自动阈值功能的特点，在此不再赘述。

二、起搏器心房自动阈值测试

此处仅补充圣犹达及百多力起搏器心房阈值夺获功能。

（一）圣犹达心房阈值自动夺获功能

心电图特点（图 21-9）如下：

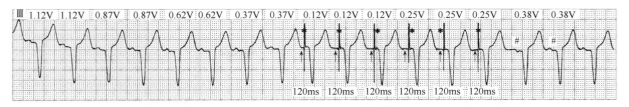

图 21-9　圣犹达起搏器心房阈值自动夺获功能（引自邸成业）

患者因三度房室阻滞植入圣犹达双腔起搏器，以 90 次 / 分自动测试心房阈值时，PAV/SAV 间期自动缩短为 50ms/25ms，测试脉冲从 1.12V 递减。夺获心房时测试脉冲后无备用脉冲。测试脉冲递减至 0.12V 时失夺获（箭头所示），失夺获时心房备用脉冲在测试脉冲后 40ms 处发放（*号所示）。连续 3 个相同脉冲失夺获时，测试电压逐步提高，每 3 次心跳提高 0.125V，直至连续 2 个相同电压确认夺获（#号所示）。在失夺获期间，A-V 间期缩短为 120ms

（1）若程控电压 > 3.875V，阈值测试从 3.875V 开始；若程控电压 < 3.875V，阈值测试从当前程控的电压开始，然后电压逐步降低，每 2 次心跳降低 0.25V（测试脉冲低于 0.25V 时，降幅为 0.125V），直至连续 3 个相同脉冲失夺获。失夺获时，备用脉冲在测试脉冲后 40ms 处发放（振幅为 5.0V，脉宽至少为 0.5ms）。

（2）连续 3 个相同脉冲失夺获时，测试电压将逐步升高，每 3 次心跳升高 0.125V，直至连续 2 个相同电压确认夺获，此时测试电压为阈值。在失夺获期间，A-V 间期将缩短为 120ms（若当前 A-V 间期 < 120ms，则起搏器继续使用当前 A-V 间期）。

（3）阈值被确定后，心房输出调整为阈值 +1.0V（阈值为 0.125 ～ 1.5V 时）、+1.5V（阈值为 1.625 ～ 2.25V 时）、+2.0V（阈值为 2.375 ～ 3.0V 时）、+5.0V（阈值 > 3.0V 时）。

（二）百多力心房夺获控制（atrial capture control，ACC）功能

1. 运作方式

（1）测试频率的确定：起搏器缩短 A-V 间期，连续 6 次以 A-V 间期（SAV 或 PAV）50ms 起搏，计算测试前的心房率（本身自主心房率或基础起搏频率）。

1）若自主心房率 > 基础起搏频率，则测试频率确定为自主心房率 +20%。

2）若自主心房率 < 基础起搏频率，则测试频率确定为基础起搏频率 +20%。

综上所述，起搏器测试频率取决于自主心房率和基础起搏频率较大者，数值等于两者中较大者 +20%。

（2）阈值测试：以测试频率且 PAV 为 50ms 的 AP-VP 工作方式连续起搏，测试电压的变化规律，初始电压默认 3.0V（可程控），测试电压的下降分为粗降阶段（以 0.6V 递减，一旦失夺获，进入细降阶段）和细降阶段（以 0.1V 递减）；0.6V 以下总是以 0.1V 递减。每一电压预设将会发放 5 次测试脉冲（初始电压发放 6 次），每 5 个测试脉冲后发放 1 个同步脉冲，若判断发生失夺获，同步脉冲将提前发放，此时该电压的测试脉冲发放次数可能会少于 5 个。5 次中有 2 次出现自主 P 波，则判断为失夺获，提示当前测试电压低于阈值，起搏器将以前组电压为阈值并进行核实测试。

（3）核实确定阈值：若阈电压加上 0.3V 核实测试未见自身 P 波（均能夺获心房），而阈电压减去 0.3V 核实测试出现自身 P 波（有心房失夺获），则阈值确定。起搏器将以阈值加上 1.0V（安全余量）的电压作为工作电压起搏心房，该次阈值测试过程完成。

采用以心房为基准的独特的 DDI 工作模式，心房阈值自动夺获搜索过程中，心房需要超速起搏，尽量抑制非失夺获原因导致的自主 P 波发生。有效的 AS 感知（PVARP 外）将会重整 A-A 间期，这样可以保持稳定的心房起搏频率。

2. 心电图表现（图 21-10）

（1）A-V 间期突然缩短，连续 6 次以短 A-V 间期（SAV 或 PAV 间期为 50ms）起搏（起搏器计算测试前自主心房率）。

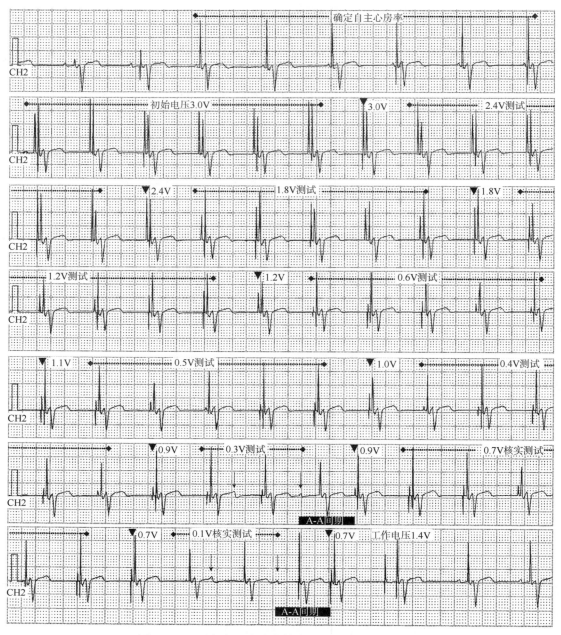

图 21-10　百多力心房夺获控制功能（引自陈顾江）

患者植入百多力双腔起搏器，心房夺获控制功能开启，默认测试初始电压 3.0V，安全余量 1.0V，最小输出电压 1.0V。从整个测试过程中通过心电图可以估算心房起搏阈值及工作电压。测试初始电压 3.0V 发放 6 个测试脉冲＋同步脉冲，然后电压粗降，以 0.6V 递减，每组电压测试 5 次＋同步脉冲；至 0.6V 时未出现自主 P 波，电压开始细降，以 0.1V 递减。至 0.3V 测试 2 次后，均有自主 P 波感知（箭头所示），确认阈值为 0.4V。核实测试第一步为阈值加 0.3V（即 0.7V），第二步为阈值减 0.3V（即 0.1V）。核实测试完成后，起搏器调整心房输出工作电压为 1.4V（阈值 0.4V＋安全余量 1.0V），作为下次自动阈值搜索前的工作电压（图中▼示同步脉冲电压变化）

（2）以自主心房率或基础起搏频率较大者增快 20% 为测试频率，以 PAV 间期 50ms 的 AP-VP 方式连续起搏，持续整个测试过程。

（3）测试过程中，心房起搏脉冲测试电压（6 个为一组，5 个测试脉冲和 1 个同步脉冲）逐渐降低。若有自主 P 波出现，同步脉冲将提前发放，此电压的测试脉冲发放次数可能少于 5 次。

（4）整个测试过程表现为心房计时方式的 DDI 工作方式。在 PVARP（心室后心房不应期）外的自主 P 波不能触发心室起搏，但重整心房计时间期。

（三）波科心房自动阈值测试（atrial automatic threshold measurement，RAAT）功能

1. 运作方式

（1）测试频率的确定：起搏器以固定的 PAV/SAV（85ms 或 55ms）进行数次起搏，计算测试前的心房率（本身自主心房率或基础起搏频率）。

1）若自主心房率＞基础起搏频率，则测试频率确定为自主心房率 +10 次 / 分。

2）若自主心房率＜基础起搏频率，则测试频率确定为基础起搏频率 +10 次 / 分。

综上所述，起搏器测试频率取决于自主心房率和基础起搏频率较大者，数值上等于两者中较大者 +10 次 / 分。

（2）阈值测试：心房起搏脉冲测试电压逐渐降低，3 个脉冲为一组，只有当一组中连续 3 次均夺获心房才会降低测试阈值。

（3）核实确定阈值：当测试阈值＞ 3.5V 时，每次降低 0.5V；当测试阈值＜ 3.5V 时，每次降低 0.1V。当一组（3 个脉冲）中出现 2 次失夺获时，起搏器确认前一组测试电压为心房起搏阈值。

2. 心电图表现

（1）A-V 间期突然缩短，PAV/SAV 间期固定为 85ms 或 55ms 起搏。

（2）以平均心房率和基础起搏频率两者之中较快者为基础，增加 10 次 / 分为测试频率进行测试。

（3）测试过程中，心房起搏脉冲测试电压逐渐降低（3 个脉冲为一组）。

（4）只有当一组中连续 3 次均夺获心房，才会降低测试阈值。

（5）当一组中出现两次失夺获时，则前一组的测试电压为心房起搏阈值。

三、心房同步起搏功能

心房同步起搏（atrial synchrony pacing，ASP）功能是 Vitatron 公司起搏器特有的功能。在出现房性心律失常、逆传 P⁻ 波及文氏现象时，如它们落在 PVAB（心室后心房空白期）外且达到生理性频率带上限，起搏器会发生自动模式转换，起搏模式由 DDD（R）自动转换为 DDI 或 VVI 模式。这时心室将失去跟踪心房的能力，即心房、心室失去同步顺序电活动。在快速房性心律失常、房性早搏、逆传 P⁻ 波结束后一跳恢复房室同步顺序（一跳实现模式反转换），Vitatron 起搏器会在发生自动模式转换后心室起搏或逸搏间期前的一个 A-V 间期发放 ASP 脉冲，即心房同步起搏脉冲，首先起搏心房。起搏器感知快速心房事件(房性早搏或逆行 P⁻ 波)至 ASP 脉冲发放的间期≥300ms。这一间期必须≥300ms，假如＜300ms，ASP 脉冲后 PAV 间期缩短，最短达 80ms。如果 PAV 缩短至 80ms 仍不能满足 300ms，心室起搏后延，但最多只能后延 65ms，若仍不能满足 300ms，则取消 ASP 脉冲发放。

心房同步起搏从感知房性早搏或逆行 P⁻ 波至 ASP 脉冲发放间期≥ 300ms，并非均等于 300ms。非竞争性心房起搏（NCAP）功能则感知的心房事件至心房脉冲发放的间期一定为 300ms。这是心房同步起搏功能与非竞争性心房起搏功能心电图表现之不同处。

设置 ASP 功能的目的：①欲一跳恢复 AV 顺序电活动。②在恢复 AV 同步的同时，保证 V-V 间期（心室活动）的恒定。因 ASP 脉冲在比此计划的心室起搏早一个 A-V 间期的位置发放，因此保证了固定的室率（V-V 间期），减少了患者可能因心室律不整齐引起的心悸。③避免室房逆传，由于在心室脉冲前发放 ASP 脉冲激动心房，避免了单纯激动心室引起的室房逆传，维持生理性的心脏机械活动(维持房室顺序收缩)，并能避免室房逆传导致的 PMT。④重建房室同步的同时，避免在心房相对不应期中发放心房起搏脉冲。

心电图特点（图 21-11，图 21-12）

1. ASP 发放前有房性快速性心律失常（房性早搏、逆行 P⁻ 波、房性心动过速、心房颤动等）。

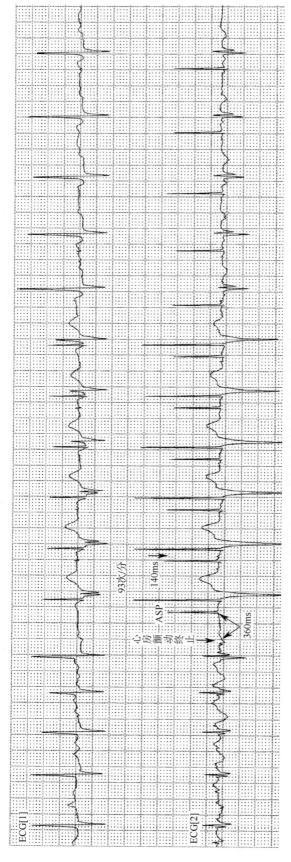

图 21-11　心房同步起搏功能（1）（引自刘霞）

阵发性心房颤动患者，植入 Vitatron 双腔起搏器。心房颤动时，起搏器自动模式转换为 DDI 方式工作。心房颤动波终止后 360ms 处发放一次 ASP 脉冲，随即模式反转换为 DDD 工作方式，起搏频率为 93 次 / 分，此时 PAV 间期缩短为 140ms，即发生了 "beat-to-beat" 模式反转换（一跳实现从 DDI 转换为 DDD 模式），之后起搏频率逐渐减慢，PAV 间期延长至程控值，由于患者自身 AR 间期 < 程控 PAV 间期，起搏器以类 AAI 方式工作。心电图诊断：阵发性心房颤动；DDDR 起搏心律，起搏器开启自动模式转换功能和心房同步起搏功能，起搏和感知功能正常

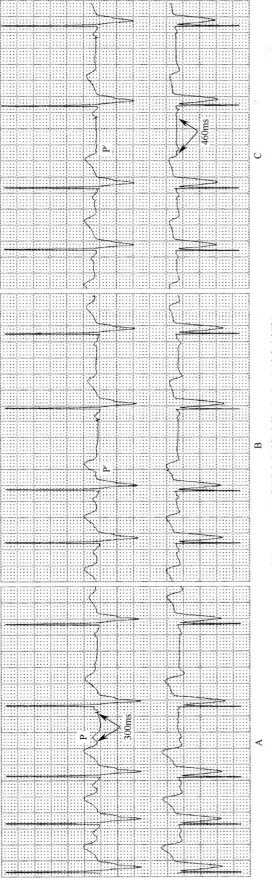

图 21-12　心房同步起搏功能（2）（引自刘霞）

本图选取动态心电图（A、B、C）三个片段。A. 当窦性心率接近 100 次 / 分（P-P 间期 < 600ms）时，出现文氏型传导阻滞或 2∶1 传导阻滞时，标注的 P 波未触发心室起搏（失去房室同步），在 P 波后 300ms 处发放心房起搏脉冲，恢复了房室同步，PAV 间期缩短为 100ms。B. 出现联律间期短的房性早搏 P' 波后起搏器无反应，原因是 P' 波落在了 PVAB（心室后心房空白期）内。C. 出现联律间期长的房性早搏 P' 波后，起搏器未触发心室起搏，于 P' 后 460ms 处发放心房起搏脉冲，恢复了房室同步。此时 PAV 间期为 140ms。P 或 P' 波与心房起搏脉冲之间的同期 ≥ 300ms，为心房同步起搏功能。在 PVARP（心室后心房不应期）内，但在 PVARP 外，房性早搏落在 PVAB 外。心电图诊断：窦性心律，房性早搏，DDD 起搏心律，开启心房同步起搏功能，起搏和感知功能正常

2. ASP 脉冲距前一个快速心房事件至少 300ms。

3. ASP 发放后即为 DDD 或 DDDR 模式，其 A-V 间期可能短于程控 A-V 间期值。

4. ASP 发放后的 V-V 间期可能长于或等于发放前。

5. 一跳恢复房室同步。

注：Vitatron 起搏器采用逐跳即刻模式转换，即所谓的 beat-to-beat 模式转换（一跳实现房室同步）。起搏器时间周期的算法是基于生理性频率和生理性频率带。当患者运动时，心跳逐渐增加，生理性频率也逐渐增加，此时起搏器认为是生理性心律而不发生自动模式转换；而当患者突发快速性房性心律失常时，频率超过当前的生理性频率带上限，起搏器认为是病理性心律，立即发生模式转换，即在一个心动周期就可以依据心房激动出现的时间（即频率）做出识别和反应。同样，在快速性房性心律失常结束时，也只需要一个心动周期就可以识别，此时起搏器会发放 1 次心房同步起搏（ASP）脉冲以尽力恢复房室同步。

四、频率骤降反应功能

频率骤降反应功能是指当自身心率骤降，达到设置的心率下降数，起搏器以高于基础起搏的频率起搏心房或心室。该功能开启后，起搏器能自动计算一定时间内平均心率（VVI 起搏器的频率骤降反应是以心室率来计算平均心率），当心率骤降，与前平均心率相比，达到所设置的下降数，启动治疗频率。该功能的设置可避免心排血量突然下降而引起的晕厥，适用于预防心脏抑制型或混合型血管迷走性晕厥患者。

（一）心电图表现共性

1. 当频率骤降出现长间期时，可见起搏脉冲。

2. 逸搏间期和起搏间期与前心动周期呈正相关，即前心动周期长，逸搏间期和起搏间期长，反之亦反。

（二）波科公司的突发心动过缓反应（sudden brady response，SBR）功能

心电图表现为平均心房率小于前 1min 平均心房率 –10 次 / 分后，SBR 开始工作，起搏频率为前 1min 平均心房率 +20 次 / 分，但受限于 MTR。

（三）美敦力公司的频率下降反应（rate drop response，RDR）功能

心电图表现

（1）心率突然降至低限（一般为 40 ～ 50 次 / 分），并连续几个心搏（多为 2 个心搏）。

（2）随后立即出现持续的快速起搏。

（四）Vitatron 公司的飞轮功能

对双腔起搏器而言，当心房率突然下降，低于生理频率带的下限，该功能启动，起初以生理频率带的下限频率起搏心房，然后起搏频率再逐渐下降，直至下降到下限频率。起搏频率的变化规律：第一个起搏频率最高，之后起搏频率每次下降 0.5 次 / 分直至下限频率。有些心室单腔起搏器也具有飞轮功能，但以实时的平均心室率来计算。当心室率突然下降，与实时的平均心室率相差 15 次 / 分时，该功能启动，开始以实时平均心室率 –15 次 / 分的频率起搏心室，其后心室起搏频率变化规律与双腔起搏器相同。

心电图表现

（1）起搏脉冲常在 P-P 间期或 R-R 间期突然延长后发放。

（2）逸搏间期不等。

（3）起搏频率高于 60 次 / 分，且不相等；第一个频率最高，之后每次下降。

五、房性早搏后反应功能

以下两种功能主要是 Vitatron 公司的起搏器所具有的特殊功能。

（一）抑制房性早搏功能

该功能主要是为了抑制房性早搏和快速房性心律失常而设定的，开启该功能后，起搏器每感知到落在生理频率带以外的房性早搏时，心房起搏率增加至当时的心房率 +15 次 / 分，对生理频率带以内的"窦性心房激动"不产生反应。

心电图表现

（1）房性早搏后起搏频率增加。

（2）联律间期较短的房性早搏后有心房频率增加，联律间期较长的房性早搏后无心房频率增加。

（二）房性早搏收缩后反应

设置该功能的目的是通过消除房性早搏后的代偿长间期，阻止房性心动过速的发生。

心电图表现　房性早搏后提前一次心房起搏，房性早搏未自身下传，其后的 PAV 间期缩短，若房性早搏能自身下传，则 PAV 间期不缩短。

六、室性早搏后反应功能

不同品牌起搏器对室性早搏的反应不同，但有一个共同目的，就是防止室房逆传诱发的起搏器介导性心动过速（PMT）的发生。

（一）美敦力、百多力及波科起搏器对室性早搏反应的心电图表现

这三家公司的起搏器都在感知室性早搏后，将心室后心房不应期（PVARP）自动延长，一般延长为 400ms（美敦力及波科起搏器）或 0 ~ 350ms（百多力），该数值可程控设置。这样可避免逆传的 P 波被起搏器感知，避免 PMT 的发生。

（二）Vitatron 起搏器对室性早搏反应的心电图表现

Vitatron 起搏器感知室性早搏后，自动延长 V-A 间期（延长值为一个 A-V 间期），同时发放心房起搏脉冲，阻止 PMT 的发生。可参阅《临床实用心电图学》图 41-57。

（三）圣犹达起搏器对室性早搏反应的心电图表现

心电图表现主要分为"+PVARP on PVC"和"A PACE on PVC"两种方式。

1. +PVARP on PVC 方式（图 21-13）

（1）起搏器感知室性早搏后自动延长 PVARP 为 480ms。

（2）在 PVARP 结束后，紧跟一个 330ms 的警觉期。

（3）若在此警觉期感知到 P 波，起搏器则抑制心房起搏脉冲的发放，触发心室起搏脉冲发放（恢复 VAT 工作方式）。

（4）若在警觉期结束时仍无自身 P 波出现，无论 V-A 间期多长，心房起搏脉冲皆在室性早搏后 810ms 处发放（起搏器感知室性早搏一般不在室性早搏 QRS 波起始部，而在 QRS 波达到一定振幅时、顶部甚至有时还会在 QRS 波终末部）。

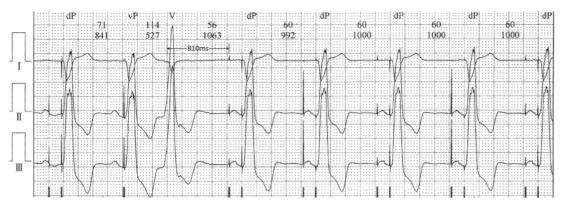

图 21-13　+PVARP on PVC 方式运作

患者，男性，60岁。因高度房室阻滞植入圣犹达双腔起搏器。程控低限起搏 A-A 间期1000ms，A-V 间期170ms。同步记录的 I、II、III 导联，最下行为起搏信号标识。本图除第 2 个心搏为感知自身窦性 P 波触发心室起搏 AS-VP（即 VAT）工作方式外，其余均为 AP-VP（即 DDD）工作方式。第 1 个心搏心房起搏脉冲落在自身窦性 P 波中后部，形成假性房性融合波。第 3 个心搏为室性早搏，起搏器感知室性早搏后，自动延长 PVARP（心室后心房不应期）为480ms，随后为 330ms 的心房警觉期（待命期），在警觉期内无心房感知事件，于是在警觉期结束时，即感知室性早搏后810ms（480ms+330ms）处发放心房起搏脉冲，为 +PVARP on PVC 方式运作表现。需说明的是，由于室性早搏发出的电激动只有传到起搏器心室电极处并达到一定电压值才能被起搏器感知，故起搏器对室性早搏的感知一般不在室性早搏 QRS 波起始处，而在 QRS 波达到一定振幅时、顶部甚至有时还会在 QRS 波终末部

2. A PACE on PVC 方式（图 21-14）

（1）起搏器感知室性早搏后自动延长心室后心房不应期（PVARP）为480ms（150ms+330ms），其中前150ms 为绝对不应期，后330ms 为相对不应期。

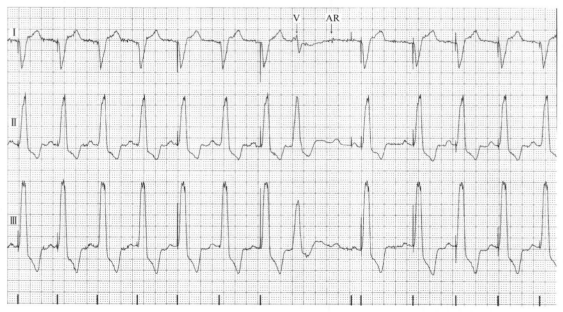

图 21-14　+PVARP on PVC 和 A PACE on PVC 方式同时运作

患者，男性，60岁，因高度房室阻滞植入圣犹达双腔起搏器，起搏器设置低限起搏频率为 60 次 / 分，即 A-A 间期1000ms，A-V 间期170ms，开启 +PVARP on PVC 和 A PACE on PVC 方式。同步描记的 I、II、III 导联（最下行为起搏通道标识）可见窦性 P 波规律显现，P-P 间期700ms（< 1000ms），起搏器以 VAT 方式工作，图中（第 8 个心搏）为室性早搏（标注"V"处），起搏器感知室性早搏后，PVARP 自动延长为480ms，之后跟有 330ms 的警觉期（+PVARP on PVC 方式运作表现）。在 330ms 的警觉期中出现了窦性 P 波，即心房感知事件（标注"AR"处），AR 不触发心室起搏脉冲发放，而在 AR 后330ms 发放心房起搏脉冲（A PACE on PVC 方式运作表现），并在 A-V 间期结束时发放心室起搏脉冲，之后恢复 VAT 工作方式

（2）在330ms相对不应期内感知到的P波，被定义为逆行P⁻波。起搏器感知逆行P⁻波后并不触发心室起搏脉冲发放，而是在感知逆行P⁻波后330ms处发放心房起搏脉冲。

（3）若在330ms相对不应期内未感知到P波，在V-A间期结束前也未感知到P波，心房起搏脉冲在V-A间期结束时发放。

七、减少心室起搏的自动模式转换功能

为减少不必要的右心室起搏，各起搏器厂家相继推出了最小化右心室起搏的特殊模式，但区别不大，主要是在类AAI（R）或称ADI（R）与DDD（R）之间进行模式转换，即当患者房室传导正常时，起搏器提供类AAI（R）或称ADI（R）工作模式；而当患者出现房室阻滞时，起搏器提供DDD（R）模式工作；当患者出现间歇性房室阻滞时，起搏器在类AAI（R）与DDD（R）模式之间进行自动相互转换，即当房室阻滞发生时，起搏器变为DDD（R）模式，而一旦患者恢复房室正常传导时，则起搏器回到类AAI（R）工作模式。ADI（R）就是类AAI（R）模式，仅比AAI（R）模式多一心室感知功能，见表21-5。

表21-5　最小化右心室起搏的特殊模式

模式转换	类AAI（R）→ DDD（R）	DDD（R）→类AAI（R）	DDI（R）
美敦力MVP功能	连续4次A-A间期中有2个无下传的心室感知事件，起搏模式由类AAI（R）→ DDD（R），房室传导正常时，起搏器提供类AAI（R）起搏模式	设定的时间自动检测房室传导，只要发现1个心室感知事件，起搏模式由DDD（R）→ AAI（R）	发生快速房性心律失常时，无论此时处于何种模式工作，皆转换为DDI（R）模式。快速房性心律失常终止时，自动转换为DDD（R）模式，然后再转换为类AAI（R）模式
波科RYTHMIQ功能	房室传导正常时，起搏器提供类AAI（R）起搏模式，且伴VVI备用起搏，当连续11个A-A间期中有3个过缓的心室搏动[心室起搏或心室感知事件至少比类AAI（R）起搏间期长0.15s]，即起搏器判断出现房室阻滞时，自动切换到DDD（R）模式	设定的时间自动检测房室传导，且连续10个A-A间期中心室起搏少于2个，起搏模式自动切换为类AAI（R）伴VVI备用起搏	
百多力VP Supp-ression功能	满足以下条件之一，ADI（R）模式转换为DDD（R）模式： （1）2s内无心室感知事件（心率慢时先满足） （2）两个连续的心动周期内无心室感知事件（心率快时先满足） （3）8个心动周期中有3个（可程控）无心室感知事件（断续的房室阻滞时先满足）	心室感知（VS）连续性搜索：在程控的A-V间期内感知到VS或至少持续30s的心室起搏（VP），其间无VS，则会延长A-V间期至450ms，共维持8个心动周期 VS智能搜索时间：首次"VS连续性搜索"从程控头移开30s开始，若每次没有成功，则下一次搜索时间间隔会双倍递增（30s、1min、2min、4min……128min），直到128min为止，之后每20h搜索一次 当8个心动周期中有连续6次（可程控）VS，则转换为类AAI（R）	发生快速房性心律失常，无论此时处于何种模式工作，皆转换为DDI（R）模式。快速房性心律失常终止时，自动转换为DDD（R）模式，然后再转换为类AAI（R）模式

八、空白期心房扑动搜索功能

起搏器佩戴者发生心房扑动时，起搏器会立即转换为非跟踪模式，以防止发生在心房易损期内的竞争性起搏和快速的心房跟踪。不同品牌起搏器识别心房扑动时方法不完全相同。

由于心房扑动等快速性房性心律失常出现时，部分心房事件落入心室后心房空白期（PVAB）不能被起搏器感知，起搏器则不能及时进行模式转换。为防止此种情况发生，美敦力公司部分型号起搏器设置了空白期心房扑动搜索（blanked flutter search，BFS）功能。其目的是当快速心房事件（如心房扑动）发作时，起搏器能及时进行模式转换，将心房跟踪模式转换为非心房跟踪模式。

（一）启动条件

在 AS-VP（心房感知 - 心室起搏）方式下，连续 8 个 A-A 间期（或 P-P 间期）＜ 2 倍的心房总空白期 [心房总空白期（TAB）= 感知 A-V 间期（SAV）+ 心房空白期（PVAB）]，同时连续 8 个 A-A 间期（或 P-P 间期）小于 2 倍模式转换频率间期。

（二）心电图特点（图 21-15、图 21-16）

1. VAT 工作方式，自身房率增快，出现一次自身房波后无 QRS 波，之后以短 A-V 间期（30 ～ 80ms）起搏。

2. 在延长为 400ms 的 PVARP 内若有心房不应期感知（AR）事件，则以此 AR 为起点开启略长于 A-A 间期一半、300ms 左右的心房警觉期。

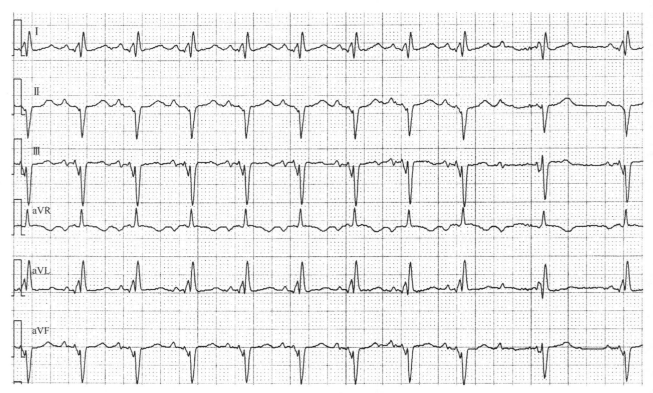

图 21-15　空白期房扑搜索功能（BFS）（1）

患者，女性，75 岁。因高度房室阻滞植入美敦力双腔起搏器。BFS 功能运作，说明见图 21-16

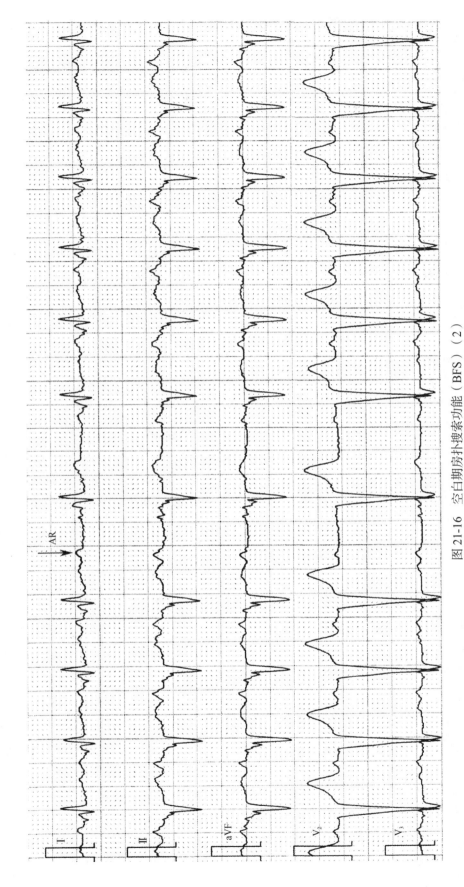

图 21-16 空白期房扑搜索功能（BFS）（2）

与图 21-15 为同一患者同一次、不同时间段的动态心电图片段，此为同步的 I、II、aVF、V₂、V₃ 记录。窦性心率连续较快，P-P 同期为 580ms，起搏器呈 VAT 工作方式（AS-VP），因连续 8 个 P-P 同期小于 2 倍心率转换频率间期（如图 21-15 所示），起搏器延长 PVARP（心室后心房不应期），此时有窦性 P 波（箭头所示），落在 PVARP 中，成为心房不应期感知（AR）事件（被感知但不能重整起搏周期），起搏器至 AR 开启开始 300ms 左右的心房警觉期，在警觉期结束时，无心房感知（AS）事件，于是发放 AP（心房起搏）脉冲，AP 后 80ms 发放 VP（心室起搏）事件，为空白期心房扑动搜索功能（BFS）运作表现

（1）开启的心房警觉期内若出现心房感知（AS）事件，且 AR 至 AS 间期小于模式转换频率，起搏器则于 AS 后 80ms 处发放 VP 脉冲，起搏器发生模式转换。

（2）开启的心房警觉期内若未出现 AS 事件，则起搏器于 AR 后心房警觉期结束处发放 AP（心房起搏）脉冲，且于 AP 后 30 ～ 80ms 处发放 VP（心室起搏）脉冲，并再次延长 PVARP 一个心搏。

注：BFS 功能若同时开启 NCAP 功能，AR 事件后的心房警觉期小于 NCAP 间期且其间无 AS 事件，AP 脉冲在 NCAP 间期结束时发放，A-V 间期可因 AP 脉冲的推迟而短于 80ms，最短 30ms。

九、2 ：1 锁定保护功能

心房扑动发作时，若部分心房波落入远场空白期（far field blanking，FFB；该远场空白期等同于其他起搏器公司的心室后心房空白期），不被起搏器感知，将导致起搏器无法进行模式转换，为了避免此种情况发生，百多力公司设计了 2 ：1 锁定保护功能。特别是当远场空白期设置较长时（≥ 125ms），建议开启该功能。

（一）运作方式

2 ：1 锁定保护功能包括三个阶段：怀疑阶段、核实阶段及终止阶段。

1. 怀疑阶段　当出现连续 8 个 VP-AS（心室起搏 - 心房感知）序列，其 VP-AS 间期＜ 2 ：1 锁定保护功能的 VP-AS 间期长度标准，且其 VP-AS 间期差值＜ 40ms（E 系列起搏器为 50ms），起搏器怀疑存在 2 ：1 锁定现象，进入核实阶段。

2. 核实阶段　延长 A-V 间期，延长值为 VP 后远场空白期，A-V 间期最长为 300ms（仅 1 次），同时启动最小心室后心房不应期。此时若有隐藏于远场空白期中的心房扑动波，将会被暴露在 A-V 间期中而被心房通道感知（标记为 Ars，心房不应期感知），此时 2 ：1 锁定状态被确认。若延长的 A-V 间期中无心房感知事件，2 ：1 锁定状态未被确认，A-V 间期逐渐缩短至程控值，120s 后重新检测。

3. 终止阶段　若 2 ：1 锁定状态被确认，且心房感知至心房不应期感知（AS-Ars）频率超过模式转换的频率，立即进行模式转换。

（二）心电图表现（图 21-17）

1. 连续 8 个较快而整齐的 VP-AS 序列。
2. 若在延长的 A-V 间期中出现心房波，则起搏模式转换为非跟踪模式（DDI 方式）。
3. 若在延长的 A-V 间期中，未出现心房波，则 A-V 间期逐渐缩短至程控值。

十、波科的动态 AV delay 功能

波科的动态 AV delay 功能实属频率适应性 A-V 间期自动调整功能，即心房率增快时，起搏器能自动缩短 A-V 间期（PAV、SAV 都缩短，PAV 的长短取决于当前的传感器频率，SAV 的长短取决于自身心房率的快慢）。此功能一方面是为了模仿生理规律，提高心排血量；另一方面是为了提高 2 ：1 阻滞点。该功能主要适用于房室阻滞患者，也可用于肥厚型梗阻性心肌病的治疗。

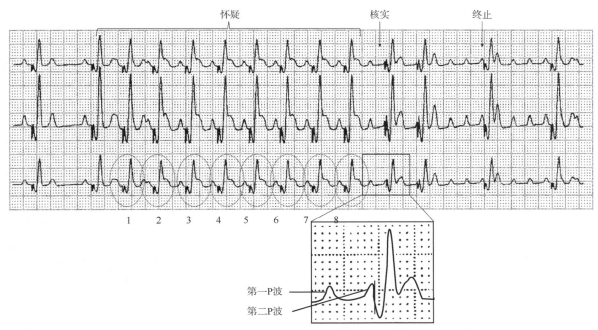

图 21-17 百多力起搏器 2 ：1 锁定保护运作示意图

上图所示第二个心搏后出现心房扑动（频率 250 次 / 分），8 个较快而整齐的 VP-AS 序列后，A-V 间期延长至 300ms，因心房扑动波间隔为 240ms，故原来落入远场空白期中的心房扑动波落入 A-V 间期，即下图所示的第 2 个 P 波（即 Ars），AS-Ars 频率超过了模式转换的频率，起搏器立即转换为非跟踪模式（DDI）

心电图特点（图 21-18）

1. AP-VP（即 DDD）工作方式下，出现一次或多次自身 P 波（如房性早搏或房性心动过速等）后呈 AS-VP（即 VAT）工作方式。

2. 在 VAT 工作方式后，出现一次短 A-V 间期起搏。即在心房率增快时，VAT 工作方式后以短 AV 起搏，即 PAV 缩短。

3. 短 A-V 间期起搏之后，恢复正常的 AP-VP 工作方式伴正常 A-V 间期。

4. 为保持 AP-VP 工作方式下起搏的 V-V 间期不变，则短 A-V 间期值可变，PAV 缩短值 =AP 延迟发放值（VA 延长值）=A-A 间期缩短的数值。

十一、A-V 间期滞后搜索功能

《临床实用心电图学》第 41 章第五节"六、A-V 间期滞后搜索功能"已详细介绍了美敦力、圣犹达、Vitatron 起搏器的 A-V 间期滞后搜索功能，在此不再赘述，下面补充另外两种起搏器（百多力、波科）的 A-V 间期滞后搜索功能。

（一）百多力自主心律支持功能

百多力（Biotronik）的自主心律支持（intrinsic rhythm support，IRS）是 AV 滞后（AV hysteresis）、AV 扫描滞后（AV scan hysteresis）及 AV 重复滞后（AV repetitive hysteresis）的一键激活功能（这三种 AV 滞后功能也可以独立开启），主要是通过 A-V 间期的延长来促进自主房室传导，减少不必要的心室起搏。

1. AV 滞后的心电图特点

（1）在程控设置的较短 A-V 间期内出现一个自身传导的心室感知事件后，A-V 间期将延长至滞后值。

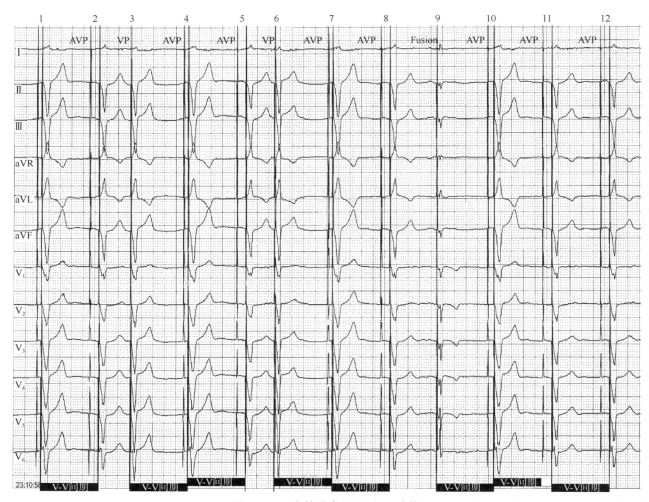

图 21-18　波科动态 AV delay 功能

患者，女性，64岁。植入波科双腔起搏器。起搏器设置基础起搏间期，A-A 间期为 1000ms，A-V 间期为 150ms。同步 12 导联心电图记录可见，在 AP-VP（即 DDD）基本工作方式下，第 3、6、9 个心搏呈 AS-VP（即 VAT）工作方式，为感知自身 P 波（窦性 P 波或房性早搏）促发心室起搏（其中第 9 个心搏为自身房室结下传和心室起搏形成的室性融合波）。在此之后的第 4、7、10 个心搏（包括第 1 个心搏）均为短 A-V 间期起搏，即 PAV 缩短。第 1、4、7、10 个心搏的短 A-V 间期值不等，分别为 80ms、70ms、60ms、100ms，短 A-V 间期心搏至下一次正常程控 A-V 间期心搏的 V-V 间期与 VAT 工作方式至其后短 AV 起搏之 V-V 间期及最后两个正常 A-V 间期起搏心搏间的 V-V 间期均相等，即 V-V 间期固定不变（1000ms）

（2）若出现连续的自身传导的心室事件（包括 A-V 间期内的室性早搏），则起搏器维持长 A-V 间期。

（3）若不再出现自身心室事件，则在 1 次心室起搏后下一心搏回到短 A-V 间期。

2. AV 扫描滞后的心电图特点

（1）在连续 180 个心室起搏（VP）事件后，起搏器将主动延长 A-V 间期数次（可程控，起搏器默认值为 5 次）。

（2）若在延长 A-V 间期数次内，未搜索到自主房室传导，A-V 间期缩短。

（3）若搜索到自身心室事件，则重新开始 VP 计数，直至连续 180 个心室起搏后再次启动。

3. AV 重复滞后的心电图特点（图 21-19）

（1）程控的 A-V 间期内出现一个自主传导的心室事件（包括室性早搏）后，起搏器将 A-V 间期延长数次（可程控，起搏器默认值为 5 次）。

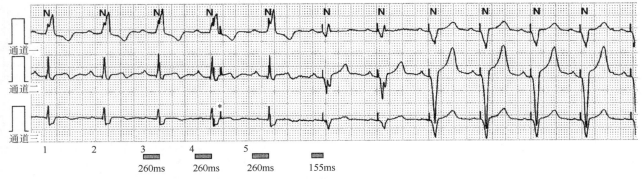

图 21-19 房室间期重复滞后（引自邸成业）

患者因窦性停搏植入百多力双腔起搏器，PAV 间期为 200ms（＜70 次/分时），PAV 间期为 180ms（＜90 次/分时），房室间期重复滞后周期数为 3，房室间期扫描滞后周期数为 3。本图第 3～5 个心搏为一个重复滞后周期。窦性心律为 68 次/分，VP 发出后，自身 QRS 波出现，第 3 和第 5 个 QRS 波为假性室性融合波，且位于初始脉冲后 ER 波感知期内，被起搏器感知，起搏器误认为初始脉冲夺获了心室；图中第 4 个 QRS 波亦为融合波，位于初始脉冲后 ER 波感知期空白期内，未被起搏器感知，触发备用脉冲（＊号所示）在距初始脉冲 130ms 处发放，此时心室位于绝对不应期，备用脉冲未夺获心室。3 个重复滞后周期内（第 3～5 个心搏），未检测到自身 QRS 波，SAV 间期缩短到程控值 155ms，180 个 VP 周期后起搏器将进行扫描滞后后来检测是否有经房室结下传的自身 QRS 波

（2）若在延长数次 A-V 间期内，未出现自身传导事件，则 A-V 间期缩短。

（3）若期间内出现自身传导事件，则维持长 A-V 间期，并且重置重复次数。

（二）波科 AV 滞后搜索及延长型 AV 滞后搜索功能

1. 运作过程

（1）AV 滞后搜索（AV search hysteresis，AVSH）：每隔程控的搜索间隔后延长 A-V 间期 8 次以搜索自身房室传导。若始终没有搜索到自身的房室传导，则延长的 A-V 间期将在固定 8 次搜索后恢复程控值。若搜索到自身的 QRS 波，则将维持长的 A-V 间期以鼓励自身房室传导，直至发生 1 次心室起搏事件，A-V 间期将恢复至程控值。需特别注意的是，波科起搏器的计时方式为改良的 AA 计时，在心室起搏后采用 VV 计时方式来保持心室率的稳定。故而，在 AV 滞后搜索运作过程中，若没有心房感知事件，A-V 间期的变化是通过心房（A）脉冲的提前和延后发放来实现的。若有心房感知事件，则 SAV 间期的延长将受到限制，以避免心室起搏频率低于低限频率、传感器频率或滞后频率。AV 滞后搜索期间，动态 AV delay 功能不受影响。

（2）延长型 AV 滞后搜索（AV search hysteresis＋，AV search＋或 AVSH＋）：该功能类似 AV 滞后搜索功能，只是功能更加强大。仍然是每隔程控的搜索间隔后延长 A-V 间期 8 次以搜索自身房室传导。与 AV 滞后搜索功能不同之处：① AV search＋的搜索间隔内包括心室起搏事件和心室感知事件；② AV search＋不按百分比延长 A-V 间期，而是直接将 A-V 间期延长为某一固定值（默认为 300ms），搜索 A-V 间期必须大于程控 A-V 间期；③ AV search＋运行时，动态 AV delay 和感知 A-V 间期功能失效；④ AV search＋的失活条件，8 次搜索周期内未搜索到自身房室传导，则 A-V 间期恢复至程控值，或者在滞后 A-V 间期状态下 10 次心动周期中发生 2 次心室起搏事件后，A-V 间期恢复至程控值。

2. 心电图表现

（1）有 8 次 A-V 间期延长以搜索自身房室传导。

（2）若始终没有搜索到自身的房室传导，则第 9 次 A-V 间期缩短。

（3）若搜索到自身的 QRS 波，则将维持长的 A-V 间期，直至发生 1 次心室起搏事件，A-V 间期将缩短。

（4）在 A-V 间期延长状态下 10 次心动周期中发生 2 次心室起搏（VP）事件后，A-V 间期将缩短（AV search＋独有）。

（三）不同品牌起搏器 A-V 间期滞后搜索功能比较

不同品牌起搏器 A-V 间期滞后搜索功能比较详见表 21-6。

表 21-6　不同品牌起搏器 A-V 间期滞后搜索功能比较

起搏器名称	AV 搜索功能	延长 A-V 间期	恢复 A-V 间期	搜索周期	延长幅度
美敦力	AV search AV search +	AA 计时	VV 计时	16 个	31/62ms
圣犹达	VIP（心室自身优先功能） AICS（自主传导搜索功能）	AA 计时	AA 计时	1～3 个 / 分或 1 个（5min）	默认 100ms
百多力	AV 扫描 / 重复滞后 自主心律支持（IRsPlus）	AA 计时	AA 计时	5～6 个（180 个 VP 事件）	延长至 300ms 或 400ms
Vitatron	AV 延迟滞后与扫描 RVP（精确心室扫描）	AA 计时	AA 计时	1 个	64ms 或 60ms、80ms、 100ms、120ms
波科	AVSH（AV 搜索滞后） AV search +（AVSH+）	VP 事件前 AA 计时 VP 事件后 VV 计时		8 个（32～1024 个 VP 事件）	延长 10%～100% 或延 长至 300ms

第三节　CRT 起搏器特有功能心电图

一、CRT 起搏心律的心电图特点

1. 所有的心动，心室都起搏，A-V 间期短。

2. 起搏的 QRS 波形态比植入前窄，同时亦比单独右心室或左心室起搏窄。

3. 双心室起搏的图形主要取决于左、右心室电极的位置，V-V 间期设置的左、右心室起搏顺序和时间差，左、右心室内传导时间和电压。

需特别指出的是，CRT 起搏器对自身心房率超过上限跟踪频率的反应与双腔起搏器不同，这是由于植入 CRT 起搏器的患者自身房室传导一般是正常的，这样使 CRT 正常感知的 P 波或 P′ 波既能自身下传形成 QRS 波，也能经起搏器感知触发起搏形成 QRS 波，故一般的 CRT 起搏器不会形成文氏阻滞，而是不触发双心室起搏。当心房率增快，P-P 间期小于上限频率间期时，双心室起搏脉冲必须在上限频率间期后发放，此时 SAV 间期延长。如果自身房室传导功能正常，在等待上限频率间期结束过程中，自身 P 波已经下传形成 QRS 波。连续快速的心房率使心房后只有自身下传 QRS 波，无双心室起搏跟踪，掩盖起搏器的文氏阻滞现象。另外，CRT 起搏器的上限频率设置不宜过低，过低将抑制双心室起搏。临床实践认为，CRT 上限跟踪频率设置值常为 140 次 / 分，同时该设置值下的心室起搏不应诱发患者的心肌缺血。

注： 在 CRT 起搏器中，VV 间期特指设置的同次心搏中左、右心室起搏的时间差。

二、左心室阈值管理功能

左心室阈值管理功能（left ventricular capture management，LVCM）是心脏再同步治疗（CRT）起搏器特有的功能，主要应用在美敦力公司的 CRT-P 或 CRT-D 起搏器中。

心电图表现（图 21-20）

1. 跟踪模式（DDD 模式）

（1）一般默认凌晨 1：00 运行。

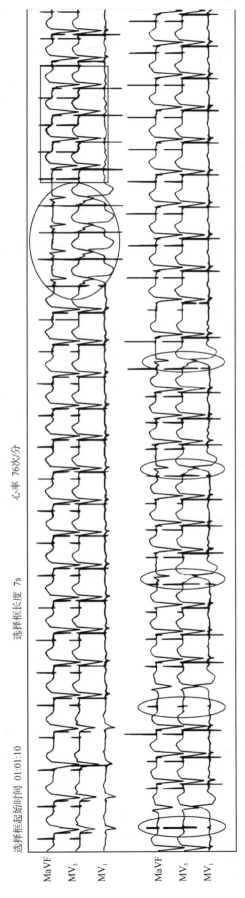

选择框起始时间 01:01:10

选择框长度 7s

心率 76次/分

MaVF

MV₅

MV₁

MaVF

MV₅

MV₁

图 21-20 左心室阈值管理功能（引自江西）

患者，男性，52 岁。临床诊断：扩张型心肌病，2 型糖尿病，心功能Ⅲ级。植入美敦力 CRT-D 起搏器。该图为患者动态心电图连续记录，凌晨 1:00 左右，上行图起始呈平稳的房室顺序（DDD 跟踪模式），起搏频率突然增快，12 个稳定性心动周期后，连续 4 次快速左心室夺获（上排图圆圈处 4 次宽大畸形的 QRS 波群呈类完全性右束支阻滞图形），即完成 LV-RV 传导测试；方框处 4 次 QRS-T 波群恢复双心室起搏形态，但 A-V 同期突然延长（即房室传导测试），紧接着 A-V 同期恢复延长前的数值，QRS-T 呈现 "3+1" 现象（发放 3 个支持脉冲和 1 个测试脉冲）持续 5 个周期进行左心室起搏阈值测试，其中有 2 次测试周期在阈值减低后没有有效夺获左心室（下排图前 2 个圆圈所示），最后以连续 3 次测试周期均能成功夺获左心室（下排图后 3 个圆圈所示）而终止左心室起搏阈值搜索

（2）先测试 12 个稳定性周期，即 12 个心动周期，若满足频率稳定 R-R 间期互差＜ 200ms，且频率不是过高（自身心率＜ 90 次 / 分）。

（3）连续 4 次快速的左心室夺获（单个心室起搏脉冲且心室起搏呈右束支阻滞型），频率增加 15 次 / 分，A-V 间期缩短为 30ms，完成左心室 - 右心室（LV-RV）传导测试。

（4）频率继续保持增加 15 次 / 分，出现 4 次长 A-V 间期（PAV=LV-RV 间期 +80ms），即房室（A-V）传导测试阶段。

（5）3+1 现象（即发放 3 个支持脉冲和 1 个测试脉冲）来测试左心室起搏阈值。其间可能因为阈值减低过程中出现失夺获而漏搏或出现自身 QRS-T 波，最后以连续 3 次测试周期均能成功夺获左心室而终止左心室起搏阈值搜索。

2. 非跟踪模式（VVI 或 DDI 模式）

（1）一般默认凌晨 1：00 运行。

（2）先测试 12 个稳定性周期，即 12 个心动周期，若满足频率稳定 R-R 间期互差＜ 200ms，且频率不是过高（自身心率＜ 90 次 / 分）。

（3）连续 4 次快速的左心室夺获，频率增加 15 次 / 分，A-V 间期缩短为 30ms，完成 LV-RV 传导测试。

（4）3+1 现象（即发放 3 个支持脉冲和 1 个测试脉冲）来测试左心室起搏阈值。其间可能因为阈值减低过程中出现失夺获而漏搏或出现自身 QRS-T 波，最后以连续 3 次测试周期均能成功夺获左心室而终止左心室起搏阈值搜索。

注：*CRT 的 LVCM 功能与单腔或双腔起搏器的 VCM 功能均有 3+1 现象，但 LVCM 功能，不管测试脉冲是否夺获心室，均不发放心室备用脉冲，这一点需引起注意。*

美敦力公司 CRT 起搏器全自动阈值管理功能运作顺序是右心室阈值管理功能（VCM）—心房阈值夺获（ACM）—左心室阈值管理功能（LVCM），其中 VCM、ACM 的心电图表现类似双腔起搏器，但有特殊表现。

附：CRT 起搏器心房阈值夺获（ACM）功能的心电图表现

1. 窦性心律时。

2. 往往发生于午夜。

3. 按 5：1 的规律出现自身窦性心律和快速的心房起搏，心房起搏频率明显快于窦性心律（最大频率为 120 次 / 分）。

4. 不会出现心房双脉冲。

5. ACM 运作过程中心室暂停跟踪起搏 / 功能性 P 波不感知（CRT 起搏器特殊表现）。

三、心室感知反应起搏功能

1. 美敦力公司心室感知反应（ventricular sense response，VSR）功能　该功能也称为心室感知触发心室起搏功能，是美敦力公司 CRT 中保证快速自身房室传导及模式转换后，当感知到心室事件时触发双心室同步起搏的一个程序，以提高双心室同步起搏的比率，解决室性早搏的双心室同步起搏问题，进而提高 CRT 疗效。适用于 CRT 患者出现自身房室下传的 QRS 波，也适用于 CRT 患者伴发室性早搏，还适用于 CRT 患者发生心房颤动转换为 VVI 或 DDI 模式时（图 21-21）。

（1）在跟踪模式（DDD 模式）下 VSR 功能：VSR 最高反应频率范围（一般为 150 次 / 分）内，感知或起搏 A-V 间期内的心室感知事件将触发双心室脉冲的发放。

（2）在非跟踪模式（VVI 模式）下 VSR 功能：CRT 患者发生阵发性心房颤动转换为 VVI 或 DDI

模式时，在 VSR 最高反应频率范围（一般为 150 次 / 分）内的心室感知事件将触发双心室脉冲的发放。

（3）CRT-D 起搏器开启该功能后，一旦感知到自身 QRS 波时，将在 8ms 后触发双心室起搏，此时无 V-V 间期（双心室同时起搏）。

（4）CRT-P 起搏器则在心室感知后先以触发左心室 / 右心室顺序起搏：心室感知 8ms 时左心室或右心室起搏，再 4ms 后右心室或左心室起搏，V-V 间期固定，不可程控。

注：VSR 功能触发的心室起搏频率低于上限跟踪频率。

2. 圣犹达起搏器心室反应起搏的心电图表现　DDT 模式下心室感知 13ms 后左心室先起搏，左心室起搏 10ms 后再右心室起搏。

3. 百多力起搏器心室反应起搏的心电图表现

（1）如果右心室先感知，起搏器则在 0 ～ 20ms 后触发左心室起搏而非右心室起搏，也非双心室起搏；若左心室先感知，则不触发任何心室起搏脉冲。

（2）此时心电图上有起搏脉冲，但不是真正的双心室同步起搏，而是不同程度的真性或假性融合波（心室感知均不发生在 QRS 波的起始部分，而且心室感知后也多不会立即启动心室脉冲发放）。

（3）原来设置的 V-V 间期不再起作用。

四、心房颤动传导反应功能

心房颤动传导反应（conducted AF response，CAFR）功能又称为对心房颤动自身 QRS 波反应功能，与频率平滑（RS）功能、心室感知反应（VSR）功能相似，它可以在不增加起搏频率的基础上有效提高心室起搏比例。当患者自身心律为心房颤动时，CRT 起搏器将自动模式转换成 VVI 或 DDI 模式，避免绝对不规则的心室率降低双心室同步起搏的比例，即提高心房颤动时双心室同步起搏的比例。在美敦力早期的起搏器中，该功能被命名为心室反应性起搏（ventricular response pacing，VRP）。

心电图表现（图 21-21）

1. 心房颤动中自身 QRS 波特殊反应

（1）连续 2 次心室感知时，心室起搏频率自动增加 1 次 / 分，连续 3 次心室感知，自动增加 2 次 / 分，以此类推，连续心室感知事件 N 次后，增加（N–1）次心室起搏频率。

（2）连续出现 2 次心室起搏的 QRS 波时，心室起搏频率自动降低 1 次 / 分，连续心室起搏事件 N 次后减少（N–1）次心室起搏频率。

2. 心房颤动时出现自身 QRS 波，触发心室提前起搏，提前的心室起搏又相当于一次室性早搏，其后存在的类代偿间期可使 R-R 间期延长；在 R-R 间期延长中，心室起搏最终能使心房颤动下传心室变为以双心室起搏为主的心律，R-R 间期也将变得相对规则。

附：心房颤动时，如何确定 CRT 起搏心律

当自身心律为心房颤动时，起搏模式转换成 VVI 或 DDI 模式，此时心电图上无法明确是 CRT 起搏心律，特别是在没有任何起搏器资料的情况下，很容易误诊为 VVI 起搏心律。只有开启 CAFR 或 VSR 功能时才出现特征性的心电图改变，方能明确是 CRT 起搏心律。

1. R-R 间期不等时，较短 R-R 间期的 QRS 波可能是自身下传的 QRS 波。R-R 间期相等时，无论是自身的 QRS 波，还是起搏的 QRS 波，均可见到心室起搏脉冲；而 VVI 起搏心律在自身提前下传的 QRS 波中不应有起搏脉冲。

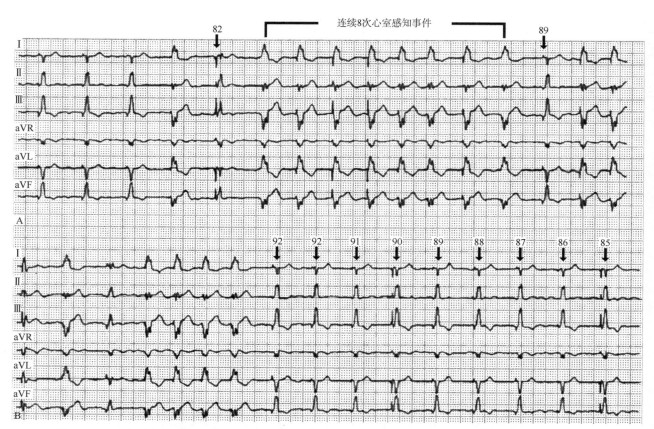

图 21-21　心室感知反应（VSR）功能与心房颤动传导反应（CAFR）功能同时开启（引自杨小花）

心房颤动合并左束支阻滞患者 CRT 植入术后，VSR 与 CAFR 功能均开启。A. 中段呈 8 次连续的心室感知事件（左束支阻滞型 QRS 波），并触发心室脉冲发放，自身 QRS 波和起搏 QRS 波前均有心室起搏脉冲（VSR 功能），其前心室起搏频率为 82 次/分，8 次连续心室感知事件后心室起搏频率提高至 89（82+8-1）次/分（CAFR 功能运行）；B. 后半段可见连续的心室起搏事件，在两次频率 92 次/分的心室起搏后，连续 1 次减慢，心室起搏频率降低至 85[92-（8-1）] 次/分（CAFR 功能运行）

2. 心室起搏的 QRS 波时间较短。此时应排除心室起搏的真性融合波和假性融合波。

3. 室性早搏中可见心室起搏脉冲，同时该起搏脉冲由两个脉冲组成，这是定位双心室起搏的关键。

CAFR 和 VSR 两个功能临床上联合应用，将大幅度提高心房颤动患者的双心室同步起搏的比率，进一步显著改善心功能，缩短患者阵发性心房颤动的持续时间，使其更快地转为窦性心律。

五、心房跟踪恢复功能

所谓心房跟踪恢复（atrial tracking recovery，ATR）功能是监测丧失心室跟踪的心房事件，通过缩短 PVARP 而恢复双心室同步起搏，即当连续出现 8 个不应期内心房感知（AR），并形成 AR-VS 形式时（即心房不应期感知后，该 P 波不触发心室起搏，但能经房室结下传引起自身 QRS 波），将激活 ATR 功能而使 PVARP 自动缩短，使已出现的 P-P 间期大于心房总不应期。结果使发生的功能性心房感知不良变为正常心房感知，即心房波从不应期内感知变为心房正常（不应期外）感知，进而恢复心房跟踪功能及 CRT 的双心室起搏，表现为心房跟踪功能的自动恢复。

需要特别指出的是，缩短 PVARP（容易出现 PMT）只能对一定频率范围的 A-A 间期有效，若 A-A 间期更短，则会出现心室跟踪的丧失。

六、起搏融合自身传导功能

起搏融合自身传导功能是根据患者的不同状态或自身实时的房室传导时间，动态优化 A-V 间期或 V-V 间期，以提高 CRT 反应率。

（一）美敦力公司 Adaptiv CRT 功能

该功能是根据患者的不同状态，智能调整适应性左心室起搏和双心室起搏，通过每分钟自动测量心房波到自身 QRS 的间期，动态调整 A-V 和 V-V 间期。

1. 具体运作过程　当患者自身节律为窦性心律且 ≤ 100 次 / 分，SAV 间期 ≤ 200ms（或 PAV 间期 ≤ 250ms），起搏器以适应性单左心室起搏模式工作，提前激动左心室，融合右心室自身传导，维持房室结传导功能，其中左心室起搏将发生在自身 A-V 间期的 70% 处或在自身 QRS 波之前至少 40ms 处；若自身节律或自身 AV 不满足上述要求，则启用动态双心室起搏模式，A-V 间期调整为在 P 波结束后约 30ms 或自身 QRS 之前至少 50ms。

2. 心电图表现（图 21-22 ～图 21-25）

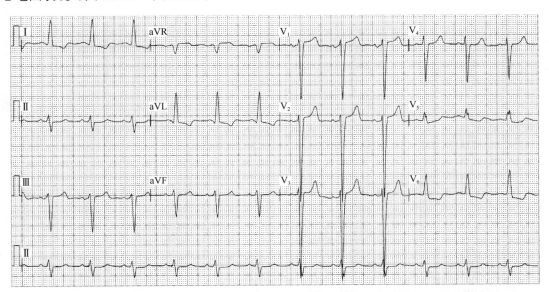

图 21-22　基线状态下体表心电图示完全性左束支阻滞图形

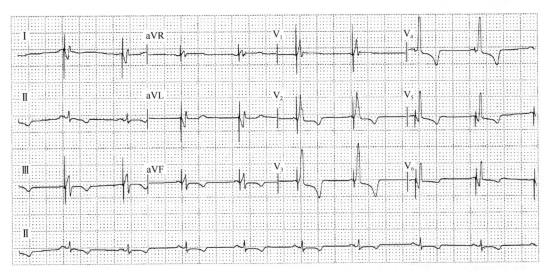

图 21-23　单左心室起搏图形，可见电轴右偏（Ⅰ、aVL 导联主波向下，Ⅱ、Ⅲ、aVF 导联主波向上），V₁ 导联主波向上

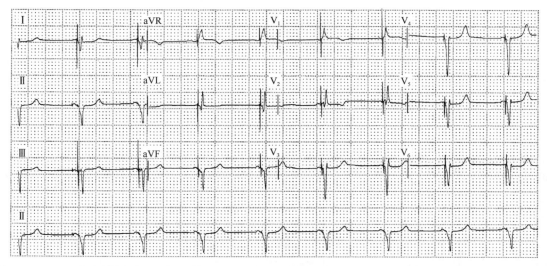

图 21-24　双心室起搏图形，可见电轴在无人区（Ⅰ导联主波向下，aVL 导联主波变为直立，Ⅱ、Ⅲ、aVF 导联主波向下），V₁ 导联主波向上

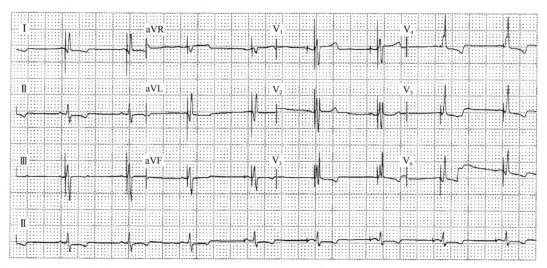

图 21-25　开启 Adaptiv CRT 功能，适应性单左心室起搏，右心室自身下传，此时电轴较双心室起搏图形明显左偏（Ⅰ、aVL 导联主波均变为直立，Ⅱ、Ⅲ、aVF 导联正负双向，Ⅱ导联以正向波为主），V₁ 导联变为负向波

图 21-22 ～图 21-25 为患者植入美敦力公司 CRT 起搏器后，基线状态下、单左心室起搏、双心室起搏、适应性单左心室起搏模式下 QRS 波的心电轴变化（引自宿燕岗）

（1）自身 P-R 间期决定两种工作模式

1）当自身 P-R 间期＜ 200ms，以适应性单左心室起搏融合右心室自身下传模式工作。

2）当自身 P-R 间期＞ 200ms，则以双心室起搏模式工作。

（2）自动延长 A-V 间期，测量自身 A-V 传导功能，动态设定恰当的 A-V 间期。偶尔可见到若干个心室自身传导的心动周期。

（3）与传统的 CRT 比较，QRS 波时限变化不大。但心电轴左偏（Ⅰ导联 QRS 波变为直立，V₁ 导联 QRS 波呈负向）。

（二）圣犹达公司 Sync AV 功能

Sync AV 功能是基于起搏器负向滞后原理，根据患者自身实时的房室传导时间，减去一个预设的 Δ 值来动态优化 A-V 间期，从而达到右心室自身下传、右心室起搏、左心室起搏三者融合的效果。

1. **具体运作过程** 当患者满足如下条件：窦性心律，自身 P-R 间期＜ 300ms，心率＜ 100 次 / 分，左束支阻滞，即可启动该功能。

每隔 256 个心动周期，按照程控的较长的 PAV/SAV，观察 3 个完全自身传导的 QRS 波，以 3 个心动周期中最后 1 个自身 A-V 间期作为测量值，然后基于自身 A-V 间期，自动调整 A-V 间期，应用于其后的 256 个心动周期，调整后的 A-V 间期 = 自身 A-V 间期 -Δ 值，其中 Δ 值默认为 50ms，并可程控，此为主动搜索过程。若起搏器在运作过程中感知自身心室事件，则自动缩短 A-V 间期，双心室起搏 32 个心动周期后，PAV 自动延长 3 个心动周期，检测自身 AV 传导，然后根据调整后的 A-V 间期，即被动搜索过程（图 21-26）。需注意的是，室性早搏事件不会触发被动搜索，此外必须关闭频率适应性 A-V 间期自动调整功能和心室自身优先（VIP）功能。

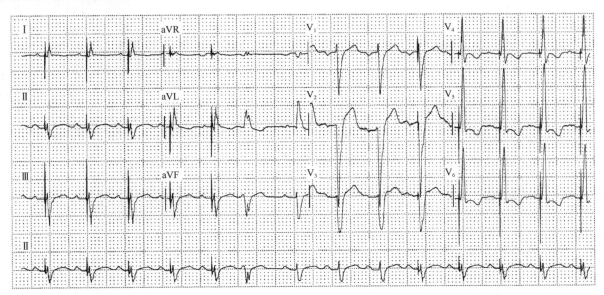

图 21-26 Sync AV 程序自动搜索自身 A-V 间期心电图（引自宿燕岗）

患者植入圣犹达公司 CRT-D 起搏器，Sync AV 功能启动，体表心电图发现连续 3 个心房感知 - 心室感知心动周期，此为 Sync AV 功能搜索自身 A-V 间期

2. **心电图表现**（图 21-27 ～图 21-30）

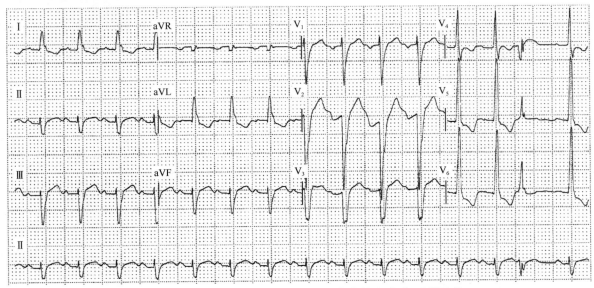

图 21-27 基线状态下体表心电图示完全性左束支阻滞图形

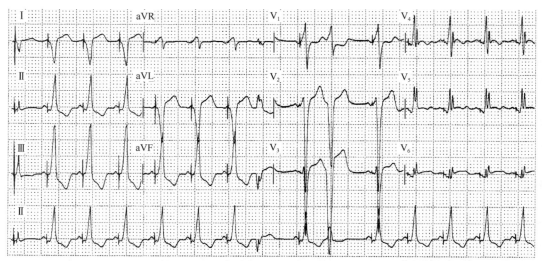

图 21-28　单左心室起搏图形，可见电轴极度右偏（Ⅰ、aVL 导联主波向下，Ⅱ、Ⅲ、aVF 导联主波向上），V₁ 导联为 RS 型

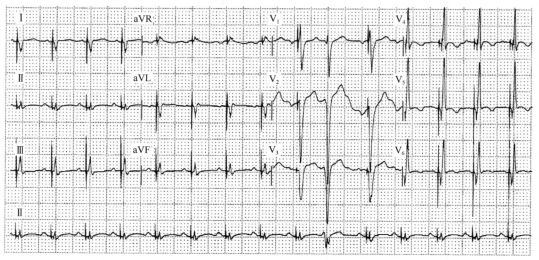

图 21-29　双心室起搏图形，应用 QuickOpt 一键优化程序设置 A-V 间期和 V-V 间期，左心室提前激动，故仍为电轴右偏（Ⅰ、aVL 导联主波向下，Ⅱ、Ⅲ、aVF 导联主波向上）

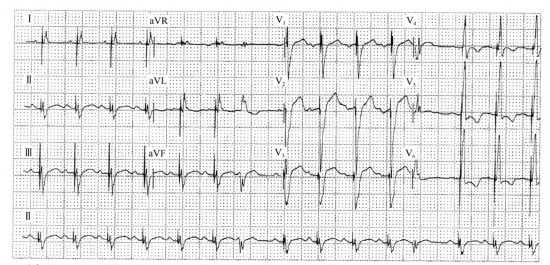

图 21-30　开启 Sync AV 功能，右心室自身激动下传成分显现，电轴左偏（Ⅰ、aVL 导联主波向下，Ⅱ、Ⅲ、aVF 导联负向波为主），V₁ 导联为负向波

图 21-27 ～图 21-30 为患者植入圣犹达公司 CRT-D 起搏器后，在基线状态下、单左心室起搏、双心室起搏（QuickOpt 一键优化后）、Sync AV 起搏模式下 QRS 波的心电轴变化（引自宿燕岗）

（1）P-R 间期＜ 300ms，Sync AV 功能启动，它只有一种工作模式，即右心室自身下传、右心室起搏、左心室起搏三者融合（起搏融合自身激动），此融合波导致 QRS 波时限缩短。

（2）自动延长 A-V 间期，测量自身 A-V 传导功能，以此设定恰当的 A-V 间期。

（3）偶尔可见若干个心室自身传导的心动周期。

（4）心电轴偏离无人区（左偏），Ⅰ导联 QRS 波变为直立，V_1 导联 QRS 波呈负向波。

七、心力衰竭预警管理功能

肺淤血是心力衰竭的主要表现之一，中度甚至重度心力衰竭患者往往出现胸腔内液体潴留。当肺淤血时，其跨胸腔的电阻抗就会下降，若能够准确测量胸内阻抗变化，将可使心力衰竭早期预警成为可能，美敦力公司的液体潴留监测技术（OptiVol^{TM}）应运而生，为临床医生提供了一个较客观的心力衰竭预测指标，方便医生调整药物，避免患者心力衰竭加重。它可以测量右心室电极和起搏器之间液体的任何变化，不受呼吸和电极放置部位的影响，也不会影响起搏器的使用寿命。

（一）具体运作过程

OptiVol^{TM} 在每天 12：00 至 17：00 期间，每隔 20min 自动测量从起搏器机壳至右心室线圈的阻抗，每次在 4 次心搏（心室起搏或感知事件）中进行阻抗测定。然后将测得的阻抗与程控的 OptiVol^{TM} 阈值对应的阻抗进行比较，测得的阻抗低于阈值对应的阻抗时，起搏器会自动报警。

（二）心电图表现

1. 12：00 ～ 17：00，每隔 20min 进行 1 次。

2. 每次在 4 次心搏（心室起搏或感知事件）中进行阻抗值测定（图 21-31）。

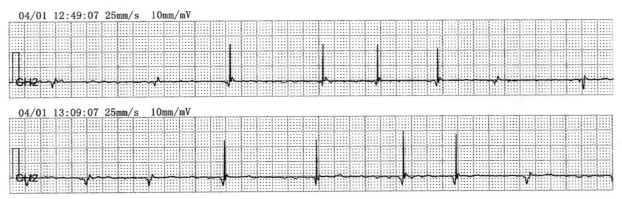

图 21-31　ICD 起搏器 OptiVol^{TM} 运作（引自陈顾江）

美敦力 ICD 起搏器，设置起搏模式 VVI，低限频率 40 次 / 分，每天 12：00 开始执行 OptiVol^{TM} 测试，上、下两图间隔 20min。可见起搏器在感知自身心室事件后发放测试脉冲，每次测试连续发放 4 个测试脉冲，进行阻抗值测定

第四节　起搏心电图中的有关鉴别诊断

一、心房颤动传导反应（CAFR）功能和心室感知反应（VSR）功能的鉴别诊断

1. 相同点　提高心房颤动患者双心室起搏的比率，进一步改善患者心功能，缩短阵发性心房颤动的持续时间，使其更快地转换为窦性心律。

2. 不同点　整齐的心室起搏体现了 CAFR 功能，较早出现的 QRS 波伴双心室起搏体现了 VSR 功能。

二、空白期心房扑动搜索（BFS）功能与心室起搏管理（MVP）功能的房室传导检测的鉴别诊断

1. 相同点　心房 P 波后无 QRS 波跟随，之后短 AV 起搏。

2. 不同点

（1）BFS 功能时，P 波为窦性 P 波或房性 P 波，即自身 P 波，P 波频率快。MVP 功能的房室传导检测时，房波为低限频率心房起搏 A 波。

（2）BFS 功能时，短 AV（30～80ms）起搏，而 MVP 功能的房室传导检测的短 AV 为 80ms。

三、空白期心房扑动搜索（BFS）功能与心房同步起搏（ASP）功能的鉴别诊断

1. 相同点　自身 P 波后无 QRS 波跟随，之后短 AV 起搏。

2. 不同点　BFS 功能无 QRS 波跟随的 P 波频率快，PP 相对固定不变，短连续 8 个 P-P 间期小于 2 倍心房总空白期，心房总空白期（TAB）＝感知 A-V 间期（SAV）＋心房空白期（PVAB）。而 ASP 发放前无 QRS 波跟随的 P 波多为提前的房性早搏 P′波，也可为最后终止时的扑动、颤动波，ASP 发放后恢复房室同步。

四、频率适应性 A-V 间期与 A-V 间期负滞后搜索功能的鉴别诊断

1. 相同点　心电图上都表现为 A-V 间期缩短。

2. 不同点　频率适应性 A-V 间期调整依靠心房频率（无论是起搏或是自身激动）来调节，即 A-V 间期的缩短建立在心房频率增快的基础上；而 A-V 间期负滞后搜索功能是依靠有无自身下传的 QRS 波来触发，此时心房频率大多数不增快。

五、心房同步起搏（ASP）功能与非竞争性心房起搏（NCAP）功能的鉴别诊断

1. 相同点　感知逆行 P⁻ 波或房性早搏 P′波后，PAV 间期缩短。

2. 不同点　ASP 功能设置的目的是恢复房室同步，开启 ASP 功能时，逆行 P⁻ 波或房性早搏 P′波距其后心房起搏的距离不一定等于 300ms（通常 ≥ 300ms），起搏器按心室起搏时间提前一个 A-V 间期发放 ASP 脉冲，PAV 间期是可变的，ASP 间期短时，PAV 间期可短至 80ms，ASP 功能无法关闭；而 NCAP 功能的设置是避免心房起搏落在自身心房的折返期或易损期，开启 NCAP 功能时，逆行 P⁻ 波或房性早搏 P′波距心房起搏的距离固定为 300ms，其后的心房起搏推迟，PAV 间期缩短，NCAP 功能可程控关闭。

六、室性早搏后一次起搏功能（A Pace on PVC）与非竞争性心房起搏功能的鉴别诊断

1. 相同点

（1）室性早搏后容易出现。

（2）均有不应期内的心房感知事件。

（3）不应期内的心房感知事件至心房起搏脉冲间均保持安全距离。

2. 不同点

（1）A Pace on PVC 功能是 V-A 间期缩短，心房起搏脉冲提前，A-V 间期不变；NCAP 功能是 V-A 间期延长，AP 脉冲延迟，A-V 间期缩短。

（2）AR-AP 间期不同，A Pace on PVC 功能时，AR-AP 间期为 330ms；NCAP 功能时，AR-AP 间期一般为 300ms。美敦力公司起搏器的室性早搏反应功能运行后，会强制运行一次非竞争性心房起搏功能（NCAP），此时 NCAP 间期为 400ms。

七、心房同步起搏（ASP）功能与心室起搏管理（MVP）功能的鉴别诊断

1. 相同点　出现短 AV 起搏，自动模式转换。

2. 不同点　ASP 是在快速房性心律失常消失时，起搏器由 DDI（R）模式反转换为 DDD（R），为一跳实现房室同步而设置的。适用于慢快综合征，特别是房室阻滞患者受益更大；而 MVP 则减少心室起搏，平时的起搏状态多为 AAI 模式，在患者出现房室阻滞时，自动模式转换为 DDD 模式，不适用于有房室阻滞的患者（或有房室阻滞患者不建议开启此功能）。

八、A-V 间期正滞后搜索功能与起搏器文氏型阻滞的鉴别诊断

1. 相同点　P-V 间期延长。

2. 不同点　A-V 间期正滞后搜索功能有时间规律，定时出现，与心房率无关；起搏器文氏型阻滞与心房率有关，心房率增高超过心室 1∶1 跟踪上限频率，逐渐延长 P-V 间期，不脱漏时，VV 不变（为上限频率）。

九、起搏器介导性心动过速（PMT）与起搏文氏现象的鉴别诊断

1. P 波形态　PMT 时为逆传 P 波，起搏文氏现象时多为正向 P 波。

2. 终止方式　PMT 为突然终止不再复发，起搏文氏现象需经几个周期后才能逐渐停止。

3. 起始不同　PMT 多由室性早搏或心房起搏不良，心室起搏后逆传 P 波被感知所诱发；起搏文氏现象起始处总会发现自身 P 波为自身心房率增快引发。

4. 磁铁反应　放置磁铁后 PMT 及起搏文氏现象都会终止，但移除磁铁后 PMT 通常不会再出现（至少不会立即出现），但起搏文氏现象多会立即复现。

5. 药物降低室上性心率　应用 β 受体阻滞剂和维拉帕米等降低室上性心率后起搏文氏现象可终止，而 PMT 则不受减慢心率药物的影响，但消除室房逆传可终止。

十、起搏器 2∶1 阻滞与起搏文氏现象的鉴别诊断

2∶1 阻滞时心室起搏频率固定、P-R 间期固定；起搏文氏现象时心房频率虽快但较起搏器 2∶1 阻滞稍慢、P-R 间期逐渐延长、心室起搏频率不整齐，且呈规律性变化。

十一、噪声反转功能与起搏器感知不良的鉴别诊断

请参阅《临床实用心电图学》"第 41 章　心脏起搏器与起搏心电图"。

十二、心室安全起搏功能与起搏功能不良的鉴别诊断

请参阅《临床实用心电图学》"第 41 章　心脏起搏器与起搏心电图"。

十三、心室自动阈值管理功能与心室安全起搏功能的鉴别诊断

请参阅《临床实用心电图学》"第 41 章　心脏起搏器与起搏心电图"。

十四、心室自身优先功能（VIP）与心室起搏管理（MVP）功能的鉴别诊断

1. 相同点　两者都是鼓励房室结优先传导。
2. 不同点　A-R 或 P-R 按设定延长一定时间，即有保护性心室起搏的为心室自身优先功能；而心房起搏或自身 P 波后无 QRS 波出现，即出现 QRS 波脱漏后才保护性双腔起搏的为心室起搏管理功能。

十五、起搏器文氏现象与非起搏器文氏现象的区别

1. 起搏器文氏现象时
（1）QRS 波脱漏前的 R-R 间期相等，起搏器按上限频率间期规律发放心室起搏脉冲。
（2）P-R 间期虽表现为逐渐延长，最后出现 P 波后 QRS 波脱漏，但自身 P 波与起搏的 QRS 波并无直接传导关系。
（3）落于 PVARP 外的心房波经起搏器触发心室起搏，落于 PVARP 内的心房波不触发心室起搏，而出现 QRS 波脱漏。
2. 非起搏器文氏现象时
（1）自身 P 波下传心室形成 QRS 波，P-R 间期表现为逐渐延长，最后出现 P 波后 QRS 波脱漏。
（2）典型文氏现象时，QRS 波脱漏前的 R-R 间期渐短。

第五节　起搏频率变化

起搏心电图中经常出现起搏频率变化，很容易判为起搏器发生故障，其实绝大多数为特殊功能运作。现总结一些常见频率变化情况如下。

一、起搏频率减慢

1. 睡眠频率（休息频率）功能　该功能开启后，夜间起搏频率比白天或活动时明显减慢。
2. 起搏器电池耗竭　起搏器电池耗竭时，起搏频率和（或）磁铁频率降低。
3. 频率滞后功能　起搏器开启该功能后，当感知自身激动后，起搏频率将会小于下限频率，下一起搏脉冲延迟发放。
4. 室性早搏后反应功能　为抑制起搏器介导性心动过速（PMT）的发生，起搏器感知室性早搏后，降低起搏频率。

二、起搏频率增快

1. 双腔起搏器发生房性心律失常时，以 VAT 工作方式跟踪快速心房率　当患者自身心率超过基础起搏频率且自身房室传导间期长于起搏器设置的房室间期时，起搏器感知快速的心房激动，抑制心房脉冲发放，触发心室起搏，心电图可表现为心室起搏 1：1、文氏型或 2：1 跟踪自身心房波，心室起搏

频率增快（但不会超过上限频率）。

2.起搏器调试过程　可出现频率突然增快。

3.磁铁试验或强干扰频率　放置磁铁或患者处于强干扰源环境，起搏频率增快，直至外部环境改善（即移去磁铁或离开强干扰现场），恢复原起搏频率。

4.频率Ⅱ滞后搜索功能　圣犹达起搏器当Ⅱ滞后频率快于下限起搏频率时，感知自身心搏后，可出现频率增快现象。

5.频率平滑功能　当较快的自身心率突然减慢时，起搏器的心室跟踪起搏周期就按前一起搏周期的某一百分比逐渐延长，使心室起搏频率处于平稳的变化状态，可出现起搏频率快于下限频率的现象。

6.模式转换后超速起搏　模式转换后超速起搏，为防止房性心动过速，起搏器逐渐升高起搏频率以稳定起搏心房。

7.频率骤降反应功能　当自身心率骤降，达到设置的心率下降数，起搏器以高于基础起搏频率的频率起搏心房或心室。

8.心室自动阈值管理功能或心房自动阈值管理功能　一般起搏器进行阈值检测功能时，将提高起搏频率。

9.起搏器介导性心动过速　只见于双腔起搏器，以 VAT 方式工作，心室率多为上限频率。

10.抗快速房性心律失常起搏功能　该功能开启时，房性早搏后，起搏频率增快，以防止快速房性心律失常的发生。

11.抑制房性早搏功能　当房性早搏出现时，起搏频率在房早频率基础上增加 15 次 / 分。

12.特殊情况下　有时起搏器电池耗竭或线路故障，会出现起搏器高于上限频率的起搏奔放现象，但新型起搏器不会发生该现象。

三、起搏频率增快或减慢

1.频率适应性起搏（包括频率回退、频率应答功能）　频率适应性（即起搏器后缀带有 R）的起搏器感知肢体运动、QT 间期、中心静脉血液温度、每分通气量、心肌收缩力变化等，起搏频率在下限频率和上限频率之间增快或减慢。

2.感知功能障碍（过度感知）

（1）起搏频率减慢：起搏器（心房或心室感应器）过度感知自身 QRS 波、T 波、肌电及电磁信号等，均可引起起搏频率小于下限频率。

（2）起搏频率增快

1）起搏器心房电极过感知肌电信号，其后自身 QRS 波又落于心室感知不应期内，未能重整起搏节律，则促发心室起搏，导致起搏频率增快。

2）以心室计时方式（VV 计时）的双腔起搏器，心室过感知心房起搏的电信号，引起心室安全起搏功能运作，起搏频率增加，心室起搏脉冲提前发放。

3.自动模式转换功能　起搏器发生自动模式转换时，根据实际需要，起搏频率增快或减慢。

4.心室率稳定功能　有些起搏器可自动提高心室起搏频率（高于下限频率），消除长 R-R 间期，调整快速房性心律失常时的心室率，使心室率稳定。然后再逐渐降低起搏频率。

5.运动后响应功能　患者运动过程中，心率增快，起搏频率缓慢增加；运动结束后，起搏频率高于基础起搏频率并逐渐降低。

6.心房颤动后反应功能　有些品牌起搏器在快速房性心律失常结束后，起搏频率增快，在该频率稳定期结束后，起搏频率减慢。

7. 心房优先起搏功能　根据自身心房频率来动态调整心房起搏频率，以抑制房性早搏，预防快速性房性心律失常。

第六节　起搏器 AV/PV 间期变化

一、起搏器 AV/PV 间期延长或 V 脉冲消失

1. 心室起搏管理功能（MVP）开启。检测房室有无传导时，直接由 DDD 转换为 AAI 模式，表现为 A 或 P 后 V 脉冲突然消失，在脱落后发放备用脉冲。

2. 心室自身优先功能（VIP）开启。检测房室有无传导时，V 脉冲突然延迟出现，表现为 A-V 或 P-V 间期突然延长。

3. A-V 间期正滞后搜索功能，A-V 间期延长。

4. 起搏器呈文氏型阻滞时，P-V 间期逐渐延长直至心室起搏脱落 1 次。

5. DDI 模式伴 P-V 间期逐渐延长。DDI 模式下，当 P-P 间期明显小于起搏周期时，P-V 间期出现长短不一；当 P-P 间期略小于起搏周期时，P-V 间期出现逐渐延长。

6. 心房扑动 2 ：1 锁定保护功能开启，A-V 间期延长。

7. CRT-D 自动感知测试。每天自动检测右心室感知功能 4 次，多发生于家庭监护（HM）传输之前 60min、30min 或传输之后 30min、60min（多于午夜发生），测量时 A-V 间期自动延长，5 个心动周期后，恢复原设定 A-V 间期。

8. 百多力自主心律支持功能

（1）AV 滞后：若在程控设置的较短 A-V 间期内出现一个自身传导的心室事件，A-V 间期将延长至滞后值以促进自身房室传导，若出现连续的自身传导的心室事件（包括 A-V 间期内的室性早搏），则起搏器维持长 A-V 间期。之后若未出现自身心室事件，则在 1 次心室起搏后 A-V 间期缩短。

（2）AV 扫描滞后：在连续 180 个心室起搏（VP）事件后，起搏器将主动延长 A-V 间期数次（可程控，起搏器默认值为 5 次）来促进自主房室传导，A-V 间期的滞后值沿用 AV 滞后功能。若未搜索到自主房室传导，A-V 间期在延长程控设置次数后缩短。

（3）AV 重复滞后：在起搏器设置的较短 A-V 间期内出现一个自主传导的心室事件（包括室性早搏）后，起搏器将 AV 间期延长数次（可程控，起搏器默认值为 5 次）来促进自主房室传导；若期间未出现自身传导事件，起搏器会以滞后 A-V 间期工作数次（程控值 +1）后 A-V 间期缩短。

9. 起搏融合自身传导功能（包括 Adaptiv CRT 功能、Sync AV 功能等）开启，自动延长 A-V 间期。通过自动测量心房波到自身 QRS 波的间期，动态调整 A-V 间期和 V-V 间期。

二、起搏器 A-V 间期缩短

起搏器出现 A-V 间期缩短，往往是起搏器某些特殊功能开启，常见如下几种情况：

1. 心室安全起搏功能　起搏器在交叉感知窗内感知到心室事件，则起搏器在心房脉冲后 100 ～ 120ms 处发放心室脉冲，起搏 A-V（PAV）间期缩短。

2. 心室（或心房）自动阈值夺获功能　起搏器自动检测起搏阈值时，出现 A-V 间期自动缩短。

3. 心室起搏管理功能　当起搏器开启该功能时，若出现心室波脱漏，心室 RR 长间歇后突然出现 A-V 间期缩短。

4. 磁铁试验　双腔起搏器磁铁试验时，出现 PAV 间期缩短。

5. 波科起搏器动态 AV delay 功能　起搏器感知房性早搏或房性心动过速后，A-V 间期自动缩短 1 次。

6. 频率适应性 A-V 间期　心房频率增快时，起搏器自动缩短 PAV 间期 /SAV 间期。

7. 非竞争性心房起搏　起搏器在心室后心房不应期内感知心房事件后开启 300ms 的非竞争性心房起搏，之后立即发放心房脉冲，A-V 间期自动缩短。

8. A-V 间期负滞后搜索功能　该功能开启时，正常的 AV/PV 间期内感知到自身心室事件，AV/PV 间期缩短。

9. 心房同步起搏　起搏器在快速心房事件结束发生起搏模式转换时，会发放一次心房同步起搏（ASP）脉冲。若感知快速心房事件至 ASP 脉冲发放的间期 < 300ms，ASP 脉冲后的 PAV 间期缩短。

10. 房性早搏后反应　房性早搏后提前一次心房起搏，若房性早搏未下传心室，其后 PAV 间期缩短为 110ms。

11. 空白期心房扑动搜索功能　常出现 VAT 工作方式，自身房率增快，出现一次自身房波后无 QRS 波，之后以短 A-V 间期（30 ~ 80ms）起搏。

12. 心房起搏与感知的巧合　起搏器对 P 波的感知常发生于 P 波高峰而非起始，少数情况下，自身窦性心率略微减慢时，心房起搏脉冲按时发出恰落于自身窦性 P 波高峰略偏前，与此同时起搏器感知了此窦性 P 波，触发感知 A-V（SAV）间期，一般情况下 SAV 间期较起搏 AV（SAV）间期设置短，出现短 A-V 间期。

13. 打开预防心房颤动特殊程序　房性早搏后心房起搏频率逐渐增快（快于基础起搏频率），会间歇出现 A-V 间期突然缩短 1 次。

14. 心房上限频率功能　百多力心房上限频率功能类似美敦力的非竞争性心房起搏功能，为在心室后心房不应期（PVARP）中每个心房感知事件都触发 1 个心房上限频率间期，其后的心房起搏只能在心房上限频率间期之外发放。当受心房上限频率间期限制而导致起搏基础间期延长时，为保证稳定的心室率，A-V 间期缩短。

15. 特殊情况需提前起搏心室　Vitatron 起搏器的一款 Collection 系列 DDDR 起搏器具有体动（对体力活动做出反应）+ QT 间期双感知频率适应性应答功能。工作时，每隔 12 个心动周期测一次心室刺激后的 QT 间期（心室刺激后至 T 波结束时的间期）来控制起搏频率，由于患者房室传导功能良好，为保证顺利起搏心室，则缩短 A-V 或 P-V 间期。

16. 波科 AV 滞后搜索及延长型 AV 滞后搜索功能

（1）滞后次数固定为 8 次（固定 8 次长 AV），若始终没有搜索到自身的房室传导，则第 9 次 AV 缩短；若搜索到自身的 QRS 波，则将维持长的 A-V 间期，直至发生 1 次心室起搏事件，A-V 间期将缩短。

（2）延长型 AV 滞后搜索功能在 A-V 间期延长状态下 10 次心动周期中发生 2 次心室起搏（VP）事件后，A-V 间期将缩短。

17. 圣犹达起搏融合自身传导（Sync AV）功能　该功能运作过程中，若感知自身心室事件，则自动缩短 A-V 间期。

第七节　起搏器无起搏脉冲信号

一、感知功能正常

1. 单腔起搏器无起搏脉冲信号

（1）AAI 起搏器：当自身心房率快于起搏频率时，起搏器感知自身心房波，抑制心房脉冲发放。

（2）VVI 起搏器：当自身心室率快于起搏频率时，起搏器感知自身心室波，抑制心室脉冲发放。

2. 双腔起搏器　自身心房率快于起搏频率且 P-R 间期短于 SAV 间期时，起搏器同时抑制心房、心室脉冲信号发放。

二、频率滞后

自身心率位于下限频率与滞后频率之间时，持续抑制起搏脉冲信号发放。

三、其他情况

起搏器电源耗竭、机器故障及连接起搏器的导线断裂等因素会造成起搏器无起搏脉冲信号。

第八节 对起搏器干扰的认识

当起搏器植入患者体内后，起搏器的阴极和阳极，除用来检测心房及心室所产生的心内电信号外，还会检测到其他较大的信号，而后者（实属干扰信号）被起搏器接收后，会对起搏器的工作状态产生一定的影响。由于起搏器设计结构上的缘故，单极起搏易受干扰，双极起搏不易受干扰。

一、起搏器干扰源的分类

起搏器的干扰源可分为两大类：体内干扰源和体外干扰源。

（一）体内干扰源

体内干扰源主要包括起搏器对骨骼肌电位的超感知和植入装置引起的起搏器不适当的输出。

（二）体外干扰源

体外干扰源主要包括医源性干扰和非医源性干扰两种。

1. 医源性干扰

（1）电灼术干扰：在起搏器邻近部位使用电灼，可使起搏器转为固有频率模式或因超感知而完全抑制起搏器输出。为保护患者的起搏器，应注意电灼治疗时间限定在 1 ~ 2s，每次间隔 10s 左右，这样可以使起搏器有一个较长所谓时间来恢复其功能。也可将起搏器暂时程控为非同步感知模式（AOO、VOO、DOO 模式）。

（2）心脏电复律和除颤：虽然现代起搏器和植入型心律转复除颤器设计有保护电路，但经心脏电复律和除颤后，起搏器还会出现转为安全模式、起搏阈值一过性升高甚至损坏起搏器电路板。因此，在电复律时将电极板或皮肤电极前后位放置，保持与起搏器的距离应超过 5cm。如果这两个电极均在患者的胸前，至少应远离起搏器 13cm。

（3）体外超声碎石术：对于埋植在腹部的起搏器或 ICD，损坏的可能性较大；对于埋植在胸前的起搏器或 ICD，损坏的可能性较小。可将碎石震荡灶与起搏器埋植部位相距至少 15 ~ 25cm，或将双腔起搏器设置为 VVI 模式以避免碎石震荡波触发心房刺激，或暂时关闭起搏器的所有治疗功能。

（4）治疗性放射线：诊断性放射性（如 CT、X 线透视等）对起搏器无重要的影响，而治疗性放射线（如直线加速器、β 射线仪、钴放疗仪）等可对起搏器或 ICD 的电子线路产生永久性损坏。

（5）磁共振显像系统：磁共振显像系统工作时产生的电磁场可影响起搏器的正常工作。

（6）射频消融术：可使起搏器以噪声转换频率起搏或起搏失夺获表现。植入起搏器的患者在进行射频消融术时，应关闭起搏器频率适应性功能；预备临时心脏起搏；若患者为非起搏器依赖，可将起搏器的起搏模式程控为 OOO 模式或降低起搏输出。

（7）经皮电神经刺激：经皮电神经刺激极少能抑制双腔起搏器，晚近临床研究显示，经皮电神经刺激可以安全用于治疗起搏器患者。少数情况下，可对植入单腔起搏器的患者进行心电监护。

（8）高压氧舱治疗：高压氧舱治疗可引起起搏器外壳的机械性变形，并损坏起搏器内部电路。当压力超过 3 个大气压时，频率适应性起搏频率降低，这一压力可使起搏器以程控的下限频率起搏。这种频率适应性起搏功能的丧失是暂时的，一旦压力减轻，起搏器即可恢复正常的功能。当压力接近 5 个大气压时，起搏器外壳可出现变形，但起搏器仍能按其设定参数工作。

（9）某些牙科器械如超声除垢机及外科电器械所产生的能量均可暂时抑制起搏器的输出。

2. 非医源性干扰

（1）手提电话：无论手机是处于呼叫或接收状态，都可能对起搏器产生干扰，特别是当手机的天线靠近起搏器头端时，干扰更大。

（2）防盗装置：包括电子监测装置、商场入口处的"门槛"等都可能对起搏器产生干扰影响。

二、干扰信号产生的临床表现

1. 非起搏器依赖的患者可能无症状，或有轻微不适感。

2. 起搏器依赖的患者可能会出现心悸、胸闷、气短、头晕甚至晕厥。

三、起搏器对干扰信号的反应方式及心电图表现

干扰信号被起搏器接受后，起搏器可能会产生如下表现：

1. 不适当抑制起搏器输出。干扰信号被起搏器的心室电极感知后，会抑制起搏器正常脉冲的发放，产生长间歇，此时就会出现一过性头晕、黑矇甚至晕厥。

2. 不适当触发起搏器输出。双腔起搏器的心房电极感知到干扰信号后，双腔起搏器就会产生心室跟踪，心室的起搏频率也会随之增快。

3. 出现非同步起搏。起搏器由按需型起搏模式转换为非按需型起搏模式，即由 AAI、VVI、DDD 转换为 AOO、VOO、DOO 模式。

4. 启动模式转换、频率骤降反应。

5. 损坏起搏器，使起搏器停止工作。

第三篇　彩色心电向量图学

第二十二章

心电向量图与心电图在临床应用中的相关问题

第一节 概 述

　　心电图及心电向量图均是心电活动的重要信息,两者同根同源,关系密切,不可分割。两者互相补充、互相促进、互相启发。两者拥有相同的理论基础,都是自体表记录心脏电信息的无创心电检查技术,两者只是记录的方法、获取心电信号的导联体系,但出现的图形和表达方式有所不同。我们知道,心电图是心电向量图在其相应导联轴上的投影,而心电向量图三个面的P、QRS、T环是由正交心电图三个导联(X、Y、Z轴)两两组合而成,是观察空间心电向量图变化的。心电向量图和心电图的图形都是反映同一心电信号,两者可以逆向作图、互相转换、互为因果。心电向量图和心电图的逆向分析可以鉴别两者导联位置是否放置规范、心电向量图仪是否为合格产品。心电向量图和心电图的表述基本相同,心电图称P-QRS-T波,而心电向量图称P-QRS-T环,心电向量图是解释心电图图形的理论基础。20世纪80年代以前,受当时的技术条件限制,一般的心电向量图仪只能记录1次心搏的心电向量环,它不能连续记录心搏,因此诊断心律失常受限。而心电图机可连续记录,是诊断心律失常的强项,这是心电向量图不可比拟的。再加上以前的心电向量图仪在采集和记录时比较复杂,而诊断数据繁多,在图形观察上,因三个面的P环、QRS环和T环的起始点和终止点重叠在一起难以分清。因此,心电向量图在临床上的应用和发展受到一定限制。进入20世纪80年代,由于计算机技术的发展及生物医学工程对心电信号处理技术的提高,可完美地做到将各面的心电向量环按时间先后顺序长时间连续记录心动周期的P环、QRS环及T环,从根本上解决了心电向量图不能诊断心律失常的问题。心电向量图的编码和心搏的叠加功能弥补了常规心电图对某些心律失常不能诊断的缺陷。心电向量图的编码和心搏的叠加功能不仅扩大了心电向量图的临床应用范围,而且对心律失常的诊断提供了极大的方便,这对心电向量图的研究和临床诊断具有深远的临床意义。

　　心电图的临床运用及资料汇集远比心电向量图多,在诊断心律失常、传导阻滞、心肌梗死、冠状动脉供血不足、电解质紊乱、药物作用及危重患者的监护等方面发挥了无与伦比的作用,其普及率及临床医师的熟悉程度远比心电向量图大。但是,由于传统的艾氏三角学说及根深蒂固的单极导联观点,妨碍了心电图学的进一步发展,并产生了一些明显的误导。自从心电向量图逐步普及与推广以来,对心电图学产生了明显冲击,一些难以解释的怪异心电图图形,在做心电向量图以后得到了较为合理的解释。一些从来不被人注意的心电现象,逐渐被人们发现和掌握。另外也帮助心电学纠正了一些错误的传统观念。人们过去只知道有Q波心肌梗死,但心电向量图发现了真后壁心肌梗死,这种常规导联不出现Q波的心肌梗死的特点是:V_1、V_2导联出现高R波,只在V_8、V_9导联出现异常Q波,这种特殊的心肌梗死被人们忽略了近半个世纪。心电图上早已发现部分重度右心室肥大的患者V_1导联出现qR波,引起了人们长期的困惑,应用心电向量图的工作方式解释了出现qR波是横面QRS环由逆钟向运行变为顺钟向运行所致。这说明横面QRS环起始向量不是由左向右,而变为由右向左了,而这又反过来更加冲击了旧的除极学说。过去除极学说认为室间隔除极是固定的由左向右的，右心室重度肥大时为何变为由右向左呢？这使旧的除极学说陷入了困境。Morris 认为 qR 波实际上是 rsR 波，r 波在等电位线下被掩盖了。Ledipallos 认为，实际上是扩大的右心房波间接地反映到胸腔上来了。至于为什么有时被掩盖，有时不被掩盖，有时右心房波可反映到胸腔上来，有时又反映不上来，这令人莫名其妙、匪夷所思。其实按照心电向量图的观点分析，这个现象很容易理解。室间隔是由左心室部分与右心室部分共同组成的，室间隔除极时，左心室部分由左向右除极，右心室部分由右向左除极。正常情况下左心室部分厚于右心室部分，且室间隔通常向右突出（左心室压力大于右心室）。这样由左向右的向量通常大于由右向左的向量，因此代表室间隔的除极向量一般均指向右侧。而当右心室显著肥大时，右心室心肌厚度超过左心室心肌，右心室压力大于左心室压力，因此不仅室间隔右心室部分增厚除极产生的由右向左的向量可以大于室间隔左心室部分除极由左向右的向量，而且室间隔也由过去突向右心室而成为突向左心室，这样室间隔除极时的综合向量就变为由右向左了。心脏超声及显微解剖学相继证明了这个论点的正确性。从理论上讲，横面 QRS 环的起始向量位于左前方 < 25° 时，投影在 V_1 导联的负侧，V_1 导联即可出现 q 波。以前心电图学将下壁导联出现异常 Q 波或 QS 波诊断为后壁心肌梗死，但心电向量图纠正了这种心肌梗死的错误名称，其实这并不是后壁而是下壁。这主要应归功于心电向量图的方位性比较明确。Hoffman 根据心电向量图的方位优势，于 1976 年发现了横面 QRS 环明显向左前偏移的左中隔支阻滞。心电图学中一直将胸导联 QRS 波过渡区接近 V_1、V_2 导联称为逆钟向转位，认为是左心室向右移位的结果，而胸导联 QRS 波过渡区接近 V_5、V_6 导联称为顺钟向转位，认为是右心室向左移位的结果。其实心脏左右心室在长轴上有如此巨大的转位，几乎是不可能的。心电向量图则给我们一个较为合理的解释，前者为横面 QRS 环向左前偏移之故，后者为向右后偏移之故。过去心电图有所谓垂位型心电位及横位型心电位，被认为由心脏解剖位置的变化所引起，其实心脏解剖位置如此显著变化，也是不可能的。用心电向量图的观点来解释较易说明，额面 QRS 环最大向量位于下方或右下方时，在心电图上即可致垂位型心电位；位于左方或左上方时则可致横位型心电位。心电位是采用错误的理论、错误的方法得出错误的概念，目前心电位在临床上已被淘汰。心电图上的室壁激动时间（VAT）一直被认为是代表激动从内膜到外膜的除极时间，这完全是单极导联所带来的孤立片面的观点，从 QRS 波起始部至 R 波峰时间，绝不是激动从内膜到外膜的除极时间，而只是反映了 V_1 和 V_6 导联轴上 QRS 环从 O 点至最远点的运行时间。然而理论上的错误并不能掩盖室壁激动时间对诊断心室肥大的实际意义，V_1、V_2 导联的室壁激动时间 ≥ 0.03s 或 V_5、V_6 导联的室壁激动时间 ≥ 0.05s，仍应认为是诊断右心室肥大或左心室肥大的辅助条件。因此其有实际诊断意义，是因为右心室肥大时，横面 QRS 环向右向前的时间比正常时间延长；左心室肥大时，横面 QRS 环向左向后的时间比正常时间延长。

目前，我国生产的立体心电图仪（图 22-1）实现了全方位、全视角观测心房、心室除极和复极的各个层面的心电学特征，有助于常见心血管疾病的诊断，评估患者心律失常的预后和风险。此立体心电图仪为 Wilson 和 Frank 两种导联体系的同步采集，在临床应用中可以替代常规心电图机进行标准 12 导联、15 导联、18 导联及正交导联心电图检查。立体心电图仪的一次采集，可以获得立体（空间）心电向量图、12 导联心电图＋右胸导联（V_{3R} 和 V_{4R}）或后壁导联（V_8 和 V_9）心电图、正交心电图、时间心电向量图、连续心电向量图、变向心电向量图等多种图形。立体心电图包含普通心电图的全部功能，可以完成普通心电图无法完成的工作，如心电向量环多个心搏的叠加功能，QRS 环各部位的运行速度、方向和方位等。立体心电图仪的这些功能又使它远远超越了常规心电图，给心电图医师提供了更

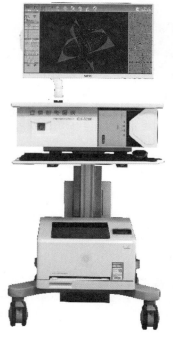

图 22-1　彩色立体心电图仪
（台式）

加广阔的分析和诊断思路。作为一种多域的立体心电图，其包含了心电学诊断领域的多项指标和功能，能使临床医师全方位地评估心脏电激动和心肌病变的状态，提高心电学诊断的敏感性、特异性、准确性和实用性，更加方便于临床疾病的分类、鉴别、诊断和治疗。大量临床研究表明，立体心电图对心肌梗死合并束支传导阻滞、束支阻滞和多束支阻滞、心室肥大、房性心律失常伴室内差异传导、室性心律失常的诊断和鉴别诊断、室性心律失常起源点的定位（心内膜和心外膜室性早搏的诊断和鉴别）、预激综合征的诊断和定位等也较常规心电图具有明显优势。立体心电图打破了长期以来心电向量图不能诊断心律失常的传统概念。

立体心电图仪实际上就是心电图和心电向量图的同步描记，对立体心电图的深入研究必将发现和丰富心电学领域中的诸多新知识、新概念和新认识，带动本学科向纵深发展。时间心电向量图与心电图相似，可分别测量和分析 P-P 间期、P-R 间期（E-O 间期）、R-R 间期、Q-T 间期、ST 向量和 T 环变化等。这样就与心电图一样可以诊断心律失常。实践表明，立体心电向量图具有空间方位明确、图形直观等特点，对空间、时间和瞬间除极反映均较精准，与心电图同步描记时能全面、细微和直观地反映心脏电激动的全过程。时间心电向量图对心律失常的诊断一般是按照心电图的诊断标准来诊断的。

第二节　Wilson 导联体系与 Frank 导联体系的关系

在当今各种心电信息检测技术中，心电图和心电向量图仍然是描记分析心脏电活动最重要的方法。在心电学发展的早期阶段，心电图仅限于体表两点（即导联轴的两端）之间的电势差和时间的记录。心电图开展在先，其后为进一步揭示心电活动的三维空间特性，心电向量图应运而生。心电向量图的研究不仅在理论上对心电活动的三维空间提供了可靠依据，而且通过应用综合心电向量的投影概念，较多心电图的异常图形得到了比较合理的解释。

一、心电图与心电向量图性质对比及其关系

心电图所习用的 Wilson 导联体系，除双极肢体导联外，还引入了单极导联的理论，即将肢体导联三角形的 R、L、F 三点相连即可构成中心电端或称无干电极，以此为参比点即可获得单极导联心电图（包括加压肢体导联和单极胸导联），由此构成常规 12 导联心电图。在长期的临床应用中，发现单极导联的理论存在缺陷，中心电端的电位并非为 0 电位，单极肢体导联所显示的心电图振幅偏低，对右心及心脏后壁和下壁病变的诊断作用较弱（即使加做右胸导联 $V_{3R} \sim V_{7R}$ 等附加导联），故心电图导联有待进一步完善。

心电向量图所采用的 Frank 导联体系属双极正交导联，由 X、Y、Z 三个互相垂直的导联轴两两组合而成，分别显示左右轴、上下轴及前后轴的心电方位变化，通过特别设计的电阻网络，对心脏在胸腔内不对称的解剖位置具有一定的校正作用，故有利于心电活动空间方位变化的判定，特别是对右心及心脏后壁病变的诊断具有一定优势。

心电图与心电向量图关系密切，心电图肢体导联就是额面心电向量图环在其相应导联轴上的投影，胸导联就是横面心电向量图环在其相应联轴上的投影。由于两种导联体系的设计不同，其振幅数值不能相互引用。心电图规定纵坐标振幅向上为正值，而心电向量图则由于最大向量由右上指向左下，其坐标规定向左及向下为正值，这与心电图恰恰相反。

二、心电向量图 Frank 导联与其 X、Y、Z 导联轴的关系

心电向量图是由 X、Y、Z 三个导联轴（正交心电图）经不同的两两组合在二个互相垂直的坐标轴

上分别合成的，这是按导联设计规定的。由体表采集相同的心电信号，按不同的要求而绘出两种（即心电向量图与正交心电图）不同的图形方式。心电向量图是显示电压和时间的环形图，时间是以泪点来表示，每个泪点一般设计为 2ms，泪点的圆端为运行方向。

三、额面、横面和侧面与空间心电向量环的相关性

空间心电向量环由瞬间综合心电向量的顶端轨迹所构成，具有三维特性，投影在三个平面上，即构成各面的心电向量图，心电向量图的诊断是分别按照各面上的计算结果来确定的。心电向量图三个面上的图形和数据之间存在着相关的内在规律。如额面 R 向量与 X 导联轴之间的夹角变小，则可出现横面 R 向量变大而侧面 R 向量变小。反之，额面 R 向量与 X 导联轴的夹角变大，则可出现横面 R 向量变小而侧面 R 向量变大。空间 QRS 环最大向量振幅一般接近额面 QRS 环最大向量振幅，空间 QRS 环最大向量振幅一般等于或略大于额面 QRS 环最大向量振幅。三个面中的横面和额面由于分别与心电图的胸导联和肢体导联的投影关系密切，故显得十分重要，侧面则用以补充额面的上下方向及横面前后方向的心电方位变化。

四、Frank 导联的右侧面与左侧面的关系

X、Y、Z 导联轴设计当初规定，其 Z 导联轴由前指向后，极性以后为正，前为负（即以 M 电极为正，E 电极为负）。由于常规心电图 $V_1 \sim V_6$ 导联多取前为正（R 波），为了心电向量图与心电图保持一致，目前将 Z 导联轴改为前为正，后为负。为了使三个面的坐标均保持横坐标的 0° 处（X 导联轴的左侧）为正侧，建议统一采用右侧面（图 22-2）以保持三个面坐标的一致性，并利于研究数据的对比分析。如部分心电向量图仪采用左侧面（图 22-3），并累积了相关数据资料，如将左侧面的数据资料改为右侧面

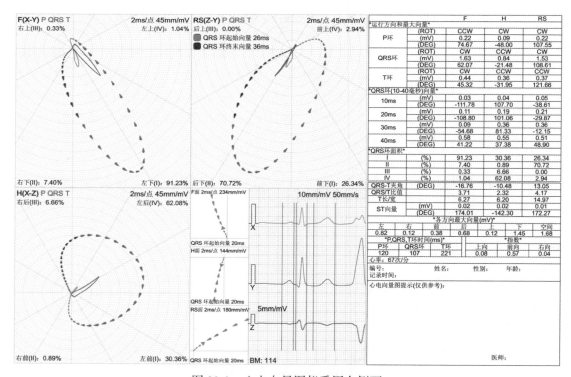

图 22-2 心电向量图仪采用右侧面

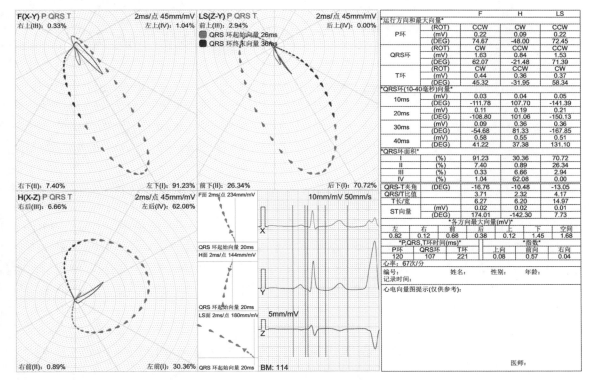

		F	H	LS
运行方向和最大向量*				
P环	(ROT)	CCW	CW	CCW
	(mV)	0.22	0.09	0.22
	(DEG)	74.67	-48.00	72.45
QRS环	(ROT)	CW	CCW	CCW
	(mV)	1.63	0.84	1.53
	(DEG)	62.07	-21.48	71.39
T环	(ROT)	CW	CCW	CW
	(mV)	0.44	0.36	0.37
	(DEG)	45.32	-31.95	58.34
QRS环(10-40毫秒)向量				
10ms	(mV)	0.03	0.04	0.05
	(DEG)	-111.78	107.70	-141.39
20ms	(mV)	0.11	0.19	0.21
	(DEG)	-108.80	101.06	-150.13
30ms	(mV)	0.09	0.36	0.36
	(DEG)	-54.68	81.33	-167.85
40ms	(mV)	0.58	0.55	0.51
	(DEG)	41.22	37.38	131.10
QRS环面积				
I	(%)	91.23	30.36	70.72
II	(%)	7.40	0.89	26.34
III	(%)	0.33	6.66	2.94
IV	(%)	1.04	62.08	0.00
QRS-T夹角	(DEG)	-16.75	-10.48	-13.05
QRS/T比值		3.71	2.32	4.17
T长/宽		6.27	6.20	14.97
ST向量	(mV)	0.02	0.02	0.01
	(DEG)	174.01	-142.30	7.73

各方向最大向量(mV)

左	右	前	后	上	下	空间
0.82	0.12	0.68	0.38	0.12	1.45	1.68

P,QRS,T环时间(ms)			***指数***		
P环	QRS环	T环	上向	前向	右向
120	107	221	0.08	0.57	0.04

心率: 67次/分

编号:　　　　姓名:　　　性别:　　年龄:

记录时间:

心电向量图提示(仅供参考):

医师:

F(X-Y) P QRS T　　2ms/点 45mm/mV
右上(III): 0.33%　左上(IV): 1.04%
LS(Z-Y) P QRS T　　2ms/点 45mm/mV
前上(III): 2.94%　后上(IV): 0.00%
QRS 环起始向量 26ms
QRS 环终末向量 36ms

右下(I): 7.40%　左下(III): 91.23%
前下(III): 26.34%　后下(IV): 70.72%

H(X-Z) P QRS T　　2ms/点 45mm/mV
右后(III): 6.66%　左后(IV): 62.08%

F面 2ms/点 234mm/mV　　10mm/mV 50mm/s
QRS 环起始向量 20ms
H面 2ms/点 144mm/mV
QRS 环起始向量 20ms
LS面 2ms/点 180mm/mV　　5mm/mV

右前(II): 0.89%　左前(I): 30.36%　QRS 环起始向量 20ms　BM: 114

图 22-3　心电向量图仪采用左侧面

数据资料时，对原始数据资料可进行如下处理：①左侧面的振幅与右侧面的振幅完全相同，可以通用，不需任何更改；②左侧面的角度与右侧面的角度则完全相反，可采用 180° 减去左侧面的角度，即可获得右侧面相应的角度。目前先进的立体心电图仪设计有右侧面和左侧面的选择功能，心电图医师可以自定义。

五、心电图肢体导联六轴系统与心电向量图额面的关系

心电图和心电向量图两者都反映心肌的电活动，但心电图记录的是心脏电活动产生的心电向量在某一导联轴上投影的时间及电压总和（电势差）的曲线变化，所反映的只是心电向量改变的一个综合向量关系。而平面心电向量图则是空间心电向量环在额面、横面和侧面上的投影，心电向量图可以观察每一心搏的心电活动的向量变化，主要反映心脏电激动的顺序和心电活动各瞬间向量的方位、运行轨迹、速度及各方位振幅的大小等。心电图是以横坐标表示时间，纵坐标表示振幅，呈一维的心电改变，难以根据导联轴精确地推测心电活动在三维空间中的方向性改变。心电向量图采用坐标方式，将心电活动的三维空间特性反映在三个不同的平面上。通常采用 ±180° 或 0° ~ 360° 的方式表达心电向量的方位与振幅。

心电向量图显示心电活动的图形比较直观。例如，用心电图测量肢体导联 QRS 波的心电轴，无论采用作图法或读表法，均较烦琐。而心电向量图则可以轻易地从额面 QRS 环上显示出其最大向量角度。因为心电轴是额面 QRS 环最大向量在肢体导联六轴系统上的投影，在额面心电向量图上可直观地判读肢体导联心电轴的角度，此角度数值与心电图测量的角度数值较接近。心电图测量的心电轴角度与额面QRS 环的最大向量的角度数值相近不相等，这是因为心电向量图的 Frank 导联体系与心电图的 Wilson导联体系是两个不同的导联系统，为设计原理不同所致。

第三节 心电图与心电向量图的图形及数据的临床意义

一、心电图的 P-QRS-T 波与心电向量图的 P-QRS-T 环的对比

每一个心动周期中，心电图上的 P-QRS-T 三个波与心电向量图上 P-QRS-T 三个环相当，都是反映顺序发生的心房除极（P 波或环）、心室除极（QRS 波或环）及心室复极（T 波或 ST-T 向量）的心电活动。

二、心电图上的 QRS 波与心电向量图上的 QRS 环的意义

心电图上的 QRS 波代表心室的除极，与心电向量图的 QRS 环相同，其除极顺序一致。心电图规定：QRS 波的起始部是负向（向下）的波，称为 Q 波。先出现的正向（向上）波称为 R 波，R 波后面出现的负向（向下）波称为 S 波，其属正向或负向要根据心电向量投影在导联轴上正侧或负侧而定。而心电向量图的 Q、R、S 三者的范围分界不太清楚，起始向量（Q）也称起始部、最大向量（R）与终末向量（S）（也称终末部）三个组成部分。

三、QRS 环最大向量与 R 向量的意义及应用

心电向量图各面上的 QRS 环最大向量振幅，未必是空间 QRS 环最大向量在该面上的投影结果。对于不同检测对象或在同一对象的不同面的 QRS 环，即使都符合该面的最大向量振幅，也未必表示具有相同的性质和意义。例如，横面的 QRS 环最大向量大多位于左侧，尚有 5% ～ 10% 的患者位于右后方而属终末向量，如误将这种属于终末向量（S 向量）的最大向量并入 QRS 环最大向量进行统计分析，其结果将失去原有的临床意义。出现这种情况时，将横面 QRS 环的最左点及额面与右侧面的最下点（与 X 导联轴和 Y 导联轴的 R 波峰相当）改为 R 向量，以取代 QRS 环最大向量。这样既避免了上述各面 QRS 环最大向量不一致的缺点，且有利于与心电图左侧导联和下壁导联的 R 波保持良好的对应关系。

四、原点至 R 向量时间的诊断意义

此时间一般为离心支的时间（约 35ms），大致与心电图的室壁激动时间（VAT）相当。在心室肥厚、室性心律失常、预激或室内传导阻滞等病理情况下，R 向量时间延迟出现。各面的 R 向量多与其最大向量一致。

五、QRS 环半面积向量

当 QRS 环最大向量或 R 向量因不能明显辨别时，可用半面积向量替代最大向量或 R 向量。从 QRS 环原点作一直线，将 QRS 环等分为两半，其分割线即为半面积向量，通过计算机测量较易实现。目前因为 QRS 环最大向量或 R 向量较易判定，所以 QRS 环半面积向量在临床上应用较少。

六、起始向量

起始向量也称起始部或 Q 向量，表示室间隔除极向量。其定义不如心电图的 Q 波那么确切，起始向量的振幅一般从起始向量所在象限中的拐角处或该象限中的起始最大向量处开始。没有明显拐角者，可以起始向右或起始向上的向量作为测量标准，其为起始向右向量或起始向上向量，也可直接用 X 导联

轴或 Y 导联轴中 Q 波的振幅（深度）代替。横面 QRS 环起始向右运行时间可直接用 X 导联轴的 Q 波时间（宽度）代替。额面 QRS 环起始向上运行时间可直接用 Y 导联轴中 Q 波时间（宽度）代替。

七、终末向量

终末向量也称为终末部或 S 向量，表示双侧心室基底部（包括室上嵴）及室间隔基底部的除极向量。因为心室基底部的浦肯野纤维稀少，常可见终末部传导延缓，部分正常人可出现终末向量增大。终末向量大多位于横面的右后方及额面的右上方或右下方，终末向量的振幅一般测量 QRS 环位于右侧的终末部，在右侧有方向改变的以拐角处为准。约 20% 的患者难以确定拐角，则可改为最右点或最上点为终末向量的振幅。终末向量时间一般是指从 QRS 环终点倒计时至终末向量拐角处的时距，并不是从 QRS 环起点至终末向量拐角处的时程。

八、心电图的 ST 段和 T 波与心电向量图的 ST 向量和 T 环

心电图上的 ST 段是指 J 点与 T 波起点之间的一段距离，ST 段和 T 波代表左右心室复极的过程，ST 段一般呈平缓倾斜并逐渐过渡为 T 波，因此在大多数情况下，不可能将 ST 段与 T 波截然分开。少数 ST 段呈水平样，此种情况 ST 段与 T 波界限较清晰，常见于冠心病。心电向量图上的 T 环，实际上包括了 ST 向量和 T 环，即相当于心电图上 ST 段和 T 波。全称应为 ST-T 向量环，简称 T 环。心电向量图上的 ST 向量仅指未闭合的 QRS 环起始点至其终点的连线。实际上仅限于 J 点（即 QRS 环的终点与 ST-T 环起点连接处）的 ST 向量。

心电向量图的 ST-T 向量环分析一般要比心电图的 ST 段下移或上移及 T 波低平或倒置等分析的指标多。除 ST 向量本身的分析外，与 ST-T 向量环有关的诊断指标还包括 T 环的最大向量的方位角、运行速度（离心支与归心支对比）、长 / 宽比例、R-T 夹角、R/T 值等。ST-T 向量环异常改变是心肌缺血的重要诊断指标。

九、心电图与心电向量图测量时的参比点

心电图上测量 QRS 波、ST 段及 T 波的高度或深度时，一般以 QRS 波起点水平线作为参比点，测量 P 波时以 P 波的起点作为参比点。心电向量图在测量 ST-T 向量环时，不应以 ST-T 向量环的起点即 J 点为参比点，而应以 QRS 环的原点（O 点）为参比点。否则将导致 ST 向量的振幅偏低和方位角出现偏差而影响诊断结果。P 环测量应以 E 点为参比点。欧洲心电图标准化工作组（CSE）根据多方建议，提出对 QRS-ST-T 的测量应统一采取 QRS 波的起点作为参比点。

目前的立体心电图仪具有心电信号高倍放大功能（2000mm/mV）和 P-QRS-T 环分开打印功能，分开打印功能解决了 P-QRS-T 环的重叠现象，极大地提高了心电向量图图形的识别能力。以上两项功能可清晰地观察到 P 环的起始点（E 点）和 QRS 环的起始点（O 点）不在同一方位，可供测量 P 环时作为参比点之用。一般情况下，心电图上的 QRS 波起点水平略低 P 波的起点。因此，测量 P 环时应以 E 点为参比点。

十、P、QRS、T 波参比点（起始点及终点）正确识别和判定的重要性

P、QRS、T 环（或波）各自的起始点与终点的正确判定对于保证各项诊断指标检测结果的正确性至关重要。其中 QRS 波起始点的正确判定对与心室有关的全部检测结果影响尤其重要，如不具备这一先决条件，将使心电向量图中所采用各项诊断指标完全失去其可比性而显得毫无意义。目前，心电自动

检测分析系统对于参比点的自动识别结果尚难保证完全准确，部分甚至出现较大误差。所以，必须进行人工校正。自动测量与人工测量相比，其工作效率大大提升，随着生物信号处理算法的不断优化，其准确度会越来越高。

十一、心电向量图的诊断原则

心电向量图的图形千变万化，分析过程中较易误判，所以了解基本诊断原则可以避免不必要的诊断失误，使诊断更加合理。心电向量图的分析和诊断一定要密切结合临床，不能违背心电向量图的基本原理及特性。例如，在心电向量图上存在减弱效应（心肌梗死时，QRS 环除极向量向坏死心肌的解剖部位相反的方向偏离，起始部最易受到影响，但也可影响 QRS 环的任何部分）、增强作用（左心室肥大时，可见向左、后的振幅增大，右心室肥大时，可见向右、前的振幅增大）及增强和减弱并存等。这些现象的存在可致一种或几种异常图形变得典型、不典型或互相掩盖。心电向量图的诊断能用发生率高的解释，不用发生率低的解释。同一形态的图形有多种解释时，发生率是诊断取舍的重要因素。因此，在下结论前还需考虑各种疾病在群体中的发生率。诊断时能用简单的方法解释的，不用复杂的方法解释；能用一种解释的，不用两种或更多的疾病来解释，因为后者发生的概率较小。只有两种概率相差不大时才把两者并列提出。临床诊断的首要原则是除非具有确切证据，否则不予诊断。临床医学诊断中通常证明有用的公理是当你听到马蹄声时，首先想到的是马而不是斑马，只有看到身上有条纹时，才能认为它是斑马。心电向量图和心电图的诊断也适合本原则。

第二十三章

心电向量图的优势

心电图的图形是各导联轴之间电位差变化的时序记录。据此，对具有方位性质的病理变化难以提供令人满意的诊断结论。心电向量图正是在心电图的基础上，为进一步显示心电活动的三维空间变化特性而发展起来的。

第一节　心电向量图的发展历程

20 世纪初，国外已有人为心电图做了平面图形结构的设计。20 世纪 30 年代中期，在德、美、日等国家已经发表了较多有关心电向量图的文章。1950 ~ 1970 年，世界各地纷纷出版心电向量图专著，还曾先后提出了多达 30 余种心电向量图导联体系的设计。其中以 Frank 于 1956 年创立的正交导联体系（也称 Frank 导联体系）被采用得最多。由于其设计合理，使用方便，得到了国内外专家的认可，并沿用至今。1959 年国际上召开了首届心电向量图专业会议，此后每年召开一次，以深入交流心电向量图的理论研究和临床应用经验，并多次出版了内容丰富的心电向量图论文专辑。

20 世纪 20 年代，心电图在我国开始应用于临床，1970 年后，心电图作为常规检查方法应用于临床。随着计算机技术的发展，心电图各项新技术不断涌现。1986 年武汉同济医科大学王兆椿教授团队研发出了心电向量图计算机自动分析系统，并于 1988 年经国家卫生部组织相关专家评审鉴定，评审结果表明该心电向量图计算机自动分析系统达到国际先进水平。此后心电向量图仪跨入计算机时代。1989 年立体心电图技术问世，立体心电图技术是在传统心电向量的基础上发展起来的，它能清晰地反映心脏三维电活动过程，以及心肌整体与局部电扩布规律。心电向量图与心电图相比，具有全面、直观、细致和准确的优点。作为心电图和心电向量图未来的发展趋势，立体心电图必将在临床上得到广泛应用。

目前的立体心电图仪是 Wilson 和 Frank 两种导联体系同步采集，采集和分析更加简便快捷，诊断更加准确。不需要深奥的操作技术和过多的人工干预，临床医师或操作人员即可轻松地掌握它的全部功能并获得心电向量图和报告。

心电向量图已成为提高和补充心电图诊断的重要工具，也是心电图图形解释的理论基础，因此心电图工作者应该或必须懂得心电向量图。正如何秉贤教授所说："没有心电向量图的知识要提高心电图的水平几乎是不可能的。"卢喜烈教授认为抛弃向量，心电学研究就没有前途。

黄宛教授的《临床心电图学》中关于心电向量图的论述：心电向量图学的概念是一项更科学地反映心电产生原理的科学，临床心电图学与心电向量图学都是心电活动的表现方式，两者之间有着不可分割的并在诊断学上有相辅相成的关系。近年来，心电向量图学无论从理论基础及临床应用上都有了较快的进展。有的学者甚至预见心电向量图学势将从根本上影响心电图学的理论基础，从而促进其发展。

心电学工作者应该学习心电向量图知识，系统学习和掌握此项技术，了解心电向量图的基础理论，认识常见的图形，知晓图形的诊断及临床意义。熟练运用心电图和心电向量图两者的逆向分析概念，掌握两者逆向分析方法，可以鉴别两者导联位置是否放置规范，心电向量图仪是否为合格产品。达到"四会"：会作图（两者逆向作图）、会看图、会分析、会应用心电向量图解决心电图上的疑难及疑惑（或纠结）的问题，两者结合一定能提高临床诊断的准确率。心电图是心电向量图在平面上的投影，心电学的基础是心电向量图，心电向量图弥补了心电图诊断上的不足，使其诊断更加准确。

立体心电图是很多功能心电图无法超越的。心电图能解决的问题，立体心电图都能解决，心电图不能解决的问题，立体心电图也可以解决。目前我国的立体心电图仪处于国际领先地位。以前国内外学者有一个共识，就是心电向量图不能诊断心律失常，这一观点现已过时，心电向量图不能诊断心律失常的历史早已终结。人们对于心电向量图的认识与理解是一个不断深化和提高的过程，与其他学科一样，其定义也会随着新技术、新知识、新认识及新发现而不断完善和充实，不能"一锤定音"，我们要防止学术上的"从一而终"。

立体心电图仪和心电图仪均是记录心脏电激动的精密医疗仪器，原理是相同的，但记录的方法有所不同。立体心电图仪采集方式是 Wilson 和 Frank 两种导联体系的同步记录，立体心电向量图是观察空间心电方位的变化，记录心脏活动各瞬间所产生的电动力在空间的方向及大小。以前只能记录一次心动周期的电激动，现在能长时间记录一系列的心动周期的电激动，更能全面反映心房、心室除极和复极过程的心电立体图形。在心电向量图上观察 P 环、QRS 环和 T 环的改变较心电图上观察 P 波、QRS 波和 T 波优，而在心电图上观察 ST 段变化较心电向量图上观察 ST 向量变化佳。所以，两者结合可提高心电学的诊断水平。

第二节　心电向量图的临床应用价值

心电向量图的概念是理解心电图各波形成的基础。心电向量图的诊断优势是能直观显示心脏电活动的三维空间，其对心肌梗死和室性心律失常的诊断与定位，以及对心室内传导阻滞、心室肥大、心室预激、冠心病、肺心病、心肌病及部分复杂心律失常等方面的分析诊断优于心电图。

一、心电向量图的优势

心电图是空间心电向量环二次投影形成的波形，反映的只是向量变化的综合向量，即时间 - 电压的曲线。心电向量图是立体心电向量环在三个面投影形成的环体，能反映电激动的顺序，以及各瞬间向量的方位、大小、运行方向、速度和时间，弥补了心电图丢失的诊断信息，有助于心电原理的理解和心电图波形的分析。特别是多种疾病并存时，心电向量图的诊断优于心电图。

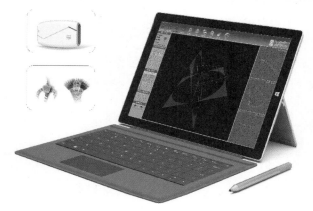

图 23-1　彩色立体心电图仪（便携式）

二、心电向量图仪的现状

目前国内生产的便携式彩色立体心电图仪的大小和平板电脑一样（图 23-1），而功能却和台式机相同。

三、存在的问题

分析内容复杂，数据较多，掌握较难，初学者或自学者没有经过正规的培训和学习，空间向量的投影和平面心电向量图的方位难理解，心电向量图上有很多名词和术语难掌握。部分心电向量图仪设计不规范，部分软件工程师对生物信号处理算法不熟悉，部分心电学工作人员将导联放置不规范。基于以上诸多原因造成做出的心电向量图干扰大，生成的心电向量图图形"四不像"，做出的心电向量图无法分析和诊断。美国著名心脏病学家 Katz 曾表示心电向量图未得到很好普及的首要原因是医生对心电向量图图形不熟悉。

各家医院使用的心电向量图仪"五花八门"，图的质量和临床医师的判图能力"参差不齐"，大部分专业书籍上多用一幅典型的心电图配一幅典型的心电向量图来解析心电向量图，导致较多临床医师误以为心电向量图能诊断的心电图也能诊断。基于以上诸多原因，导致了心电向量图"无用论"的出现。

目前存在的问题包括：分析指标、正常值、异常标准亟待规范，应用价值尚需多中心循证医学研究证实，心电学工作者和临床医生对心电向量图的认识急需加强和提高等。只要经过一段时间的正规培训和学习，任何一位精通常规心电图的医师都能较快地掌握心电向量图检查技术。

心电图是最简便、最实用的心电学检查，心电向量图有助于弥补心电图诊断上的不足，加强心电向量图基础知识的认识，可明显提高心电图的诊断水平。

随着心电向量图仪器的不断改进、记录方法的简化、机器的轻便，长时间记录的心电向量图被更广泛地应用于临床，能充分发挥其对心律失常的分析和诊断。心电向量图是一种实用性和重复性好的诊断方法。在实际工作中，心电图和心电向量图应采取优势互补的原则，取长补短，充分发挥各自的优势，更好地服务于临床，二者结合肯定可以提高心电图的诊断准确率。

第二十四章

心电向量图基础

心电向量图是一种将心脏在生物电活动中所形成的立体图形经转换后以平面图的形式表现出来的心电检查技术，主要用于心血管病的辅助诊断。心电向量图在诊断房室肥大、室内阻滞、心肌梗死、心肌缺血、心室预激、肺心病、心肌病等方面优于心电图，能弥补心电图的不足。学习心电向量图有助于理解心电图图形产生的原理，有助于提高心电图尤其是疑难心电图的诊断水平。

第一节　心电向量的概念

心脏收缩之前，先产生电活动。心肌细胞在生物电活动中会产生电动力。在心肌细胞未兴奋部位，处于极化状态，电荷分布为内负外正。在心肌细胞已兴奋部位，则处于反极化状态，电荷分布为内正外负。在已兴奋和未兴奋的心肌细胞之间，形成一对电量相等、电性相反的电荷组成的双极体，即电偶。电偶的电源（正电荷）与电穴（负电荷）之间存在电动力，其方向由电穴指向电源。因此，电偶是既有大小又有方向的一种向量。这种由心肌电活动产生的既有大小又有方向的电动力称为心电偶向量，简称心电向量（图 24-1）。

心电向量是一个变量。由于心脏是一个形态不规则的空腔器官，其肌纤维走行方向不一致，其心肌除极和复极过程又是按一定时间顺序进行，且在不同瞬间其参与心肌除极和复极的细胞数不同，所以在心肌兴奋的每一瞬间，在心脏内都形成很多大小不等、方向不同的电偶。这些电偶所产生的向量可按以下原则进行综合：两个向量方向相同时相加，方向相反时相减；两个向量互成角度时按平行四边形法则取其对角线，对角线的长短即为综合向量的大小，对角线的方向即为综合向量的方向；若为多个向量，则按上述原则逐个综合。通常把心肌除极和复极过程中某一瞬间全部心肌细胞心电向量的综合称为瞬间综合向量，简称瞬间向（图 24-2）。

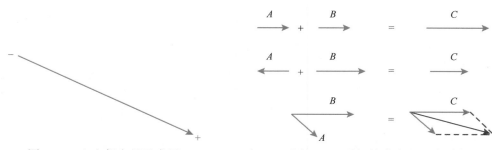

图 24-1　心电偶向量示意图　　　　　　图 24-2　瞬间综合向量示意图

一个心动周期会产生无数个瞬间向量。如果把心肌除极或复极过程中每一瞬间向量记录下来，则可见其尖端所经过的路径呈现为不规则的环形曲线。这种环形曲线存在于三维空间，故空间心电向量环也称为立体心电向量环。心房除极产生 P 空间向量环，心室除极产生 QRS 空间向量环，心室复极则产生

T 空间向量环。把 P-QRS-T 空间向量环投影到三个互相垂直的平面上，则形成 P-QRS-T 环平面心电向量图。临床应用心电向量图仪描记的心电向量图就是在体表记录的空间 P-QRS-T 向量环在三个互相垂直平面上的投影，其实质是反映心脏在除极和复极各瞬间产生的电动力在空间的方位与大小。

第二节　心电向量的投影

一、空间心电向量环在平面上的投影

目前，立体心电图仪可以非常方便地显示空间立体心电向量环，环体在任意一个角度可以 360° 旋转，支持自动旋转与鼠标拖动旋转。而空间心电向量环也可通过三个互相垂直的平面来表达。分别以垂直于某一平面的光线投照在空间心电向量环上，使其在三个互相垂直的平面上分别形成影像，即能得到空间心电向量环的三个平面图形。临床上所用的心电向量图就是立体心电向量环在额面、横面、侧面（右侧面或左侧面）上的投影，分别称为额面、横面、侧面心电向量图。在额面上可观察心电向量环在左右、上下方位的运行情况，在横面上可观察心电向量环在左右、前后方位的运行情况，在侧面上可观察心电向量环在前后、上下方位的运行情况。通过三个平面的观察，可确定各个瞬间向量的空间方位、时间和振幅，从而推测空间心电向量环的立体图形。从图 24-3 中可以看出，由于投影的方向不同，同一个立体心电向量环投影在不同平面上的形态也就不同，环的运行方向和振幅也有差异。

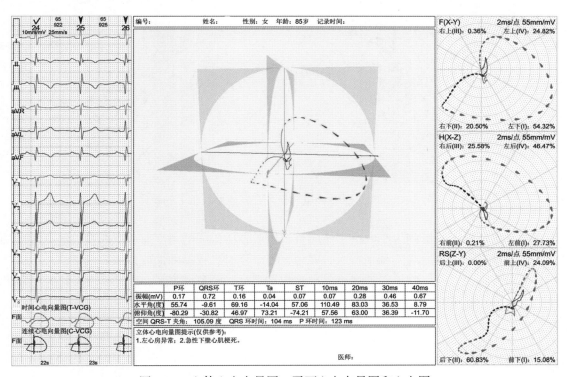

图 24-3　立体心电向量图、平面心电向量图和心电图

二、平面心电向量环在心电图导联轴上的投影

平面心电向量环在心电图导联轴上的投影，其正负极随各导联轴极性的不同而有所差别，某一导联的导联轴是该导联正负电极之间的假想连线，从负极指向正极的方向为导联轴的方向，从导联轴的零点可将轴线分为正侧和负侧，常用的心电图导联有标准导联、加压肢体导联及胸前导联。标准导联和加压

肢体导联的导联轴都位于额面上，将各导联轴平行移动，使其通过电偶中心点，这样就形成一个长度相等、夹角均为30°的六轴系统（图24-4）。心电向量投影在导联轴的正侧，形成心电图上的正向波，投影在导联轴的负侧，形成心电图上的负向波（图24-5）。双六轴系统是理解心电向量图和心电图的钥匙。

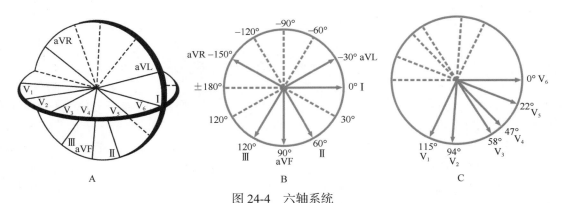

图24-4　六轴系统

A.立体六轴系统；B.肢导六轴系统；C.胸导六轴系统

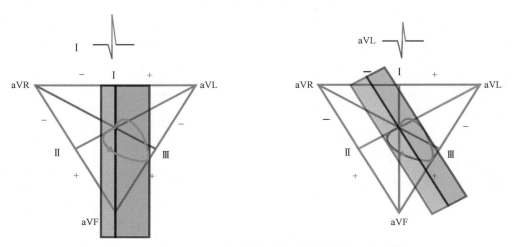

图24-5　额面QRS心电向量环在肢体导联轴上的投影

心电向量在导联轴上投影的大小取决于该向量与导联轴所构成的角度。心电向量与导联轴所构成的角度越小，投影就越大，当二者互相平行时，即角度等于零时，投影的振幅最大。反之，心电向量与导联轴所构成的角度越大，投影的振幅就越小。当互相垂直时，即角度等于90°时，投影的振幅等于零。

三、心电向量图与心电图的关系

肢体导联的心电图是额面的心电向量环在相应的肢体导联轴上的投影，胸导联心电图是横面心电向量环在胸导联轴上的投影，食管导联心电图是侧面心电向量环在食管导联轴上的投影。向量投影到导联轴的正侧时产生正向波，向量投影到导联轴的负侧时产生负向波。

图24-6是横面QRS环在V$_6$导联投影的示意图，坐标图水平线表示V$_6$导联轴，竖线表示V$_2$导联轴，两条线互为垂直，中心点称为零点。在分析QRS环时此点称为O点，实际上零点和O点是一个点。凡是位于导联轴正侧的向量环部分，在心电图上均显示为正向波；反之，位于导联轴负侧的向量环部分，在心电图上则显示为负向波。各瞬间向量所构成的QRS环，它们在导联轴上的投影可得出相应的QRS波。图24-6中可见横面QRS环瞬间向量OQ、OR、OS在V$_6$导联上的投影，分别为Oq、OR、Os，从

而连成 QRS 波。如将心电向量环上许多点的瞬间向量准确地按顺序向导联轴上投影，由此而推导出来的 QRS 波将更为精确。

心电图可从心电向量图推导出来。此种方法不仅说明心电向量图与心电图的相互关系，也可以了解两者之间的内在联系。如果对心电向量图比较熟悉，可增加对心电图的了解。图 24-6 是横面 QRS 环推导出的 V_6 导联 QRS 波的方法，用同样方法也可推算出其他导联的 QRS 波，也就是说，某一导联的心电图就是相应的平面心电向量环在该导联轴上的投影。从 P 环和 T 环也可推导出 P 波和 T 波。

熟悉空间心电向量的投影概念之后，就能明白心电向量图与心电图的关系。简单地说，立体心电向量环在各个面上的投影就形成平面心电向量环，平面心电向量环在心电图导联轴上的投影就形成心电图的波形。额面心电向量环在肢体导联轴上的投影形成肢体导联心电图，横面心电向量环在胸导联轴上的投影形成胸导联心电图。由此可知，立体心电向量图（三维）、平面心电向量图（二维）和心电图（一维）三者的关系就是降维过程（图 24-3）。立体（空间）心电向量图、平面心电向量图和心电图是以不同的方式但又以密切相关的方法来研究心脏电活动的。

一般情况下，心电向量图对各种心电异常波形的诊断优于心电图，心电图对各种心律失常的诊断优于心电向量图，心电图与心电向量图应采取优势互补的原则，取长补短，服务于临床，二者结合可以提高诊断的准确性。

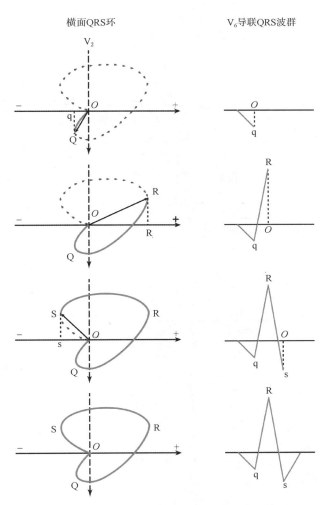

图 24-6　横面 QRS 环在 V_6 导联投影的示意图

四、镜像导联

从理论上讲，心电图导联轴的正极与负极分别记录的图形应当呈镜像。因此，在相互背离 180° 的导联中记录的心电图图形为镜像，而此种导联称为镜像导联。镜像导联的 QRS 或 ST-T 波形改变对心肌梗死或缺血的诊断和定位具有重要的临床意义。从严格意义上讲，镜像导联一般是指胸导联，在胸导六轴系统上的相互背离 180° 的导联，称为镜像导联。如横面 V_1 与 V_8 导联（图 24-7）和 V_2 与 V_9 导联背离角度均为 180°。还有一种类镜像导联，如额面的 aVR 导联与 I 和 II 导联，III 导联和 aVL 导联的正极与负极比较接近，相差 30°，接近 180°。还有一种比较特殊的类镜像导联，如 I 与 V_{6R} 导联。

根据心电向量图的投影原理也能推测出附加导联心电图的改变，因为常规心电图是额面和横面上的心电向量环在其相应导联轴上的投影，投影在导联轴的正侧记录到正向波（R 波），投影在导联轴的负侧记录到负向波（Q 波或 S 波）。V_1 与 V_8、V_2 与 V_9、V_6 与 V_{6R} 它们均为同一导联轴，称为镜像导联。I、V_6（X）导联都是心电向量图中的左右轴（X 轴），他们记录到的心电图图形相似，振幅不同。V_1 导联的正侧是 V_8 导联的负侧；反之，V_8 导联的正侧是 V_1 导联的负侧，它们记录到的心电图图形互为倒影，但振幅不同（图 24-7）。V_8、V_9、V_{6R} 导联记录到的心电图波形振幅明显偏低，是由这些导联距离心脏

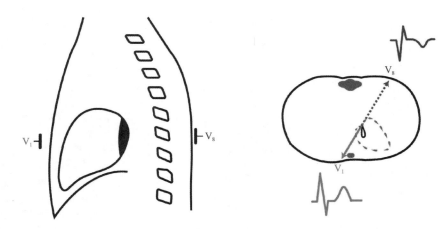

图 24-7　后壁心肌梗死时 V_1 与 V_8 导联心电图示意图

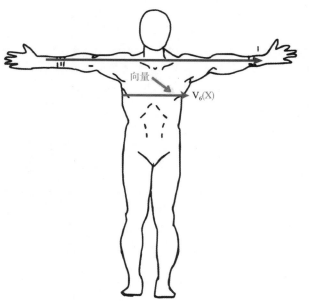

图 24-8　向量在 I、V_6（X）导联轴上的投影示意图

较远所致，凡是镜像导联大部分都有跷跷板现象，部分患者也有与以上现象不相符的，具体原因尚无定论，可能与导联系统、导联放置的位置或心脏在胸腔内的移位有关。例如，图 24-8 中蓝色线表示 I 导联，它离红色箭头（心脏除极产生的向量）的距离远，所以测出的振幅较低，紫色线表示 V_6 导联，它离红色箭头的距离近，所以测出的振幅较高。V_6 和 X 导联在理论上和实际工作中为同一条水平线。I 导联也是左右轴（为额面的 X 轴），但它为左右上肢导联，与 V_6（为横面的 X 轴）和 X 导联轴相距较远，不在一条水平线上，故部分患者的 I 导联与 V_6 导联和 X 导联的图形不同。在大部分的情况下，它们相似不相等（振幅）。I 导联振幅偏低时，心脏位置、低胖体型、肺部疾患及其他情况有轻微变化即可导致部分患者的图形不完全一致。因为 I 导联与 V_6 导联不在一个平面上，I 导联在额面上，V_6 导联在横面上。I 导联和 V_6 导联是 Wilson 导联体系做出的图，X 导联是 Frank 导联体系做出的图。它们是两个完全不同的导联体系，做出的图形不可能完全一致。

从理论上讲，横面 QRS 环的起始向量位于左前方 < 25° 时，投影在 V_1 导联的负侧，则 V_1 导联出现 QS 型或 qR 型。当终末向量 < −155° 时，V_1 导联则出现 r′ 或 R′ 波。额面 QRS 环的起始向量位于左下方 < 30° 时，投影在 III 导联的负侧，则 III 导联出现 QS 型或 qR 型。起始向量位于左方 < 0° 时，投影在 aVF 导联的负侧，则 aVF 导联出现 QS 型或 qR 型。起始向量位于左下方 > 60° 时，投影在 aVL 导联的负侧，aVL 导联出现 QS 型或 qR 型。在实际工作中发现，部分患者与此理论不太相符。但不影响初学者理解心电图波形的形成机制。以上原因可能与心脏位置、矮胖体型、肺部疾患及其他情况有轻微变化有关，最大可能是 Wilson 导联体系和 Frank 导联体系是两个完全不同的导联体系所致。

根据常规 12 导联心电图的改变，结合心电向量图的投影原理，仔细分析常规 12 导联心电图，也能推测出附加导联的诊断线索。熟练掌握心电向量图的理论知识，对理解心电图会有较大帮助。

同一空间，同一物体，相反的方向，称为镜像。部分学者将不在同一平面（额面和横面）的、各自的某些导联轴跨界面而形成一定的空间角度背离也称为镜像导联，肢体导联（额面）和胸导联（横面）就不在一个平面上，哪来的镜像？尽管这些导联轴的方向相背离，但是这些导联的图形是来自不同平面的心电向量图环，在心电图图形上并不存在镜像改变，仅有 ST-T 的相反变化，这种改变也称为镜像（导联）改变，我们认为这是不严谨的，也不符合其定义。

第三节　心电向量图的导联

心电向量图的导联是记录心电向量图所采用的特定的导线连接方法，称为导联体系。目前，国内外均采用 Frank 导联体系。

1. Frank 导联体系一般用 7 个电极，胸部 5 个电极均放置在胸骨第 5 肋间水平，即前正中线（E）、后正中线（M）、右腋中线（Ⅰ）、左腋中线（A），以及前正中线（E）和左腋中线（A）之间的中点（C），C 点相当于从 E 点和 A 点向胸腔中心点连线所形成的 45° 角处，另 2 个电极为左下肢（F）和颈后（H），右下肢为接地线（图 24-9）。除地线外共 7 个电极，电极连接时均通过适当的电阻以构成 X 轴、Y 轴和 Z 轴。

2. 在采集时，被检者一般取平卧位，如不能平卧，可取坐位，待被检者呼吸平稳，肌肉放松，在显示屏观察正交心电图或心电向量图，等待图形无干扰、无飘移时开始记录。

必须指出，目前有些心电工作站和部分心电图机，在没有连接 Frank 导联体系的情况下，仍然可以描记出心电向量图，他们采用的是 Wilson 导联体系描记出的心电向量图，是通过普通心电图换算出的心电向量图，也称为重建心电向量图，与 Frank 导联体系描记出的心电向量图图形差别较大，其临床诊断价值不大，而且重建的心电向量图在国内外也没有共识的诊断标准。因此，不建议将重建心电向量图用于临床诊断，但可以用于教学，也可用于患者病情急危和移动不方便时而作为心电图诊断时的对比参考。笔者建议，心电向量图和立体心电图采集时必须用 Frank 导联体系。

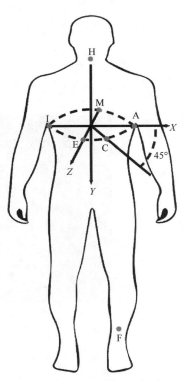

图 24-9　Frank 导联体系电极位置

注意事项：Frank 导联体系的电极安放部位要准确，成人胸部电极安放部位以胸骨第 5 肋间水平线为准。记录前应确保电极位置准确、接触良好、导联线位置连接无误。

第四节　标 记 方 法

一、导联轴和观察面

上述 7 个电极通过一套电阻网络连接，可构成 3 个导联轴和 3 个观察面。A、C 联合（正极）与 Ⅰ（负极）构成 X 轴，X 轴的方向从右向左，也称左右轴。M、F 联合（正极）与 H（负极）构成 Y 轴，Y 轴的方向从上向下，也称上下轴。C、E、Ⅰ 联合（正极）与 A、M（负极）构成 Z 轴，Z 轴的方向从后向前，也称前后轴。X 轴与 Y 轴组成额面（F 面），X 轴与 Z 轴组成横面（H 面），也称水平面，Y 轴与 Z 轴组成侧面（S 面）。额面采取从前向后看，故又称前额面，横面采取由上向下面看，又称上横面，侧面常取右侧面（由右向左看），也有的取左侧面（由左向右看），国内极少用左侧面。此三个面交于一点，称为中心点或零点，该点表示无电动力。额面、横面和侧面构成一个立体，形成空间的几何坐标体系（见图 24-3）。

二、度数的标记方法

（一）心电图法

坐标中 X 轴的左侧为 0°，按顺时针旋转，把下半圆周划分为 +180°，再自 0° 按逆时针旋转，把上半圆周划分为 –180°。目前，临床上多习惯用本方法标记，我们在工作中采用此方法分析心电向量图（图 24-10A）。

（二）Helm 法

坐标中的 X 轴左侧为 0°，按顺时针把圆周划分为 360°，部分心电工作站按此法标记（图 24-10B）。

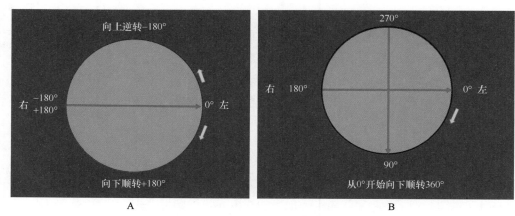

图 24-10　度数的标记方法

A. 心电图法的度数标记；B. Helm 法的度数标记

三、轴和面的标记方法

目前统一规定在 X 导联轴上以左为正、右为负，在 Y 导联轴上以下为正、上为负，在 Z 导联轴上以前为正、后为负。水平线（也称横线）左方为 0°、右方为 ±180°，垂直线上方为 –90°，垂直线下方为 90°。以 0° 为准，顺时针转为正角度，逆时针转为负角度。每个面有 4 个方位，按顺时针依次命名为 Ⅰ 象限（0°～+90°）、Ⅱ 象限（+90°～+180°）、Ⅲ 象限（–180°～–90°）、Ⅳ 象限（–90°～0°）。但在实际工作中，是以真实方位表示，如额面 Ⅰ 象限称为左下象限、Ⅱ 象限称为右下象限、Ⅲ 象限称为右上象限、Ⅳ 象限称为左上象限。横面 Ⅰ 象限称为左前象限、Ⅱ 象限称为右前象限、Ⅲ 象限称为右后象限、Ⅳ 象限称为左后象限。右侧面 Ⅰ 象限称为前下象限、Ⅱ 象限称为后下象限、Ⅲ 象限称为后上象限、Ⅳ 象限称为前上象限（图 24-11）。

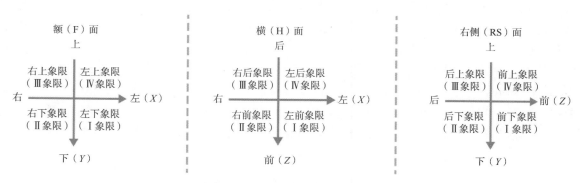

图 24-11　心电向量图标记方法

第二十五章

心电向量图的 *E* 点、时间及振幅定标、P 环及 P-R 间期的分析方法

心电向量图测量分析的项目很多，至今意见并不完全一致，虽然有些项目临床实用价值不大，但对初学者，仍有相当用处，简述于下。

一、*E* 点

心电向量图的 *E* 点是 P 环之前稳定不动时形成的点。*X*、*Y*、*Z* 三个坐标轴均通过零点形成额面、侧面和横面三个互相垂直的面。从理论上讲，零点（等电点）与 *E* 点是一致的，在无心房 Ta 向量时，*E* 点与零点（*O* 点）是重合的。如有心房 Ta 向量时，则 *E* 点与零点是分开的。由于移位很小，此种移位可忽略不计。在实际工作中，*E* 点、*O* 点和零点三个点是通用的（图 25-1）。QRS 环起点为 *O* 点，亦称为原点。T 环的起点为 *J* 点，亦称 QRS 环的终点。在立体心电图仪高倍放大时观察，这三个点是分开的，一般情况下不会重合在一起，这一观点和以前的认识不同。以前的心电向量图仪没有高倍放大功能，中心部位看不清楚，误认为 *E* 点、*O* 点、*J* 点和零点四个点重合在一起。由于 QRS 环是心向量的分析重点，习惯上把 *O* 点作为坐标轴的参考点。

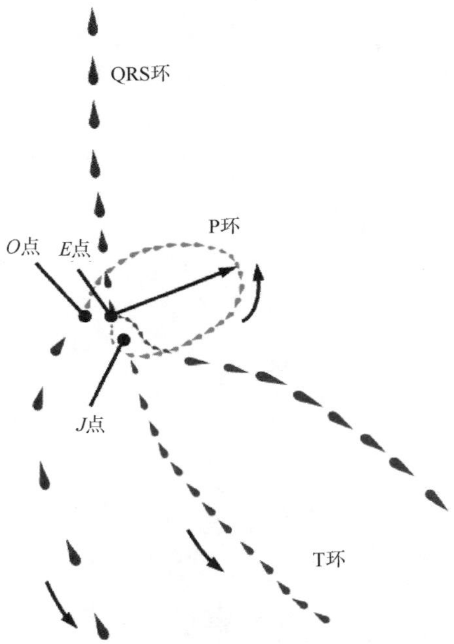

图 25-1　*E* 点附近的放大图

二、时间及振幅定标

1. 时间　心电向量环是由许多泪点组成的，一般情况下，每一个泪点代表 2ms，仪器不同，设置也不同，有设置多个档次的，如每一个泪点代表 1 ~ 8ms，1 ~ 8ms 时可以手动任意调节。

2. 振幅　给 *X*、*Y*、*Z* 三个导联轴分别输入 1mV 电压，即 10mm=1mV，一般用 30mm/mV 或 40mm/mV，仪器设置有多个档次，可以调节。

三、P 环

心房除极所形成的空间 P 向量环，其投影在各平面上，分别形成额面、侧面和横面上的 P 环。分析 P 环包括其形态、运转方向、最大 P 向量的方位、振幅、时间及 P 环位于各象限的面积等，测量方法可参考 QRS 环的测量方法。

心房复极向量以 Ta 表示。由于 Ta 向量的存在，使 P 环不闭合，闭合者极为少见。测量自 P 环的起始点（E 点）至其终止点（O 点）的连线，即为 Ta 向量，其长度代表 Ta 向量的大小，角度代表 Ta 向量的方向，此项目在临床应用较少。

四、P-R 间期

P-R 间期在静止心电向量图上无法测量，只能在时间心电向量图或正交心电图上测量，测量从 P 环（波）的开始至 QRS 环（波）的开始为时间心电向量图或正交心电图上的 P-R 间期。

第二十六章

QRS 环及 ST-T 向量分析方法

心室除极的向量环,称为 QRS 空间向量环,其在各平面上的投影,即为额面、侧面及横面的 QRS 环。分析 QRS 环包括定性分析(观察 QRS 环的形态)与定量分析(测量 QRS 环的数值)两个方面。

第一节　QRS 环的定性分析

QRS 环的定性分析主要观察环的形状,如呈三角形、椭圆形或梭形等,环是否圆滑,有无扭曲、凸起及蚀缺,所在方位,运转方向。QRS 环一般分为三种运行方式:顺钟向运行、逆钟向运行和呈"8"字形运行。顺钟向运行用 CW 表示,逆钟向运行用 CCW 表示,"8"字形运行又分为两种,起始呈顺钟向运行用 CW/CCW 表示,起始呈逆钟向运行用 CCW/CW 表示,一般认为"8"字形环体的小环长径大于大环长径的 1/4 者才称为"8"字形,否则称为近端或远端的扭曲。

为便于对 QRS 环的分析,可将环体分成起始部、主环体部和终末部 3 个部分。起始部(也称起始向量)即自身 QRS 环起始点至转变方向之前,于开始后的 10 ~ 20ms。主环体部(也称最大向量)为 QRS 环最大部分,它又可分为离心支与归心支两部,两者常被转折点所分开。终末部(也称终末向量)即转回原点以前的部分,其终点称为"J"点,J 点较少回到原点,J 点为 QRS 环的终点。

第二节　QRS 环的定量分析

关于定量分析,使用的项目繁多,至今还未得到完全统一,临床上常用的有以下几项(图 26-1)。

一、QRS 环最大向量

QRS 环最大向量是从 QRS 环的起始点 "O" 至 QRS 环的最远点的连线,虽然三个面上的 QRS 环最大向量常是最大空间向量环的投影,但应该注意,空间 QRS 向量环有可能对某个面是接近垂直的,此时其投影振幅偏小,最大 QRS 向量(或 R 向量)出现时间在 35ms 左右。QRS 环最大向量除测量其大小外,还要测量其角度。此外还应测量起始向量的方向与大小,其方法是从 O 点开始至相应各时间泪点前端的连线。应该指出,起始向量和终末向量运行比较缓慢,有时泪点重叠不易分清,此现象在心电向量图上称为泪点重叠现象,也称为踏步现象,对此种现象应特别注意,以免影响对运行时间的误判(图 26-2)。

二、QRS 环最大宽度

QRS 环最大宽度为 QRS 环最大向量的垂直线与 QRS 环两侧交点最远的距离。

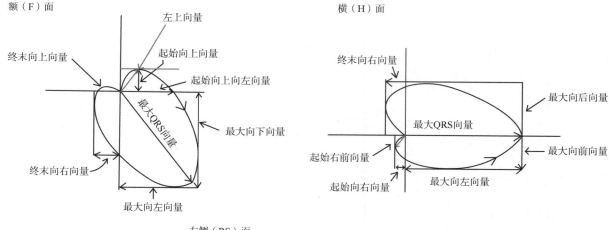

心电向量图的测量要点：以拐角处为准，拐角处不明显时，以切点为准

图 26-1 三个面 QRS 环向量的测量方法示意图

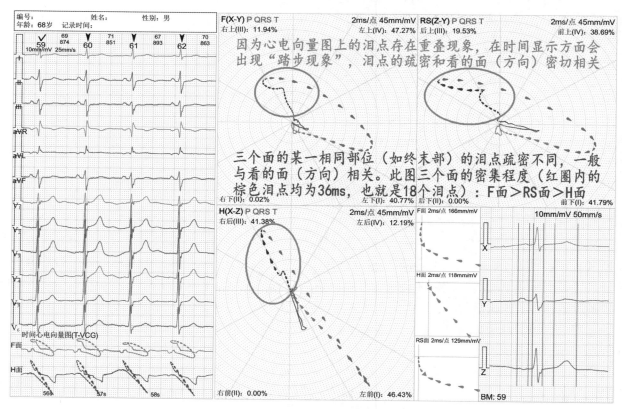

图 26-2 QRS 环终末部泪点重叠现象

三、QRS 环时间

QRS 环时间为自 QRS 环开始至其终止所占的总时间，按泪点计算（每个泪点等于 2ms）。

四、QRS 环最大向左向量

部分学者称左向力，为从原点到 QRS 环左侧最大向量与 X 轴垂直线交点（也称切点）间的距离。

五、QRS 环最大向右向量

部分学者称右向力，为从原点到 QRS 环右侧最大向量与 X 轴垂直线交点（也称切点）间的距离。正常 < 0.16mV（也有学者提出 < 0.2mV）。

六、QRS 环最大向上向量

部分学者称上向力，为从原点到 QRS 环起始向上最大向量与 Y 轴垂直线交点（也称切点）间的距离。正常 < 0.2mV。

七、QRS 环最大向下向量

部分学者称下向力，为从原点到 QRS 环最大向下向量与 Y 轴垂直线交点（也称切点）间的距离。

八、QRS 环最大向前向量

部分学者称前向力，为从原点到 QRS 环最大向前向量与 Z 轴垂直线交点（也称切点）间的距离。

九、QRS 环最大向后向量

部分学者称后向力，为从原点到 QRS 环最大向后向量与 Z 轴垂直线交点（也称切点）间的距离。

十、上向指数

QRS 环最大起始向上向量振幅与最大向下向量振幅的比值。正常 < 0.2。

十一、QRS 环起始向上向左向量

额面 QRS 环从原点到 QRS 环起始向上向左向量与 X 轴交点间的距离，正常人一般 < 0.3mV（图 26-3）。

此外，S-T 向量、T 向量、QRS-T 角及 P 环等均可分为定性分析与定量分析。

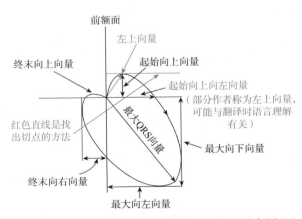

图 26-3 额面 QRS 环向量的测量方法示意图

第三节　ST-T 向量分析方法

一、ST 向量

部分正常人，QRS 环终末部可回到中心点，整个 QRS 环是闭合的。但大多数正常人在 QRS 环高倍放大时观察，终末点回不到中心点，QRS 环呈开放型。如果 QRS 环不闭合，从 QRS 环起点指向 QRS 环终点（J 点）的连线称为 ST 向量（图 26-4，图 26-5），测量时从 QRS 环起点到 QRS 环终点（J 点）的连线，即为 ST 向量。一般正常人无明显 ST 向量，如有也＜ 0.05mV，多指向左前下方。在病理情况下，ST 向量多＞ 0.05mV，方向可与 QRS 环的方向相反。若心电向量图上出现较为明显的 ST 向量，一般心电图上可见 ST 段偏移。

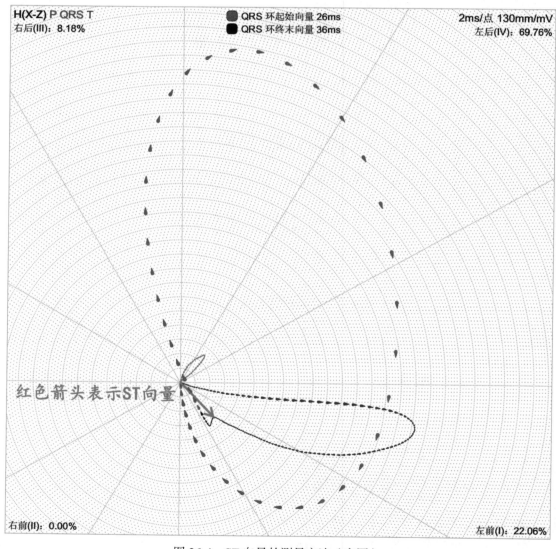

图 26-4　ST 向量的测量方法（实图）

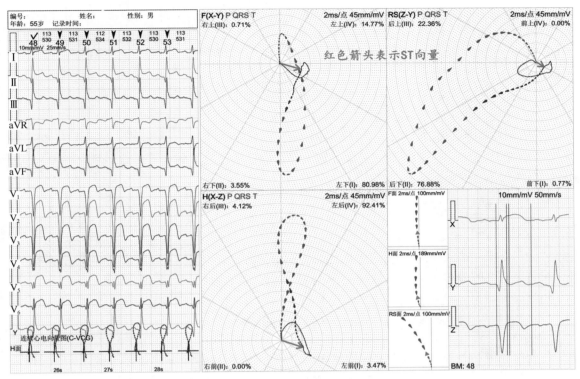

图 26-5　ST 向量 3 个面的测量方法（实图）

二、T 向量环

T 空间向量环在各平面上的投影称为 T 环。对其形态、运转方向、速度、最大 T 向量的方位与大小及最大宽度等的测量方法均与 QRS 环的测量方法相同。T 环的长宽比值测量：长为最大 T 向量长度，宽为最大 T 向量垂直线与 T 环离心支和归心支交点最远的距离。

三、R（QRS）-T角

QRS-T 角度从理论上讲应是平均 QRS 向量的角度和平均 T 向量的角度差，实际上平均向量角很难测得，因此人们常以最大向量角度代替之，即 QRS 环最大向量角与 T 环最大向量角度之差，如果 T 环最大向量在 QRS 环最大向量的顺时针方向一侧称为正夹角；反之，T 环最大向量在 QRS 环最大向量的逆时针方向一侧称为负夹角（图 26-6）。

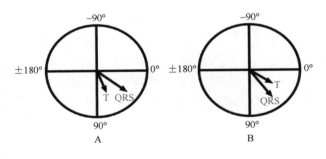

图 26-6　测定 QRS-T 夹角示意图
A. T 环最大向量在 QRS 环最大向量的顺时针方向，称正夹角；
B. T 环最大向量在 QRS 环最大向量的逆时针方向，称负夹角

四、U　环

U 环为偶见于 T 环之后的小环，但大部分不能明确辨认。

第四节　心电向量图分析要点

心电向量图测量分析的项目很多，大致分为定性分析和定量分析两种，环体的形态、大小、方位、

环的运行方向和运行速度等属于定性分析。瞬时向量、起始向量、最大向量和终末向量的角度和大小、向量环在每一象限中所占的面积大小之比等属于定量分析。从临床实际出发，需要测量分析的项目主要包括以下几种：

一、形　态

对于 P、QRS、T 环的形态，用直观判定，如圆形、椭圆形、梨形、桑叶形、柳叶形、"8" 字形、线形等。观察中应注意环体是否光滑，有无切迹、凹陷、凸起或突然转向等，这对判定有无心肌梗死有一定意义。

二、运行方向

运行方向是重要的诊断依据，分逆钟向运行、顺钟向运行、"8" 字形运行，一般应标明起始向量是顺钟向运行，还是逆钟向运行。

三、最大向量振幅

测量各面由原点到各环的最远点之间连接线的距离，各环的最大向量振幅以毫伏（mV）计算。

四、长/宽比例

沿 QRS 环最大向量的平行线与其垂直线在 QRS 环外切线成矩形，长为 L，宽为 W，求 L/W 比。测定 T 环长宽比的方法同上，但应求三个面中 T 环最大的长/宽比。

五、QRS/T 比值

QRS/T 比值是 QRS 环最大向量振幅和 T 环最大向量振幅两者的比值，用于诊断心肌缺血。

六、最大向量角及 R（QRS）-T 夹角

QRS 环最大向量角为 QRS 环最大向量振幅与水平轴之间的夹角，以度为单位。同理，以此法测出 T 环最大向量角，两者之间的夹角为 R-T 夹角。

七、QRS 环起始向量和终末向量的方向

用实际方位描述，如横面起始向量位于右前方，终末向量位于右后方。额面起始向量位于右下方，终末向量位于右上方等。

八、向量环的运行速度

心电向量图的时间标记是以每一个泪点为 2ms。根据泪点出现的疏密程度，计算心电向量环的运行速度。

九、ST 向 量

当 QRS 环开放时，即环体运行结束时未能回到原点，而形成了 ST 向量。ST 向量的方向和偏移程度与心肌复极变化密切相关。

十、瞬 时 向 量

在临床应用上，应观察 20ms 起始向量、40～60ms 主体部向量和 60ms 以后的终末向量的方向、方位、振幅及运行速度等。

第二十七章

心电向量图

第一节　正常心电向量图

正常心电向量图包括 P 环、QRS 环及 T 环三个环（图 27-1），一般三个环运行是连贯的。三个环均有其正常的方位、形态、运行方向、运行速度、振幅及时间等。

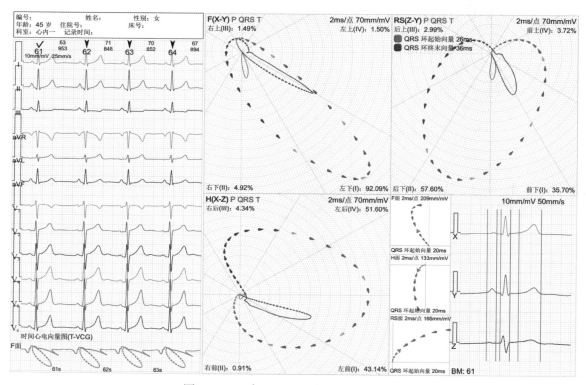

图 27-1　正常 P-QRS-T 环的心电向量图

一、P　环

P 环在三个环中最小，正常空间 P 环位于左下稍偏后，呈狭长形、椭圆形或不规则形等，常有一个或一个以上小凹陷或凸起，最大向量振幅一般不超过 0.2mV，运行时间小于 115ms，一般为等速运行。由于投影方向不同，三个面的 P 环图形存在较大差异（图 27-2）。

1.额面　P 环最大，环体位于左下，最大向量角为 25°～ 60°（图 27-3A），最大向量振幅＜ 0.2mV。此面与空间 P 环近乎平行，其图形较恒定，多呈长条状或梨形，如右心房向量较突出则有小切凹，切凹前为右心房最大向量，切凹后最远端为 P 环最大向量。

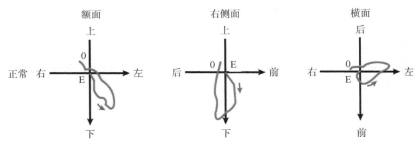

图 27-2 正常 P 环示意图

2. 横面　P 环最小，先向前，再向左向后逆钟向运行，少数呈"8"字形运行，环体位于左侧略偏前或偏后，最大向量角为 $20° \sim -25°$（图 27-3B），最大向量振幅 < 0.10mV，最大向前向量 < 0.07mV（儿童 < 0.09mV），最大向后向量 < 0.05mV。此面与空间 P 环垂直，环体图形变异较大，多呈不规则形或椭圆形。

3. 右侧面　先向前向下，再向后顺钟向运行，环体位于下方稍偏前或偏后，呈狭长形或类三角形，最大向量角为 $70° \sim 100°$（图 27-3C），最大向量振幅 < 0.18mV。

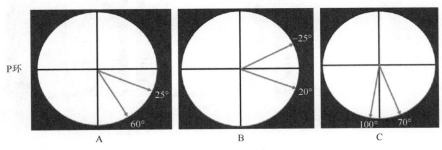

图 27-3　P 环最大向量角的分布示意图
A. 额面；B. 横面；C. 右侧面

一般认为 P 环时间 < 110ms，部分学者提出 P 环时间 < 120ms。笔者在工作实践中发现，P 环时间 > 110ms 时易出现假阳性，P 环时间 > 120ms 时易出现假阴性。笔者参考国内外相关文献后认为，P 环时间 < 115ms 时可减少假阳性和假阴性的发生率。

一般 P 环是不闭合的，通过观察放大的 P 环，可以发现 O 点与 E 点处于不同方位，O 点多位于 E 点上方偏右偏后，即 P 环不闭合，在 P 环后存在心房复极向量（Ta 向量）。由 E 点指向 O 点的向量即 Ta 向量，Ta 向量方向与 P 环方位相反，指向上方偏右偏后。闭合时即 P 环运行终点（O 点）回到起点（E 点），这种情况少见。

二、QRS 环

QRS 环在三个环中最大，是心电向量图分析的重点。正常空间 QRS 环位于左下稍偏前或偏后，环体轮廓光滑无凹陷，最大向量振幅一般不超过 1.5mV，整个环运行时间小于 110ms，起始部一般小于 20ms，终末部运行略缓，泪点较密集，一般小于 35ms，中部运行较快，泪点稀疏，最大向量（或 R 向量）一般为 40ms 左右。

1. 额面　QRS 环最大向量位于左下方，多呈顺钟向（CW）运行（约占 65%），环体多趋向垂位，也可呈"8"字形（约占 25%）和逆钟向（CCW）运行（约占 10%），环体多趋向横位。最大向量角为 $20° \sim 60°$（图 27-4），最大向量振幅 < 1.5mV。环体多呈狭长形、柳叶状、线状或"8"字形等。

额面是显示左右和上下方向的心电向量变化，可直观地判断心电图上肢体导联心电轴的大约度数。因为 Frank 导联体系和 Wilson 导联体系是两个不同的导联体系，心电轴测算（查表法）或目测出的数值不可能和 QRS 环最大向量的角度相同，只是心电图上的心电轴度数和额面 QRS 环最大向量的角度接近。实际上，心电轴就是额面 QRS 环最大向量在肢导六轴系统上的投影。一般情况下，在三个面中，额面 QRS 环最大向量振幅最大，与空间 QRS 环最大向量振幅接近，空间 QRS 环最大向量振幅略大于或等于额面 QRS 环最大向量振幅。

2. 横面　QRS 环最大向量位于左方偏后或稍偏前，起始向量位于前方偏右或偏左，起始 20ms 的向量多位于左前，终末向量位于后方偏右或偏左，多为逆钟向运行（约占 99%），偶呈 "8" 字形（约占 1%），最大向量角为 30°～-30°（图 27-4），最大向量振幅＜ 1.5mV。环体光滑宽阔，环形类似平置的心脏，多呈桑叶形、卵圆形或类似三角形。终末向量位于右后方时，振幅＜ 0.6mV，角度＞-110°。

3. 右侧面　QRS 环最大向量位于下方偏后或偏前，起始向量位于前方偏上或偏下，终末向量位于后方偏下或偏上，多呈顺钟向运行（约占 95%），少数呈 "8" 字形（约占 5%），最大向量角多为 60°～130°（图 27-4），最大向量振幅＜ 1.5mV。因空间 QRS 环最大向量与此面接近垂直，故 QRS 环的方位和形状变化较大，环体较宽阔。

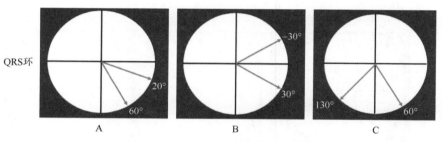

图 27-4　QRS 环最大向量角的分布示意图
A. 额面；B. 横面；C. 右侧面

三个面的 QRS 环最大向量均＜ 1mV 时，则考虑为 QRS 环低电压。冠心病、心肌梗死、心肌炎及心肌病等患者 QRS 环可有不同程度扭曲。如有明显蚀缺，特别是两个面上的起始部均出现蚀缺时，不能完全排除心肌梗死的存在。

向左向量振幅一般＜ 1.2mV。左心室肥大时，向左向量振幅一般＞ 1.2mV。

周德全教授统计了 198 例正常成人的 QRS 环在三个面不同象限的面积分布百分比的情况，括号内为百分比的范围，其结果如图 27-5 所示。

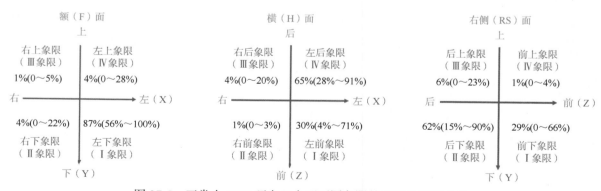

图 27-5　正常人 QRS 环在三个面不同象限的面积分布百分比

三、T 环

T环多呈椭圆形，T环大于P环而小于QRS环，环体方位与空间QRS环大体一致，常指向左、下、前方，三个面的最大向量方位一般都在45°左右。运行方向与QRS环一致（少数正常人尤其儿童可不一致）。T环长/宽比值在三个面上均应＞2.5，R/T＜4。部分可呈"8"字形，环体离心支和归心支可重叠，但三个面中的T环至少应有一个面是展开的。离心支与归心支夹角＜30°。离心支运行速度慢，归心支运行速度快。

1. 额面　T环约99%呈顺钟向运行，约1%呈逆钟向运行，T环最大向量位于左下方，最大向量角位于25°～55°（图27-6A），平均35°，振幅为0.3～0.75mV。

2. 横面　T环约99%呈逆钟向运行，约1%重叠，T环最大向量位于左前方，最大向量角位于10°～60°（图27-6B），平均35°，振幅为0.3～0.75mV。

3. 右侧面　T环约99%呈顺钟向运行，1%重叠，T环最大向量位于前下方，最大向量角位于30°～80°（图27-6C），平均45°，振幅为0.3～0.75mV。

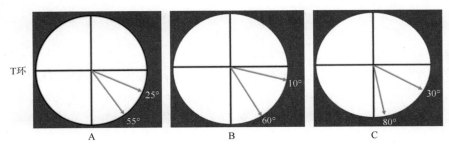

图 27-6　T 环最大向量角的分布示意图

A. 额面；B. 横面；C. 右侧面

一般认为三个面的T环振幅为0.25～0.75mV，部分学者提出三个面的T环振幅为0.35～0.75mV。笔者在工作实践中发现，三个面的T环振幅为0.25～0.75mV的标准范围偏大，会出现假阴性，T环振幅为0.35～0.75mV的标准范围偏小，又会出现假阳性。笔者参考国内外相关文献后认为，三个面的T环振幅为0.3～0.75mV时，可减少假阴性和假阳性的发生率。

T环呈U型、V型、C型、实心T环、线性T环、T环振幅过小（＜0.3mV）或过大（＞0.75mV或大于R向量的1/2）均提示心肌缺血。

幼稚型T环：横面QRS环正常，T环位于10°～－30°，环体的运行方向及形态正常。一般常见于儿童和部分年轻健康女性。

四、ST 向 量

一般情况下无明显ST向量，在放大后，一般均可见QRS环不闭合，自QRS环起点至J点的距离为ST向量，其方向与T环最大向量方向一致，指向左前下方，振幅一般＜0.05mV（有些学者提出＜0.1mV）。ST向量位于其他方位，振幅＞0.05mV时，一般不能排除心肌缺血的存在。

五、QRS-T 夹角

额面＜40°、横面＜60°、右侧面＜120°。

六、U 环

U环位于T环之后，实际是一个节段或弧形弯曲（又称为U弧），并非一个闭合环，其方向与T环一致，指向左前下方。正常U环因振幅较小，一般看不太清楚，但在电解质紊乱或心肌缺血时，U环增大后可较清晰地看到。

七、空间 P 环最大向量

空间 P 环最大向量振幅 < 0.2mV。

八、空间 QRS 环最大向量

空间 QRS 环最大向量振幅 < 1.6mV（有些学者提出 < 1.75mV）。

九、空间 QRS-T 夹角

空间 QRS-T 夹角 < 30°（有些学者提出 < 45°）。

心电向量图和心电图的形成都是从高维到低维，从复杂到简单的投影过程，信息量丢失是必然的，而心电图是电势差和时间变化的曲线图，仅以两个物理指标去逆推心脏的病理生理变化，其不确定性也是必然的。所以，没有绝对正确的诊断标准，任何心电学诊断标准的应用都不能脱离临床背景。

第二节 心电向量图的生理变异

心电向量图因年龄、性别、体型及种族等可有不同程度的变异。随着年龄的增长，在成人心电向量图中也可发生比较明显的改变。例如，空间 QRS 环最大向量振幅在成人中每增长 10 岁，平均减少 6.5%，各平面的最大向量亦有同样改变，其方向也渐向上向前移位。T 环最大向量的改变更为明显，年龄每增长 10 岁，其 T 环最大向量振幅即减少 10%，而且其方向可向前移位。根据性别也有不同，男性的 QRS 环和 T 环最大向量振幅均大于女性，黑种人大于白种人，白种人大于黄种人。中国人和日本人的 QRS 环的最大向量方位稍向前、下方偏移，此现象可能与胸廓的前后径较小有关。体型肥胖者的振幅偏低，方向偏上、偏前。随着呼吸的变化，部分患者的环体可有一定程度的不同。

一、额面 QRS 环横位（最大向量位于 10° 左右）

额面 QRS 环起始向量位于下方偏右或偏左，环体呈逆钟向运行并未向左上方展开或左上象限面积为零，终末向量多位于右上方。在心电图上多出现心电轴假性左偏，易误诊为左前分支阻滞。此种情况一般常见于部分正常人、部分矮胖体型者及各种原因引起的膈肌位置升高者等。

二、额面 QRS 环垂位（最大向量位于 90° 左右）

额面 QRS 环起始向量多位于左上方，环体呈顺钟向运行，终末向量多位于右下方，向左向量偏小。在心电图上多出现心电轴假性右偏，易误诊为左后分支阻滞。此种情况一般常见于部分瘦高体型者（女性多见）。

三、右心室优势

额面 QRS 环无明显异常改变，仅有右上或右下向量的面积大于总面积的 20%。横面 QRS 环位于右后的面积大于总面积的 20%、位于右后的终末向量大于 0.6mV、终末部传导延缓大于 35ms、向前向量大于向后向量或向左向量偏小等一般可见于部分无器质性心脏病的儿童和青少年。如心电向量图上出现以上特征时，其临床意义需要结合临床、影像学检查及随诊观察。

第二十八章

心房肥大

房室肥大是由于心房或心室内长期压力负荷过重或容量负荷过重所致。心房常以扩张为主，而心室常以心肌肥厚为主，部分可由心室扩张引起。

右心房位于右前、除极在先，左心房位于左后、除极在后。由于右心房除极向量向前，主要构成P环的离心支，左心房除极向量向后，主要构成P环的归心支，故最大P环向量方位和振幅可确定某一心房占优势的程度，正常P环最大向量位于左下方，因垂直于横面，故横面的P环振幅偏低。判断左、右心房肥大时，横面P环最大向量的角度和振幅与P环的前后面积比例同等重要。判断左心房肥大时，主要看时间；判断右心房肥大时，主要看振幅。

心房解剖方位是右心房位于右前，左心房位于左后。正常心房除极顺序是右心房先除极，继而是房间隔及其邻近心房壁除极，最后是左心房除极。右心房除极的向量指向左下方略偏前，构成P向量环的前半部（P环的离心支）。左心房除极的向量指向左后下方，构成P向量环的后半部（P环的归心支）。

第一节 右心房肥大

临床常见于慢性肺源性心脏病、先天性心脏病 - 房间隔缺损、肺动脉瓣狭窄、甲亢性心脏病及交感神经亢奋等患者。P环向前、向下移位，最大向量向前向下增大，运行时间一般不延长（图28-1）。

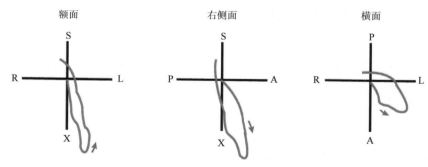

图 28-1　右心房肥大P环示意图

一、心电向量图诊断标准

1. 额面。P环最大向量振幅＞0.2mV，最大向量角＞60°。

2. 横面。P环离心支位于左前方，环体呈逆钟向运行，P环最大向量振幅＞0.10mV，向前向量振幅＞0.7mV（儿童＞0.9mV），P环向前向量/向后向量＞1。

3. 右侧面。P环离心支位于前方，环体呈顺钟向运行，最大向量振幅＞0.18mV。

4. P环一般时间＜115ms。

二、心电图诊断标准

1. P 波高尖，肢体导联 ≥ 0.25mV，肺心病患者 ≥ 0.22mV，胸前导联 ≥ 0.2mV 或以 R 波为主的导联 P 波 ≥ R 波的 1/2。

2. V₁ 导联 P 波呈正负双向时，起始指数（IPi）≥ 0.03mm·s（起始指数是指 P 波直立部分的高度与宽度的乘积）。

3. P 波电轴右偏，Ⅰ 导联双相，aVL 导联倒置。

病例：右心房肥大、左前分支阻滞、C 型右心室肥大伴 ST-T 改变（图 28-2）。

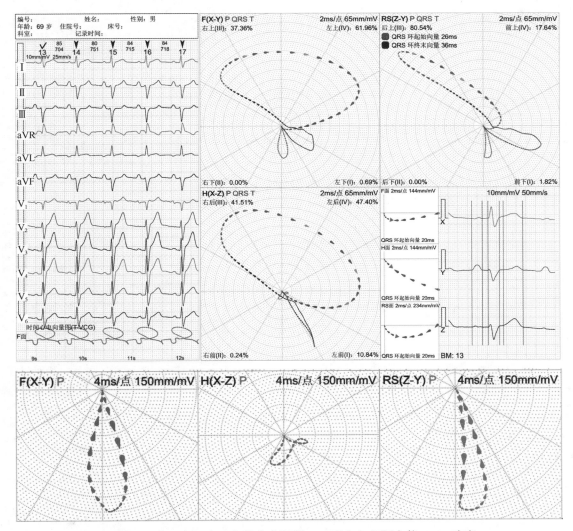

图 28-2 右心房肥大、左前分支阻滞、C 型右心室肥大伴 ST-T 改变

【临床资料】

患者，男性，69 岁。胸闷，气短，活动后加重 1 月余。血压：140/100mmHg。冠心病史 10 余年，肺心病史 10 余年。心脏彩超示：①右心房增大；②右心室肥大。临床诊断：①肺心病；②冠心病；③高血压病。

【心电向量图特征与诊断】

1. 额面 P 环最大向量位于左下方 > 60°（86°），振幅 > 0.2mV（0.27mV）。QRS 环起始向量位于左下方，呈逆钟向运行，最大向量位于左上方（–32°），环体呈逆钟向运行，振幅为 0.7mV，左上面积大于总面积的 50%（62%）。终末向量位于右上方（–138°），振幅＞0.6mV（0.65mV），右上面积大于总面积的 20%（37%）。T 环位于左下方（38°），环体呈顺钟向运行，振幅为 0.32mV。ST 向量位于左上方，振幅为 0.03mV。

2. 横面　P 环最大向量位于右前方（110°），振幅为 0.07mV，环体均位于前方。QRS 环起始向量位于左前方呈逆钟向运行，环体呈逆钟向运行，R 向量位于左后方（– 4°），振幅为 0.61mV，最大向量（终末向量）位于右后方＜–110°（–121°），振幅＞0.6mV（0.75mV）。右后面积大于总面积的 20%（42%）。T 环位于左前方＞60°（61°），环体呈顺钟向运行，振幅为 0.52mV。ST 向量位于左前方，振幅＞0.05mV（0.07mV）。

3. 右侧面　P 环最大向量位于前下方（86°），振幅＞0.2mV（0.27mV）。QRS 环起始向量位于前下方，呈逆钟向运行，环体呈逆钟向运行，最大向量位于后上方（–139°），振幅为 0.9mV。T 环位于前下方（19°），环体呈顺钟向运行，振幅为 0.48mV。ST 向量位于前上方（–4°），振幅＞0.05mV（0.07mV）。

4. 心电向量图诊断　①右心房肥大；②左前分支阻滞；③C 型右心室肥大伴 ST-T 改变。

【心电图特征与诊断】

P 波：Ⅱ 导联振幅＞0.22mV（0.23mV），aVF 导联振幅为 0.21mV。QRS 波：心电轴 –87°。Ⅰ 导联呈 rs 型，aVL 导联呈 Rs 型，aVR 导联呈 qR 型，aVR 导联 R/Q＞1，Ⅱ、Ⅲ、aVF、V_2 导联呈 rS 型。V_1 导联呈 Qr 型，V_3～V_6 导联呈 RS 型，S 波明显偏大。ST-T 无明显改变。

心电图诊断：①提示：右心房肥大；②提示：左前分支阻滞；③提示：右心室肥大。

【解析】

1. 右心房肥大的特征　在心电向量图上，额面 P 环最大向量位于左下方＞60°（86°），振幅＞0.2mV（0.27mV）。横面 P 环最大向量位于右前方（110°），振幅为 0.07mV，环体均位于前方。右侧面 P 环最大向量位于前下方（86°），振幅＞0.2mV（0.27mV）。符合右心房肥大的心电向量图特征。在心电图上，Ⅱ 导联 P 波振幅＞0.22mV（0.23mV），aVF 导联 P 波振幅为 0.21mV，在心电图上不能排除右心房肥大的存在。因患者心脏彩超示右心房增大，故考虑右心房肥大的可能性大。但是也不能完全排除右心房其他异常的存在。

2. 左前分支阻滞的特征　额面 QRS 环起始向量位于左下方，呈逆钟向运行，最大向量位于左上方（–32°），环体呈逆钟向运行，左上面积大于总面积的 50%（62%）。符合左前分支阻滞的心电向量图特征。在心电图上，心电轴 – 87°。Ⅰ 导联呈 rs 型，aVL 导联呈 Rs 型，Ⅱ、Ⅲ、aVF 导联呈 rS 型，$S_Ⅲ$＞$S_Ⅱ$。在心电图上不能排除左前分支阻滞的存在。

3. 右心室肥大伴 ST-T 改变的特征　额面 QRS 环呈逆钟向运行，终末向量位于右上方（–138°），振幅＞0.6mV（0.65mV），右上面积大于总面积的 20%（37%）。T 环位于左下方（38°），环体呈顺钟向运行与 QRS 环运行方向相反。ST 向量位于左上方，振幅为 0.03mV。横面 QRS 环呈逆钟向运行，R 向量位于左后方（– 4°），振幅为 0.61mV，最大向量（终末向量）位于右后方＜–110°（–121°），振幅＞0.6mV（0.75mV）。右后面积大于总面积的 20%（42%）。T 环位于左前方，＞60°（61°），环体呈顺钟向运行与 QRS 环运行方向相反。ST 向量位于左前方，振幅＞0.05mV（0.07mV）。右侧面 T 环呈顺钟向运行与 QRS 环运行方向相反。ST 向量位于前上方（– 4°），振幅＞0.05mV（0.07mV）。符合 C 型右心室肥大伴 ST-T 改变的心电向量图特征。在心电图上，Ⅰ 导联呈 rs 型，aVR 导联呈 qR 型，aVR 导联 R/Q＞1，V_5、V_6 导联呈 RS 型，S 波明显偏大。在心电图上不能排除右心室肥大的存在。患者心脏彩超支持右心室肥大的诊断。

第二节　左心房肥大

临床常见于高血压病、风湿性心脏病 - 二尖瓣狭窄、冠心病、主动脉瓣病变及急性左心衰竭等患者。P 环向左后下方增大，运行时间延长，环形多不规则（图 28-3，参见图 29-1，图 29-2）。

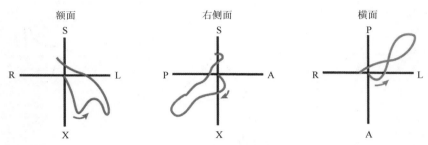

图 28-3　左心房肥大 P 环示意图

一、心电向量图诊断标准

1. P 环时间＞ 115ms。

2. 额面。P 环位于左下方呈逆钟向运行，形态多呈不规则形，部分呈手套状，最大向量角＜ 60°。

3. 横面。P 环呈逆钟向运行或逆顺"8"字形，P 环位于左后方，最大向量振幅＞ 0.10mV，向左向量振幅＞ 0.10mV（儿童＞ 0.14mV）。向后向量振幅＞ 0.05mV，向后向量 / 向前向量＞ 2。

4. 右侧面。P 环多位于后下方呈顺钟向运行，向后向量增大，向前向量减小，向后向量 / 向前向量＞ 2。

二、心电图诊断标准

1. P 波时间＞ 115ms。

2. P 波呈双峰，后峰高于前峰，峰距≥ 0.04s。

3. PtfV$_1$ ≤ － 0.04mm・s，也有学者提出≤ － 0.03mm・s（V$_1$ 导联 P 波呈正负双相，倒置部分深度与宽度的乘积即 V$_1$ 导联 P 波终末电势）。

4. V$_1$ 导联 P 波完全呈负向，往往也提示左心房肥大。

第三节　双侧心房肥大

临床常见于重症的先天性心脏病及风湿性心脏病联合瓣膜病患者。就心电向量图及心电图而言，因右心房肥大和左心房肥大各自影响 P 环（或 P 波）的不同部分，其诊断并不十分困难。双侧心房肥大时，具有左心房肥大和右心房肥大两者的特征，在横面和右侧面上可见 P 环向前和向后的向量均增大，P 环形态近似三角形（图 28-4），即右心房肥大所致 P 环前半部（离心支）向前向下增大和左心房肥大所致 P 环后半部（归心支）向左向后增大及 P 环时间延长。心电向量图和心电图在诊断双侧心房肥大时应密切结合临床。

一、心电向量图诊断标准

1. 横面和右侧面的 P 环向前和向后向量均增大（向前 P 向量＞ 0.7mV，向后 P 向量＞ 0.05mV），

P 环近似三角形。

2. 三个面的 P 环最大向量振幅增大（额面＞ 0.2mV，横面＞ 0.10mV，右侧面＞ 0.18mV）。

3. P 环时间延长＞ 115ms。

4. 部分病例仅出现左心房或右心房肥大的特点并伴 P 环时限延长（见图 29-1）。

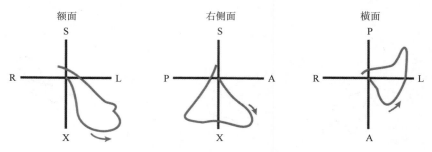

图 28-4　双侧心房肥大 P 环示意图

二、心电图诊断标准

1. P 波振幅≥ 0.25mV。

2. P 波时间＞ 115ms。

3. V_1 导联起始指数（$IPiV_1$）≥ 0.03mm·s 伴有 $PtfV_1$ ≤－0.04mm·s。

周德全教授认为，随着心房容量和压力的增加，心房可发生扩张和肥大。临床上用许多术语来描述心房异常，心房增大通常指心房肥大或扩张（或二者皆有）。心房结构无异常的患者也可出现类似的 P 波改变。应当强调指出，血流动力学改变、心率、自主神经张力、心脏在胸腔的位置、传导阻滞和其他因素均可使 P 波发生异常改变。这就意味着心电图在诊断 P 波异常时适宜用"心房异常"这样较含糊的术语来描述。在没有临床及心脏超声支持心房肥大时，心电向量图也适宜用"心房异常"这样较含糊的术语来描述。

第二十九章

心室肥大

第一节 左心室肥大

正常成人双侧心室游离壁的厚度不同，左心室游离壁的厚度约为右心室游离壁的 3 倍。右心室的除极向量指向其解剖方位右前偏上，左心室除极向量指向其解剖方位左后偏下，由于左心室游离壁较右心室游离壁厚，左心室除极的向量大于右心室，故两者除极的综合向量指向左后偏下，空间 QRS 环的最大向量位于左后下方。左心室肥大（LVH）时，左心室向左后下的除极向量增大，QRS 综合向量更向左心室的解剖方位左后下方偏移。左心室肥大的主要心电向量图改变如下：① QRS 环向左后方偏移，QRS 环最大向量角更偏向左后方；② QRS 环最大向量振幅增大；③ QRS 环运行时间轻度延长；④ ST-T 改变；⑤ QRS-T 夹角增大。ST-T 改变可能为继发性和原发性两种原因所致，后者可能为左心室肥大所致心肌相对供血不足，也可能为高血压或冠心病等疾病所伴随的心肌缺血、左心室肥大合并弥漫性心肌纤维化所致。

一、心电向量图诊断标准

左心室肥大主要靠定量分析诊断（最大向量振幅及角度）：

1. 三个面中至少一个面 QRS 环最大向量值超过正常上限（三个面中至少一个面 QRS 环最大向量≥1.5mV），空间 QRS 环最大向量振幅＞1.6mV（有些学者提出＞1.75mV）。

2. 向左向量振幅＞1.2mV。

3. 横面 QRS 环最大向量角＜–30°。

4. 右侧面 QRS 环最大向量角＞130°。

5. ST-T 向量超过正常值。

6. 至少两个面 QRS-T 夹角增大超过正常值。

7. QRS 环的运行时间轻度延长。

符合上述条件前 4 项者，有临床及心脏超声支持，可诊断左心室肥大；符合前 3 项者，有临床及心脏超声支持，可提示左心室肥大。仅有 QRS 环振幅增大，没有临床及心脏超声支持，可诊断左心室高电压。

二、左心室肥大分型

根据横面 QRS 环的运行方向分为三型：

1. A 型左心室肥大　约占 74%。大部分属此类型，多见于轻度左心室肥大。其心电向量图特征：QRS 环呈卵圆形、长形或宽阔，环体逆钟向运行，环体向左后方增大。

2. B 型左心室肥大　约占 20%，多见于中度左心室肥大。其心电向量图特征：QRS 环呈逆顺"8"字形或顺逆"8"字形运行，环体向左后方增大。

3. C 型左心室肥大　约占 6%，较少见，多见于重度左心室肥大。其心电向量图特征：QRS 呈顺钟向运行，环体向左后方增大。

三、鉴别诊断

（一）前间壁心肌梗死

前间壁心肌梗死时，QRS 环振幅一般偏低，QRS 环的起始向量位于左后方，横面 QRS 环离心支也位于左后方，部分病例 QRS 环的离心支可见蚀缺。在重度左心室肥大晚期时，横面 QRS 环起始向右前的向量可消失，环呈顺钟向运行，但 QRS 环振幅增大可以鉴别。

（二）前侧壁心肌梗死

前侧壁心肌梗死因室间隔未受侵犯，故横面 QRS 环起始向右前向量仍存在，环呈顺钟向运转。在重度左心室肥大晚期，横面 QRS 环亦可呈顺钟向运转，但 QRS 环振幅增大可作鉴别。

（三）左束支阻滞

左束支阻滞时，横面 QRS 环起始 10 ～ 20ms 向量位于左前方，主环体位于左后方，环呈逆 / 顺"8"字形运行，QRS 环最大向量振幅增大，但 QRS 环归心支运行缓慢，QRS 环运行时间延长＞ 120ms 有助鉴别。

四、病例解析

病例 1：双侧心房肥大、A 型左心室肥大伴 ST-T 改变（图 29-1 ）。
【临床资料】
患者，男性，59 岁。4 天前无明显诱因出现心前区不适，稍感心悸、胸闷。2 天前胸闷症状加重，稍活动即心悸、胸闷，夜间胸闷明显，不能平卧，夜间阵发性呼吸困难、咳嗽，端坐呼吸，查体双下肢水肿。高血压病史 20 余年，血压最高时 190/110mmHg，长期口服降压药，血压控制不详。2 型糖尿病及脑梗死病史 10 余年。心脏彩超所见：升主动脉内径＞ 35mm（40mm），左心房内径＞ 35mm（51mm），左心室内径＞ 55mm（67mm），右心房内径＞ 40mm（43mm），右心室内径＞ 25mm（27mm）。左心室前间隔及室前壁变薄，前壁最薄处约 4mm，运动幅度明显减低。左心室功能（LVEF）：射血分数（EF）＜ 50%（38%）。心脏彩超提示：①全心增大；②二尖瓣少 - 中量反流，三尖瓣少量反流；③肺动脉增宽伴肺动脉瓣少量反流；④左心室收缩功能中度减低；⑤升主动脉增宽；⑥左室壁节段性运动异常（请结合临床）。冠状动脉造影示冠状动脉分布呈右冠优势型，右冠状动脉（RCA）全程弥漫性狭窄，最重处约为 65%。左前降支（LCA）近中段闭塞，于闭塞处植入支架 1 枚。介入开通后显示左前降支沿前壁走行至心尖部后绕行到心底。左回旋支（LCX）全程弥漫性狭窄，最重处约为 70%。检验科报告：肌钙蛋白 1.03ng/ml（0 ～ 0.16）；乳酸脱氢酶 371U/L（109 ～ 245U/L），羟丁酸脱氢酶 408U/L（72 ～ 182U/L）；D- 二聚体 2.64mg/L（0 ～ 0.5mg/L）。临床诊断：①冠心病；②急性心肌梗死；③高血压病 3 级（极高危）；④急性心力衰竭；⑤心功能Ⅳ级（Killip 分级）；⑥ 2 型糖尿病；⑦脑梗死后遗症。

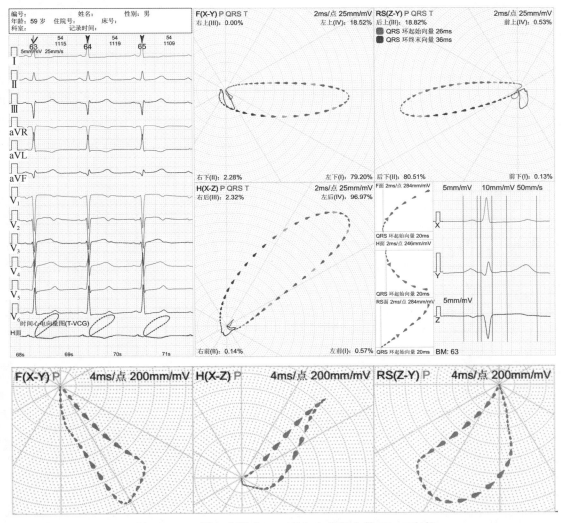

图 29-1 双侧心房肥大、A 型左心室肥大伴 ST-T 改变

【心电向量图特征与诊断】

1. 额面 P 环最大向量位于左下方 > 60°（62°），振幅 > 0.2mV（0.22mV）。QRS 环起始向量位于右上方，呈顺钟向运行，起始向上运行时间 > 25ms（56ms），起始向上振幅为 0.15mV，起始上向指数 > 0.2（0.27），起始向上向左向量振幅 > 0.3mV（2.42mV），QRS 环最大向量位于左下方 < 10°（3°），环体呈顺钟向运行，振幅 > 1.5mV（2.54mV）。T 环位于左下方 > 55°（68°），环体呈逆钟向运行，环体呈 U 形，振幅为 0.42mV，ST 向量 > 0.05mV（0.11mV）。

2. 横面 P 环最大向量位于左后方 < -25°（-45°），振幅 > 0.10mV（0.19mV）。QRS 环起始向量位于左前方，呈逆钟向运行，向前向量振幅为 0.21mV，前向指数 < 0.2（0.04），最大向量位于左后方（-43°），环体呈逆钟向运行，振幅 > 1.5mV（3.39mV）。T 环位于右前方 102°，环体呈逆钟向运行，振幅 < 0.3mV（0.21mV）。ST 向量 > 0.05mV（0.15mV）。

3. 右侧面 P 环最大向量位于后下方 > 100°（117°），振幅 > 0.18mV（0.22mV）。QRS 环最大向量位于后下方（170°），环体呈逆钟向运行，振幅 > 1.5mV（2.45mV）。T 环位于前下方（80°），环体呈顺钟向运行，环体呈 U 形，振幅为 0.4mV。ST 向量 > 0.05mV（0.11mV）。心率：54 次 / 分。P 环时间 > 115ms（145ms）。空间 QRS 环最大向量振幅 > 1.6mV（3.4mV）。

4. 心电向量图诊断 ①窦性心动过缓；②双侧心房肥大；③A 型左心室肥大伴 ST-T 改变；④急性

下壁及前间壁心肌梗死（结合临床诊断）。

【心电图特征与诊断】

心率：54 次 / 分。P 波时间＞ 115ms（145ms）。QRS 波群：Ⅰ、aVL、V₅、V₆ 导联呈 Rs 型，Ⅱ 导联呈 qR 型，Ⅲ 导联呈 Qr 型（Q 波时间＞ 0.04s），aVF 导联呈 qr 型。V₁ ～ V₃ 导联呈 rS 型，r 波递增不良。$R_{V_5}+S_{V_1}$ 为 4.04mV+3.46mV=7.5mV，Ⅰ 导联 R 波振幅为 2.12mV，aVL 导联 R 波振幅为 1.65mV，V₆ 导联 R 波振幅为 3.01mV。V₁ ～ V₄ 导联 ST 段略上移，V₅、V₆ 导联 ST 段下移，均＞ 0.05mV。

心电图诊断：①窦性心动过缓；②左心房肥大；③左心室肥大伴 ST-T 改变；④提示：急性下壁及前间壁心肌梗死（结合临床诊断）。

【解析】

1. 双侧心房肥大的特征　患者心脏彩超示双侧心房增大。在心电向量图上，P 环时间＞ 115ms（145ms）。额面 P 环最大向量振幅＞ 0.2mV（0.22mV），横面 P 环最大向量位于左后方＜ － 25°（－45°），振幅＞ 0.10mV（0.19mV）。右侧面 P 环最大向量位于后下方＞ 100°（117°），振幅＞ 0.18mV（0.22mV）。3 个面的 P 环最大向量振幅均增大。考虑双侧心房肥大。心电图不符合右心房肥大的表现，本例说明心电向量图在诊断部分右心房肥大时优势明显。

2. 左心室肥大伴 ST-T 改变的特征　额面 QRS 环最大向量位于左下方＜ 10°（3°），环体呈顺钟向运行，振幅＞ 1.5mV（2.54mV）。T 环位于左下方＞ 55°（68°），环体呈逆钟向运行，环体呈 U 形，振幅为 0.42mV，ST 向量＞ 0.05mV（0.11mV）。横面 QRS 环最大向量位于左后方（－43°），环体呈逆钟向运行，振幅＞ 1.5mV（3.39mV）。T 环位于右前方 102°，环体呈逆钟向运行，振幅＜ 0.3mV（0.21mV）。ST 向量＞ 0.05mV（0.15mV）。右侧面 QRS 环最大向量位于后下方（170°），环体呈逆钟向运行，振幅＞ 1.5mV（2.45mV）。T 环位于前下方（80°），环体呈顺钟向运行，环体呈 U 形，振幅为 0.4mV。ST 向量＞ 0.05mV（0.11mV）。空间 QRS 环最大向量振幅＞ 1.6mV（3.4mV）。3 个面的 QRS 环最大向量振幅均＞ 1.5mV 并伴有 ST-T 异常改变。符合 A 型左心室肥大伴 ST-T 改变的心电向量图特征。患者心脏彩超支持左心室肥大的诊断。

3. 下壁及前间壁心肌梗死的特征　额面 QRS 环起始向量位于左上方呈顺钟向运行，起始向上运行时间＞ 25ms（56ms），起始上向振幅＞ 0.2mV（0.22mV），起始上向指数＞ 0.2（0.27），起始向上向左向量振幅＞ 0.3mV（2.42mV）。横面 QRS 环起始向量位于左前方，呈顺钟向运行，向前向量振幅为 0.21mV，向前指数＜ 0.2（0.04），最大向量位于左后方（－43°）。符合下壁及前间壁心肌梗死的心电向量图特征。

本例冠状动脉造影示左冠状动脉前降支近中段闭塞，介入开通后显示左前降支沿前壁走行至心尖部后绕行到心底（也称长左前降支），支持前间壁及下壁心肌梗死的诊断。本例心电向量图结论与患者临床诊断及冠状动脉造影相符。

病例 2：左心房肥大、B 型左心室肥大伴 ST-T 改变（图 29-2）。

【临床资料】

患者，女性，64 岁。头痛，心悸。血压：155/ 100mmHg。心脏彩超示左心房＞ 35mm（39mm），左心室＞ 55mm（62mm）。二尖瓣及三尖瓣开放正常，闭合欠佳。室间隔及左室后壁厚径正常。心脏彩超示左心增大。临床诊断：①高血压；②冠心病。

【心电向量图特征与诊断】

1. 额面　QRS 环起始向量位于右上方，呈逆钟向运行，环体呈逆钟向运行，QRS 环最大向量位于左下方（34°），振幅＞ 1.5mV（3.83mV）。T 环位于左下方（39°），呈"V"字形，环体呈逆钟向运行，振幅为 0.52mV。ST 向量＞ 0.05mV（0.1mV）。

2. 横面　QRS 环起始向量位于右前方，呈逆钟向运行，最大向量位于左后方（－24°），环体呈"8"字形运行，振幅＞ 1.5mV（3.47mV）。T 环位于左前方（30°），呈"U"字形，环体呈逆钟向运行，振幅为 0.46mV。ST 向量＞ 0.05mV（0.1mV）。

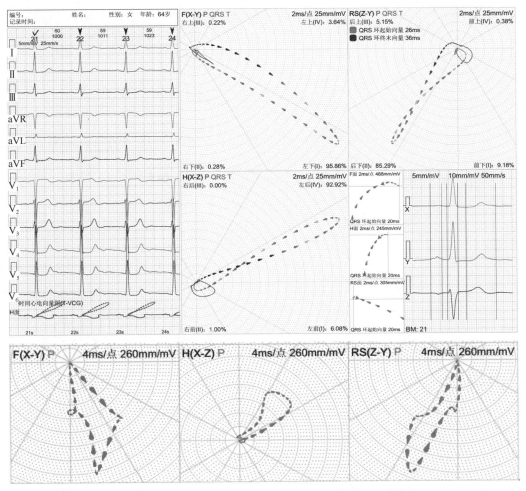

图 29-2　左心房肥大、B 型左心室肥大伴 ST-T 改变

3.右侧面　QRS 环起始向量位于前上方，呈顺钟向运行，最大向量位于后下方（124°），环体呈"8"字形运行，振幅＞1.5mV（2.62mV）。T 环位于前下方（53°），环体呈顺钟向运行，振幅为 0.39mV。ST 向量＞0.05mV（0.08mV）。

心率：59 次 / 分。P 环时间＞115ms（128ms），空间 QRS 环最大向量振幅＞1.6mV（4.09mV）。

4.心电向量图诊断　①窦性心动过缓；②左心房肥大；③B 型左心室肥大伴 ST-T 改变。

【心电图特征与诊断】

心率：59 次 / 分。P 波时间＞115ms（128ms），P_{II} 波振幅为 0.24mV。QRS 波群：$R_{V_5}+S_{V_1}$ 为 5.47mV+2.84mV= 8.31mV。$V_4 \sim V_6$ 导联 ST 段下移均＞0.05mV。

心电图诊断：①窦性心动过缓；②左心房肥大；③左心室肥大伴 ST-T 改变。

【解析】

1.左心房肥大的特征　患者心脏彩超示左心房增大。在心电向量图上，P 环时间＞115ms（128ms）。考虑左心房肥大。

2.左心室肥大伴 ST-T 改变的特征　额面 QRS 环最大向量位于左下方（34°），振幅＞1.5mV（3.83mV）。T 环位于左下方（39°），呈"V"字形。ST 向量＞0.05mV（0.1mV）。横面 QRS 环起始向量位于右前方，呈逆钟向运行，最大向量位于左后方（-24°），环体呈"8"字形运行，振幅＞1.5mV（3.47mV）。T 环位于左前方（30°），呈"U"字形，环体呈逆钟向运行。ST 向量＞0.05mV（0.1mV）。右侧面起始向量位于前上方，呈顺钟向运行，QRS 环最大向量位于后下方（124°），环体呈"8"字形运行，振幅＞1.5mV（2.62mV）。T环位于前下方（53°），呈"U"字形，环体呈顺钟向运行。ST向量＞0.05mV（0.08mV）。空间QRS环最大向量振幅＞1.6mV（4.09mV）。符合B型左心室肥大伴ST-T改变的心电向量图特征。心脏彩超支持左心室肥大的诊断。

第二节 右心室肥大

成人右心室游离壁的厚度约为左心室游离壁厚度的1/3，其除极向量远小于左心室。因此，右心室轻度肥大时，右心室向量虽有所增加，但仍被占有绝对优势的左心室向量所掩盖，QRS环的振幅和形态仍在正常范围。当右心室肥大到一定程度时，其除极向量明显增大，可以使QRS环向右心室的解剖方位偏移。右心室肥大时，心电向量图改变如下：① QRS环向右前或右后的面积增大（前者为右心室游离壁肥厚引起向前向右向量增大所致，后者为右心室流出道肥大、右心室后基底部肥厚或室上嵴肥厚等引起终末部向右后向量增大所致）；② QRS环形态、运行方向发生改变；③ QRS环运行时间正常或轻度延长；④ QRS-T夹角增大；⑤ ST-T向量超过正常值。ST-T改变可能为继发性和原发性两种原因所致，前者可能是由于右心室除极尚未结束，复极即由心尖部及间隔部的心内膜下向心外膜下进行所致，后者可能为心肌相对缺血所致，也可能是右心室肥大合并弥漫性心肌纤维化所致。

一、心电向量图诊断标准

右心室肥大主要靠定性分析诊断（QRS环方位、形状及运行方向）：

1. 横面QRS环向前和向右面积大于全环总面积70%。

2. 横面QRS环向右后象限面积大于总面积20%。

3. 额面QRS向右下或右上象限面积大于总面积20%。

4. QRS环向右向量＞1mV或向右向量大于向左向量。

5. 横面QRS环呈顺钟向运行。

6. ST-T改变。

在前4项标准中，符合前2项或2项以上者，有临床及心脏超声支持，可诊断右心室肥大。如没有临床及心脏超声支持，可诊断右心室高电压。符合1项者，有临床及心脏超声支持，可提示右心室肥大。如没有临床及心脏超声支持，可诊断右心室高电压。

二、右心室肥大分型

根据横面QRS环的方位分为三型。

Chou分型法：分为A型、B型、C型。此种分型法比较简明实用，在国内引用较多。右心室肥大A型为右前型；B型为左前型；C型为右后型。

1. A型右心室肥大 又称右前型，一般属重度右心室肥大。横面QRS环呈顺钟向运行，环体大部分面积位于右前方，向前面积和向右面积大于总面积的70%，即左后面积＜30%。额面QRS环右上向量明显增大（＞0.6mV），右上象限面积大于总面积的20%。心电图表现：V_1导联R/S≥1，QRS波呈Rs型、qR型、rsR′型、rSR′型，Ⅰ、V_5、V_6导联R≤S，QRS波呈rS型或RS型。aVR导联R/Q≥1，R波＞0.5mV，$R_{V_1}+S_{V_5}$＞1.2mV。

2. B型右心室（流出道及游离壁）肥大 又称左前型，一般属中度右心室肥大。横面QRS环一般呈逆钟向运行，最大向量位于左前方，最大向量角＞30°，左前象限的面积大于总面积的50%，前向面积大于总面积的70%，右后象限的面积大于总面积的20%。部分终末向量位于右后方，振幅＞0.6mV，角度＜ –110°。心电图表现：V_1 导联呈高 R 波（≥ 0.5mV），R/S ≥ 1。

3.C 型右心室（流出道）肥大　又称右后型，一般属轻度右心室肥大。横面 QRS 环一般呈逆钟向运行，终末向量位于右后方，振幅＞ 0.6mV，角度＜ –110°。右后象限面积大于总面积的 20%。向右向量 / 向左向量 ≥ 0.6。心电图表现：心电轴 ≥ 90°（可根据 Ⅰ 导联 R/S ＜ 1 判定），一般多伴有 Ⅰ 导联低电压（常见于慢性肺心病）。V_5 导联 R/S ≤ 1（胸导联呈顺钟向转位）。因终末向量向右向后增大，其投影在 Ⅰ、V_5、V_6 导联轴的负侧，导致 Ⅰ、V_5、V_6 导联出现明显的 S 波，一般 R/S ≤ 1，QRS 波呈 rS 型或 RS 型，aVR 导联 R/Q ≥ 1，R 波＞ 0.5mV。

三、鉴 别 诊 断

右心室肥大心电向量图诊断应与以下情况相鉴别：

1.后壁心肌梗死　后壁心肌梗死起始向量指向左前方，横面 QRS 环特别是归心支向前移位，但向右向量不大，呈逆钟向运行，不易与 B 型右心室肥大相鉴别，需结合临床，一般后壁心肌梗死易合并下壁心肌梗死。

2.右束支阻滞　完全性右束支阻滞在心电图上较难与 A 型右心室肥大相鉴别，二者都可在 V_1 导联出现 rsR′ 型，但在心电向量图上则明显不同，右心室肥大横面 QRS 环起始部呈逆钟向运行，以后大部呈顺钟向运行，而右束支阻滞则呈逆钟向运行伴终末部运行缓慢，在右前形成缓慢扭曲的附加环是其特点，故鉴别不难。但不完全右束支阻滞 QRS 环终末部无明显运行缓慢，无明显附加环，QRS 环运行时间延长不明显，此时与右心室肥大较难鉴别。

3.左后分支阻滞　左后分支阻滞与右心室肥大较难鉴别，常需结合临床及心脏彩超检查。

四、病 例 解 析

病例：心房扑动、C 型右心室肥大伴 ST-T 改变（图 29-3）。

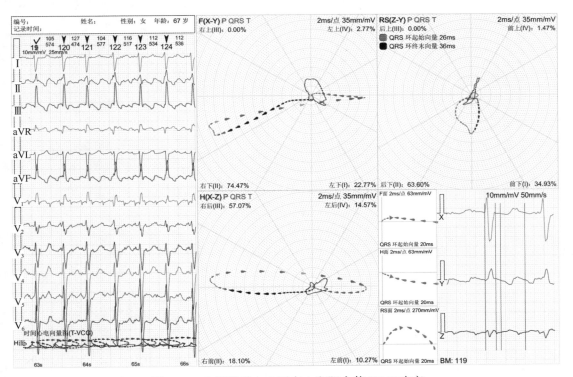

图 29-3　心房扑动、C 型右心室肥大伴 ST-T 改变

【临床资料】

患者，女性，67 岁。近 6 个月心悸、气短、呼吸困难，活动后加重 1 个月。血压：145/75mmHg。心脏彩超示：①右心室及左心增大；②肺动脉增宽及高压；③左心室收缩及舒张功能减低；④二尖瓣重度狭窄；⑤三尖瓣中量反流。临床诊断：①风心病；②二尖瓣狭窄。

【心电向量图特征与诊断】

1. 额面　QRS 环起始向量位于左上方，最大向量位于右下方（163°），环体呈"8"字形运行，振幅为 1.56mV，向右向量大于向左向量，右下面积大于总面积 20%（74%）。T 环位于左下方（34°），环体呈顺钟向运行，振幅＜ 0.3mV（0.26mV）。ST 向量＞ 0.05mV（0.07mV）。

2. 横面　QRS 环起始向量位于左前方，最大向量位于右后方（–175°），环体呈逆钟向运行，振幅为 1.5mV，向右向量大于向左向量，右后面积大于总面积 20%（57%），T 环位于左后方（–27°），环体呈逆钟向运行，振幅＜ 0.3mV（0.24mV）。ST 向量位于左后方 –30°，振幅为 0.03mV。

3. 右侧面　QRS 环起始向量位于前上方，呈顺钟向运行，最大向量位于后下方（91°），主环体呈逆钟向运行，振幅为 0.59mV。T 环位于前上方（–65°），环体呈"8"字形运行，振幅＜ 0.30mV（0.28mV）。ST 向量＞ 0.05mV（0.07mV）。

正交心电图：P 波消失，Y 导联可见形态大小规则、间隔相等、呈锯齿状的 F 波。

QRS 环时间 110ms。

4. 心电向量图诊断　①心房扑动；②提示：不完全性右束支阻滞；③ C 型右心室肥大伴 ST-T 改变。

【心电图特征与诊断】

心电轴右偏＞ 90°（125°）。P 波消失，Ⅱ、Ⅲ、aVF 导联可见形态大小规则、间隔相等、呈锯齿状的 F 波。QRS 波时间为 110ms。QRS 波群：V_1 导联呈 qR 型，V_2 导联呈 rs 型，$V_3 \sim V_6$ 导联呈 rS 型。$R_{V_1}+S_{V_5}$ 为 0.5mV+2.2mV=2.7mV。部分导联 ST-T 改变。

心电图诊断：①心房扑动；②提示：不完全性右束支阻滞；③右心室肥大伴 ST-T 改变。

【解析】

1. 心房扑动的特征　在正交心电图和心电图上，Y、Ⅱ、Ⅲ、aVF 导联可见形态大小规则、间隔相等、呈锯齿状的 F 波，频率为 300 次 / 分。符合心房扑动的正交心电图和心电图特征。

2. 不完全性右束支阻滞的特征　横面 QRS 环最大向量（终末向量）位于右后方＜ –150°（–175°），归心支位于右前方，不能完全排除不完全性右束支阻滞存在，最大可能是右心室肥大和不完全性右束支阻滞并存。在心电图上，V_1 导联呈 qR 型，这是由于横面 QRS 环的起始向量位于左前方＜ 25°（15°），投影在 V_1 导联的负侧所致。V_1 导联呈 qR 型，不能完全排除不完全性右束支阻滞的存在，最大可能是右心室肥大和不完全性右束支阻滞并存。

3. 右心室肥大伴 ST-T 改变的特征　额面 QRS 环起始向量位于左上方，最大向量位于右下方（163°），环体呈"8"字形运行，振幅为 1.56mV，右下面积大于总面积 20%（74%）。T 环位于左下方 34°，环体呈"8"字形运行，振幅＜ 0.3mV（0.26mV）。ST 向量＞ 0.05mV（0.07mV）。横面 QRS 环起始向量位于左前方，最大向量位于右后方（–175°），环体呈逆钟向运行，振幅为 1.5mV，向右向量大于向左向量，右后面积大于总面积 20%（57%），T 环位于左后方（–27°），环体呈逆钟向运行，振幅＜ 0.3mV（0.24mV）。ST 向量位于左后方（–30°），振幅为 0.03mV。右侧面 T 环位于前上方（–65°），环体呈"8"字形运行，振幅＜ 0.3mV（0.28mV）。ST 向量＞ 0.05mV（0.07mV）。符合 C 型（右后型）右心室肥大伴 ST-T 改变的心电向量图特征。一般认为 C 型（右后型）右心室肥大属于轻度右心室肥大，本例与此不符。患者临床症状、心脏彩超、心电向量图及心电图均提示病情较重。本例说明，没有绝对正确的诊断标准，任何心电学诊断标准的应用都不能脱离临床背景。在心电图上，心电轴右偏＞ 90°（125°）。QRS 波群：V_1 导联呈 qR 型，V_2 导联呈 rs 型，$V_3 \sim V_6$ 导联呈 rS 型。$R_{V_1}+S_{V_5}$＞ 1.2mV（2.7mV）。部分导联 ST-T 改变。符合右心室肥大伴 ST-T 改变的心电图表现。

第三节　双侧心室肥大

双侧心室肥大可因左、右心室肥大的向量互相抵消而表现为正常心电向量图形或只显示一侧心室肥大（一般多显示左心室肥大）图形，仅有少数病例，呈现左、右心室肥大两者的特征图形。心电向量图诊断双侧心室肥大的敏感性较差，但因其是以 QRS 环形状变化的特征为依据，而明显优于心电图。

一、心电向量图诊断标准

1. 左心室肥大图形伴最大向前向量振幅＞0.6mV。
2. 左心室肥大图形伴右后面积大于总面积20%。
3. 横面呈右心室肥大图形，而额面 QRS 环呈逆钟向运行。

符合上述1项者，有临床及心脏超声支持，可诊断双侧心室肥大。如没有临床及心脏超声支持，可诊断双侧心室高电压。

二、双侧心室肥大分型

根据横面 QRS 环方位可分为下述三型。

1. A 型（前后增大型）：横面 QRS 环呈逆钟向运行，环体向左前和左后展开呈"饼盘"状，向前向量振幅＞0.6mV，向后向量振幅＞1.2mV。

2. B 型（左右增大型）：横面 QRS 环呈逆钟向运行，环体向左后和右后展开，左后向量振幅＞1.6mV，右后面积大于总面积20%。

3. C 型（左前增大型）：横面 QRS 环向左前向量增大，环呈逆钟向或顺钟向运行，向前向量振幅＞0.6mV 或左前面积大于总面积60%。额面 QRS 环逆钟向运行，最大向量振幅或向左向量振幅＞1.5mV，最大向量角＜10°。

三、病例解析

病例：左心房肥大、B 型双侧心室肥大伴 ST-T 改变（图29-4）。

【临床资料】

患者，男性，66岁。近2个月心悸、气短、呼吸困难，活动后加重1周。血压：165/105mmHg。心脏彩超示：左心房内径＞35mm（38mm），左心室内径＞55mm（65mm），右心房内径＜40mm（35mm），右心室内径＞25mm（28mm）。心脏彩超示：①右心室及左心增大（左心室增大为著）；②左心室收缩功能减低；③左心室舒张功能减低。临床诊断：①肺心病；②高血压；③冠心病。

【心电向量图特征与诊断】

1. 额面　QRS 环最大向量位于左下方（2°），环体呈扭曲"8"字形运行，振幅＞1.5mV（2.68mV），终末向量位于右上方（–176°），振幅＞0.6mV（1.91mV），右上面积大于总面积20%（38%）。T 环位于右下方＞55°（145°），环体呈顺钟向运行，振幅＜0.3mV（0.15mV）。

2. 横面　QRS 环起始向量位于左前方，最大向量位于左后方（–20°），环体呈逆钟向运行，振幅＞1.6mV（2.86mV），终末向量位于右后方（–137°），振幅＞0.6mV（2.54mV），向后向量振幅＞1.2mV（1.87mV），向左向量振幅＞1.5mV（2.66mV），右后面积大于总面积20%（36%），环体向左后和右后展开。T 环位于左前方（80°），环体呈顺钟向运行，振幅＜0.3mV（0.27mV）。ST 向量＞0.05mV（0.08mV）。

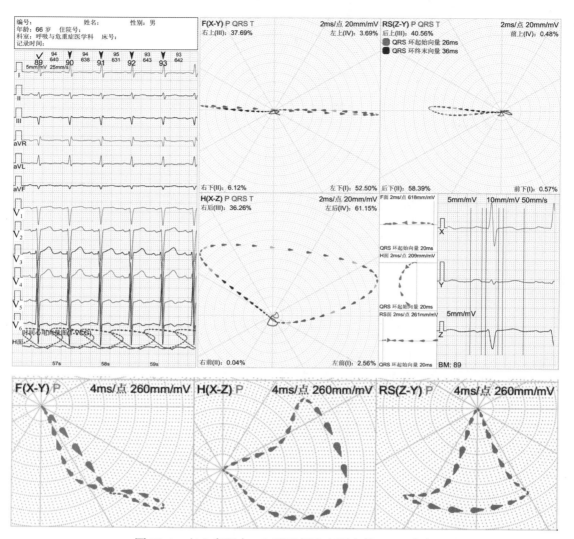

图 29-4　左心房肥大、B 型双侧心室肥大伴 ST-T 改变

3. 右侧面　QRS 环最大向量位于后上方（–177°），环体呈顺钟向运行，振幅＞ 1.5mV（1.87mV）。T 环位于前下方（19°），环体呈顺钟向运行，振幅＜ 0.3mV（0.29mV）。ST 向量＞ 0.05mV（0.08mV）。P 环时间＞ 115ms（118ms）。空间 QRS 环最大向量振幅＞ 1.6mV（2.86mV）。

4. 心电向量图诊断　①左心房肥大；② B 型双侧心室肥大伴 ST-T 改变。

【心电图特征与诊断】

P 波时间＞ 115ms（118ms）。心电轴 –32°。QRS 波群：$V_1 \sim V_4$ 导联呈 rS 型，V_5、V_6 导联呈 qRS 型。$R_{V_5}+S_{V_1}$ 为 4.34mV+1.80mV=6.14mV。$R_{V_1}+S_{V_5}$ 为 0.10mV+2.93mV=3.03mV。部分 T 波低平。

心电图诊断：①左心房肥大；②双侧心室肥大伴 ST-T 改变。

【解析】

1. 左心房肥大的特征　患者心脏彩超示左心房增大。P 环时间＞ 115ms（118ms）。考虑左心房肥大。

2. 双侧心室肥大伴 ST-T 改变的特征　额面 QRS 环最大向量位于左下方（2°），环体呈扭曲"8"字形运行，振幅＞ 1.5mV（2.68mV），终末向量位于右上方（–176°），振幅＞ 0.6mV（1.91mV），右上面积大于总面积 20%（38%）。T 环位于右下方＞ 55°（145°），环体呈顺钟向运行，振幅＜ 0.3mV（0.15mV）。横面 QRS 环最大向量位于左后方（–20°），环体呈逆钟向运行，振幅＞ 1.6mV（2.86mV），终末向量位于右后方（–137°），振幅＞ 0.6mV（2.54mV），向后向量＞ 1.2mV（1.87mV），向左向量振幅＞1.5mV（2.66mV），右后面积大于总面积20%（36%），环体向左后和右后展开。T环位于左前方（80°），环体呈顺钟向运行，振幅＜0.3mV（0.27mV）。ST向量＞0.05mV（0.08mV）。右侧面QRS环最大向量位于后上方（−177°），环体呈顺钟向运行，振幅＞1.5mV（1.87mV）。T环位于前下方（19°），环体呈顺钟向运行，振幅＜0.3mV（0.29mV）。ST向量＞0.05mV（0.08mV）。空间QRS环最大向量振幅＞1.6mV（2.86mV）。符合B型（左右增大型）双侧心室肥大伴ST-T改变的心电向量图特征。

第三十章

室内传导阻滞

当室内某一束支或分支发生传导阻滞时，室内的除极顺序即发生改变，受累的束支或分支所分布区域的心肌延迟除极并传导延缓，造成 QRS 环形态的改变和时限延长。心电向量图诊断束支传导阻滞，特别是心肌梗死或心室肥大合并束支传导阻滞的准确性明显优于心电图。

正常情况下，心脏的电活动从窦房结发出，沿结间束、房室结、房室束、左右束支及其分支传导到浦肯野纤维，使双侧心室几乎同步除极。当室上性激动下传时，若遇到束支或分支的生理性或病理性不应期延长，就会出现束支或分支阻滞图形。传统认为，当一侧束支发生阻滞时，激动只能沿着对侧健康束支传导，首先使该束支所支配的区域除极，而后跨越室间隔沿心肌将激动传导到阻滞侧（这种情况并非多见），并使阻滞侧束支所支配区域的心肌完成除极。双侧心室由同步除极变成先后除极，使除极程序发生改变。同时，由于激动是沿心肌纤维扩布的，速度远较传导系统缓慢，除极时间显著延长，进而又影响心室的复极过程，最终导致 QRS-ST-T 均发生改变。

早期认为，束支和分支的传导阻滞是由于束支和分支发生组织学上的断裂所致，但部分患者解剖学检查并未发现组织结构上的改变。以后的研究表明，某一束支或分支不应期病理性延长，造成不同步传导（传导速度减慢）才是发生阻滞的根本原因。应当指出，束支或分支发生阻滞即使是完全性阻滞，也并不意味着束支或分支没有传导，更不意味着束支或分支发生组织学上的断裂，而是传导速度较慢所致。一侧束支或分支因缺血、炎症、水肿及纤维化等原因造成不应期病理性延长及传导速度减慢才是发生阻滞的根本原因。

完全性束支传导阻滞是否真正完全阻滞。1981 年 Barrett 等认为，即使 QRS 波群大于 120ms，至少有一半的束支传导阻滞是不完全的。在实际工作中，频率依赖性束支传导阻滞现象并非少见，心率增快时右束支阻滞患者 QRS 波群增宽的现象并不少见（见图 30-3D）。

最早认识的室内阻滞是左、右束支阻滞的心电图变化。有关左、右束支阻滞的心电图 QRS 波形的理解系来源于 20 世纪 40 年代 Wilson 的动物实验结果，即分别切断左、右束支后的特征性心电图变化。因此，易给初学者造成错误的概念，即束支阻滞意味着该束支组织学上的断裂。多年来，丰富的临床病理组织、心电向量图、心电图及电生理学研究资料证明，有关室内阻滞的病理生理概念，远非如此简单。临床电生理学家 Joscphson 认为，当出现某一分支阻滞时，应考虑该分支传导时间较其他分支相对延长了，而不是不能传导了。

第一节　右束支阻滞

右束支阻滞（RBBB）时来自室上的激动由左束支下传，室间隔左侧面和左心室游离壁以正常的顺序除极，QRS 环起始部和中部向量正常。在左心室除极将近结束时，激动自左向右穿过室间隔传到右心室，使室间隔右侧面、右心室游离壁和肺动脉圆锥部相继除极。由于右心室激动延缓至 60ms 以后，且除极延迟，因无左侧拮抗的向量，故而形成位于右前的传导缓慢的终末附加环，并使 QRS 环总时间延长。当右心室除极尚未结束时，复极即由左心室开始，复极起始向量被拉向左后下方，使 QRS 环不闭合，形成指向左后下方的 ST 向量。

一、心电向量图诊断标准

1. QRS 环终末部多出现位于右前偏上或偏下的缓慢扭曲的附加环（一般横面位于右前的时间＞40ms，也有学者提出＞ 50ms），以横面较为典型。

2. ST-T 向量与 QRS 环终末泪点密集部分方向相反（多指向左后方偏上或偏下）。

3. QRS 环时间≥ 120ms 者为完全性右束支阻滞，＜ 120ms 者为不完全性右束支阻滞，后者终末泪点密集部分多位于右后方（或右前方），终末运行时间＞ 35ms，终末向量角＜ –150°，＞ –150° 为终末传导延缓。

二、完全性右束支阻滞合并右心室肥大

（一）心电向量图诊断标准

横面 QRS 环呈顺钟向运行，环体大部分位于前方。向右向量≥向左向量，向右向量 / 向左向量值＞ 0.6，终末（S）向量振幅＞ 1mV。QRS 环位于右前的附加环时间延长≥ 85ms，附加环的振幅≥ R 向量的振幅。额面 QRS 环最大向量角＞ 65°。QRS 环时间多＞ 160ms。

（二）心电图诊断标准

P 波振幅＞ 0.25mV。心电轴≥ 120°。V_1 导联 R′ 波振幅≥ 1.5mV，不完全性右束支阻滞＞ 1.0mV，R′波增宽（时间≥ 85ms），aVR 导联中 R ≥ Q，V_5、V_6 导联 S 波振幅≥ 0.5mV，Ⅰ 、V_5、V_6 导联 S ＞ R，S_{V_5} ＞ 0.7mV。QRS 波时间＞ 160ms。

周德全教授在《实用心电图学》中论述，右束支阻滞时，右心室肥大的诊断缺乏可靠性诊断标准。我们在临床工作中，应用完全性右束支阻滞合并右心室肥大的心电向量图和心电图诊断标准时发现，诊断结果与患者实际情况常有不符。有时在完全性右束支阻滞时，无右心室肥大，H 面 QRS 环也呈顺钟向运行。较多的单纯完全性右束支阻滞患者均可达到完全性右束支阻滞合并右心室肥大的心电向量图和心电图诊断标准中的多项或全部诊断标准。

右束支阻滞消失，仍有右心室肥大表现时，诊断完全性右束支阻滞合并右心室肥大的可靠性较大。完全性右束支阻滞合并右心室肥大的心电向量图和心电图诊断标准可靠性差，鉴别二者是否并存，需要密切结合临床及心脏超声检查进行综合判断才能得到较为明确的诊断。

三、病 例 解 析

病例 1：房间束传导阻滞、一度房室阻滞、完全性右束支阻滞（图 30-1）。
【临床资料】
患者，男性，54 岁。胸闷、心前区不适 1 月余。心脏彩超示心脏结构未见异常。临床诊断：冠心病。

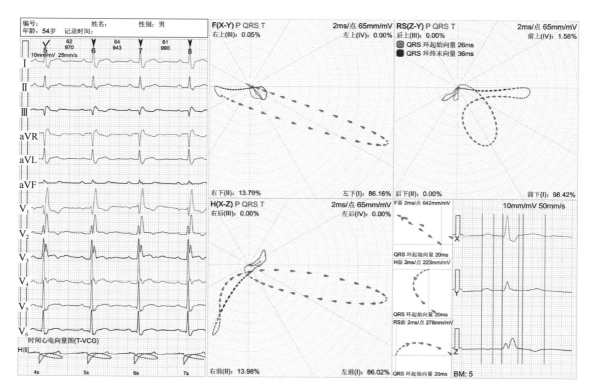

图 30-1　房间束传导阻滞、一度房室阻滞、完全性右束支阻滞

【心电向量图特征与诊断】

1. 额面　QRS 环起始向量位于右上方，主环体位于左下方（23°），呈顺钟向运行，最大向量振幅 1.16mV，终末部传导延缓。T 环位于左下方（39°），振幅＜0.3mV（0.15mV），R/T 值＞4（7.5）。

2. 横面　QRS 环起始向量位于右前方，环体呈逆钟向运行，最大向量位于左前方（14°），振幅为 1.1mV，终末部在右前方形成缓慢扭曲的附加环（92ms）。T 环位于左后方（−45°），振幅＜0.3mV（0.17mV），R/T 值＞4（6.6）。

3. 右侧面　QRS 环起始向量位于前上方，主环体位于前下方（63°），呈扭曲"8"字形运行，振幅为 0.53mV。T 环位于后下方（140°），振幅＜0.3mV（0.15mV）。

P 环时间＞115ms（118ms），P-R 间期＞200ms（210ms），QRS 环时间＞120ms（162ms）。

4. 心电向量图诊断　①房间束传导阻滞；②一度房室阻滞；③完全性右束支阻滞；④心肌缺血。

【心电图特征与诊断】

P 波时间＞115ms（118ms），P-R 间期＞200ms（210ms），QRS 波时间＞120ms（162ms）。QRS 波：Ⅰ、Ⅱ、V₅、V₆ 导联呈 qRs 型，s 波宽钝；Ⅲ 导联呈 qr 型，r 波宽钝；aVR 呈 rSr′ 型，r′ 波宽钝；V₁ 导联呈 rSR′ 型，V₂、V₃ 导联呈 M 型。Ⅰ、Ⅱ、aVL、aVF、V₃～V₆ 导联 T 波低平。

心电图诊断：①房间束传导阻滞；②一度房室阻滞；③完全性右束支阻滞；④心肌缺血。

【解析】

1. 房间束传导阻滞的特征　患者存在一度房室阻滞和完全性右束支阻滞，考虑心脏传导系统存在传导障碍。P 波时间＞115ms（118ms），考虑房间束传导阻滞的可能性大。

2. 完全性右束支阻滞的特征　横面 QRS 环起始向量位于右前方，环体呈逆钟向运行，最大向量位于左前方（14°），终末部在右前方形成缓慢扭曲的附加环（92ms），QRS 环时间＞120ms（162ms）。符合完全性右束支阻滞的心电向量图特征。

病例 2：房间束传导阻滞、完全性右束支阻滞、左心室高电压（图 30-2）。

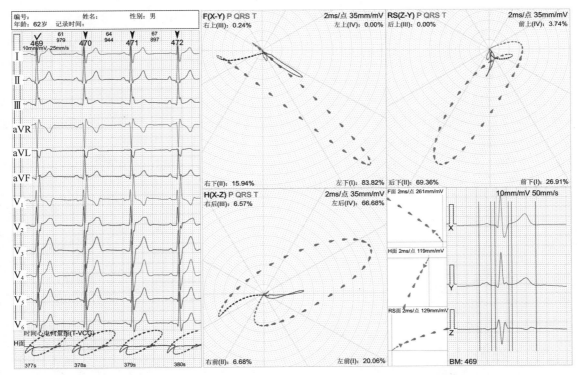

图 30-2 房间束传导阻滞、完全性右束支阻滞、左心室高电压

【临床资料】

患者，男性，62 岁。心悸、胸闷、间断性头晕 3 个月。血压：142/91mmHg。心脏彩超示：心脏结构未见异常。临床诊断：冠心病。

【心电向量图特征与诊断】

1. 额面　QRS 环起始向量位于右上方，环体位于左下方（48°），呈顺钟向运行，最大向量振幅＞1.5mV（2.3mV），终末向量位于右下方（173°），振幅为 0.67mV，终末部传导延缓。T 环位于左下方（35°），振幅为 0.7mV。

2. 横面　QRS 环起始向量位于右前方，环体呈逆钟向运行，最大向量位于左后方（-24°），振幅＞1.5mV（1.68mV），终末部在右前方形成缓慢扭曲的附加环（54ms）。T 环位于左后方（-4°），振幅为 0.57mV。

3. 右侧面　QRS 环起始向量位于前上方，环体位于后下方（114°），呈顺钟向运行，最大向量振幅＞1.5mV（1.86mV），终末部传导延缓。T 环位于后下方（97°），振幅为 0.4mV。

P 环时间＞115ms（120ms），QRS 环时间＞120ms（136ms）。空间 QRS 环最大向量振幅＞1.6mV（2.4mV）。

4. 心电向量图诊断　①房间束传导阻滞；②完全性右束支阻滞；③左心室高电压。

【心电图特征与诊断】

P 波时间＞115ms（120ms），QRS 波时间＞120ms（136ms）。QRS 波在 I、II、V₅、V₆ 导联呈 qRs 型，s 波宽钝；III、aVF 导联呈 qR 型，R 波下降支可见一个明显切迹；V₁ 导联呈 rSR′ 型；V₂～V₄ 导联呈 RS 型。

心电图诊断：①房间束传导阻滞；②完全性右束支阻滞。

【解析】

1. 房间束传导阻滞的特征　因患者存在完全性右束支阻滞，可能心脏传导系统存在传导障碍，P 波时间＞115ms（120ms），考虑房间束传导阻滞的可能性大。

2. 左心室高电压的特征　额面 QRS 环最大向量振幅＞ 1.5mV（2.3mV），横面 QRS 环最大向量位于左后方，振幅＞ 1.5mV（1.68mV），右侧面 QRS 环最大向量振幅＞ 1.5mV（1.86mV），空间 QRS 环最大向量振幅＞ 1.6mV（2.4mV）。符合左心室高电压的心电向量图特征。患者血压偏高，心脏彩超提示心脏结构未见异常。QRS 环最大向量振幅增大，考虑可能与血压偏高相关。

3. 完全性右束支阻滞的特征　横面 QRS 环起始向量位于右前方，环体呈逆钟向运行，最大向量位于左后方（−24°），终末部在右前方形成缓慢扭曲的附加环（54ms），QRS 环时间＞ 120ms（136ms）。符合完全性右束支阻滞的心电向量图特征。

病例 3：快频率依赖性三分支阻滞（图 30-3 ～图 30-6）。

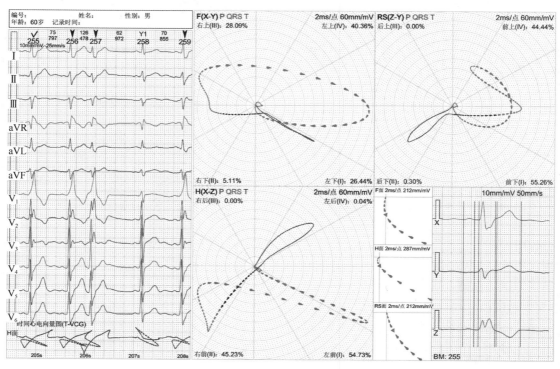

图 30-3　完全性右束支阻滞

【临床资料】

患者，男性，60 岁。心悸、胸闷、心前区不适 2 个月，加重 1 个月。有酗酒史，近 1 年来常酗酒。心脏彩超示心脏结构未见异常。冠脉造影示冠状动脉未见明显狭窄及闭塞。临床诊断：冠心病。

【心电向量图特征与诊断】

心电向量图分析见图 30-3。

1. 额面　QRS 环起始向量位于左下方，环体呈逆钟向运行并向左上方展开，位于左上象限面积（40%），最大向量位于左下方＜ 10°（3°），振幅为 0.97mV，终末向量位于右上方（−151°），振幅为 0.56mV，终末部传导延缓。T 环位于左下方（32°），振幅为 0.59mV。

2. 横面　QRS 环起始向量位于左前方，环体呈扭曲"8"字形运行，主环体呈顺钟向运行，最大向量位于左前方＞ 20°（27°），振幅为 1.09mV，位于左前象限的面积大于总面积的 50%（55%），终末部在右前方形成缓慢扭曲的附加环（96ms）。T 环位于左后方（−37°），振幅为 0.62mV。

3. 右侧面　QRS 环起始向量位于前下方，最大向量位于前下方（1°），呈"8"字形运行，振幅为 0.57mV。T 环位于后下方（152°），振幅为 0.39mV。

P 环时间＞ 115ms（116ms），QRS 环时间＞ 120ms（171ms）。

4. 心电向量图诊断　①房间束传导阻滞；②左前分支阻滞；③左中隔支阻滞；④完全性右束支阻滞；

⑤快频率依赖性三分支阻滞（完全性右束支阻滞伴左前分支阻滞及左中隔支阻滞）。

【心电图特征与诊断】

Ⅰ、$V_4 \sim V_6$ 导联呈 Rs 型，s 波宽钝；aVL 导联呈 qRs 型，s 波宽钝。$R_{aVL}=R_1$，Ⅱ、Ⅲ、aVF 导联呈 rS 型，$S_Ⅲ=S_Ⅱ$，S 波宽钝。aVR 导联呈 qR 型，R 波宽钝。V_1 导联呈 R 型；V_2 导联呈 M 型，V_3 导联呈 Rsr′ 型。提前出现的 QRS 波群，其前可见 P′ 波（Ⅲ和 V_3 导联较清晰），其代偿间期不完全（1.52s）。符合房性早搏的心电图特征。窦性心律时 R-R 间期为 0.80s，房性早搏后的 R′-R 间期为 1.04s，房性早搏后的 QRS 波时间为 112ms。

P 波时间＞115ms（116ms），QRS 波群时间＞120ms（171ms），心电轴 –107°。

心电图诊断：①房间束传导阻滞；②偶发房性早搏；③快频率依赖性三分支阻滞（完全性右束支阻滞伴左前分支阻滞及左中隔支阻滞）。

【心电向量图分析】

心电向量图分析见图 30-4。

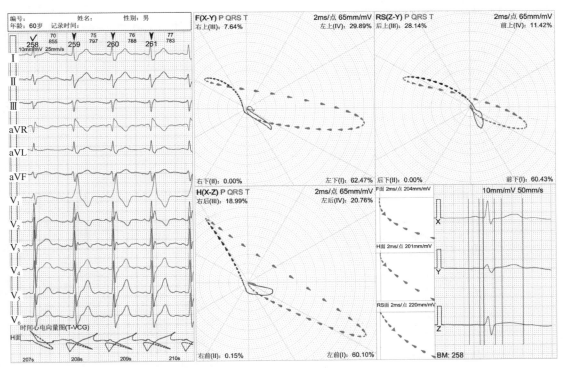

图 30-4 不完全性左前分支阻滞合并左中隔支阻滞

1. 额面 QRS 环起始向量位于左下方，环体呈逆钟向运行，位于左上象限，面积＜50%（30%），最大向量位于左下方＜10°（8°），振幅为 0.94mV。T 环位于左下方（42°），振幅＜0.3mV（0.26mV）。

2. 横面 QRS 环起始向量位于左前方，环体呈逆钟向运行，最大向量位于左前方＞20°（25°），振幅为 1.02mV，位于左前象限的面积大于总面积的 50%（61%），终末向量位于右后方（–122°），运行缓慢＞35ms（40ms），振幅＜1mV（0.63mV）。T 环位于左前方（23°），振幅＜0.3mV（0.21mV）。

3. 右侧面 QRS 环起始向量位于前下方，最大向量位于后上方（–156°），呈"8"字形运行，振幅为 0.57mV。T 环位于前下方（64°），振幅＜0.3mV（0.19mV）。

P 环时间＞115ms（116ms），QRS 环时间为 112ms。

4. 心电向量图诊断 ①房间束传导阻滞；②提示：不完全性左前分支阻滞；③左中隔支阻滞；④终

末部异常；⑤心肌缺血。

【解析】

1.左前分支阻滞、左中隔支阻滞及完全性右束支阻滞的特征（图30-3） 额面QRS环起始向量位于左下方，环体呈逆钟向运行并向左上方展开，最大向量位于左下方＜10°（3°），符合左前分支阻滞的心电向量图特征。横面QRS环起始向量位于左前方，环体呈扭曲"8"字形运行，主环体呈顺钟向运行，最大向量位于左前方＞20°（27°），位于左前象限的面积大于总面积的50%（55%），终末部在右前方形成缓慢扭曲的附加环（96ms）。符合完全性右束支阻滞伴左中隔支阻滞的心电向量图特征。

2.不完全性左前分支阻滞的特征（图30-4） 额面QRS环起始向量位于左下方，环体呈逆钟向运行，位于左上象限的面积＜50%（30%），最大向量位于左下方＜10°（8°）。心电向量图的以上特征不能完全排除不完全性左前分支阻滞。横面QRS环起始向量位于左前方，环体呈逆钟向运行，最大向量位于左前方＞20°（25°），位于左前象限的面积大于总面积的50%（61%），终末向量位于右后方（–122°），振幅＜1mV（0.63mV）。符合左中隔支阻滞的心电向量图特征。

3.心肌缺血的特征 图30-5开启了立体心电图仪的叠加功能，图中共有2个心搏的环体（包括P环、QRS环、T环）叠加，彩色QRS环为完全性右束支阻滞，彩色环体和黑色环体（无完全性右束支阻滞）的T环明显不同，说明完全性右束支阻滞时，在心电向量图和心电图上可以掩盖心肌缺血的表现。

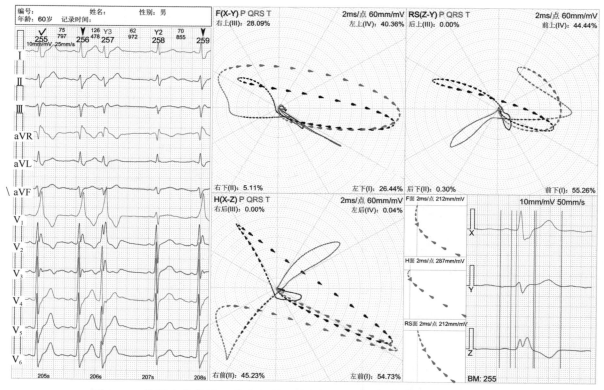

图30-5 快频率依赖性三分支阻滞（此图开启了立体心电图仪的叠加功能）

4.快频率依赖性三分支阻滞的特征（图30-6） 窦性心律时R-R间期为0.80s，房性早搏后的R′-R间期为1.04s，房性早搏后的QRS波时间为112ms。长Z导联主导节律为完全性右束支阻滞，红色箭头所示为房性早搏后的QRS波群，距房性早搏的周期较长（R′-R间期为1.04s），其室内传导时间正常（112ms）。结合心电向量图考虑为快频率依赖性三分支阻滞（完全性右束支阻滞伴左前分支阻滞及左中隔支阻滞）。

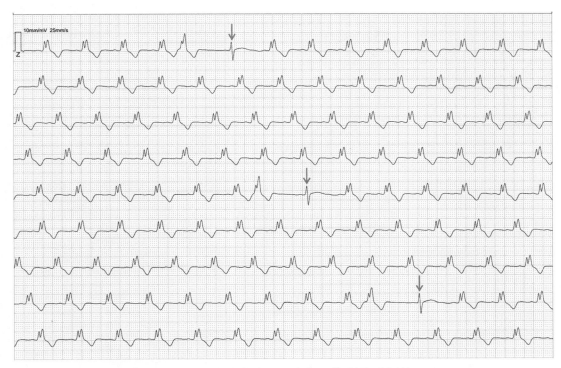

图 30-6 快频率依赖性三分支阻滞（长 Z 导联）

图 30-5 中横面 QRS 环呈顺钟向运行，环体大部分位于前方，QRS 环时间＞160ms（171ms）。虽然符合完全性右束支阻滞合并右心室肥大的心电向量图特征，但完全性右束支阻滞消失后（黑色环体）无右心室肥大的特征，心脏彩超也不支持右心室肥大。因其存在完全性右束支阻滞合并左前分支阻滞，故考虑左中隔支阻滞的可能性大，而非右心室肥大。

病例 4：房间束传导阻滞、完全性右束支阻滞合并陈旧性前间壁心肌梗死（图 30-7）。

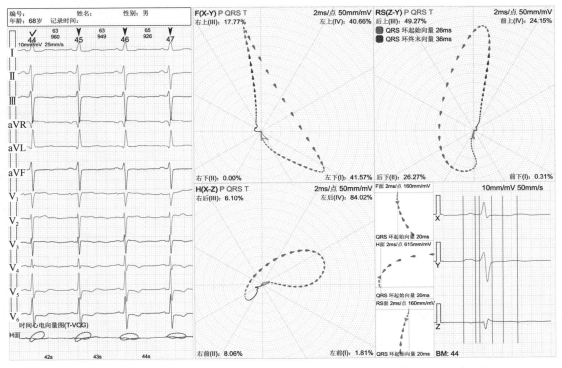

图 30-7 房间束传导阻滞、完全性右束支阻滞合并陈旧性前间壁心肌梗死

【临床资料】

患者，男性，68 岁。阵发性胸闷、心前区不适 2 月余。心肌梗死病史 5 年余。冠脉造影示左前降支闭塞。临床诊断：①冠心病；②陈旧性心肌梗死。

【心电向量图特征与诊断】

1. 额面　QRS 环起始向量位于左下方呈逆钟向运行，环体呈逆钟向运行，R 向量位于左下方 > 10°（35°），振幅为 0.76mV。终末向量（最大向量）位于右上方（–100°），振幅为 1.15mV。位于左上方的面积小于总面积的 50%（40%），T 环位于右上方（–153°），环体呈逆钟向运行，振幅 < 0.3mV（0.07mV）。

2. 横面　QRS 环起始向量位于左后方，呈顺钟向运行，可见一个明显的蚀缺，主环体呈逆钟向运行，最大向量位于左后方（–23°），振幅为 0.68mV。终末部在右前方形成一个缓慢扭曲的附加环（52ms）。T 环位于右前方（157°），环体呈逆钟向运行，振幅 < 0.3mV（0.07mV）。

3. 右侧面　QRS 环起始向量位于后下方，呈逆钟向运行，起始部可见一个明显的蚀缺，主环体呈顺钟向运行，最大向量位于前上方（–85°），振幅为 1.1mV。T 环位于前上方（–57°），环体呈顺钟向运行，振幅 < 0.3mV（0.05mV）。

P 环时间 > 115ms（121ms），QRS 环时间 > 120ms（126ms）。

4. 心电向量图诊断　①房间束传导阻滞；②完全性右束支阻滞；③陈旧性前间壁心肌梗死；④心肌缺血。

【心电图特征与诊断】

P 波时间 > 115ms（121ms），QRS 波时间 > 120ms（126ms），心电轴 –54°。Ⅰ 导联呈 R 型，aVL 导联呈 qR 型，R_{aVL} > R_I，Ⅱ、Ⅲ、aVF 导联呈 rS 型，$S_Ⅲ$ > $S_Ⅱ$；aVR 导联呈 qr 型。V_1 导联呈 QS 型，V_2、V_3 导联呈 qRS 型，V_5 导联呈 Rs 型，V_6 导联呈 RS 型。肢体导联及 V_1 ～ V_3 导联 T 波平坦，V_4 ～ V_6 导联 T 波倒置。V_5、V_6 导联 ST 段下移 > 0.05mV。

心电图诊断：①房间束传导阻滞；②心电轴假性左偏（结合心电向量图诊断）；③完全性右束支阻滞；④陈旧性前间壁心肌梗死；⑤心肌缺血。

【解析】

1. 房间束传导阻滞的特征　患者存在完全性右束支阻滞，考虑心脏传导系统存在传导障碍。心脏彩超未见左心房肥大，P 环时间 > 115ms（121ms）。考虑最大可能为房间束传导阻滞。

2. 心电轴假性左偏的特征　本例心电图符合左前分支阻滞心电图特征，但心电向量图不支持左前分支阻滞的诊断，考虑心电图上的心电轴左偏为假性左偏。假性心电轴左偏是指额面 QRS 环的 R 向量位于左下象限，终末向量位于右上象限，QRS 环斜卧在左下象限和右上象限之间，使 QRS 环的综合向量指向左上方，导致心电图肢体导联 QRS 波群的心电轴假性左偏。这种最大向量位于左下方或右上方（本例），而不在左上方的心电图上的心电轴左偏一般称为"假性心电轴左偏"。本例说明心电图在诊断左前分支阻滞时存在着一定的局限性，而心电向量图在诊断左前分支阻滞时优于心电图。

3. 完全性右束支阻滞的特征　本例心电图无完全性右束支阻滞的表现，而心电向量图符合完全性右束支阻滞的特征。说明心电图在诊断完全性右束支阻滞时存在着一定的局限性，而心电向量图在诊断完全性右束支阻滞时优于心电图。心电图未出现完全性右束支阻滞的表现，考虑与心电向量图终末附加环向右向量偏小（0.18mV）有关，因为终末部附加环向右向量振幅较小，投影在 V_1 导联正侧的振幅较低，故 V_1 导联未能显示终末 r' 波，其 V_5、V_6 导联可见明显 S 波。心电图对完全性右束支阻滞的诊断主要依据 QRS 波群时间延长，V_1 导联呈 rSR' 型或 R 型，V_5、V_6 呈 qRs 型或 Rs 型，s 波宽顿（时间 > 40ms）及继发性 ST-T 改变等特点，而心电向量图是从三维空间反映完整的心脏心电活动，能提供心电图不能提供的心电信息。

4.陈旧性前间壁心肌梗死的特征　横面 QRS 环起始向量位于左后方，呈顺钟向运行，可见一个明显的蚀缺，主环体呈逆钟向运行，最大向量位于左后方（-23°）。右侧面 QRS 环起始向量位于后下方，呈逆钟向运行，起始部可见一个明显的蚀缺，主环体呈顺钟向运行。符合陈旧性前间壁心肌梗死心电向量图特征。在心电图上，V₁ 导联呈 QS 型，V₂、V₃ 导联呈 qRS 型，q 波极小，易漏诊陈旧性前间壁心肌梗死的存在。在心电向量图上，横面和右侧面 QRS 环起始部均位于后方并可见一个明显的蚀缺。说明心电向量图在诊断陈旧性前间壁心肌梗死时较心电图敏感。

病例 5：不完全性右束支阻滞（图 30-8）。

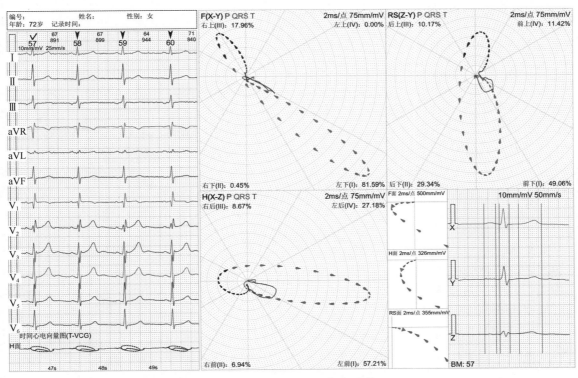

图 30-8　不完全性右束支阻滞

【临床资料】

患者，女性，72 岁。心悸、心前区不适 1 月余。心脏彩超示心脏结构未见异常。临床诊断：冠心病。

【心电向量图特征与诊断】

1.额面　QRS 环起始向量位于右下方，环体位于左下方（40°），呈顺钟向运行，最大向量振幅为 1.05mV，终末向量位于右上方（-122°），振幅为 0.35mV。T 环位于左下方（32°），振幅＜0.3mV（0.22mV）。R/T 值＞4（4.73）。

2.横面　QRS 环起始向量位于右前方，环体呈逆钟向运行，最大向量位于左前方（7°），振幅为 0.84mV，终末部在右前方形成扭曲的附加环。T 环位于左前方（27°），振幅＜0.3mV（0.2mV）。R/T 值＞4（4.1）。

3.右侧面　QRS 环起始向量位于前下方，环体位于前下方（84°），呈顺钟向运行，最大向量振幅为 0.69mV。T 环位于前下方（41°），振幅＜0.3mV（0.15mV）。R/T 值＞4（4.52）。

QRS 环时间＜120ms（100ms）。

4.心电向量图诊断　①不完全性右束支阻滞；②心肌缺血。

【心电图特征与诊断】

QRS 波时间＜120ms（100ms）。QRS 波：Ⅰ、V₅、V₆ 导联呈 qRs 型，V₁、V₂ 导联呈 rsR′ 型。

心电图诊断：不完全性右束支阻滞。

【解析】

不完全性右束支阻滞的特征：横面 QRS 环起始向量位于右前方，环体呈逆钟向运行，最大向量位于左前方（7°），终末部在右前方形成扭曲的附加环，QRS 环时间 < 120ms（100ms）。符合不完全性右束支阻滞的心电向量图特征。在心电图上，QRS 波时间 < 120ms（100ms），QRS 波：Ⅰ、V_5、V_6 导联呈 qRs 型，V_1、V_2 导联呈 rsR′ 型。符合不完全性右束支阻滞的心电图特征。

第二节　左束支阻滞

左束支阻滞（LBBB）时，来自室上的激动从右束支下传，使室间隔右侧面和右心室游离壁相继除极，随后激动穿过室间隔自右向左、自心尖向心底部使左心室缓慢除极。QRS 环起始向量由右束支支配的室间隔右侧面和邻近的右心室前壁除极的向量综合而成，多数指向左前方，少数指向左后方或右前方。延缓的左心室激动一般在 40ms 以后开始，形成指向左后泪点密集的 QRS 环归心支。由于左心室侧壁除极较迟，因此 QRS 环归心支多位于离心支左侧。由于左心室除极时无右侧向量相拮抗，因此 QRS 环最大向量向左后方增大。由于左心室壁较右心室壁厚 3 倍左右，因此 QRS 环时间比右束支阻滞时延长更为明显。当左心室除极尚未结束时，室间隔右侧面及右心室游离壁已开始复极，这样就会产生继发性 ST-T 改变，ST-T 向量方向与 QRS 环的最大向量方向相反，多位于右前下方。

一、心电向量图诊断标准

1. QRS 环的归心支泪点密集，最大向量振幅常超过正常上限。

2. 横面 QRS 环一般呈扭曲"8"字形运行，位于左后象限，归心支位于离心支左侧，起始向量位于左前方，振幅偏小。

3. 额面 QRS 环呈逆钟向运行，环体扭曲，振幅偏低。

4. ST-T 向量多位于右前下方，与 QRS 环最大向量方向相反。

5. QRS 环时间 ≥ 120ms 为完全性左束支阻滞，< 120ms 为不完全性左束支阻滞。

二、分支型左束支阻滞

分支型左束支阻滞在心电图上表现为完全性左束支阻滞伴心电轴左偏或右偏，完全性左束支阻滞时的心电轴一般正常或轻度偏移，当心电轴明显偏移时应考虑为分支型左束支阻滞。分支型左束支阻滞一般认为其病变部位广泛而严重，预后差。完全性左束支阻滞伴心电轴左偏时，一般考虑左前分支为完全性传导阻滞，而左后分支为不完全性传导阻滞，也有可能左前分支的阻滞程度较左后分支的阻滞程度重（也就是说左前分支的传导速度较左后分支的传导速度慢）。完全性左束支阻滞伴心电轴右偏者比较少见，此阻滞程度与前者相反，考虑左后分支为完全性传导阻滞，而左前分支为不完全性传导阻滞，也有可能左后分支的阻滞程度较左前分支的阻滞程度重（也就是说左后分支的传导速度较左前分支的传导速度慢）。

1. 完全性左束支阻滞合并左前分支阻滞的心电向量图特征：①横面呈完全性左束支阻滞的心电向量图表现；②额面呈左前分支阻滞的心电向量图表现。心电图表现：①完全性左束支阻滞伴心电轴左偏；②肢体导联呈左前分支阻滞的心电图表现，胸导联呈完全性左束支阻滞的心电图表现。

2. 完全性左束支阻滞合并左后分支阻滞的心电向量图特征：①横面呈完全性左束支阻滞的心电向量图表现；②额面呈左后分支阻滞的心电向量图表现。心电图表现：①完全性左束支阻滞伴心电轴右偏；

②肢体导联呈左后分支阻滞的心电图表现，胸导联呈完全性左束支阻滞的心电图表现。

三、完全性左束支阻滞合并心室肥大

一般情况下，在完全性左束支阻滞时，心电向量图和心电图就不能诊断心室肥大。但在以下情况下可提示心室肥大的存在：①间歇性左束支阻滞时，左束支阻滞消失，仍有心室肥大的特征；②以前的心电向量图或心电图上为心室肥大特征，以后检查显示为左束支阻滞，心脏超声有心室肥大的证据；③左束支阻滞时，QRS 环（或波）振幅明显增大，临床及心脏超声有心室肥大的证据。

完全性左束支阻滞时，由于心室除极顺序发生改变，因而在诊断心室肥大的通用标准不再适用。左心室肥大时，振幅增大，但在没有左心室肥大时，完全性左束支阻滞的振幅也增大。这可以说明完全性左束支阻滞合并心室肥大的心电向量图和心电图诊断标准可靠性差。鉴别是否合并心室肥大需要密切结合临床及心脏超声检查进行综合判断才能做出较为正确的诊断。

四、完全性左束支阻滞合并心肌梗死

由于在完全性左束支阻滞或心肌梗死时，心室除极顺序都不同于正常，导致 QRS 环起始向量及整个环体异常改变。两者都会造成心室除极的起始向量异常改变，从而影响到 QRS 环的离心支。因此，当完全性左束支阻滞合并心肌梗死时，心肌梗死的图形会被完全性左束支阻滞图形所掩盖。在心肌梗死的急性期，结合 ST-T 的演变过程，可以得到诊断。当合并陈旧性心肌梗死时，诊断比较困难。但是，仍有一些线索可以提示两者并存。

在心电向量图上，横面 QRS 环的起始向前向量消失，起始向量位于后方，离心支出现蚀缺，归心支仍保持完全性左束支阻滞图形改变。在心电图上，$V_1 \sim V_4$ 导联呈 QS 型或 rS 型，S 波降支上出现切迹（早切迹）。I、aVL、V_5、V_6 导联呈 R 型，R 波低宽粗钝，R 波升支上可出现切迹（早切迹）。完全性左束支阻滞时，$V_1 \sim V_4$ 导联 S 波升支上出现切迹（晚切迹），I、aVL、V_5、V_6 导联 R 波降支上可出现切迹（晚切迹）。1953 年，Cabrera 和 Friedland 首先提出早切迹（心肌梗死时易出现）或晚切迹（完全性左束支阻滞时易出现）出现时，是诊断完全性左束支阻滞合并心肌梗死的可靠指标。我们认为，在完全性左束支阻滞出现早切迹时诊断合并心肌梗死的可靠性较大。

实际上，胸导联 QRS 波上的早切迹就是横面 QRS 环离心支上的蚀缺所致。完全性左束支阻滞合并心肌梗死时，其离心支位于左后方，离心支上出现的蚀缺投影在 V_1、V_2 导联的负侧，在 S 波降支上就形成了一个切迹（早切迹）。投影在 V_5、V_6 导联的正侧，在 R 波升支上就形成了一个切迹（早切迹）。碎裂 QRS 波（fQRS）的发生机制与其相同，碎裂 QRS 波也是 QRS 环上的蚀缺或扭曲投影在某导联所致。碎裂 QRS 波在心肌梗死和其他心肌病变中较为常见，但正常人也并不少见。目前认为心肌纤维瘢痕所致传导异常是其最常见的原因，部分正常人在某一个导联间歇出现碎裂 QRS 波，可能与呼吸有关。现阶段对碎裂 QRS 波的临床意义的判读宜采取谨慎的态度，有必要开展大样本的相关研究，对碎裂 QRS 波行进一步的危险分层，以提高其对于器质性心脏病患者的诊断和预后评估价值。

五、病例解析

病例：房间束传导阻滞、完全性左束支阻滞（图 30-9）。

【临床资料】

患者，女性，70 岁。心悸、心前区不适 1 月余。临床诊断：冠心病。

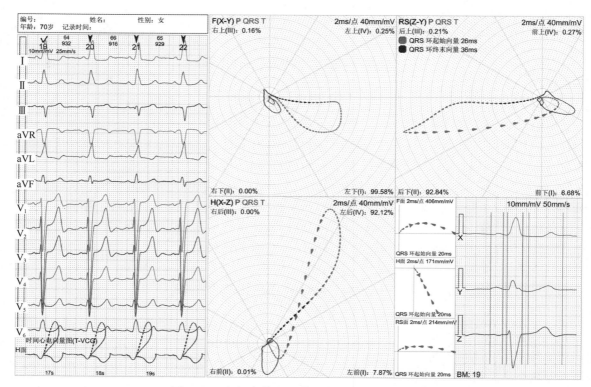

图 30-9 房间束传导阻滞、完全性左束支阻滞

【心电向量图特征与诊断】

1. 额面 QRS 环起始向量位于左上方, 环体泪点密集并呈逆钟向运行, 最大向量位于左下方(22°), 振幅为 0.94mV。T 环位于左下方(58°), 与 QRS 环同向。

2. 横面 QRS 环起始向量位于左前方, 环体呈"8"字形运行, 归心支位于离心支左侧, 归心支泪点密集, 最大向量位于左后方(–65°), 振幅> 1.5mV(1.88mV)。T 环位于前方(90°), 与 QRS 环相反。

3. 右侧面 QRS 环起始向量位于前上方, 呈顺钟向运行, 归心支泪点密集, 最大向量位于后下方(–165°), 振幅> 1.5mV(1.77mV)。T 环位于前下方(23°), 与 QRS 环相反。

P 环时间> 115ms(124ms), QRS 环时间> 120ms(156ms), 空间 QRS 环最大向量振幅> 1.6mV(1.93mV)。

4. 心电向量图诊断 ①房间束传导阻滞; ②完全性左束支阻滞。

【心电图特征与诊断】

P 波时间> 115ms(124ms), QRS 波时间> 120ms(156ms)。QRS 波: Ⅰ、Ⅱ、aVL、V₆ 导联呈 R 型, V₅ 导联呈 M 型, V₁ ~ V₄ 导联呈 rS 型。

心电图诊断: ①房间束传导阻滞; ②完全性左束支阻滞。

【解析】

1. 房间束传导阻滞的特征 患者存在完全性左束支阻滞, 考虑心脏传导系统存在传导障碍。P 波时间> 115ms(124ms), 考虑房间束传导阻滞的可能性大。

2. 完全性左束支阻滞的特征 横面 QRS 环起始向量位于左前方, 环体呈"8"字形运行, 归心支位于离心支左侧, 归心支泪点密集, 最大向量位于左后方(–65°), 振幅> 1.5mV(1.88mV), T 环位于前方(90°), 与 QRS 环相反。QRS 环时间> 120ms(156ms)。符合完全性左束支阻滞的心电向量特征。

第三节 左前分支阻滞

左前分支阻滞（LAFB）又称为左上分支阻滞。临床上较左后分支阻滞多见，其原因是左前分支是左束支较细长的分支，在室间隔的位置表浅，易发生缺血性损伤。左前分支由左束支主干分出后，沿左心室内膜下向前上呈放射状展开，到达左心室前乳头肌及左心室前侧壁，支配的浦肯野纤维主要分布于室间隔左侧面的前上部和左心室的前侧壁。左前分支由左冠状动脉前降支供血，由于左前分支（25mm×3mm）较左后分支（20mm×6mm）细长且血液供给仅来自左冠状动脉前降支的室间隔动脉，其位置又处于左心室流出道，该部位受到血流冲击最强，凡有左心室缺血及各种负荷加重等均可影响其传导速度。

左前分支阻滞时，来自室上的激动沿着左后分支、左中隔支和右束支下传，右心室除极顺序正常，左心室除极顺序发生了改变。来自左束支的激动首先沿着左中隔支和左后分支下传，QRS 环起始向量由室间隔左室面的中央区（左中隔支分布的区域）和心尖至心底部约 1/3 距离处的后间隔旁区（左后分支分布的区域）共同除极产生，两者的综合向量指向右前下方（少数指向左前下），此向量较小。随后 QRS 环中部（或 QRS 环最大向量）由左心室下壁、后壁、心尖部和右心室游离壁除极产生，其综合向量指向左前上方或左后上方，最后 QRS 环终末向量是通过浦肯野纤维网呈放射状向左上传导，使左心室前壁和侧壁的上部除极（左前分支分布），其综合向量指向左上后方或轻度偏右，因其无相拮抗的向量，故其振幅较正常终末向量偏大。QRS 环瞬间向量的顺序由原点指向右前下方→转至左前下方→再转至左后上方→回到原点。QRS 环体向左上呈扇形展开，也就是在左前分支分布的区域展开，其最大向量指向左前分支分布区域。左前分支阻滞时，左前分支分布区域的激动是由已激动的束支通过浦肯野纤维网吻合处逆行传导至左前分支分布的区域，其 QRS 环终末部运行稍缓，故 QRS 环的时间稍延长，但仍在正常范围内（一般 < 110ms），由于除极顺序异常是发生在左心室内，而不是左右心室之间，故继发性 ST-T 异常改变不明显。

一、心电向量图诊断标准

1. 额面最具特征性，QRS 环呈逆钟向运行并向左上方呈扇形展开，起始向量位于下方偏右或偏左，然后向左，约 30ms 后转向左上，左上方面积大于总面积的 1/2（50%），最大向量多位于左上方，部分位于左下方，位于下方者最大向量角多 < 10°，终末向量向上沿 Y 轴（可轻度偏左或偏右）回到原点，少数可出现终末部传导延缓。

2. 右侧面 QRS 环多呈顺钟向或 "8" 字形运行，少数呈逆钟向运行，起始向量多向前下，环体和最大向量多位于后上象限，终末部运行缓慢。

3. 横面 QRS 环无特异性改变，环体和最大向量可以比正常更偏向左后方。

4. QRS 环时间一般正常（< 110ms）。

5. ST-T 向量大多在正常范围。

二、心电图诊断标准

1. Ⅰ、aVL 导联呈 qR 型，$R_{aVL} > R_I$，Ⅱ、Ⅲ、aVF 导联呈 rS 型，$S_Ⅲ > S_Ⅱ$。

2. 心电轴左偏为 –45°～–90°（部分学者提出 –30°～–45° 为不完全性左前分支阻滞）。

3. 一般 QRS 波群时间 < 110ms。

长期以来，因为有很多人对心电向量图持有偏见，原本在心电图上较少见的左前分支阻滞现象被当作常见的心电现象（把较多的假性心电轴左偏误诊为左前分支阻滞）。无论任何版本的左前分支阻滞的心电图诊断标准在没有心电向量图证实的情况下，敏感性均较低，当心电轴左偏时，应争取做一份心电向量图以明确诊断，此是完全必要的。

三、病例解析

病例 1：房间束传导阻滞、左前分支阻滞、左心室高电压伴 ST-T 改变（图 30-10）。

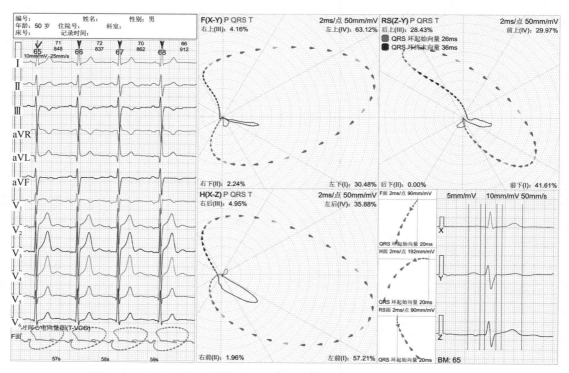

图 30-10　房间束传导阻滞、左前分支阻滞、左心室高电压伴 ST-T 改变

【临床资料】

患者，男性，50 岁。近 3 个月来心悸、气短，活动后加重。胸部后前立位摄片示双肺及心膈未见异常。心脏彩超示心脏结构未见异常。临床诊断：冠心病。

【心电向量图特征与诊断】

1. 额面　QRS 环起始向量位于右下方，环体呈逆钟向运行并向左上方呈扇形展开，左上象限的面积大于总面积的 50%（63%），最大向量角 < 10°（−15°），振幅 > 1.5mV（1.6mV）。T 环位于左下方 < 25°（13°），振幅为 0.38mV，环体呈顺钟向运行。ST 向量位于右下方（175°），振幅为 0.05mV。

2. 横面　QRS 环起始向量位于右前方，环体呈逆钟向运行，最大向量位于左前方（16°），振幅 > 1.5mV（1.59mV）。T 环位于左前方（38°），呈逆钟向运行，振幅为 0.47mV。ST 向量位于右前方（122°），振幅为 0.05mV。

3. 右侧面　QRS 环起始向量位于前下方，呈逆钟向运行，环体呈逆钟向运行，最大向量位于后上方（−130°）。T 环位于前下方（14°），呈顺钟向运行，振幅为 0.3mV。ST 向量位于前下方（3°），振幅为 0.05mV。

P 环时间 > 115ms（130ms）。空间 QRS 环最大向量振幅 > 1.6mV（1.62mV）。

4. 心电向量图诊断　①房间束传导阻滞；②左前分支阻滞；③左心室高电压伴 ST-T 改变。

【心电图特征与诊断】

P 波时间＞ 115ms（130ms）。心电轴 –35°。QRS 波群：Ⅰ、aVL 导联呈 qR 型，$R_{aVL}＞R_Ⅰ$，Ⅱ、Ⅲ、aVF 导联呈 rS 型，$S_Ⅲ＞S_Ⅱ$，aVR 导联呈 Qr 型。

心电图诊断：①房间束传导阻滞；②左前分支阻滞。

【解析】

1. 房间束传导阻滞的特征　患者存在左前分支阻滞，考虑心脏传导系统存在传导障碍。P 波时间＞ 115ms（130ms），考虑房间束传导阻滞的可能性大。

2. 左前分支阻滞的特征　额面 QRS 环起始向量位于右下方，环体呈逆钟向运行并向左上方呈扇形展开，左上象限的面积大于总面积的 50%（63%），最大向量角＜ 10°（–15°）。符合左前分支阻滞的心电向量图特征。

3. 左心室高电压伴 ST-T 改变的特征　额面 QRS 环最大向量振幅＞ 1.5mV（1.6mV）。T 环位于左下方＜ 25°（13°），环体呈顺钟向运行。ST 向量位于右下方（175°），振幅为 0.05mV。横面 QRS 环最大向量振幅＞ 1.5mV（1.59mV）。ST 向量位于右前方（122°），振幅为 0.05mV。右侧面 T 环位于前下方＜ 30°（14°），呈顺钟向运行，振幅为 0.30mV。ST 向量振幅为 0.05mV。空间 QRS 环最大向量振幅＞ 1.6mV（1.62mV）。符合左心室高电压伴 ST-T 改变的心电向量图特征。在心电图上左心室高电压伴 ST-T 改变的特征不明显，说明心电图在诊断左心室高电压伴 ST-T 改变时敏感性较心电向量图差。

病例 2：左前分支阻滞（图 30-11）。

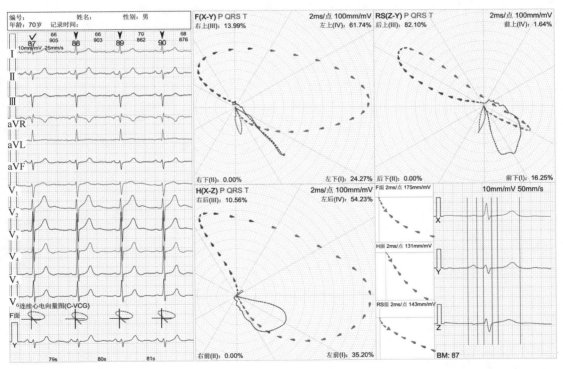

图 30-11　左前分支阻滞

【临床资料】

患者，男性，70 岁。胸闷、心悸半年余，时轻时重，睡眠差。胸部后前立位摄片示双肺及心膈未见异常。心脏彩超示心脏结构未见异常。临床诊断：冠心病。

【心电向量图特征与诊断】

1. 额面　QRS 环起始向量位于左下方，环体呈逆钟向运行并向左上方呈扇形展开，左上象限的面积大于总面积的50%（62%）。最大向量角＜10°（-4°），最大向量振幅为0.69mV。T环位于左下方（46°），呈线形，振幅为0.36mV。

2. 横面　QRS环起始向量位于左前方，环体呈逆钟向运行，最大向量位于左前方（3°），振幅为0.65mV。T环位于左前方（30°），呈逆钟向运行，振幅＜0.3mV（0.28mV），长/宽比值＜2.5（1.82）。

3. 右侧面　QRS环起始向量位于前下方，呈逆钟向运行，环体呈逆钟向运行，最大向量位于后上方（-146°）。T环位于前下方（58°），呈顺钟向运行，振幅＜0.3mV（0.29mV），长/宽比值＜2.5（1.73）。

4. 心电向量图诊断　①左前分支阻滞；②QRS环低电压；③提示：心肌缺血。

【心电图特征与诊断】

心电轴为-34°。QRS波群：Ⅰ导联呈Rs型，aVL导联呈qR型，Ⅱ、Ⅲ、aVF导联呈rS型，$S_Ⅲ$＞$S_Ⅱ$，aVR导联呈qr型。

心电图诊断：左前分支阻滞。

【解析】

1. 左前分支阻滞的特征　额面QRS环起始向量位于左下方，环体呈逆钟向运行并向左上方呈扇形展开，左上方的面积大于总面积的50%（62%）。最大向量角＜10°（-4°）。符合左前分支阻滞的心电向量图特征。左前分支阻滞心电图诊断存在争议，如Ⅰ、aVL导联呈qR型，它的q波是否必须具备。从心电向量图的图形来看，此问题是很容易解决的，即不需具备。因为，部分左前分支阻滞的心电向量图起始向量位于正下方（90°）或左下方，该两个导联就有可能不出现q波，本例Ⅰ导联即无q波出现。因此，在诊断左前分支阻滞时，心电向量图是一个较好的工具。

2. 心肌缺血的特征　横面T环最大向量振幅＜0.3mV（0.28mV），长/宽比值＜2.5（1.82）。右侧面T环最大向量振幅＜0.3mV（0.29mV），长/宽比值＜2.5（1.73）。不能排除心肌缺血的存在。心电图上心肌缺血的特征不明显，说明心电图在诊断心肌缺血时敏感性较心电向量图差。

病例3：左前分支阻滞、左中隔支阻滞、完全性右束支阻滞（图30-12）。

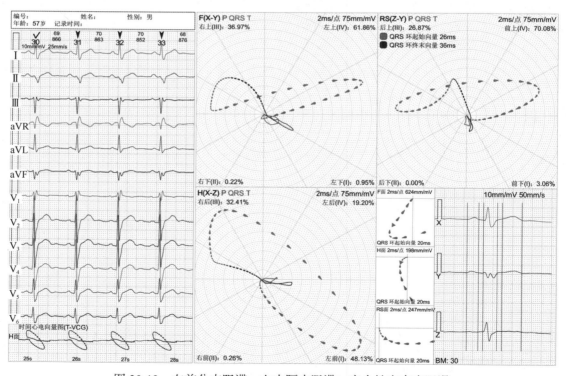

图30-12　左前分支阻滞、左中隔支阻滞、完全性右束支阻滞

【临床资料】

患者，男性，57 岁。心悸、心前区不适 1 年余，加重 5 天。心脏彩超示心脏结构未见异常。冠脉造影示未见明显狭窄及闭塞。临床诊断：冠心病。

【心电向量图特征与诊断】

1. 额面　QRS 环起始向量位于右下方，环体呈"8"字形运行并向左上方展开，主环体呈逆钟向运行，左上方的面积大于总面积的 50%（62%），最大向量位于左上方（–19°），振幅为 0.71mV，终末向量位于右上方（–175°），振幅为 0.36mV，终末部传导延缓（74ms）。T 环位于左下方（29°），振幅＜ 0.3mV（0.23mV）。

2. 横面　QRS 环起始向量位于右前方，环体呈逆钟向运行，最大向量位于左前方（35°），振幅为 0.81mV，左前方的面积占总面积的 48%，终末向量位于右后方＜ –150°（–156°），振幅为 0.39mV，终末部传导延缓（74ms）。T 环位于左前方（7°），振幅＜ 0.3mV（0.2mV）。

3. 右侧面　QRS 环起始向量位于前下方，呈逆钟向运行，环体呈逆钟向运行，最大向量位于前上方（–22°），振幅为 0.53mV。T 环位于前下方（80°），呈顺钟向运行，振幅＜ 0.3mV（0.11mV）。

P 环时间＞ 115ms（121ms），QRS 环时间＞ 120ms（141ms）。

4. 心电向量图诊断　①房间束传导阻滞；②左前分支阻滞；③左中隔支阻滞；④完全性右束支阻滞。

【心电图特征与诊断】

P 波时间＞ 115ms（121ms），QRS 波时间＞ 120ms（141ms）。心电轴为 –76°。QRS 波：Ⅰ、aVL 导联呈 qRs 型；Ⅱ、aVF 导联呈 rs 型，aVF 导联 s 波可见一个明显切迹；Ⅲ 导联呈 rsr′s′ 型，V₁ 导联呈 rsr′ 型，V₂ ～ V₅ 导联呈 RS 型，Ⅰ、aVL、V₅、V₆ 导联 S 波宽钝。

心电图诊断：①房间束传导阻滞；②左前分支阻滞；③完全性右束支阻滞。

【解析】

1. 房间束传导阻滞的特征　P 波时间＞ 115ms（121ms），因患者存在三束支阻滞，故考虑房间束传导阻滞的可能性大。

2. 左前分支阻滞的特征　心电图上，Ⅱ、Ⅲ、aVF 导联呈 rS 型，r 波＜ 0.15mV，酷似左前分支阻滞伴陈旧性下壁心肌梗死的图形改变，在心电图上不能完全排除陈旧性下壁心肌梗死的存在。心电向量图上，额面 QRS 环起始向量位于右下方逆钟向运行，主环体呈逆钟向运行，心电向量图上不支持陈旧性下壁心肌梗死的诊断。说明心电向量图在诊断左前分支阻滞伴陈旧性下壁心肌梗死时优于心电图。

3. 完全性右束支阻滞合并左中隔支阻滞的特征　横面 QRS 环起始向量位于右前方，环体呈逆钟向运行，最大向量位于左前方＞ 20°（35°），QRS 环时间＞ 120ms（130ms）。本例终末部虽然在右前方无缓慢扭曲的附加环，但是终末向量位于右后方＜ –150°（–156°），终末部传导延缓（74ms）。符合完全性右束支阻滞的心电向量图特征。横面 QRS 环位于左前方，左前方的面积小于总面积的 50%（48%），左前方的面积未达到左中隔支阻滞的诊断标准，考虑以上表现应与完全性右束支阻滞位于右后方的终末向量增大有关。QRS 环终末向量向右后增大，致 QRS 环向左前的向量减小，这是由于右束支分布在右心室，而左后分支分布在左心室的右后下部，如果右束支、左前分支及左中隔支同时发生阻滞，激动由房室束下传时，只能通过左后分支传导，而右束支、左前分支及左中隔支所支配的心肌除极时失去了对侧拮抗向量，使心室除极向右的向量增大而向左的向量减少。束支或分支传导阻滞时，左右心室为顺序激动，而不是同时激动，导致向量（或电轴）向传导障碍的方向偏移。本例心电图上，左中隔支阻滞的特征不明显，说明心电向量图在诊断和鉴别诊断多束支阻滞中优势明显，心电图医师应熟悉多束支阻滞的心电向量图特征，增强识别和鉴别多束支阻滞的诊断能力，避免误诊和漏诊。

第四节 左后分支阻滞

左后分支阻滞又称为左后（下）分支传导阻滞。临床上左后分支阻滞较少见，其原因是左后分支主干比左前分支粗而短，走行在较深的心肌内，其纤维呈扇形展开，且分布于血流较缓慢的左心室流入道，又有右冠状动脉后降支和左冠状动脉前降支双重供血，单独受损的机会较少，发生传导阻滞的概率较低。临床上常见于冠心病，尤其是下壁心肌梗死，也可见于高血压病、心肌炎、心肌病等，有时则原因不明。

左后分支阻滞时，来自室上的激动沿着左前分支、左中隔支和右束支下传，右心室除极顺序无改变，左心室除极顺序则与左前分支阻滞时相反。来自左束支的激动首先沿着左中隔支和左前分支下传，QRS环起始向量由室间隔左侧面中央区（左中隔支分布的区域）和高位前间隔旁区（左前分支分布的区域）共同除极产生，两者的综合向量指向左前上方，随后QRS环中部向量（或QRS环最大向量）由左心室前、侧壁（左前分支分布的区域）和右心室游离壁（右束支支配）共同除极产生，其综合向量指向左前下方或左后下方，最后QRS环终末向量由延缓的室间隔后部及左心室下后壁（左后分支分布的区域）除极产生，其综合向量指向右后下方，因无其他向量拮抗，故其振幅较正常终末向量偏大。QRS环的瞬间向量的顺序：由原点指向左前上方→转至左前下方或左后下方→再转至右后下方→回到原点。QRS环体向右后下方展开，也就是在左后分支分布区域展开，最大向量指向左后分支分布区域。左后分支阻滞时，左后分支分布区域的激动是由已激动的束支通过浦肯野纤维网吻合处逆行传导至左后分支分布的区域，其QRS环终末部运行稍缓，故QRS环的时间稍延长（一般<110ms），但仍在正常范围内。由于除极顺序异常是发生在左心室内而不是左右心室之间，故继发性ST-T改变不明显。

一、心电向量图诊断标准

1. 额面最具特征性，QRS环起始向量位于左上方，呈顺钟向运行，主环体呈顺钟向运行，20～30ms后逐渐转向左下方，环体向右下方展开，右下方的面积大于总面积的20%，最大向量多位于下方偏右或偏左，多在90°左右，一般为60°～140°。终末部多位于右下方，部分出现终末部传导延缓。

2. 右侧面QRS环呈顺钟向运行，起始向量指向前上方，最大向量位于后下方，环体多位于后下方。

3. 横面QRS环呈逆钟向运行，起始向量多位于左前方，环体较正常更向后向右偏移，右后方面积大于总面积的20%，易出现终末向量向右后方增大。

4. 一般QRS环时间<110ms。

5. 无明显ST-T向量改变。

对左后分支阻滞进行诊断时应密切结合临床，并行动态观察，除外引起心电轴右偏及QRS环终末向量向右后下方增大的其他原因，如正常垂位心、肺部疾病、右心室肥大等。

二、心电图诊断标准

1. 心电轴右偏>90°。

2. Ⅰ、aVL导联呈rS型，Ⅱ、Ⅲ、aVF导联呈qR型。

3. QRS波群时间<110ms。

无论任何版本的左后分支阻滞的心电图诊断标准，在没有心电向量图证实的情况下，可靠性较差，当心电轴右偏时，应争取做一份心电向量图以明确诊断，此是完全有必要的。

三、病 例 解 析

病例 1：左后分支阻滞（图 30-13）。

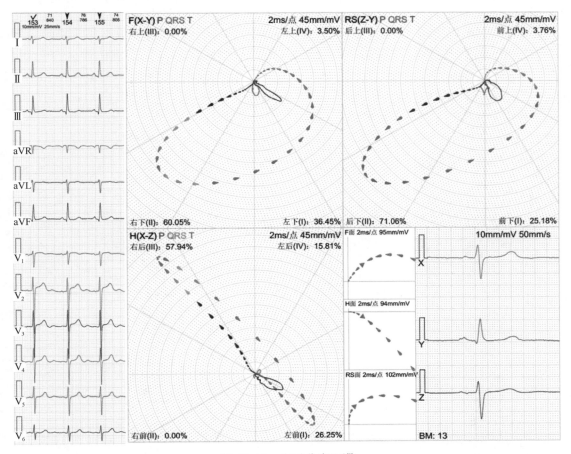

图 30-13　左后分支阻滞

【临床资料】

患者，女性，48 岁。心肌炎史 2 年。近 6 个月来心悸、气短，活动后加重，休息后略缓解，治疗效果不明显。胸部后前立位摄片示双肺及心膈未见异常。心脏彩超示心脏结构未见异常。临床诊断：心肌炎。

【心电向量图特征与诊断】

1. 额面　QRS 环起始向量位于左上方呈顺钟向运行，环体呈顺钟向运行，向右下方展开，最大向量位于右下方 ＞60°（133°），振幅为 1.22mV，右下方面积大于总面积的 20%（60%）。T 环位于左下方（36°），呈顺钟向运行，振幅为 0.31mV。

2. 横面　QRS 环起始向量位于左前方呈逆钟向运行，环体呈逆钟向运行，终末向量（最大向量）位于右后方 ＞−150°（−129°），振幅 ＞0.6mV（1.45mV），向右向量（0.90mV）大于向左向量（0.55mV）。符合终末部异常的心电向量图特征。T 环位于左前方（31°），呈逆钟向运行，振幅为 0.3mV。

3. 右侧面　QRS 环起始向量位于前上方呈顺钟向运行，环体呈顺钟向运行，最大向量位于后下方（141°），振幅为 1.43mV。T 环位于前下方（50°），呈顺钟向运行，振幅 ＜0.3mV（0.23mV）。

4. 心电向量图诊断　①左后分支阻滞；②终末部异常。

【心电图特征与诊断】

心电轴为 92°。Ⅰ、aVL 导联呈 rS 型，Ⅱ、Ⅲ、aVF 导联呈 qR 型，aVR 导联呈 QS 型。$V_1 \sim V_5$ 导联呈 rS 型，V_6 导联呈 RS 型。

心电图诊断：①左后分支阻滞；②顺钟向转位。

【解析】

左后分支阻滞的特征：额面 QRS 环起始向量位于左上方，呈顺钟向运行，环体呈顺钟向运行，环体向右下方展开，最大向量位于右下方 > 60°（133°），右下象限面积大于总面积的 20%（60%）。符合左后分支阻滞的心电向量图特征。在心电图上，心电轴为 92°。Ⅰ、aVL 导联呈 rS 型，Ⅱ、Ⅲ、aVF 导联呈 qR 型，aVR 导联呈 QS 型。$V_1 \sim V_5$ 导联呈 rS 型，V_6 导联呈 RS 型。符合左后分支阻滞的心电图特征。患者临床、胸部 X 线片及心脏彩超均不支持右心室肥大的诊断。

病例 2：左后分支阻滞合并下壁心肌梗死（图 30-14）。

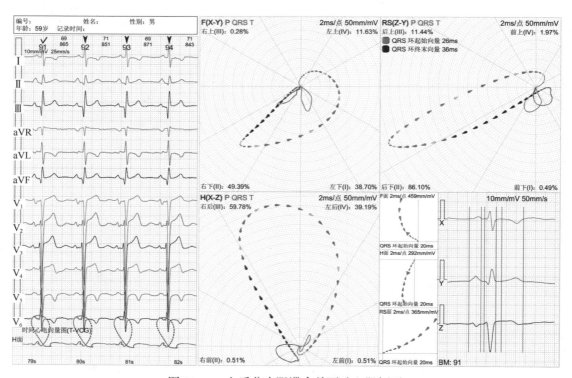

图 30-14　左后分支阻滞合并下壁心肌梗死

【临床资料】

患者，男性，59 岁。心悸、心前区不适 1 年余。心肌梗死病史 1 年，心脏彩超示心脏结构未见异常。曾于外地医院行右冠状动脉及左前降支旁路移植术。

【心电向量图特征与诊断】

1. 额面　P 环最大向量位于左下方 > 60°（74°），振幅 > 0.2mV（0.27mV）。QRS 环起始向量位于右上方，呈顺钟向运行，起始向上运行时间 > 25ms（46ms），起始上向振幅为 0.16mV，起始上向左向量振幅 > 0.3mV（0.38mV），起始上向指数 > 0.2（0.26），QRS 环最大向量位于右下方 > 60°（135°），环体呈顺钟向运行，振幅为 0.88mV，右下方面积大于总面积的 20%（49%）。T 环位于右下方（141°），环体呈顺钟向运行，振幅为 0.31mV。ST 向量位于右下方，振幅为 0.03mV。

2. 横面　P 环最大向量位于左后方 < –25°（–49°），环体呈 "8" 字形运行，振幅 > 0.1mV（0.16mV）。QRS 环起始向量位于右前方，呈逆钟向运行，向前向量振幅 < 0.2mV（0.17mV），前向指数 < 0.2（0.06），

左前方面积明显减小（0.51%）。环体呈逆钟向运行，最大向量（终末向量）位于右后方（−102°），振幅为1.53mV。T环位于右前方（163°），呈顺钟向运行，环体呈U形，振幅＜0.3mV（0.24mV）。ST向量位于右前方（105°），振幅＞0.05mV（0.11mV）。

3. 右侧面　P环最大向量位于后下方＞100°（109°），振幅＞0.18mV（0.27mV）。QRS环起始向量位于前上方，呈逆钟向运行，环体呈逆钟向运行，最大向量位于后下方（158°），振幅为1.62mV。T环位于前下方（49°），呈顺钟向运行，环体呈U形，振幅＜0.3mV（0.22mV）。ST向量位于前下方（2°），振幅＞0.05mV（0.11mV）。

P环时间＞115ms（126ms），QRS环时间为115ms。

心电向量图诊断：①双侧心房内阻滞；②陈旧性下壁心肌梗死；③左后分支阻滞；④陈旧性前壁心肌梗死；⑤心肌缺血。

【心电图特征与诊断】

P波时间＞115ms（126ms），QRS波时间为115ms。心电轴为88°。Ⅰ、aVL、V₆导联呈RS型，Ⅱ、aVF导联呈qR型，Ⅲ导联呈QR型。V₁～V₅导联呈rS型，V₁～V₅导联R波递增不良。ST-T异常改变。

心电图诊断：①左心房内阻滞；②陈旧性下壁心肌梗死；③提示：陈旧性前壁心肌梗死；④心肌缺血。

【解析】

1. 左后分支阻滞合并下壁心肌梗死的特征　额面QRS环起始向量位于右上方，呈顺钟向运行，起始向上运行时间＞25ms（46ms），起始上向振幅为0.16mV，起始上向左向量振幅＞0.30mV（0.38mV），起始上向指数＞0.2（0.26），QRS环最大向量位于右下方＞60°（135°），环体呈顺钟向运行，右下方面积大于总面积的20%（49%）。符合左后分支阻滞合并下壁心肌梗死的心电向量图特征。在心电向量图上，单纯下壁心肌梗死时，额面QRS环最大向量角多＜10°，本例＞10°（135°），故考虑为左后分支阻滞所致。在心电图上，心电轴为88°，Ⅰ、aVL导联呈RS型，左后分支阻滞的心电图特征不明显。心电向量图在诊断下壁心肌梗死合并左后分支阻滞时优势明显。在实际工作中，心电图与心电向量图应采取优势互补的原则，取长补短，二者结合可以提高诊断的准确性。

下壁心肌梗死合并左后分支阻滞时，下壁心肌梗死时的额面QRS环起始向量位于左上方，呈顺钟向运行，而左后分支阻滞时起始20～30ms的向量也位于左上方，若二者并存时，起始向上的时间多＞30ms，起始向量背离梗死区。而最大向量（或终末向量）受左后分支阻滞的影响向右下方偏移，即指向梗死区。因此，额面QRS环起始向量位于左上方，呈顺钟向运行，显示下壁心肌梗死的心电向量图特征，而最大向量（或终末向量）位于下方偏右或偏左，显示左后分支阻滞的心电向量图特征。此种表现为心电向量图所独有，故心电向量图在诊断下壁心肌梗死合并左后分支阻滞时，应属金标准。心电向量图具有空间方位明确，能清晰显示环体的形状、方位及各部位的运行方向和速度，图形直观，各瞬间向量表达精准等优点。在下壁心肌梗死合并左后分支阻滞的诊断及鉴别诊断方面优势明显。

2. 陈旧性前壁心肌梗死的特征　横面QRS环起始向量位于右前方，呈逆钟向运行，向前向量振幅＜0.2mV（0.17mV），前向指数＜0.2（0.06），左前方面积明显减小（0.51%），环体呈逆钟向运行。符合陈旧性前壁心肌梗死的心电向量图特征。心电图上，V₁～V₅导联呈rS型，V₁～V₅导联R波递增不良，ST-T改变。符合陈旧性前壁心肌梗死的心电图特征。

第五节　左中隔支阻滞

左中隔支（也称左间隔支）作为左束支的一个分支，多数人存在左中隔支，它由左前降支供血。由于左中隔支的解剖结构具有较大的变异性，故缺乏特征性的心电图表现，较难在临床中诱发其阻滞图形。

因此，《2009 年心电图标准化及解析指南》建议，常规心电图不推荐使用左中隔支阻滞的诊断，因为它缺乏可被广泛接受的诊断标准。以上观点提出后，左中隔支阻滞一直备受争议。因左中隔支是客观存在的，19 世纪末和 20 世纪初，解剖学及组织学等研究证实了左中隔支的解剖特点，从 1960 年开始，临床已制定出左中隔支阻滞的心电向量图及心电图的诊断标准。左中隔支不能因为部分人缺如就否认大多数人的存在。目前，左中隔支阻滞在心电学上分为三型：A 型，QRS 环最大向量显著前移，心电图表现为 $V_2（V_1）$、V_3 导联呈 Rs 波，R/S 值＞ 1，$R_{V_2}＞R_{V_6}$，此型较为常见；B 型，QRS 环起始向量位于后方，心电图表现为 $V_1 \sim V_3$ 导联出现异常 q 波、Q 波或 QS 波；C 型，QRS 环起始向量位于左前方，缺乏起始右前向量，心电图表现为 Ⅰ、V_5、V_6 导联 QRS 波群原有的正常 q 波消失，也称间隔性 q 波缺失型。以上 A、B 两型由 Nakaya 于 1978 年提出，此后又经较多学者进行了部分修订。在诊断以上三型时，间歇性出现时把握性较大。本节主要讲述 A 型左中隔支阻滞。

左中隔支阻滞时，来自室上的激动沿着左前分支、左后分支和右束支下传，右心室除极顺序正常，左心室除极顺序发生改变。来自左束支的激动首先沿着左前分支和左后分支下传，QRS 环起始向量由左前和左后分支共同除极产生，两者的综合向量指向一般为左前方（正常左中隔支除极产生的起始向右前的向量消失），随后 20 ～ 40ms 向量由延缓的左中隔支分布区域与左心室前侧壁共同除极产生，其综合向量指向左前方，使 QRS 环明显向左前偏移。由于除极顺序异常是发生在左心室内而不是左右心室之间，故继发性 ST-T 改变不明显。

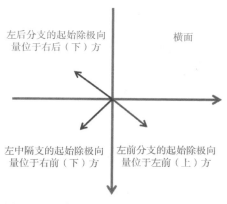

图 30-15 窦性心律时左束支的 3 个分支几乎同时除极

左束支分为左中隔支、左前分支及左后分支。正常情况下，激动沿三分支几乎同时到达心室，但左中隔支略提前。左前分支激动高位间隔旁区（起始除极向量位于左、前、上方），左后分支激动约从心尖至心底部 1/3 距离处的后间隔旁区（起始除极向量位于右、后、下方），左中隔支激动室间隔左心室面的中央区（起始除极向量位于右、前、下方），也就是正常人的起始向量方位（图 30-15）。左前分支与左后分支的除极向量方向相反，互相抵消，故正常 QRS 环的起始向量主要取决于左中隔支的激动。当左中隔支阻滞时，室上性激动先通过左束支的左前分支、左后分支及右束支下传心室，正常的室间隔左侧面由左指向右的除极向量消失，此时室间隔右侧面的除极向量便由右指向左，此向量指向 Ⅰ、V_5 及 V_6 导联的正侧，在这些导联中表现为正常的间隔 Q 波减小或消失。与此同时，通过左前分支及左后分支下传的激动引起左室前上壁及后下壁除极，并通过浦肯野纤维网吻合处逆行传导至左中隔支分布的区域，使室间隔左侧面的延缓除极几乎与左室心尖部和前壁同步发生，从而导致 QRS 环的中期向量明显前移，左前方面积明显增大，致 QRS 环最大向量向左前下方偏移。由于这部分向量投影在心电图的 $V_2（V_1）$、V_3 导联的正侧，因此在 $V_2（V_1）$、V_3 导联出现 R 波振幅增高，R/S 值＞ 1。

一、心电向量图诊断标准

目前国内外常用的是 Nakaya 等于 1978 年提出的诊断标准：①横面 QRS 环最大向量角＞ 45°；②横面 QRS 环最大向量角＞ 30° 时，QRS 环的左前方面积大于总面积的 2/3。凡符合上述条件之一，且能除外右室肥大或正后壁心肌梗死者方可诊断。

Nakaya 等提出的诊断标准偏严，也不够全面，在实际应用中易出现假阴性，间歇性左中隔支阻滞多达不到此标准。我们参考国内外文献提出如下诊断标准：①横面 QRS 环起始向量一般位于左前方或右前方（时间＜ 20ms，振幅＜ 0.16mV），部分患者起始向量位于右后方，振幅较小（一般＜ 0.1mV）；②最大向量位于左前方＞ 20°；③左前方面积大于总面积的 50%；④向前向量振幅大于向后向量振幅；

⑤终末右后向量振幅＜1mV。符合条件越多，可靠性越大。且能除外 QRS 环体位于左前方的其他疾病，如正常变异、B 型右心室肥大、后壁心肌梗死及肥厚型心肌病等方可诊断。

二、心电图诊断标准

1. Ⅰ、V_5、V_6 导联无 q 波，如有 q 波，一般时间＜20ms，振幅＜0.10mV。

2. V_2（V_1）、V_3 导联 QRS 波呈 RS 型或 Rs 型，V_2（V_1）、V_3 导联 QRS 波 R/S 值＞1，尤其 V_2 导联的 R/S 值必须＞1，R_{V_2}＞R_{V_6}。

3. 部分患者横面 QRS 环起始向量位于右后方时，在心电图上，V_2（V_1）～V_4 导联多呈 qRS 型，R 波增高，q 波偏小。

4. 一般 ST-T 无明显改变。

三、鉴 别 诊 断

1. 正常变异（逆钟向转位）　正常人的横面 QRS 环最大向量位于左前方者并不少见，但向前偏移的程度较轻，一般＜20°，横面 QRS 环有明显位于右前方的起始向量。扁平胸及直背综合征有相似的心电向量图表现，结合临床可以鉴别。

2. B 型右心室肥大　横面 QRS 环大部分面积位于左前方，呈逆钟向运行，终末右后向量增大（＞1mV），横面右后象限和额面右下象限面积大于总面积的 20%。临床上有引起右心室肥大的疾病，心脏彩超可证实有右心室肥大的存在，以上可助鉴别。

3. 后壁心肌梗死　多伴有下壁或侧壁心肌梗死，侧壁心肌梗死时 V_5、V_6 导联常有 Q 波，正后壁心肌梗死时 T 环向前明显移位，急性期时 ST-T 向量常有演变过程。结合临床可以鉴别。

4. 肥厚型心肌病　室间隔肥厚合并心尖部肥厚时，横面 QRS 环可明显前移，起始向量向右前上方明显增大，T 环多位于后方。心电图 Ⅰ、aVL、V_5、V_6 导联可见深窄的 Q 波伴有 T 波倒置，同时多伴有左心室肥大的表现，结合心脏彩超检查可以鉴别。

四、左中隔支阻滞与心电图的关系

1. 横面 QRS 环体明显前移，致 V_2（V_1）、V_3 导联 R 波增高，R_{V_2}＞R_{V_6}，V_2 导联 R/S 值＞1。

2. 由于 QRS 环起始向量多位于左方，致 Ⅰ、V_5 及 V_6 导联 q 波消失或减小。

3. 横面 QRS 环起始向量位于右后方者，致心电图上 V_2（V_1）～V_4 导联多呈 qRS 型，R 波增高，q 波偏小（一般＜0.1mV），心电图上酷似陈旧性前间壁心肌梗死。

4. 部分左中隔支阻滞合并左前分支阻滞时，横面 QRS 环起始向量位于右后方，最大向量位于左前方。心电图上，V_2（V_1）～V_4 导联多呈 qRS 型，R 波增高，q 波偏小，心电图上酷似陈旧性前间壁心肌梗死。陈旧性前间壁心肌梗死时，横面 QRS 环起始向量多位于左后方，部分离心支可见一个较明显的蚀缺，最大向量多位于左后方。在心电图上，V_1～V_3（V_4）多呈 qrS 型，q 波和 r 波均偏小。

无论任何版本的关于左中隔支阻滞的心电图诊断标准，在没有心电向量图证实的情况下，可靠性较差。当心电图呈逆钟向转位时，应争取做一份心电向量图以排除左中隔支阻滞的存在。

五、病 例 解 析

病例 1：右房异常、左中隔支阻滞、心肌缺血（图 30-16）。

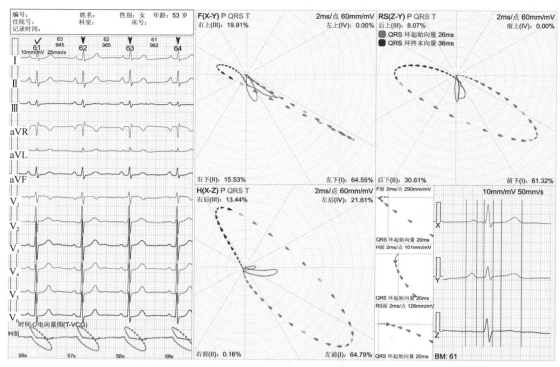

图 30-16　右房异常、左中隔支阻滞、心肌缺血

【临床资料】

患者，女性，53 岁。头晕，心悸 1 个月。血压 160/95mmHg。胸部后前立位摄片示双肺及心膈未见异常。心脏彩超示心脏结构未见异常。临床诊断：①高血压；②冠心病。

【心电向量图特征与诊断】

1. 额面　P 环最大向量位于左下方＞ 60°（72°），振幅＞ 0.2mV（0.25mV）。QRS 环起始向量位于右下方，呈逆钟向运行，环体呈顺钟向运行，最大向量位于左下方（32°），振幅为 1.09mV。T 环位于左下方（37°），振幅为 0.34mV。

2. 横面　P 环最大向量位于左后方（-2°），振幅为 0.09mV。QRS 环起始向量位于右前方，呈逆钟向运行，环体呈逆钟向运行，最大向量位于左前方＞ 20°（36°），振幅为 1.12mV，左前方面积大于总面积的 50%（65%），终末向量位于右后方（-114°），振幅为 0.58mV。T 环位于左前方（7°），振幅＜ 0.3mV（0.28mV）。

3. 右侧面　P 环最大向量位于前下方（88°），振幅＞ 0.18mV（0.23mV）。QRS 环起始向量位于前下方，呈逆钟向运行，环体呈顺钟向运行，最大向量位于前下方（39°），振幅＜ 1mV（0.88mV）。T 环位于前下方（75°），振幅＜ 0.3mV（0.21mV）。

4. 心电向量图诊断　①右心房异常；②左中隔支阻滞；③提示：心肌缺血。

【心电图特征与诊断】

V_1 呈 rs 型，V_2 ～ V_4 导联呈 RS 型，V_5、V_6 呈 qRs 型，V_2 导联 R/S 值＞ 1。

心电图诊断：大致正常。

【解析】

1. 右心房异常的特征　额面 P 环最大向量位于左下方＞ 60°（72°），振幅＞ 0.2mV（0.25mV）。右侧面 P 环最大向量位于前下方（88°），振幅＞ 0.18mV（0.23mV）。符合右心房异常的心电向量图特征。在心电图上，右心房异常的特征不明显，说明心电图在诊断右心房异常时不敏感。本例存在左中隔支阻滞，不能排除右心房内传导阻滞。

2. 左中隔支阻滞的特征　横面 QRS 环起始向量略偏右前方，呈逆钟向运行，环体呈逆钟向运行，最大向量位于左前方＞20°（36°），振幅为 1.12mV，左前方面积大于总面积的 50%（65%），终末向量位于右后方（–114°），振幅为 0.58mV。符合左中隔支阻滞的心电向量图特征。在心电图上左中隔支阻滞的特征不明显，说明心电图在诊断左中隔支阻滞时不敏感。

病例 2：左中隔支阻滞、心肌缺血（图 30-17）。

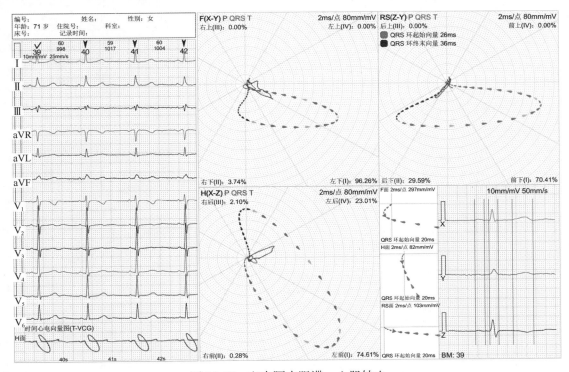

图 30-17　左中隔支阻滞、心肌缺血

【临床资料】

患者，女性，71 岁。心悸、胸闷、头晕 3 个月。血压 150/100mmHg。胸部后前立位摄片示双肺及心膈未见异常。心脏彩超示心脏结构未见异常。临床诊断：①高血压；②冠心病。

【心电向量图特征与诊断】

1. 额面　QRS 环起始向量位于右下方，呈逆钟向运行，环体呈顺钟向运行，最大向量位于左下方（22°），振幅＜1mV（0.64mV）。T 环位于左下方（29°），振幅＜0.3mV（0.2mV）。

2. 横面　QRS 环起始向量位于右前方，呈逆钟向运行，环体呈逆钟向运行，最大向量位于左前方＞20°（46°），振幅＜1mV（0.81mV），左前面积大于总面积的 50%（75%）。T 环位于左后方（–23°），振幅＜0.3mV（0.19mV）。

3. 右侧面　QRS 环起始向量位于前下方，呈逆钟向运行，环体呈顺钟向运行，最大向量位于前下方（15°），振幅＜1mV（0.62mV）。T 环位于后下方（127°），振幅＜0.3mV（0.12mV）。

4. 心电向量图诊断　①左中隔支阻滞；② QRS 环低电压；③心肌缺血。

【心电图特征与诊断】

V_1 呈 rS 型，V_2 ～ V_6 导联呈 qRs 型，q 波极小，$R_{V_2}＞R_{V_6}$，V_2 导联 R/S 值＞1。部分 T 波低平。

心电图诊断：①提示：左中隔支阻滞（结合心电向量图诊断）；②心肌缺血。

【解析】

1. 左中隔支阻滞的特征　横面 QRS 环起始向量位于右前方，呈逆钟向运行，环体呈逆钟向运行，最大向量位于左前方＞20°（46°），左前方面积大于总面积的 50%（75%）。符合左中隔支阻滞的心电向量图特征。在心电图上，V_1 呈 rS 型，$V_2 \sim V_6$ 导联呈 qRs 型，q 波极小，$R_{V_2} > R_{V_6}$，V_2 导联 R/S 值 > 1。在心电图上不能排除左中隔支阻滞的存在。

2. 心肌缺血的特征　三个面的 T 环振幅均 < 0.3mV，符合心肌缺血的心电向量图特征。

病例 3：左中隔支阻滞（图 30-18）。

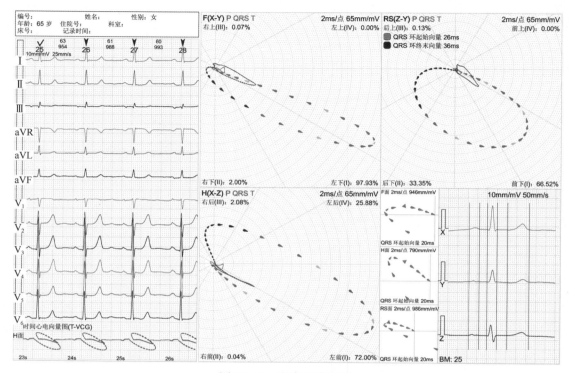

图 30-18　左中隔支阻滞

【临床资料】

患者，女性，65 岁。心悸、胸闷 2 个月。血压 150/90mmHg。胸部后前立位摄片示双肺及心膈未见异常。心脏彩超示心脏结构未见异常。冠状动脉造影示冠状动脉未见明显狭窄和闭塞。临床诊断：①高血压；②冠心病。

【心电向量图特征与诊断】

1. 额面　QRS 环起始向量位于右上方，呈逆钟向运行，环体呈顺钟向运行，最大向量位于左下方（26°），振幅为 1.4mV。T 环位于左下方（23°），振幅为 0.35mV。

2. 横面　QRS 环起始向量位于右后方，呈逆钟向运行，环体呈逆钟向运行，最大向量位于左前方 > 20°（22°），振幅为 1.36mV，左前方面积大于总面积的 50%（72%）。T 环位于左前方（30°），呈线形，振幅为 0.37mV。

3. 右侧面　QRS 环起始向量位于后上方，呈逆钟向运行，环体呈顺钟向运行，最大向量位于前下方（46°），振幅为 0.77mV。T 环位于前下方（37°），振幅 < 0.3mV（0.23mV）。

4. 心电向量图诊断　①左中隔支阻滞；②提示：心肌缺血。

【心电图特征与诊断】

V_1 导联呈 rS 型；V_2 导联呈 qRS 型，q 波极小；$V_3 \sim V_6$ 导联呈 qRs 型，q 波极小；V_2 导联 R/S 值 > 1。部分导联 ST 段延长 > 0.12s，部分导联 T 波双支对称。

心电图诊断：①提示：左中隔支阻滞（结合心电向量图诊断）；②提示：心肌缺血。

【解析】

1. 左中隔支阻滞的特征　横面 QRS 环起始向量位于右后方，呈逆钟向运行，环体呈逆钟向运行，最大向量位于左前方＞20°（22°），左前方面积大于总面积的 50%（72%）。符合左中隔支阻滞的心电向量图特征。在心电图上，V_1 导联呈 rS 型；V_2 导联呈 qRS 型；V_3～V_6 导联呈 qRs 型，q 波极小；V_2 导联 R/S 值＞1。左中隔支阻滞的特征不明显，本例说明心电图在诊断左中隔支阻滞时敏感性差。

在一般情况下，QRS 环的起始向量方位取决于左中隔支所分布的室间隔左侧面中央区的除极方向，它多指向右前方。当左中隔支发生阻滞时，QRS 环的起始向量方位取决于左前分支和左后分支的除极综合向量，如果左前分支的除极向量大于左后分支的除极向量时，起始向量位于左前方。如果左后分支的除极向量大于左前分支的除极向量时，起始向量位于右后方。本例横面 QRS 环起始向量位于右后方，考虑为左后分支的除极向量大于左前分支的除极向量所致。横面 QRS 环位于右后方的起始向量，投影在 V_2（V_1）～V_4 导联上的负侧而形成 q 波。故部分左中隔分支阻滞的心电图可出现梗死样图形改变，本例与此相符。这在临床上易误诊前间壁或前壁心肌梗死，故应引起临床医师的注意。

近年来，许多学者发现，病理性 Q 波作为心肌梗死的诊断指标并非都是完全可靠的。临床与病理资料证明，在胸导联出现异常 Q 波的病例中，实际上 1/3 处并无前壁心肌梗死。左中隔分支阻滞时起始向量位于后方者，应与前间壁心肌梗死相鉴别。前间壁心肌梗死时，横面上 QRS 环 40ms 的向量和最大向量更趋向后方，环体呈逆钟向运行，主环体一般无明显前移。因此在 V_2（V_1）～V_4 导联上出现异常 Q 波时，建议做心电向量图及其他相关的辅助检查加以鉴别是完全必要的。

2. 心肌缺血的特征　在心电向量图上，三个面的 T 环形态异常改变，右侧面 T 环振幅＜0.3mV（0.23mV），在心电图上，部分导联 ST 段延长＞0.12s，部分导联 T 波双支对称。在心电向量图和心电图上不能排除心肌缺血的存在。

病例 4：左中隔支阻滞合并左前分支阻滞（图 30-19）。

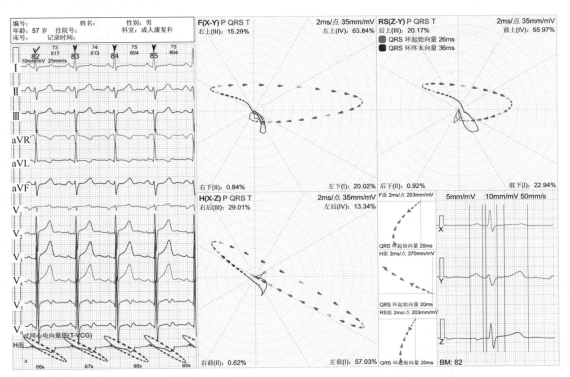

图 30-19　左中隔支阻滞合并左前分支阻滞

【临床资料】

患者，男性，57 岁。近 2 个月来心悸、胸闷。血压 175/95mmHg。胸部后前立位摄片示双肺及心膈未见异常。心脏彩超示心脏结构未见明显异常。冠状动脉造影示冠状动脉未见明显狭窄和闭塞。临床诊断：①高血压；②冠心病；③脑梗死。

【心电向量图特征与诊断】

1. 额面 QRS 环起始向量位于右下方，呈逆钟向运行，环体呈逆钟向运行并向左上方展开，左上方面积大于总面积的 50%（64%），最大向量位于左上方＜10°（−4°），振幅＞1.5mV（1.6mV）。T 环位于左下方＞55°（66°），振幅为 0.36mV。

2. 横面 QRS 环起始向量位于右后方，环体呈逆钟向运行，最大向量位于左前方＞20°（26°），振幅＞1.5mV（1.77mV），左前方面积大于总面积的 50%（57%）。终末向量位于右后方（−141°），振幅＜1mV（0.84mV）。T 环位于左前方＞60°（73°），振幅为 0.3mV。

3. 右侧面 QRS 环起始向量位于后下方，呈逆钟向运行，环体呈逆钟向运行，最大向量位于前上方（−7°），振幅为 0.78mV。T 环位于前下方（48°），振幅为 0.42mV。

P 环时间＞115ms（131ms），空间 QRS 环最大向量振幅＞1.6mV（1.77mV）。

4. 心电向量图诊断 ①房间束传导阻滞；②左前分支阻滞；③左中隔支阻滞；④左心室高电压；⑤心肌缺血。

【心电图特征与诊断】

P 波时间＞115ms（131ms）。心电轴为 −48°。QRS 波群：Ⅰ、aVL、V_2～V_6 导联呈 qRS 型；Ⅱ、Ⅲ、aVF 导联呈 rS 型，$S_Ⅲ$＞$S_Ⅱ$；aVR 导联呈 Qr 型。V_1 导联呈 rs 型，V_5 导联 R 波振幅＞2.5mV（3.08mV）。部分导联 ST-T 改变。

心电图诊断：①房间束传导阻滞；②左前分支阻滞；③提示：左中隔支阻滞（结合心电向量图诊断）；④左心室高电压；⑤心肌缺血。

【解析】

1. 房间束传导阻滞的特征 本例因存在左中隔支阻滞及左前分支阻滞，考虑心脏传导系统存在传导障碍。P 波时间＞115ms（131ms），考虑房间束传导阻滞的可能性大。

2. 左中隔支阻滞合并左前分支阻滞的特征 额面 QRS 环起始向量位于右下方，呈逆钟向运行，环体呈逆钟向运行并向左上方展开，左上方面积大于总面积的 50%（64%），最大向量位于左上方＜10°（−4°）。符合左前分支阻滞的心电向量图特征。横面 QRS 环起始向量位于右后方，环体呈逆钟向运行，最大向量位于左前方＞20°（26°），左前方面积大于总面积的 50%（57%）。终末向量位于右后方（−141°），振幅＜1mV（0.84mV）。符合左中隔支阻滞的心电向量图特征。在心电图上，左中隔支阻滞的特征不明显，说明心电图在诊断左中隔支阻滞时敏感性差。

在一般情况下，QRS 环的起始向量方位取决于左中隔支所分布的室间隔左侧面中央区的除极方向，它多指向右前方。当左前分支和左中隔支同时阻滞时，起始左前方及右前方的向量均消失，起始向量的方向将取决于左后分支的除极向量，其起始向量指向右后方。横面 QRS 环位于右后方的起始向量，投影在 V_2（V_1）～V_4 导联上的负侧而形成 q 波。故部分左前分支合并左中隔分支阻滞的心电图可出现梗死样图形改变，本例与此相符。这在临床上易误诊前间壁或前壁心肌梗死，故应引起临床医师的注意。

近年来，许多学者发现，病理性 Q 波作为心肌梗死的诊断指标并非都是完全可靠的。临床与病理资料证明，在胸导联出现异常 Q 波的病例中，实际上 1/3 的并无前壁心肌梗死。左前分支合并左中隔分支阻滞时起始向量位于后方者，应与前间壁心肌梗死进行鉴别。前间壁心肌梗死时，额面上 QRS 环无明显改变，横面 QRS 环 40ms 的向量和最大向量更趋向后方，环体呈逆钟向运行，主环体一般无明显前移。因此在 V_2（V_1）～V_4 导联上出现异常 Q 波时，建议做心电向量图及其他相关的辅助检查以鉴别是完全必要的。

3. 心肌缺血的特征　在心电向量图上，三个面的 T 环形态异常改变，方位角度均超过正常值。在心电图上，部分导联 ST-T 改变。符合心肌缺血的心电向量图和心电图特征。

病例 5：间歇性完全性右束支阻滞合并左中隔支阻滞（图 30-20，图 30-21）。

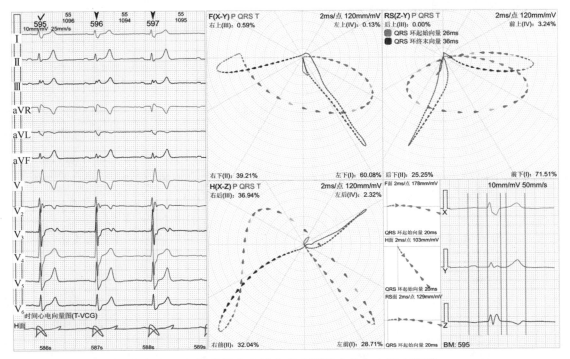

图 30-20　间歇性完全性右束支阻滞合并左中隔支阻滞

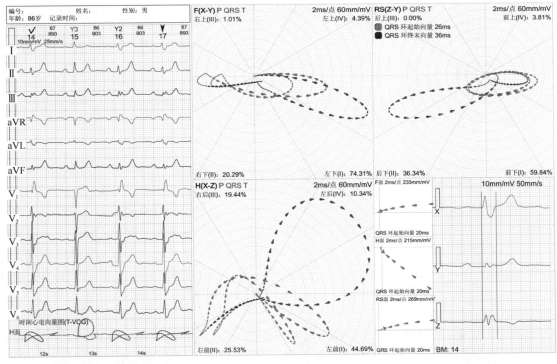

图 30-21　间歇性完全性右束支阻滞合并左中隔支阻滞（3 个 QRS 环的叠加图）

蓝色 QRS 环为正常心搏，彩色 QRS 环（以绿色为主）和红色 QRS 环为完全性右束支阻滞合并左中隔支阻滞（阻滞程度不同）

【临床资料】

患者，男性，86 岁。心悸、胸闷、心前区不适半年余，加重 1 个月。心脏彩超示心脏结构未见异常。冠脉造影示冠状动脉未见明显狭窄及阻塞。临床诊断：冠心病。

【心电向量图特征与诊断】（图 30-20）

1. 额面 QRS 环起始向量位于左下方，呈顺钟向运行，环体呈顺钟向运行，R 向量位于左下方（35°），振幅为 0.36mV，最大向量（终末向量）位于右下方（172°），振幅为 0.38mV，终末部传导延缓。T 环位于左下方（56°），振幅为 0.49mV。

2. 横面 QRS 环起始向量位于左前方，环体呈逆钟向运行，最大向量位于左前方＞20°（54°），振幅为 0.55mV，终末向量位于右前方（136°），振幅为 0.53mV，左前方面积小于总面积的 50%（29%），终末部在右前方形成缓慢扭曲的附加环（74ms），向右向量（0.38mV）大于向左向量（0.31mV）。T 环位于左后方（-29°），振幅为 0.32mV。

3. 右侧面 QRS 环起始向量位于前下方，呈顺钟向运行，环体呈顺钟向运行，最大向量位于前下方（21°），振幅为 0.4mV。T 环位于后下方（112°），振幅为 0.42mV。

P 环时间＞115ms（117ms），P-R 间期＞200ms（212ms），QRS 环时间＞120ms（146ms）。

4. 心电向量图诊断 ①房间束传导阻滞；②一度房室阻滞；③间歇性完全性右束支阻滞合并左中隔支阻滞（阻滞程度不同）。

【心电图特征与诊断】

P 波时间＞115ms（117ms），P-R 间期＞200ms（212ms）。QRS 波时间＞120ms（146ms），心电轴为 126°。Ⅰ、Ⅱ、aVL 导联呈 rs 型，S 波宽钝；aVR 导联呈 qr 型，r 波宽钝；Ⅲ 导联呈 M 型。V$_1$ 导联呈 rsR′ 型；V$_2$ 导联呈 rsr′s′ 型；V$_3$、V$_4$ 导联呈 RS 型；V$_5$、V$_6$ 导联呈 Rs 型，S 波宽钝。

图 30-21 主导节律为完全性右束支阻滞，第 2 个心搏为正常心搏（心电轴为 57°），正常心搏与完全性右束支阻滞的心搏 P 波形态相同，P 波时间、P-R 间期及 R-R 间期相等，考虑为间歇性完全性右束支阻滞。

心电图诊断：①房间束传导阻滞；②一度房室阻滞；③心电轴假性右偏（结合心电向量图诊断）；④间歇性完全性右束支阻滞。

【解析】

1. 房间束传导阻滞的特征 因存在双束支阻滞，考虑心脏传导系统存在传导障碍，P 波时间＞115ms（117ms）。考虑房间束传导阻滞的可能性大。

2. 心电轴假性右偏的特征 在心电图上，完全性右束支阻滞时，心电轴右偏（心电轴为 126°），考虑与额面 QRS 环终末右下向量大于左下向量有关，结合心电向量图考虑心电轴为假性右偏。心电图上的心电轴是额面 QRS 环的综合向量，即额面各瞬间综合向量的总和所指的方向，心电轴相当于额面 QRS 环的平均综合向量的方位，通常和最大向量方向一致。心电轴右偏对左后支阻滞和右心室肥大有重要诊断意义。心电轴右偏是指心电轴在 90°～270°，分为轻中度右偏（90°～120°）、显著右偏（120°～180°）和重度右偏（180°～270°）。心电轴右偏在临床上常见于部分正常人（瘦高体型及婴幼儿多见）及左后分支阻滞、假性心电轴右偏、右心室肥大、肺心病等患者。心电轴右偏在心电图鉴别上是哪种疾病所致是比较困难的，在假性心电轴右偏与左后分支阻滞的诊断和鉴别诊断上，心电向量图明显优于心电图。

左后分支阻滞与假性心电轴右偏的诊断与鉴别诊断：假性心电轴右偏是指额面 QRS 环的 R 向量位于左下方，终末向量位于右下方，其 QRS 环的综合向量指向右下方，导致心电图肢体导联 QRS 波群的心电轴假性右偏，心电轴假性右偏的 R 向量一般多位于左下方，这种 R 向量或最大向量不在右下方而形成心电图上的心电轴右偏，一般称为"假性心电轴右偏"。假性心电轴右偏的心电图酷似左后分支阻滞或右心室肥大，在心电图上鉴别比较困难，但在心电向量图上可一目了然。假性心电轴右偏仅左下方和右下方的综合向量位于右下方，其 R 向量或最大向量多位于左下方，这与左后分支阻滞最大向量（R 向量）位于右下方截然不同。心电向量图具有空间方位概念明确，能清晰地显示环体的形状、方位及各部位的运行方向和速度，图形直观，各瞬间向量表达精准等优点，在心电轴右偏的分析及鉴别诊断上明显优于心电图。

心电图平均心电轴是根据波幅正负垂直量的代数和求得的，也就是瞬间综合向量的方位，它不能真实反映波的面积和瞬间向量的方位，所以不同的心电图图形可得出相同的角度，且准确测量有一定困难，这使心电图平均心电轴的应用价值大为受限。心电向量图能准确测量各瞬间心电向量的方位和时间，能较好地解释各种不同的心电图波形的形成机制。心电轴右偏是哪种疾病所致，在心电向量图上的表现较心电图明确，且具有较高的鉴别诊断价值。

心电轴右偏也可见于部分正常人，预后良好。在心电轴右偏的患者中，多数是由各种疾患所致，其临床背景复杂，并不像部分人想象得那么简单。由于心电轴右偏在心电图上有不同的表现类型，其临床意义也完全不同。在心电图上，若出现心电轴右偏者，建议做一份心电向量图以明确诊断，此是完全必要的。

本例额面 QRS 环起始向量位于左下方，R 向量位于左下方（35°），最大向量（终末向量）位于右下方（172°），不符合左后分支阻滞心电向量图特征。在心电图上，左后分支阻滞和左中隔支阻滞的特征均不明显。说明心电向量图在诊断和鉴别诊断多束支阻滞时优势明显，心电图医师应熟悉多束支阻滞的心电向量图特征，避免误诊和漏诊。

多束支阻滞在临床上并不少见，因多束支阻滞的向量互相拮抗，其在各个方向上的向量可以相互抵消，可使某一束支的特征表现不典型，给诊断带来一定困难。多束支阻滞在心电向量图上的诊断绝不是简单的诊断标准相加，其所引起 QRS 环的瞬间综合向量的变化较为复杂。在此种情况下，部分多束支阻滞的准确判别比较困难，易引起漏判和误判，应引起临床医师的重视。在诊断多束支阻滞时，应结合临床资料仔细分析、综合判断，可提高多束支阻滞的诊断准确率。

3. 间歇性完全性右束支阻滞合并左中隔支阻滞的特征　横面 QRS 环起始向量位于左前方，环体呈逆钟向运行，R 向量位于左前方＞20°（54°）。符合完全性右束支阻滞合并左中隔支阻滞心电向量图的特征。左前方面积小于总面积的 50%（29%），左前方面积未达到诊断标准，向右向量大于向左向量，这是向左前偏移的向量被右束支阻滞向右前的终末向量抵消一部分的缘故。由于右束支分布在右心室，如果右束支发生传导阻滞，激动由左束支下传，左束支支配（左心室）的心肌除极结束后，右束支所支配的心肌（右心室）开始除极时，失去了对侧（左侧）的对抗向量，使心室除极向右的向量增大，而向左的向量减少。图 30-21（3 个 QRS 环的叠加图）共有 3 个心搏叠加，蓝色 QRS 环为正常心搏，彩色 QRS 环（以绿色为主）和红色 QRS 环为完全性右束支阻滞合并左中隔支阻滞，彩色 QRS 环与红色 QRS 环阻滞程度不同，红色 QRS 环阻滞程度较重。符合间歇性完全性右束支阻滞合并左中隔支阻滞心电向量图的特征。在心电图上，主导节律为完全性右束支阻滞，第 2 个心搏为正常心搏（心电轴为 57°），正常心搏与完全性右束支阻滞的心搏 P 波形态相同，P 波时间、P-R 间期及 R-R 间期相等，考虑为间歇性完全性右束支阻滞。

第三十一章

心室预激

心室预激是以某一部分心室肌预先激动为特征，属于传导途径异常，仅能由心电图或心电向量图做出诊断。心室预激的病理生理基础是房室之间存在着异常房室传导束（旁路或附加纤维）。激动由心房下传到心室有两条路，一条是沿正常途径：心房→房室结→房室束→左右束支→浦肯野纤维→心肌。另一条是沿异常径路传导：心房→房室旁路→心肌。由于后者不经过房室结，激动经由旁路提前到达心室，使部分（或全部）心室肌预先激动，故称为预激。预激向量（波）是激动通过旁路较正路提前传入心室，引起部分心室肌提早缓慢除极，旁、正两路共同除极心室形成单源性心室融合波，旁路前传不仅影响起始向量，同时也影响最大向量和终末向量，也就是说旁路前传影响心室激动的全过程。P-R 间期正常或延长不能排除预激的存在。预激时，P-R 间期正常或延长称为延缓型预激，也称为 Mahaim 预激。存在房束旁道时，窦性激动传到右房和房室结上部的时间正常，在其以下部位通过捷径即房束旁道传导，使心室肌预先激动而产生预激向量。这种变异型预激表现为 P-R 间期正常，伴有预激向量，较难与少见的通过 Kent 束传导且伴有房内传导时间延长或旁路传导延缓而表现为 P-R 间期正常或延长的心室预激相鉴别。

心室预激向量的改变：当预激时，心房除极无改变，故 P 环时间正常，P-R 间期缩短，QRS 环起始部可见预激向量（delta 向量）和 QRS 环体的改变。

一、心电向量图诊断标准

1. QRS 环的起始部出现泪点密集的预激向量，预激向量的形态扭曲，时间多＞ 20ms。
2. QRS 环时间多＞ 100ms，部分患者 QRS 环体振幅增大。
3. ST-T 向量的方向多与 QRS 环最大向量方向相反。

二、心室预激的心电向量图分型

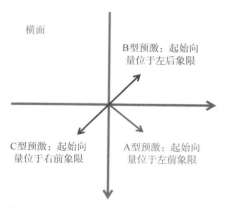

横面

B型预激：起始向量位于左后象限

C型预激：起始向量位于右前象限

A型预激：起始向量位于左前象限

图 31-1　预激向量方位与分型（横面）

Lown 于 1975 年根据预激向量在横面的方位将心室预激分为三型（图 31-1）。

A 型预激：预激向量位于左前方，预激部位在左心室后基底部，激动由右后向左前传导，预激向量及 QRS 环最大向量位于左前方（Ⅰ象限）。心电图上，胸导联的预激波及 QRS 主波方向均向上。此型酷似右心室肥大、右束支阻滞及后壁心肌梗死。也可掩盖上述异常图形。

B 型预激：预激向量位于左后方，预激部位在右心室侧壁（少数在右心室后基底部），激动由右前下方向左后上方传导，预激向量及 QRS 环最大向量位于左后方（Ⅳ象限）。心电图上，V_1 的预激波和 QRS 波主波均向下（少数预激波向上，但振幅较小），V_6 的预激波和 QRS 主波向上。此型酷似左心室肥大、左束支阻滞、前间壁或前壁心肌梗死。也可掩盖上述异常图形。

C 型预激：预激向量位于右前方，本型少见，预激部位在左心室后侧壁，激动由左后向右前传导，预激向量位于右前方（Ⅱ象限）。心电图上 V_1 的预激波及 QRS 主波均向上，V_6 的预激波及 QRS 主波向上或向下。此型酷似右心室肥大、A 型左中隔支阻滞、右束支阻滞、侧壁心肌梗死及肥厚型心肌病等。

Mahaim 型预激比较少见，房束旁道是连接房室结下部或房室束到心室肌之间的传导纤维，分别称为结室旁路和束室旁路。激动在房室结或束以上通过正常径路传导，在其以下通过捷径即房束旁道传导，使心室预先激动。其心电图表现为窦性心律时，P-R 间期正常，有预激波，QRS 波群增宽。房束旁道可以与房室旁路、房室结双径路并存，使心电图和心电向量图的诊断复杂化。窦房结的激动在房室结峰部（房室传导延搁区）正常传导，其房室传导时间正常。旁路起于房室结中下部或房室束，止于心室肌，其预激部位可以位于左右心室的任何部位，预激向量也可以位于任何方位，形成各种类型的预激图形。在心电向量图横面上可以显示各种类型的预激图形。

三、心室预激对其他心电现象的掩盖

在预激时，心肌梗死、束支阻滞、房室阻滞、心室肥大和心肌缺血等心电图及心电向量图特征皆可被掩盖。因此，预激持续存在时易造成同时伴发的心肌梗死、束支阻滞、房室阻滞、心室肥大和心肌缺血的漏诊及误诊。因此，加强对预激掩盖其他心电现象的认识有着重要的临床意义。

（一）预激合并心肌梗死

当预激向量与梗死向量方向一致时，可加重心肌梗死的图形变化，二者方向相反时，心肌梗死的图形可被掩盖。例如，预激合并下壁心肌梗死，当预激向量位于左上方时，使起始向量更为向上向左而加重下壁心肌梗死图形的改变。当预激向量位于左下方时，可抵消向上的梗死向量，从而掩盖下壁心肌梗死图形。又如，B 型预激可造成原有的前壁心肌梗死范围扩大假象，而 A 型预激则可掩盖前壁心肌梗死。因此，当二者合并存在时，对心肌梗死的定位诊断和梗死范围大小的判断都存在困难。此时应从临床上判定是否发生心肌梗死，并观察心电图和心电向量图有无急性心肌梗死的 ST-T 演变过程。一般情况下，在预激存在时，心电向量图和心电图是不能诊断陈旧性心肌梗死的，但间歇性预激可以诊断。

（二）预激合并束支阻滞

这种情况较少见，诊断较困难。二者都显示 QRS 环的时间延长，A 型预激类似右束支阻滞图形，B 型预激类似左束支阻滞图形。预激部位在束支阻滞的同一侧，可使束支阻滞图形消失或不典型。预激部位在束支阻滞的对侧，并且预激向量程度较轻时，二者可以同时反映出来，若预激向量程度较重时，占据整个心室激动，则束支阻滞图形不能显示。心电向量图特征：① A 型预激合并右束支阻滞，横面 QRS 环起始向量明显传导延缓，在左前象限形成预激向量，终末向量在右前形成运行缓慢扭曲的附加环；② B 型预激合并左束支阻滞，横面 QRS 环起始向量明显传导延缓，在左后象限形成预激向量。QRS 环的归心支位于左后象限，传导明显延缓（完全性左束支阻滞的特征）。因为 B 型完全性预激在心电向量图上有类似特征，故在心电向量图和心电图上诊断 B 型预激合并左束支阻滞时存在着困难。间歇性预激时，诊断可靠性大。

（三）预激合并房室阻滞

房室阻滞可单独或同时发生于正道或旁道中。当二者同时受累时，其正交心电图和时间心电向量图表现可错综复杂，随正道及旁道各自阻滞程度、类型及是否同步发生等情况的不同而异。如旁道传导正常，房室阻滞仅发生于正道时，则其房室阻滞可被预激掩盖。正道一度或三度房室阻滞时，预激可表现为完全性预激。正道二度Ⅰ型房室阻滞时，预激 QRS 波可由窄变宽或呈现持续的完全性预激。二度Ⅱ型房室阻滞时，典型预激与完全性预激交替出现。如正道传导正常，旁道表现为一度或三度房室阻滞时，预激特征图形消失。旁道表现为二度房室阻滞时，则表现为预激间歇出现。如正道与旁道同步发生一度房室阻滞时，则正交心电图和时间心电向量图表现与 Mahaim 型预激难以区分。而正道与旁道同步发生三度房室阻滞时，一般正交心电图和时间心电向量图的表现与三度房室阻滞无异。

（四）预激合并心室肥大

心室预激时，由于心室除极顺序发生改变，因此诊断心室肥大的通用标准不再适用。左心室肥大时，振幅增大。但在没有左心室肥大时，心室预激的振幅也增大。预激可掩盖心室肥大的特征。因此，二者合并存在时，无论是通过心电图还是心电向量图，诊断都比较困难。间歇性预激可以诊断。鉴别是否合并心室肥大需要密切结合临床及心脏超声检查，这样才能得到较为明确的诊断。

（五）预激合并心肌缺血

预激时，常伴有继发性 ST-T 改变。因此，可掩盖原发性 ST-T 改变。此时，诊断心肌缺血较困难，间歇性预激可诊断。

心室预激多见于健康人，其主要危害是常可引发房室折返性心动过速，心室预激如合并心房颤动，还可引起快速的心室率，甚至发生心室颤动，属于一种严重的心律失常。因心室预激还可掩盖很多心电异常改变，如发现心室预激，建议尽早行射频消融术，这种手术属微创治疗，损伤小，绝大多数患者可以根治，预后良好。

四、病例解析

病例 1：A 型预激（图 31-2）。

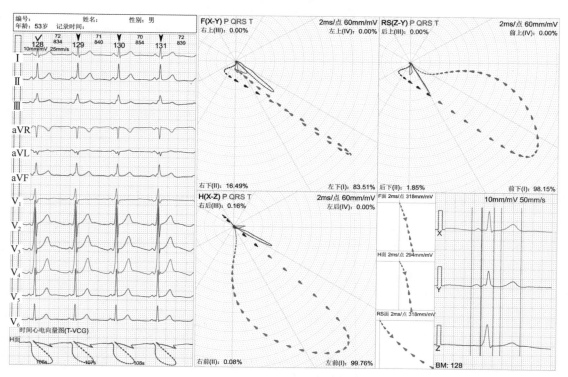

图 31-2　A 型预激

【临床资料】

患者，男性，53 岁。近 1 个月来心悸。血压 132/90mmHg。胸部后前立位摄片示双肺及心膈未见异常。心脏彩超示心脏结构未见异常。临床诊断：高血压。

【心电向量图特征与诊断】

1. 额面　QRS 环起始向量位于左下方，起始部扭曲，泪点密集，时间＞20ms，环体呈"8"字形运行，最大向量位于左下方（39°），振幅为 1.29mV。T 环位于左下方（39°），振幅为 0.42mV。

2. 横面　QRS 环起始向量位于左前方，呈顺钟向运行，起始部扭曲，泪点密集，时间＞20ms，环体呈逆钟向运行，最大向量位于左前方（47°），振幅为 1.43mV。T 环位于左前方（27°），振幅为 0.37mV。

3. 右侧面　QRS 环起始向量位于前下方，呈逆钟向运行，起始部扭曲，泪点密集，时间＞20ms，环体呈顺钟向运行，最大向量位于前下方（36°），振幅为 1.33mV。T 环位于前下方（58°），振幅为 0.32mV。

P-R 间期＜120ms（96ms），QRS 环时间＞120ms（132ms）。

4. 心电向量图诊断　A 型预激。

【心电图特征与诊断】

P-R 间期＜120ms（96ms），QRS 波起始部可见预激波，$V_1 \sim V_5$ 导联呈 Rs 型。QRS 波时间＞120ms（132ms）。

心电图诊断：A 型预激。

【解析】

A 型预激的特征：横面 QRS 环起始向量位于左前方，呈顺钟向运行，起始部扭曲，泪点密集，时间＞20ms，环体呈逆钟向运行，最大向量位于左前方（47°）。QRS 环时间＞120ms（132ms）。P-R 间期＜120ms（96ms）。符合 A 型预激的心电向量图特征。

病例 2：A 型延缓型预激（图 31-3）。

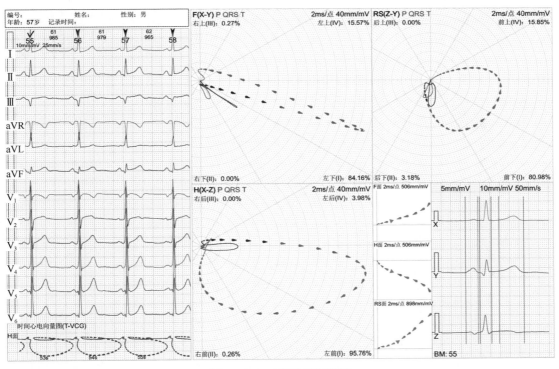

图 31-3　A 型延缓型预激

【临床资料】

患者，男性，57 岁。心悸，胸闷 2 个月。20 年前因预激综合征在外院行射频消融术，术后未再发生过心动过速。胸部后前立位摄片示双肺及心膈未见异常。心脏彩超示心脏结构未见异常。临床诊断：心悸。

【心电向量图特征与诊断】

1. 额面　P 环最大向量位于左下方＞60°（62°），振幅＞0.2mV（0.26mV）。QRS 环起始向量位于左上方，起始部扭曲，泪点密集，时间＞20ms，环体呈顺钟向运行，最大向量位于左下方（18°），振幅＞1.5mV（2.21mV）。T 环位于左下方（37°），振幅为 0.58mV。

2. 横面　P 环最大向量位于左后方＜–25°（–37°），振幅＞0.1mV（0.16mV）。QRS 环起始向量位于左前方，起始部扭曲，泪点密集，时间＞20ms，环体呈逆钟向运行，最大向量位于左前方（11°），振幅＞1.5mV（2.14mV）。T 环位于左前方（1°），振幅为 0.46mV。

3. 右侧面　P 环最大向量位于后下方＞100°（112°），振幅＞0.18mV（0.25mV）。QRS 环起始向量位于前上方，呈顺钟向运行，起始部泪点密集，时间＞20ms，环体呈顺钟向运行，最大向量位于前下方（12°），振幅为 0.91mV。T 环位于前下方（89°），振幅为 0.34mV。

P 环时间＞115ms（124ms），QRS 环时间＞120ms（122ms），正交心电图 P-R 间期＞120ms（138ms），空间 QRS 环最大向量振幅＞1.6mV（2.24mV）。

4. 心电向量图诊断　①双侧心房异常；②A 型延缓型预激。

【心电图特征与诊断】

P 波时间＞115ms（124ms），P-R 间期＞120ms（138ms），QRS 波起始部可见预激波，预激波不明显，V₁～V₄ 导联呈 Rs 型。QRS 波时间＞120ms（132ms）。

心电图诊断：①左心房异常；②A 型延缓型预激。

【解析】

1. 左心房异常的特征　P 波时间＞115ms（124ms）。符合左心房异常的心电图特征。周德全教授认为，随心房容量和压力的增加，心房可发生扩张和肥大。临床上用许多术语来描述心房异常，心房增大通常指心房肥大或扩张（或二者皆有）。心房结构无异常的患者也可出现类似的 P 波改变。应当强调指出，血流动力学改变、心率、自主神经张力、心脏在胸腔的位置、传导阻滞和其他因素均可使 P 波发生异常改变。这就意味着心电图在诊断 P 波异常时适于用"心房异常"这样较含糊的术语来描述。

2. 双侧心房异常的特征　额面 P 环最大向量位于左下方＞60°（62°），振幅＞0.2mV（0.26mV）。横面 P 环最大向量位于左后方＜–25°（–37°），振幅＞0.1mV（0.16mV）。右侧面 P 环最大向量位于后下方＞100°（112°），振幅＞0.18mV（0.25mV）。P 环时间＞115ms（124ms）。符合双侧心房异常的心电向量图特征。心电图上右心房异常特征不明显，说明心电向量图在诊断双侧心房异常时优于心电图。

3. A 型延缓型预激的特征　P-R 间期＞120ms（138ms），P 波时间＞115ms（124ms），预激波不明显，考虑预激程度较轻。本例说明，P-R 间期正常或延长不能排除预激的存在，此型预激也称延缓型预激。延缓型预激的发生机制有以下两种可能：①心房激动全部通过房室结下传至心室（P-R 间期＞120ms），下传的激动一部分经房束旁道提前进入心室，从而形成预激向量；另一部分激动经正常的房室束及其分支下传。②心房激动的下传径路与典型预激相同，仅激动在正常房室传导系统及旁路中传导，速度均成比例地减慢。部分延缓型预激伴有 P 波增宽，显然在这些病例中，激动在心房内传导时间已经≥120ms，故心房激动的一部分即使经旁路下传，其 P-R 间期也可以≥120ms，本例存在这种情况。本例患者还有一种可能是旁路消融不彻底，使旁路传导速度延缓。此患者考虑射频消融不彻底或存在多旁路。

本例 A 型延缓型预激酷似下后壁心肌梗死的心电向量图及心电图特征。说明 P-R 间期正常伴有不明显预激波时易误诊为心肌梗死或左中隔支阻滞，应引起临床医师的高度注意。

病例 3：B 型预激（图 31-4）。

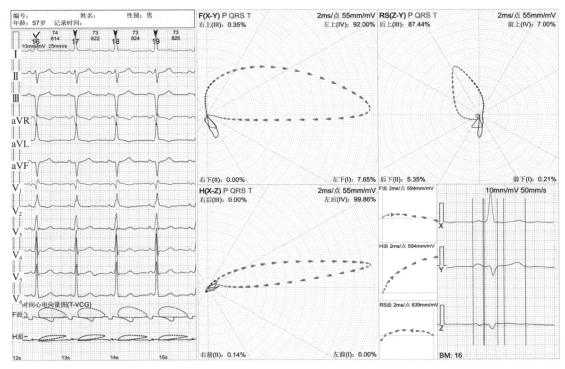

图 31-4 B 型预激

【临床资料】

患者，男性，57 岁。心悸 2 周余。胸部后前立位摄片示双肺及心膈未见异常。心脏彩超示心脏结构未见异常。临床诊断：心悸。

【心电向量图特征与诊断】

1. 额面 QRS 环起始向量位于左上方，呈顺钟向运行，起始部扭曲，泪点密集，时间＞20ms，环体呈逆钟向运行，最大向量位于左上方（–3°），振幅＞1.5mV（1.52mV）。T 环位于左下方（69°），振幅＜0.3mV（0.23mV）。

2. 横面 QRS 环起始向量位于左后方，呈顺钟向运行，起始部扭曲，泪点密集，时间＞20ms，环体呈逆钟向运行，最大向量位于左后方（–8°），振幅＞1.5mV（1.53mV）。T 环位于左后方（–8°），振幅＜0.3mV（0.1mV）。

3. 右侧面 QRS 环起始向量位于后上方，呈逆钟向运行，起始部扭曲，泪点密集，时间＞20ms，环体呈顺钟向运行，最大向量位于后上方（–117°），振幅为 0.91mV。T 环位于前方（90°），振幅＜0.3mV（0.22mV）。

P-R 间期＜120ms（118ms），QRS 环时间＞120ms（136ms）。

4. 心电向量图诊断 B 型预激。

【心电图特征与诊断】

P-R 间期＜120ms（118ms），QRS 波时间＞120ms（136ms）。QRS 波起始部可见预激波，V_1 导联呈 qr 型，V_2、V_3 导联呈 qR 型，V_4～V_6 导联呈 Rs 型。

心电图诊断：B 型预激。

【解析】

B 型预激的特征：横面 QRS 环起始向量位于左后方，呈顺钟向运行，起始部扭曲，泪点密集，时间＞20ms，环体呈逆钟向运行，最大向量位于左后方（–8°）。P-R 间期＜120ms（118ms），QRS 环时间＞120ms（136ms）。符合 B 型预激的心电向量图特征。

病例 4：C 型预激（图 31-5）。

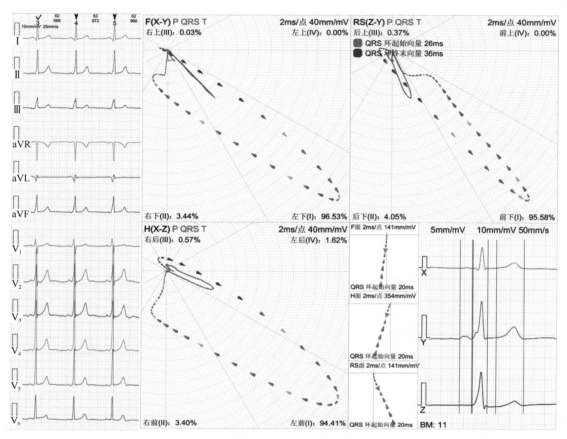

图 31-5　C 型预激

【临床资料】

患者，男性，50 岁。阵发性心悸 1 月余。胸部后前立位摄片示双肺及心膈未见异常。心脏彩超示心脏结构未见异常。临床诊断：心悸。

【心电向量图特征与诊断】

1. 额面　QRS 环起始向量位于右下方，起始部扭曲，泪点密集，时间＞20ms，环体呈逆钟向运行，最大向量位于左下方（42°），振幅＞1.5mV（2.49mV）。T 环位于左下方（46°），呈线形，振幅为 0.73mV。

2. 横面　QRS 环起始向量位于右前方，起始部扭曲，泪点密集，时间＞20ms，环体呈逆钟向运行，最大向量位于左前方（38°），振幅＞1.5mV（2.36mV）。T 环位于左前方（21°），呈 U 形，振幅为 0.55mV。

3. 右侧面　QRS 环起始向量位于前下方，起始部泪点密集，时间＞20ms，环体呈顺钟向运行，最大向量位于前下方（48°），振幅为 2.23mV。T 环位于前下方（70°），振幅为 0.56mV。

P-R 间期＜120ms（104ms），QRS 环时间＞120ms（128ms），空间 QRS 环最大向量振幅＞1.6mV（2.89mV）。

4. 心电向量图诊断　C 型预激。

【心电图特征与诊断】

P-R 间期＜120ms（104ms），QRS 波时间＞120ms（128ms）。

QRS 波起始部可见预激波，Ⅰ 导联呈 qRs 型，aVL 导联呈 qrs 型，Ⅰ、aVL 导联 q 波宽钝。V₁ 导联呈 RS 型，V₂～V₄ 导联呈 Rs 型，V₅～V₆ 导联呈 R 型。

心电图诊断：C 型预激。

【解析】

C 型预激的特征：横面 QRS 环起始向量位于右前方，起始部扭曲，泪点密集，时间＞20ms，环体呈逆钟向运行，最大向量位于左前方（38°），振幅＞1.5mV（2.36mV）。P-R 间期＜120ms（104ms），QRS 环时间＞120ms（128ms）。符合 C 型预激的心电向量图特征。

病例 5：C 型预激（图 31-6～图 31-8）。

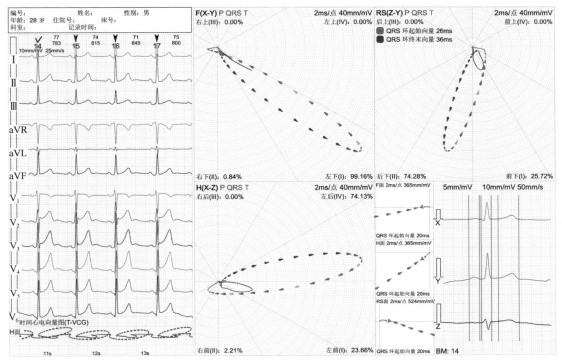

图 31-6　C 型预激

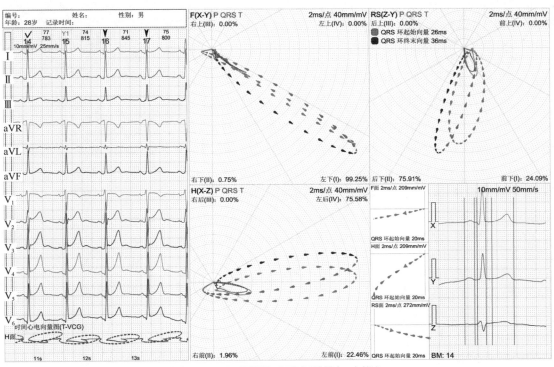

图 31-7　C 型预激（开启了叠加功能）

彩色 QRS 环最大向量角（–10°）与红色 QRS 环最大向量角（–4°）相差 6°

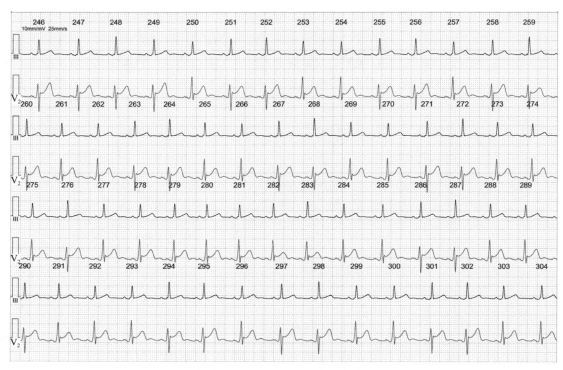

图 31-8　C 型预激（Ⅲ导联和 V₂ 长导联同步连续记录）

【临床资料】

患者，男性，28 岁。心悸、胸闷 1 周。胸部后前立位摄片示双肺及心膈未见异常。心脏彩超示心脏结构未见异常。临床诊断：心悸。

【心电向量图特征与诊断】（图 31-6）

1. 额面　QRS 环起始向量位于右下方，起始部泪点密集，时间＞ 20ms，环体呈顺钟向运行，最大向量位于左下方（37°），振幅＞ 1.5mV（2.3mV）。T 环位于左下方（35°），呈线形，振幅为 0.54mV。

2. 横面　QRS 环起始向量位于右前方，呈逆钟向运行，起始部泪点密集，时间＞ 20ms（36ms），环体呈逆钟向运行，最大向量位于左后方（-9°）。振幅＞ 1.5mV（1.87mV）。T 环位于左前方（14°），呈椭圆形，振幅为 0.46mV。

3. 右侧面　QRS 环起始向量位于前下方，起始部泪点密集，时间＞ 20ms，环体呈顺钟向运行，最大向量位于后下方（104°），振幅为 1.43mV。T 环位于前下方（69°），振幅为 0.33mV。

P-R 间期＜ 120ms（108ms），QRS 环时间＜ 120ms（100ms），空间 QRS 环最大向量振幅＞ 1.6mV（2.32mV）。

4. 心电向量图诊断　C 型预激（预激程度不同）。

【心电图特征与诊断】

P-R 间期＜ 120ms（108ms），QRS 波时间＜ 120ms（100ms）。

QRS 波群：Ⅲ、aVF 导联起始部粗钝，考虑预激程度较轻。V₁ 导联呈 rS 型，V₂、V₃ 导联呈 R 型，V₄ ～ V₆ 导联呈 qR 型。图 31-8（Ⅲ导联和 V₂ 长导联同步连续记录）：Ⅲ导联 R 波振幅偏高时，其起始部可见一个较小的切迹，R 波振幅偏低时，预激波较明显。Ⅲ和 V₂ 导联 R 波振幅高低呈间歇出现（V₂ 导联较明显），考虑为预激程度不同所致。

心电图诊断：C 型预激（预激程度不同）。

【解析】

C 型预激（预激程度不同）的特征：C 型预激在临床上较少见，此图因存在预激程度不同，在心电图上易误诊为间歇性 A 型左中隔支阻滞。但是，无论哪一型间歇性左中隔支阻滞，起始向量一般存在方位改变，起始部泪点稀疏。本例图 31-7（立体心电图仪开启了叠加功能），横面两个 QRS 环（相当于 V_2 导联振幅高低不同的两个心搏，此图叠加的两个心搏编码为第 14 次和第 15 次心搏，第 15 次心搏的 R 波振幅增高明显大于第 14 次心搏）的起始向量均位于右前方并且重叠性好，方位无明显变化，起始部泪点密集，时间＞20ms（36ms）。最大向量方位略有改变，彩色 QRS 环最大向量角（–9°）与红色 QRS 环最大向量角（–4°）相差 5°。符合 C 型预激（预激程度不同）的心电向量图特征，而不符合间歇性左中隔支阻滞三型中的任何一型。A 型左中隔支阻滞起始向右运行时间一般＜20ms，本例横面 QRS 环起始部泪点密集，时间＞20ms，P-R 间期＜120ms，可见预激波（或预激向量），支持心室预激的诊断。在临床工作中，心电图与心电向量图应采取优势互补的原则，取长补短，二者结合肯定可以提高诊断的准确性。

第三十二章

心肌梗死形成机制与分期

冠状动脉急性闭塞或痉挛导致其所供应血液区域的心肌发生缺血、损伤、坏死，在心电向量图或心电图上会出现相应的缺血、损伤和坏死的特征性图形改变。

心电向量图在诊断部分心肌梗死方面优于心电图，其对心肌梗死定位的准确性高于心电图，尤其对合并束支阻滞的心肌梗死的诊断明显优于心电图。但与心电图一样，心电向量图在诊断心肌梗死时存在一定局限性，可出现假阳性或假阴性，故必须密切结合临床做出综合判断。心肌梗死的心电向量图定位与心电图类似，其定位诊断基本上与冠状动脉供血的分布区域相一致。如前间壁心肌梗死主要是左前降支闭塞，侧壁心肌梗死主要是左回旋支闭塞，下壁心肌梗死的情况比较复杂一些，一般是右冠状动脉或左回旋支闭塞，部分是旋绕心尖的左前降支闭塞（也称长左前降支），各支闭塞所造成的下壁心肌梗死的心电向量图表现会有所不同。由于存在冠状动脉分布区域上的个体差异或解剖变异及多支冠状动脉病变，多部位心肌梗死的梗死向量相互抵消，有时会出现心电向量图及心电图的定位和冠状动脉造影结果不相符的情况，此种情况应引起临床医师的注意。

一、心肌梗死形成机制

（一）梗死向量背离梗死区

心肌梗死后，由于坏死区域心肌不产生电活动，无除极向量与其相对应区域正常心肌的除极向量相拮抗，因而产生背离梗死区的向量。这种由梗死对侧正常心肌除极而产生的背离梗死区的向量称为梗死向量。在心电向量图上，梗死向量表现为 QRS 环出现方向、方位、转向异常及缺损（蚀缺）等改变。根据异常 QRS 环出现的时间和方向，可以对心肌梗死区域进行大致定位。例如，前间壁心肌梗死表现为 QRS 环起始向量位于左后方或起始 10 ~ 20ms 向量由正常的前方转向后方，部分患者起始向量位于前方者与部分下壁心肌梗死起始向量位于下方者的临床意义相同，一般不影响心肌梗死诊断。前壁、侧壁或下壁心肌梗死表现为 QRS 环起始 20 ~ 25ms 向量位于后方、右方或上方，后壁心肌梗死则表现为 QRS 环 40ms 后的向量明显向前移位。梗死向量投影在相应心电图导联上表现为异常 Q 波或梗死样 R 波。

（二）ST 向量指向梗死区

坏死区周围心肌因严重缺血而遭受损伤。损伤区心肌因存在舒张期或收缩期损伤电流或因发生除极受阻现象，使正常心肌和损伤心肌之间产生电位差，心室除极结束后不能回到原点，故 QRS 环不闭合，产生 ST 向量。由于开放的 QRS 环终点（J 点）向损伤区偏移，故 ST 向量指向损伤区。心内膜下心肌损伤 ST 向量指向心内膜，心外膜下心肌损伤 ST 向量指向心外膜。它们投影在相应的心电图导联上，前者表现为 ST 段压低，后者表现为 ST 段抬高。

（三）T向量背离梗死区

梗死外围缺血区心肌比正常心肌代谢慢，复极延缓。正常心肌先复极，缺血心肌后复极，复极方向由正常心肌指向缺血区心肌，复极向量方向则由缺血区心肌指向正常心肌，即T环向量背离梗死区与起始向量一致。心内膜下心肌缺血，T环向量指向心外膜。心外膜下心肌缺血，T环向量指向心内膜。它们投影在心电图相应导联上，前者T波直立，后者T波倒置。由于缺血区心肌复极速率减慢，致T环等速运行，在心电图上表现为T波上升支和下降支对称。

二、心肌梗死演变过程和分期

急性心肌梗死发生后，在较短的时间内心电向量图和心电图将会出现明显的动态变化，根据这些变化可将心肌梗死分为以下四期。

（一）超急性期

T环振幅增大或ST向量明显偏移，方向均指向梗死区，而后T环逐渐背离梗死区。心电图示T波高耸直立或ST段抬高，而后T波逐渐降低→平坦→倒置。

（二）急性期

QRS环起始向量及环体背离梗死区，T环振幅增大并背离梗死区，ST向量逐渐恢复到正常范围。心电图示异常Q波、R波振幅降低，T波倒置，ST段逐渐恢复到正常范围。

（三）亚急性期

ST向量逐渐恢复到正常范围，QRS环起始向量和环体仍背离梗死区。心电图示ST段逐渐恢复到正常范围，T波倒置或低平，可见异常Q波。

（四）陈旧期

T环恢复正常，少数表现为原发性ST-T改变（ST向量略增大并指向梗死区，T环呈小圆形或等速运行并背离梗死区，QRS-T夹角增大），部分患者QRS环恢复正常。心电图示T波直立或ST段轻度偏移、冠状T波，部分患者的异常Q波消失。

三、蚀缺的测量方法

1968年Selvester依据QRS环中的蚀缺振幅大小及时间长短，提出对局灶心肌梗死或心肌瘢痕的诊断标准。蚀缺的范围越大，诊断越准确，临床上应用此标准诊断时，应密切结合相关临床资料。Selvester的蚀缺诊断标准：①大蚀缺，成人（或年龄＞10岁）振幅≥0.22mV，时间≥15ms；②中蚀缺，振幅≥0.15mV，时间≥7ms；③小蚀缺，振幅≥0.07mV，时间≥2ms。蚀缺的测量方法见图32-1。

四、心肌梗死QRS环起始向量方位

不同部位心肌梗死的QRS环起始向量方位见图32-2。

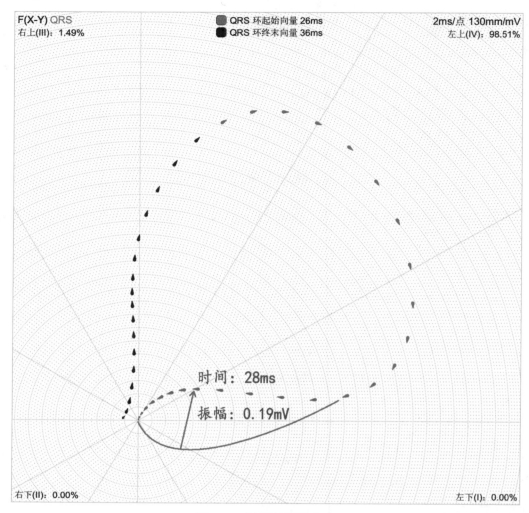

图 32-1 蚀缺的测量方法

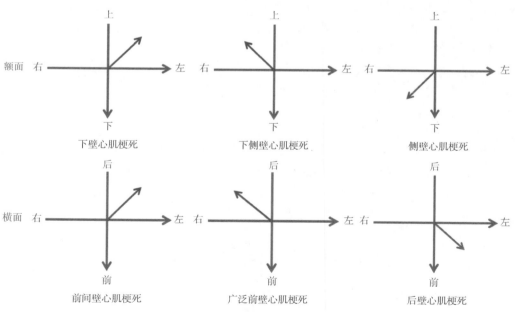

图 32-2 心肌梗死 QRS 环起始向量方位示意图

第三十三章

心肌梗死定位诊断

第一节　前间壁心肌梗死

前间壁（前间隔）心肌梗死累及室间隔前 1/2 及邻近的左心室前壁，一般由左前降支的室间隔分支供血障碍所致。心电向量图改变主要为 QRS 环起始向量位于左后方。

一、心电向量图诊断标准

横面最具诊断意义，QRS 环起始向量位于左后方或起始 20ms 向量位于左后方，QRS 环起始部或离心支易出现向后凹陷的蚀缺（一般向后凹陷的程度与梗死区域的大小相关），环体一般呈逆钟向运行，最大向量一般位于左后方 –45° 左右。若前间壁心肌未全部坏死，QRS 环起始部可有一个较小的向前向量（一般振幅 < 0.15mV），QRS 环起始 10 ～ 20ms 向量位于前方者常伴有起始向量突然转向，一般起始向量夹角 < 30°。此向前起始向量投影在心电图前间壁导联上表现为 r 波递增不良（两个相邻导联的 r 波振幅 < 0.1mV）或逆递增（r 波振幅逐渐降低），这些现象在心电图上称为等位性 Q 波。

二、心电向量图与心电图的关系

由于 QRS 环起始向量指向左后方，投影在 V_1、V_2（或 V_3）导联的负侧和 I 、aVL、V_5 及 V_6 导联的正侧，V_1、V_2（或 V_3）出现 QS、QR 或 qRS 型，而 I 、aVL、V_5 及 V_6 导联 q 波消失，多呈 Rs 型。部分病例的 QRS 环起始部可有一个较小的向前向量（振幅多 < 0.15mV），此向量投影在心电图前间壁导联（V_1、V_2 或 V_3 导联）上表现为 r 波，一般 r 波振幅 < 0.15mV（也有学者提出 < 0.10mV）。

三、病例解析

病例 1：左心房肥大、左前分支阻滞、急性前间壁心肌梗死（累及前壁）（图 33-1 ～图 33-2）。

【临床资料】

患者，男性，64 岁。阵发性心前区不适 2 周，无明显诱因出现心前区胸痛，持续时间约数分钟，可自行缓解，发作时间不定。心脏彩超示：左心房内径 > 35mm（38mm），主动脉内径 > 30mm（36mm）。心脏彩超示：①左心房增大；②左心室壁运动幅度减低；③左心室舒张功能减低；④二尖瓣、三尖瓣及主动脉瓣轻度关闭；⑤主动脉增宽；⑥心包腔内未见明显异常。冠状动脉造影示冠状动脉分布呈右冠优势。左前降支（LAD）近中段处次全闭塞，狭窄达 99%。左回旋支（LCX）无明显狭窄，中远段内膜不规则。右冠状动脉（RCA）起源于右冠状窦，分布正常，管壁不规则，无明显狭窄。左前降支植入支架 2 枚。临床诊断：①不稳定型心绞痛；②急性心肌梗死。

【心电向量图特征与诊断】（图 33-1）

1. 额面　QRS 环起始向量位于右下方，环体呈逆钟向运行，最大向量位于左下方 < 10°（9°），振幅为 0.79mV，左上象限面积大于总面积的 50%（53%）。T 环位于右下方（155°），环体呈逆钟向运行，振幅 < 0.3mV（0.15mV）。

2. 横面　QRS 环起始向量位于右后方，呈顺钟向运行，环体呈"8"字形运行，离心支呈顺钟向运行，归心支呈逆钟向运行，离心支可见一个较大的蚀缺。最大向量位于左后方（–56°），振幅为 1.43mV。T 环位于右前方（106°），环体呈顺钟向运行，振幅 < 0.3mV（0.28mV）。

3. 右侧面　QRS 环起始向量位于后下方，环体呈顺钟向运行。最大向量位于后下方（173°），振幅为 1.2mV。ST 向量振幅 > 0.05mV（0.1mV）。T 环位于前下方（8°），环体呈顺钟向运行，振幅 < 0.3mV（0.27mV）。P 环时间 > 115ms（118ms）。

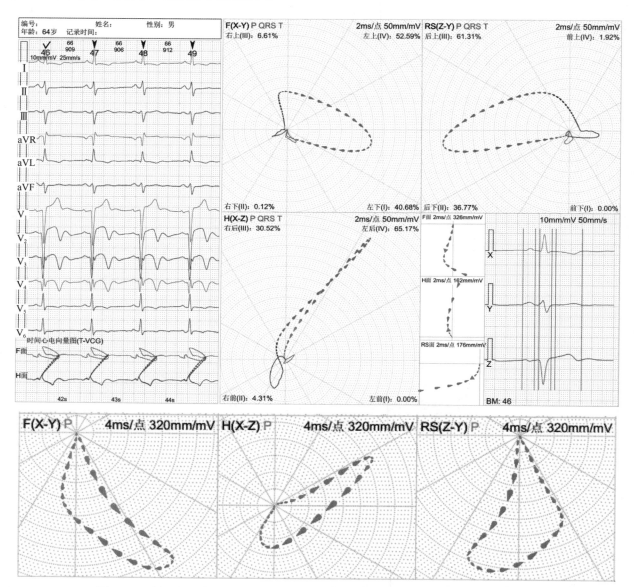

图 33-1　左心房肥大、左前分支阻滞、急性前间壁心肌梗死（累及前壁）（1）

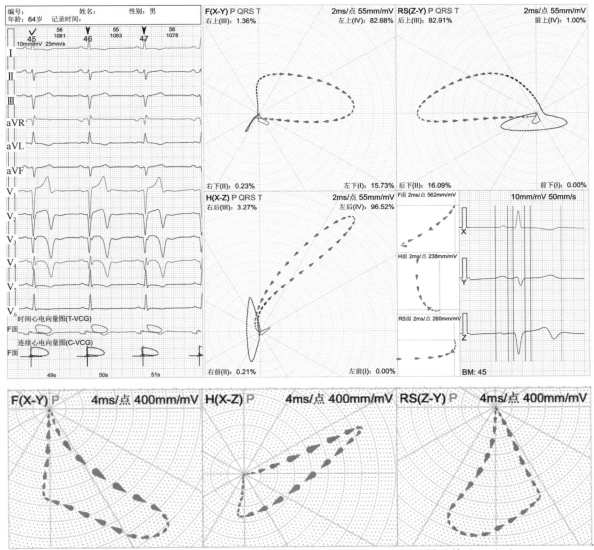

图 33-2　左心房肥大、左前分支阻滞、急性前间壁心肌梗死（累及前壁）（2）

4. 心电向量图诊断　①左心房肥大；②左前分支阻滞；③急性前间壁心肌梗死（累及前壁）。

【心电图特征与诊断】

P 波时间＞ 115ms（118ms）。心电轴为 –40°。QRS 波群：Ⅰ 导联呈 qRs 型，aVL 导联呈 Rs 型，Ⅱ 导联呈 rs 型，Ⅲ、aVF 导联呈 rS 型，S$_Ⅲ$＞ S$_Ⅱ$。V$_1$ ～ V$_3$ 导联呈 QS 型，V$_4$ 导联呈 Qrs 型。V$_2$ ～ V$_4$ 导联 ST 段呈弓背形上移。Ⅰ、aVL、V$_5$ 导联 T 波倒置，Ⅱ、Ⅲ、aVR、aVF、V$_6$ 导联 T 波平坦。

心电图诊断：①左心房肥大；②左前分支阻滞；③急性前间壁心肌梗死（累及前壁）。

【解析】

1. 左心房肥大的特征　P 环时间＞ 115ms（118ms）。符合左心房肥大的心电向量图特征。心脏彩超示左心房增大。患者存在左前分支阻滞，考虑心脏传导系统存在传导障碍。故不能排除房间束传导阻滞的存在，本例最大可能为左心房肥大与房间束传导阻滞并存。本例诊断左心房异常较稳妥。

2. 左前分支阻滞的特征　图 33-1（2020 年 6 月 4 日描记）与图 33-2（2020 年 6 月 17 日描记）的心电向量图和心电图对比分析：额面 QRS 起始向量位于右下方，环体呈逆钟向运行，最大向量由 9°（左下方）向上偏移至 –5°（左上方），向上偏移的程度较明显。左上象限的面积由 53% 增至 83%，向左上象限的面积增大较明显。从两份心电图对比分析看，心电轴从 –40° 偏移到 –50°。从两份心电向量图和心电图对比分析看，左前分支阻滞的程度有加重趋势。心电向量图不符合下壁心肌梗死的特征，本例说明心电向量图在诊断和鉴别诊断左前分支阻滞合并下壁心肌梗死时优于心电图。在心电图（图33-2）上，心电轴为 –50°，下壁导联呈 rS 型，r 波振幅＜ 0.15mV，r 波较图 33-1 明显减小，r 波有动态变化。因为心电向量图不符合下壁心肌梗死合并左前分支阻滞的特征，故考虑为左前分支阻滞的程度加重所致。

3.急性前间壁心肌梗死的特征　横面 QRS 环起始向量位于右后方，呈顺钟向运行，离心支呈顺钟向运行，可见一个较大的蚀缺，最大向量位于左后方。符合前间壁心肌梗死（累及前壁）的心电向量图特征。图 33-1 与图 33-2 的心电向量图的横面 T 环对比分析示，T 环最大向量从右前方向右后方偏移（从 106° 到 –106°）。两份心电图对比分析示，$V_2 \sim V_4$ 导联 ST-T 的变化较明显，图 33-2 的 ST 段下降及 T 波倒置加深的程度更明显。在心电向量图和心电图上均出现了 ST-T 的动态演变。符合急性心肌梗死的演变规律。

病例2：陈旧性前间壁及前壁心肌梗死（图 33-3）。

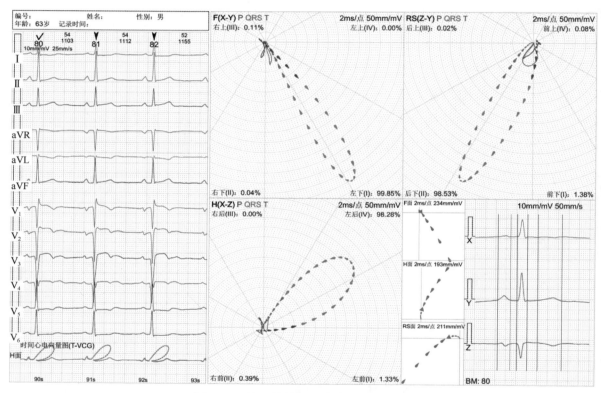

图 33-3　陈旧性前间壁及前壁心肌梗死

【临床资料】

患者，男性，63 岁。3 天前无明显诱因出现心前区胸痛伴压榨感、气促，症状时轻时重。门诊以"不稳定型心绞痛"收入院。冠心病史 10 余年，高血压病史 20 余年，血压最高时为 170/120mmHg，血压控制一般。心脏彩超示：①前间隔运动幅度减低；②左室壁节段性运动异常（请结合临床）；③左室舒张功能轻度减低。冠状动脉造影示左前降支闭塞，患者于 2017 年 7 月在外地医院行冠状动脉旁路移植术。临床诊断：①不稳定型心绞痛；②冠心病（冠状动脉旁路移植术后）；③陈旧性心肌梗死；④高血压。

【心电向量图特征与诊断】

1.额面　QRS 环起始向量位于左下方，环体呈逆钟向运行，最大向量位于左下方（58°），振幅＞ 1.5mV

（1.61mV）。T环位于右下方（105°），环体呈顺钟向运行，振幅＜0.3mV（0.16mV）。

2. 横面　QRS环起始向量位于左后方，环体呈顺钟向运行，最大向量位于左后方（−38°），振幅为1.06mV，终末部在右前方形成一个较小的扭曲附加环。ST向量振幅＞0.05mV（0.07mV）。T环位于右后方（−113°），环体呈顺钟向运行，振幅＜0.3mV（0.11mV）。

3. 右侧面　QRS环起始向量位于后下方，环体呈逆钟向运行。最大向量位于后下方（117°），振幅＞1.5mV（1.54mV）。ST向量振幅＞0.05mV（0.07mV）。T环位于后下方（123°），环体呈顺钟向运行，振幅＜0.3mV（0.18mV）。

心率：52次/分，P环时间＞115ms（122ms）。QRS环时间＜120ms（100ms），空间QRS环最大向量振幅＞1.6mV（1.74mV）。

4. 心电向量图诊断　①窦性心动过缓；②房间束传导阻滞；③不完全性右束支阻滞；④陈旧性前间壁及前壁心肌梗死；⑤左心室高电压伴ST-T改变。

【心电图特征与诊断】

心率：52次/分，P波时间＞115ms（122ms），QRS波时间＜120ms（100ms）。QRS波群：V₁、V₂导联呈Qr型，V₃、V₄导联呈QS型，V₄导联可见胚胎r波，Ⅰ、V₅、V₆导联呈Rs型。V₁~V₄导联ST段上移，Ⅰ、V₅、V₆导联ST段略下移。Ⅰ、V₅、V₆导联T波低平。

心电图诊断：①窦性心动过缓；②房间束传导阻滞；③不完全性右束支阻滞；④陈旧性前间壁及前壁心肌梗死；⑤ST-T改变。

【解析】

1. 房间束传导阻滞的特征　患者存在不完全性右束支阻滞，考虑心脏传导系统存在传导障碍，心脏彩超未见左心房肥大，P环时间＞115ms（122ms）。考虑患者最大可能为房间束传导阻滞。

2. 左心室高电压伴ST-T改变的特征　额面QRS环起始向量位于左下方，环体呈逆钟向运行，最大向量位于左下方（58°），振幅＞1.5mV（1.61mV）。T环位于右下方（105°），环体呈顺钟向运行，振幅＜0.3mV（0.16mV）。横面ST向量振幅＞0.05mV（0.07mV）。T环位于右后方（−113°），环体呈顺钟向运行，振幅＜0.3mV（0.11mV）。右侧面QRS环起始向量位于后下方，环体呈逆钟向运行。最大向量位于后下方（117°），振幅＞1.5mV（1.54mV）。ST向量振幅＞0.05mV（0.07mV）。T环位于后下方（123°），环体呈顺钟向运行，振幅＜0.3mV（0.18mV）。空间QRS环最大向量振幅＞1.6mV（1.74mV）。符合左心室高电压伴ST-T改变的心电向量图特征。心脏彩超未见左心室增大，故诊断为左心室高电压伴ST-T改变。在心电图上未见左心室高电压的表现，说明心电向量图在诊断左心室高电压时较心电图敏感。

3. 不完全性右束支阻滞的特征　横面QRS环时间＜120ms（100ms），终末部在右前方形成一个较小的扭曲附加环。符合不完全性右束支阻滞的心电向量图特征。在心电图上，QRS波时间＜120ms（100ms），V₁、V₂导联呈Qr型，Ⅰ、V₅、V₆导联呈Rs型。符合不完全性右束支阻滞的心电图特征。

4. 陈旧性前间壁及前壁心肌梗死的特征　横面QRS环起始向量位于左后方，环体呈顺钟向运行，最大向量位于左后方（−38°）。右侧面QRS环起始向量位于后下方，环体呈逆钟向运行，最大向量位于后下方（117°）。符合陈旧性前间壁及前壁心肌梗死的心电向量图特征。在心电图上，V₁、V₂导联呈Qr型，V₃、V₄导联呈QS型，V₄导联可见胚胎r波。V₁~V₄导联ST段上移，Ⅰ、V₅、V₆导联ST段略下移。Ⅰ、V₅、V₆导联T波低平。符合陈旧性前间壁及前壁心肌梗死的心电图特征。本例心脏彩超示左室壁节段性运动异常。冠状动脉造影示左前降支闭塞，于2017年7月行冠状动脉旁路移植术。临床表现、心脏彩超及冠状动脉造影均支持陈旧性前间壁及前壁心肌梗死的诊断。

病例3：陈旧性前间壁心肌梗死、左前分支阻滞、完全性右束支阻滞（图33-4）。

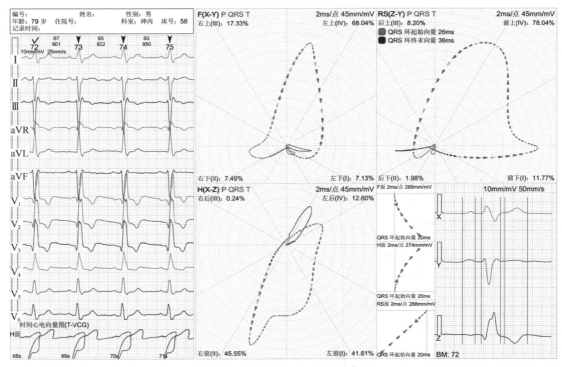

图 33-4 陈旧性前间壁心肌梗死、左前分支阻滞、完全性右束支阻滞

【临床资料】

患者，男性，79 岁。心悸、气促、阵发性心前区不适 2 个月，加重 1 周。血压 160/100mmHg。冠心病、心肌梗死病史 1 年余。心脏彩超示前壁运动幅度减低。心脏彩超示：①左室前壁运动异常（请结合临床）；②左室舒张功能轻度减低。冠状动脉造影示左前降支（LAD）闭塞，植入支架 2 枚。临床诊断：①冠心病；②陈旧性心肌梗死；③高血压。

【心电向量图特征与诊断】

1. 额面 QRS 环起始向量位于左下方，呈逆钟向运行，环体呈逆钟向运行，最大向量位于左上方（–77°），振幅为 1.23mV，左上象限面积大于总面积的 50%（68%），终末部运行缓慢。T 环位于左下方 < 25°（12°），环体呈逆钟向运行，振幅 < 0.3mV（0.29mV）。

2. 横面 QRS 环起始向量位于左后方，环体呈顺钟向运行，最大向量（终末向量）位于右前方（109°），振幅为 1.24mV，位于右前方的终末部运行缓慢 > 50ms（106ms）。T 环位于左后方 < 10°（–59°），环体呈顺钟向运行，振幅为 0.52mV。

3. 右侧面 QRS 环起始向量位于后下方，环体呈顺钟向运行，最大向量位于前上方（–60°），振幅为 1.36mV。T 环位于后下方（172°），环体呈线形，振幅为 0.45mV。

P 环时间 > 115ms（132ms），QRS 环时间 > 120ms（195ms）。

4. 心电向量图诊断 ①房间束传导阻滞；②左前分支阻滞；③陈旧性前间壁心肌梗死；④完全性右束支阻滞；⑤提示：心肌缺血。

【心电图特征与诊断】

P 波时间 > 115ms（132ms），QRS 波时间 > 120ms（195ms）。心电轴为 –77°。QRS 波群：Ⅰ、aVL 导联呈 Rs 型，$R_{aVL} > R_I$，Ⅱ、Ⅲ、aVF 导联呈 rS 型，$S_Ⅲ > S_Ⅱ$，下壁导联 r 波 < 0.15mV，aVR 导联呈 qr 型，r 波宽钝，$V_1 \sim V_4$ 导联呈 qR 型，V_5、V_6 导联呈 Rs 型，Ⅰ、V_5、V_6 导联 s 波宽钝。下壁导联 ST-T 改变。

心电图诊断：①房间束传导阻滞；②左前分支阻滞；③陈旧性前间壁心肌梗死；④完全性右束支阻滞；⑤提示：心肌缺血。

【解析】

1. 房间束传导阻滞的特征　因患者存在完全性右束支阻滞合并左前分支阻滞，考虑心脏传导系统存在传导障碍。P 环时间＞ 115ms（132ms），因心脏彩超检查未见心脏结构异常，故考虑房间束传导阻滞的可能性大。

2. 左前分支阻滞的特征　心电图上，心电轴为 –77°，Ⅰ、aVL 导联呈 Rs 型，Ⅱ、Ⅲ、aVF 导联呈 rS 型，符合左前分支阻滞的心电图表现。下壁导联 r 波振幅＜ 0.15mV，是否存在下壁心肌梗死不好把握。心电向量图额面 QRS 环起始向量位于左下方，呈逆钟向运行，环体呈逆钟向运行，最大向量位于左上方（–77°），左上象限面积大于总面积的 50%（68%）。符合左前分支阻滞的心电向量图特征。心电向量图不支持下壁心肌梗死的诊断，本例说明心电向量图在诊断和鉴别诊断左前分支阻滞合并下壁心肌梗死时优于心电图。

本例Ⅰ、aVL 导联呈 Rs 型，无 q 波，在左前分支阻滞心电图诊断时，Ⅰ、aVL 导联的 q 波是否必须具备，从心电向量图的投影原理来看，此问题是很容易理解的，即不必须具备。因为部分左前分支阻滞的心电向量图起始向量位于正下方（90°）或左下方，所以这两个导联就有可能不出现 q 波（本例即位于左下方）。因而在诊断左前分支阻滞时，心电向量图是最好的无创检查工具。

3. 陈旧性前间壁心肌梗死合并完全性右束支阻滞的特征　QRS 环时间＞ 120ms（195ms）。横面 QRS 环起始向量位于左后方，呈顺钟向运行，环体呈顺钟向运行，最大向量（终末向量）位于右前方（109°），位于右前方的终末部运行缓慢＞ 50ms（106ms）。T 环位于左后方＜ 10°（–59°），环体呈顺钟向运行，振幅为 0.52mV。符合陈旧性前间壁心肌梗死合并完全性右束支阻滞的心电向量图特征。

4. 心肌缺血的特征　额面 T 环位于左下方＜ 25°（12°），振幅＜ 0.3mV（0.29mV），横面 T 环位于左后方＜ 10°（–59°），环体呈顺钟向运行，振幅为 0.52mV，右侧面 T 环呈线形。心电图下壁导联 ST-T 改变。心电向量图和心电图的以上改变不能排除心肌缺血的存在，患者存在完全性右束支阻滞，不能排除 ST-T 改变存在继发性改变，最大可能是原发性和继发性二者并存。

第二节　前壁心肌梗死

前壁心肌梗死的梗死部位局限于左心室前壁，未波及室间隔，一般由左前降支的对角支供血障碍所致。心电向量图改变主要为 QRS 环起始 20ms 向量正常，20 ～ 40ms 向量向左后方偏移，一般缺乏左前方向量。

一、心电向量图诊断标准

横面最具诊断意义，一般 QRS 环起始向前运行时间＜ 20ms（也有学者提出该时间＜ 25ms），起始前向振幅＜ 0.15mV（也有学者提出该振幅＜ 0.2mV），前向指数（最大前向振幅 / 最大后向振幅）≤ 0.2。QRS 环位于左前方的面积明显减小或消失（缺乏左前向量）。QRS 环的离心支向后偏移呈顺钟向运行，离心支易出现向后凹陷的蚀缺，主环体多位于左后方，呈顺钟向运行，最大向量振幅多在正常范围。

二、心电向量图与心电图的关系

由于 QRS 环 20 ～ 25ms 向量移向左后方，投影在 V₃、V₄ 导联的负侧呈 QS 型，或出现 q（Q）波呈 qrS、qRS、QR 型。因起始向量仍位于前方偏左或偏右，故 V₁、V₂（或 V₃）导联仍有起始的小 r 波（一般 r 波振幅＜ 0.15mV），V₅、V₆ 导联仍有起始小 q 波。如果前壁梗死范围较小，则 V₃、V₄ 导联可无异常 Q 波，但 V₁ ～ V₄ 导联可出现 R 波递增不良或逆递增现象，也称等位性 Q 波或梗死样 r 波。在心电向量图和心电图上，单纯的前壁心肌梗死不是很多见，常见的是前间壁和前壁同时受累，部分学者统称为前壁心肌梗死。

三、病例解析

病例 1：左心房肥大、左心室肥大、陈旧性前壁心肌梗死（图 33-5）。

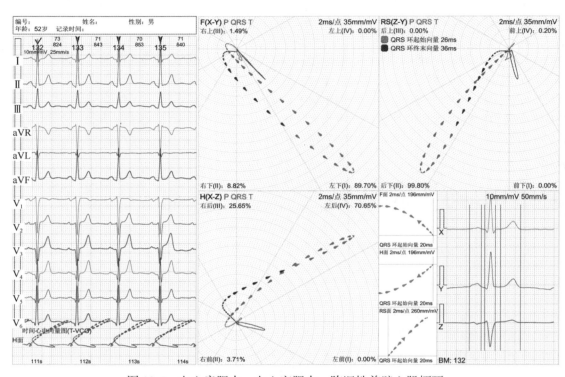

图 33-5　左心房肥大、左心室肥大、陈旧性前壁心肌梗死

【临床资料】

患者，男性，52 岁。5 天前无明显诱因突发右侧肢体活动不利，伴左手握持不能，上举受限，偶有胸闷、胸痛。血压 160/100mmHg。心肌梗死病史 2 年余。心脏彩超示左心增大。临床诊断：①脑梗死；②冠心病；③高血压。

【心电向量图特征与诊断】

1. 额面　QRS 环起始向量位于右上方，呈逆钟向运行，环体呈顺钟向运行，最大向量位于左下方（48°），振幅＞1.5mV（2.55mV）。T 环位于左下方（47°），环体呈线形，振幅为 0.62mV。

2. 横面　QRS 环起始向量位于右前方，呈顺钟向运行，缺乏左前向量，离心支呈顺钟向运行，可见一个较大的向后凹陷的蚀缺，环体呈"8"字形运行，最大向量位于左后方（-37°），振幅＞1.5mV（2.16mV）。T 环位于左前方（16°），环体呈狭长形，振幅为 0.44mV。

3. 右侧面　QRS 环起始向量位于前上方，环体呈"8"字形运行，最大向量位于后下方（124°），振幅＞1.5mV（2.28mV）。T 环位于前下方（75°），环体呈顺钟向运行，振幅为 0.48mV。

P 环时间＞115ms（124ms），QRS 环时间 108ms，空间 QRS 环最大向量振幅＞1.6mV（2.85mV）。

4. 心电向量图诊断　①左心房肥大；②左心室肥大；③陈旧性前壁心肌梗死；④提示：心肌缺血。

【心电图特征与诊断】

P 波时间＞115ms（124ms），QRS 波时间为 108ms。QRS 波群：aVR 导联呈 rSr′型。V₁、V₂ 导联

呈 rS 型，V_3 导联呈 QS 型，$V_4 \sim V_6$ 导联呈 qRs 型。$R_{V_5}+S_{V_1} > 4mV$（4.08mV）。

心电图诊断：①左心房肥大；②左心室肥大；③陈旧性前壁心肌梗死。

【解析】

1. 陈旧性前壁心肌梗死的特征　横面 QRS 环起始向量位于右前方，呈顺钟向运行，缺乏左前向量，离心支呈顺钟向运行，可见一个较大的向后凹陷的蚀缺，环体呈"8"字形运行，最大向量位于左后方（-37°）。符合陈旧性前壁心肌梗死的心电向量图特征。

2. 左心室肥大的特征　额面 QRS 环最大向量位于左下方（48°），振幅＞ 1.5mV（2.55mV）。横面 QRS 环最大向量位于左后方（-37°），振幅＞ 1.5mV（2.16mV）。右侧面 QRS 环最大向量位于后下方（124°），振幅＞ 1.5mV（2.28mV）。空间 QRS 环最大向量振幅＞ 1.6mV（2.85mV）。符合左心室肥大的心电向量图特征。

病例2： 陈旧性前壁心肌梗死合并左前分支阻滞（图 33-6）。

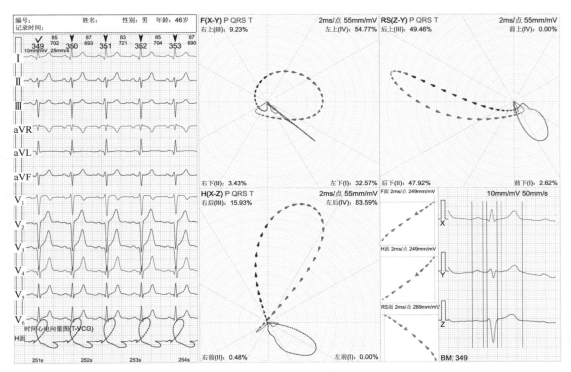

图 33-6　陈旧性前壁心肌梗死合并左前分支阻滞

【临床资料】

患者，男性，46 岁。心悸、气促、阵发性心前区不适 1 周。血压 150/100mmHg。冠心病、心肌梗死病史 1 年余。心脏彩超示：①左室前壁运动幅度减低；②左室舒张功能轻度减低。冠状动脉造影示左前降支（LAD）闭塞。临床诊断：①冠心病；②高血压。

【心电向量图特征与诊断】

1. 额面　QRS 环起始向量位于右下方，呈逆钟向运行，环体呈逆钟向运行，最大向量位于左上方＜10°（-2°），振幅为 0.52mV，左上象限面积大于总面积的 50%（55%）。T 环位于左下方（40°），环体呈线形，振幅为 0.58mV。

2. 横面　QRS 环起始向量位于右前方，呈顺钟向运行，起始向右运行时间＞ 24ms（32ms），主环体呈逆钟向运行，缺乏左前向量，最大向量位于左后方（-72°），振幅为 1.19mV。T 环位于左前方（33°），环体呈椭圆形，振幅为 0.51mV。

3. 右侧面　QRS 环起始向量位于前下方，环体呈顺钟向运行，最大向量位于后上方（-166°），振幅为 1.17mV。T 环位于前下方（52°），环体呈顺钟向运行，振幅为 0.46mV。

4. 心电向量图诊断　①左前分支阻滞；②陈旧性前壁心肌梗死（累及侧壁）。

【心电图特征与诊断】

心电轴为 –20°。QRS 波群：Ⅰ、aVL 导联呈 qR 型，R_{aVL} ＞ $R_Ⅰ$，Ⅱ、Ⅲ、aVF 导联呈 rS 型，$S_Ⅲ$ ＞ $S_Ⅱ$，aVR 导联呈 qr 型。V_1 导联呈 rS 型，V_2、V_3 导联呈 QS 型，$V_4 \sim V_6$ 导联呈 qRs 型。ST-T 无明显改变。

心电图诊断：①提示：左前分支阻滞（结合心电向量图诊断）；②陈旧性前壁心肌梗死。

【解析】

1. 左前分支阻滞的特征　额面 QRS 环起始向量位于右下方，环体呈逆钟向运行，最大向量位于左上方＜ 10°（–2°），左上象限面积大于总面积的 50%（55%）。符合左前分支阻滞的心电向量图特征。在心电图上，心电轴＞ –30°（–20°），未达到左前分支阻滞的诊断标准，心电轴不支持左前分支阻滞的诊断，但肢体导联波形支持左前分支阻滞的诊断，结合心电向量图提示左前分支阻滞。本例说明心电向量图在诊断左前分支阻滞时优于心电图。

2. 陈旧性前壁心肌梗死的特征　横面 QRS 环起始向量位于右前方，呈顺钟向运行，起始向右运行时间＞ 24ms（32ms），主环体呈逆钟向运行，缺乏左前向量，最大向量位于左后方（–72°），振幅为 1.19mV。ST-T 无明显改变。符合陈旧性前壁心肌梗死（考虑累及侧壁）的心电向量图特征。在心电图上，V_1 导联呈 rS 型，V_2、V_3 导联呈 QS 型，$V_4 \sim V_6$ 导联呈 qRs 型。ST-T 无明显改变。符合陈旧性前壁心肌梗死的心电图特征。患者心肌梗死病史 1 年余，心脏彩超示前壁运动幅度减低，冠状动脉造影示左前降支（LAD）闭塞，支持陈旧性前壁心肌梗死的诊断。

第三节　前侧壁心肌梗死

前侧壁心肌梗死为前壁心肌梗死累及左心室前外侧壁，一般为左前降支的对角支或左回旋支供血障碍所致。心电向量图改变主要为 QRS 环 20 ～ 40ms 向量向右后下方偏移。

一、心电向量图诊断标准

1. 横面最具诊断意义，QRS 环起始向右运行时间＞ 24ms，起始向右向量振幅＞ 0.16mV，也有学者提出＞ 0.2mV，起始右向指数＞ 0.1，缺乏左前向量，QRS 环离心支顺钟向运行，最大向量位于后方偏左或偏右。

2. 额面 QRS 环起始向右运行时间＞ 24ms，起始向右振幅＞ 0.16mV，也有学者提出＞ 0.2mV，QRS 环最大向量角接近 90°，最大向量角＞ 40° 时环体一般呈逆钟向运行。

二、心电向量图与心电图的关系

由于横面 QRS 环起始向右向量增大并呈顺钟向运行至右后方，投影在 V_1、V_2 导联呈 rS 型，投影在 $V_4 \sim V_6$ 导联呈 QR 型，且 Q 波增深增宽而 R 波降低，由于额面 QRS 环起始 20 ～ 40ms 的向量指向右下方，投影在 Ⅰ、aVL 导联负侧而出现异常 Q 波，而投影在 Ⅱ、Ⅲ、aVF 导联正侧而出现 R 波。

三、病 例 解 析

病例：亚急性前侧壁心肌梗死（图 33-7）。

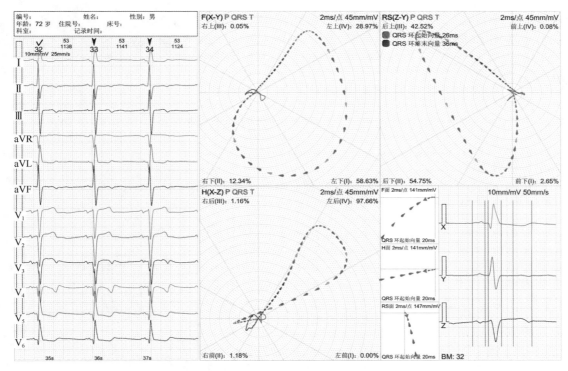

图 33-7 亚急性前侧壁心肌梗死

【临床资料】

患者，男性，72 岁。心悸、心前区不适 1 周。血压 140/80mmHg。患者 4 个月前无明显诱因突发心前区疼痛，向后背部放射。外院诊断为"急性心肌梗死"，遂行冠状动脉造影 +PCI。冠状动脉造影示左前降支（LAD）近中段闭塞，于近中段病变部位植入支架 2 枚。临床诊断：①冠心病；②心肌梗死。

【心电向量图特征与诊断】

1. 额面 QRS 环起始向量位于右下方，呈逆钟向运行，起始向右运行时间＞24ms（38ms），QRS 环最大向量位于左下方（44°），环体呈逆钟向运行，振幅为 1.12mV。T 环位于右下方（171°），振幅＜0.3mV（0.15mV）。

2. 横面 QRS 环起始向量位于右前方，呈顺钟向运行，起始向右运行时间＞24ms（38ms），缺乏左前向量，主环体呈逆钟向运行，最大向量位于左后方（−52°），振幅为 1.32mV。T 环位于右前方（137°），环体呈顺钟向运行，振幅＜0.3mV（0.2mV）。

3. 右侧面 QRS 环起始向量位于前下方，环体呈顺钟向运行，最大向量位于后上方（−147°），振幅为 1.3mV。T 环位于前下方＜30°（10°），环体呈逆钟向运行，振幅＜0.3mV（0.14mV）。

P 环时间＞115ms（129ms）。

4. 心电向量图诊断 ①左心房异常；②亚急性前侧壁心肌梗死。

【心电图特征与诊断】

P 波时间＞115ms（129ms）。QRS 波群：Ⅰ、V_5、V_6 导联呈 qR 型，aVL 导联呈 QR 型，V_1、V_3 导联呈 rS 型，V_2 导联呈 QS 型，V_4 导联呈 QRS 型。Ⅰ、$V_4 \sim V_6$ 导联 T 波倒置。

心电图诊断：①左心房异常；②亚急性前侧壁心肌梗死。

【解析】

亚急性前侧壁心肌梗死的特征：额面 QRS 环起始向量位于右下方，呈逆钟向运行，起始向右运行时间＞24ms（38ms），QRS 环最大向量位于左下方（44°），环体呈逆钟向运行。T 环位于右下方（171°），振幅＜0.3mV（0.15mV）。横面 QRS 环起始向量位于右前方，呈顺钟向运行，向右运行时间＞24ms（38ms），缺乏左前向量，主环体呈逆钟向运行，最大向量位于左后方（−52°）。T 环位于右前方（137°），环体呈顺钟向运行，振幅＜0.30mV（0.20mV）。符合亚急性前侧壁心肌梗死（考虑累及高侧壁）的心电向量图特征。心电图上，Ⅰ、V_5、V_6导联呈qR型，aVL导联呈QR型，V_1、V_3导联呈rS型，V_2导联呈QS型，V_4导联呈QRS型。Ⅰ、V_4～V_6导联T波倒置。符合亚急性前侧壁心肌梗死（考虑累及高侧壁）的心电图表现。

第四节　高侧壁心肌梗死

高侧壁心肌梗死是指左心室外侧壁上部或左心室高侧部位心肌发生的坏死。一般为左回旋支供血障碍所致。心电向量图改变主要为QRS环起始向量向右下方增大。单纯的高侧壁心肌梗死相对少见。

一、心电向量图诊断标准

1. 额面最具诊断意义，QRS环起始向右向量运行时间＞24ms，起始向右向量振幅＞0.16mV，也有学者提出＞0.2mV，起始右向指数＞0.1。环体向下偏移，最大向量角＞40°时，一般环体呈逆钟向运行。

2. 横面QRS环起始向右向量运行时间＞24ms，起始向右向量振幅＞0.16mV，也有学者提出＞0.2mV，起始右向指数＞0.1。环体多呈逆钟向运行。

二、心电向量图与心电图的关系

高侧壁心肌梗死时，额面QRS环起始向右向量投影在Ⅰ及aVL导联轴的负侧，在Ⅰ及aVL导联出现异常Q波。

三、病例解析

病例：陈旧性高侧壁心肌梗死（图33-8）。

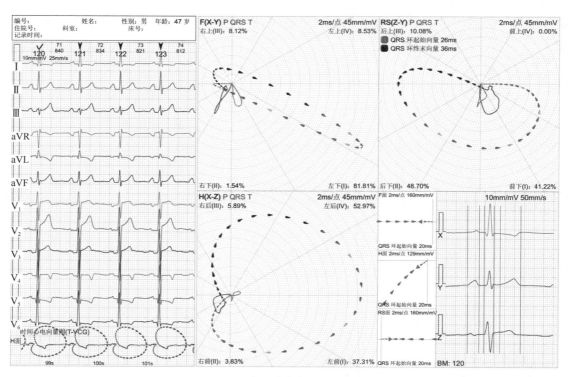

图33-8　陈旧性高侧壁心肌梗死

【临床资料】

患者，男性，47岁。心悸、胸闷、心前区不适1周。血压130/80mmHg。患者2年前无明显诱因突发心前区疼痛，向后背部放射，同时伴浑身乏力不适，当时症状为阵发性，后呈持续性发作，伴颈部紧缩感，来院就诊。诊断为"急性心肌梗死"，遂行冠状动脉造影+PCI。冠状动脉造影示冠状动脉分布呈左优势，左主干（LM）内膜不光滑，未见明显狭窄。左前降支（LAD）内膜不光滑，全程不规则，近段达95%狭窄，中段85%狭窄，远段未见明显狭窄。左前降支发出第一对角支（D1）自开口处达90%狭窄，第二对角支（D2）自开口处闭塞。于左前降支近中段病变部位由远及近依次串联置入支架2枚。左回旋支（LCX）内膜不光滑，全程不规则，近段次闭塞，中远段弥漫性狭窄，最重处达75%狭窄，于近中段病变处置入支架2枚。右冠状动脉（RCA）起源于右冠状窦，内膜不光滑，近中段弥漫性狭窄，最重处达95%狭窄，中段可见自发夹层，远段无狭窄。于近中段病变处依次由远及近串联置入支架2枚。心脏彩超示心脏结构未见异常。临床诊断：①冠心病；②陈旧性心肌梗死；③2型糖尿病。

【心电向量图特征与诊断】

1. 额面　P环呈逆钟向运行，最大向量位于左下方>65°（72°），振幅>0.2mV（0.28mV）。QRS环起始向量位于右下方，呈逆钟向运行，起始向右运行时间>24ms（34ms），QRS环最大向量位于左下方（27°），环体呈逆钟向运行，振幅>1.5mV（1.67mV）。T环位于右下方（119°），环体呈"8"字形运行，振幅为0.4mV。ST向量>0.05mV（0.09mV）。

2. 横面　P环呈"8"字形运行，最大向量位于左后方（-16°），振幅>0.1mV（0.12mV）。QRS环起始向量位于右前方，呈逆钟向运行，向右运行时间>24ms（34ms），环体呈逆钟向运行，最大向量位于左后方（-4°），振幅为1.5mV。T环位于右前方（125°），环体呈顺钟向运行，振幅<0.3mV（0.25mV）。ST向量>0.05mV（0.1mV）。

3. 右侧面　P环呈顺钟向运行，最大向量位于后下方（98°），振幅>0.18mV（0.27mV）。QRS环最大向量（终末向量）位于后上方（-179°），环体呈顺钟向运行，振幅为0.94mV。T环位于前下方（69°），呈U形，环体呈顺钟向运行，振幅为0.37mV。ST向量>0.05mV（0.11mV）。

P环时间>115ms（120ms），空间QRS环最大向量>1.6mV（1.67mV）。

4. 心电向量图诊断　①双侧心房异常；②陈旧性高侧壁心肌梗死；③左心室高电压；④心肌缺血。

【心电图特征与诊断】

P波时间>115ms（120ms），Ⅱ导联振幅为0.22mV。QRS波群：Ⅰ导联呈qRs型，aVL导联呈qr型，$V_1 \sim V_3$导联呈RS型，V_4导联呈qRS型，V_5、V_6导联呈qRs型。V_5、V_6导联ST段下移>0.05mV。Ⅰ、aVL、$V_4 \sim V_6$导联T波倒置。

心电图诊断：①左心房异常；②心肌缺血。

【解析】

1. 左心室高电压　额面QRS环最大向量振幅>1.5mV（1.67mV），横面QRS环最大向量振幅为1.5mV，空间QRS环最大向量>1.6mV（1.67mV）。符合左心室高电压的心电向量图特征。在心电图上，左心室高电压的表现不明显，说明心电图在诊断左心室高电压时敏感性差。而心电向量图在诊断左心室高电压时优势明显。临床资料及心脏彩超均不支持左心室肥大的诊断，故诊断左心室高电压。

2. 陈旧性高侧壁心肌梗死的特征　额面QRS环起始向量位于右下方，呈逆钟向运行，起始向右运行时间>24ms（34ms），QRS环最大向量位于左下方（27°），环体呈逆钟向运行。T环位于右下方（119°），环体呈"8"字形运行，振幅为0.4mV。ST向量>0.05mV（0.09mV）。符合陈旧性高侧壁心肌梗死的心电向量图特征。本例在心电图上，陈旧性高侧壁心肌梗死表现不明显，说明心电图在诊断陈旧性高侧壁心肌梗死时敏感性差。

第五节　广泛前壁心肌梗死

广泛前壁心肌梗死累及左心室前间壁、前壁及侧壁，一般为左冠状动脉主干或左前降支和左回旋支供血障碍所致。心电向量图改变主要为 QRS 环起始向前向量消失，环体向后移位偏右或偏左。

一、心电向量图诊断标准

1. 横面最具诊断意义，广泛前壁心肌梗死与前间隔＋前侧壁心肌梗死改变相同，QRS 环无向前向量，QRS 环起始向量多向，位于右后方，起始向右运行时间＞ 24ms，起始向右向量振幅＞ 0.16mV，也有学者提出＞ 0.2mV，环体位于后方偏右或偏左，QRS 环最大向量角一般位于 –90° 左右。

2. 额面 QRS 环起始向右运行时间＞ 24ms，起始向右向量振幅＞ 0.16mV，也有学者提出＞ 0.2mV，环体呈逆钟向运行，最大向量角一般接近 90° 左右，最大向量角＞ 40° 时，环体一般呈逆钟向运行。

二、心电向量图与心电图的关系

由于 QRS 环起始向量位于右后方，起始向右向量增大及环体位于后方偏右或偏左，投影在心电图上 I、aVL 导联和胸导联的负侧，使 I、aVL、V₁ ～ V₆ 导联呈 QS 型或 QR 型，R 波振幅降低或伴有切迹。

三、病 例 解 析

病例 1：急性广泛前壁心肌梗死（图 33-9）。

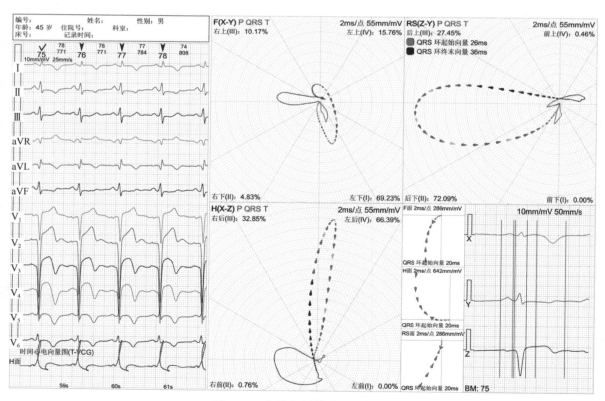

图 33-9　急性广泛前壁心肌梗死

【临床资料】

患者，男性，45 岁。无明显诱因出现胸痛，位于胸骨后，呈刀割样疼痛，伴大汗，口服速效救心丸，症状无缓解。急诊行冠状动脉介入治疗。冠状动脉造影示冠状动脉分布呈左冠优势。左前降支（LAD）开口闭塞，左回旋支（LCX）全程粥样斑块形成并弥漫性狭窄，最重处约为 50%。右冠状动脉（RCA）起源于右冠状窦，分布正常，发育细小，管腔不规则。左前降支开口处植入支架 1 枚。心脏彩超示：左室射血分数（EF）< 50%（41%）。心脏彩超示：①左室收缩功能轻度减低；②三尖瓣中量反流，肺动脉瓣少量反流。血压 130/70mmHg。临床诊断：①冠心病；②急性心肌梗死；③心功能 II 级。

【心电向量图特征与诊断】

1. 额面　QRS 环起始向量位于右下方，呈逆钟向运行，起始向右运行时间 > 24ms（28ms），QRS 环最大向量位于左下方（74°），环体呈逆钟向运行，振幅为 0.39mV。T 环位于右上方（–173°），环体呈逆钟向运行，振幅为 0.38mV。ST 向量为 0.04mV。

2. 横面　QRS 环起始向量位于右后方，呈顺钟向运行，向右运行时间 > 24ms（28ms），主环体呈逆钟向运行，最大向量位于左后方（–84°），振幅为 1.27mV。T 环位于右后方（–175°），呈顺钟向运行，环体呈 U 形，振幅为 0.37mV。ST 向量 > 0.05mV（0.10mV）。

3. 右侧面　QRS 环起始向量位于后下方，呈顺钟向运行，QRS 环最大向量位于后上方（–177°），环体呈顺钟向运行。T 环位于前下方（2°），环体呈逆钟向运行，振幅 < 0.3mV（0.25mV）。ST 向量 > 0.05mV（0.11mV）。

P 环时间 > 115ms（118ms）。

4. 心电向量图诊断　①左心房异常；②急性广泛前壁心肌梗死。

【心电图特征与诊断】

P 波时间 > 115ms（118ms）。QRS 波群：I、aVL 导联呈 qr 型。$V_1 \sim V_4$ 导联呈 QS 型，V_5、V_6 导联呈 rs 型。$V_2 \sim V_5$ 导联 ST 段呈弓背形抬高。I、II、aVL、V_5、V_6 导联 T 波倒置。

心电图诊断：①左心房异常；②急性广泛前壁心肌梗死。

【解析】

1. 高侧壁心肌梗死的特征　额面 QRS 环起始向量位于右下方，呈逆钟向运行，起始向右运行时间 > 24ms（28ms），QRS 环最大向量位于左下方（74°），环体呈逆钟向运行，振幅为 0.39mV。T 环位于右上方（–173°），环体呈逆钟向运行，振幅为 0.38mV。ST 向量为 0.04mV。符合高侧壁心肌梗死的心电向量图特征。

2. 急性广泛前壁心肌梗死的特征　横面 QRS 环起始向量位于右后方，呈顺钟向运行，向右运行时间 > 24ms（28ms），主环体呈逆钟向运行，最大向量位于左后方（–84°）。T 环位于右后方（–175°），呈顺钟向运行，环体呈 U 形。ST 向量 > 0.05mV（0.10mV）。符合急性广泛前壁心肌梗死的心电向量图特征。

病例 2：急性广泛前壁心肌梗死（图 33-10）。

【临床资料】

患者，男性，55 岁。突然出现胸痛伴左肩疼痛。急诊行冠状动脉介入治疗。导丝通过后，患者胸痛症状完全缓解。冠状动脉造影示左前降支近段闭塞，于病变部位置入支架 2 枚。介入开通后显示左前降支沿前壁走行至心尖部后绕行到心底（也称长左前降支）。临床诊断：①冠心病；②急性心肌梗死。

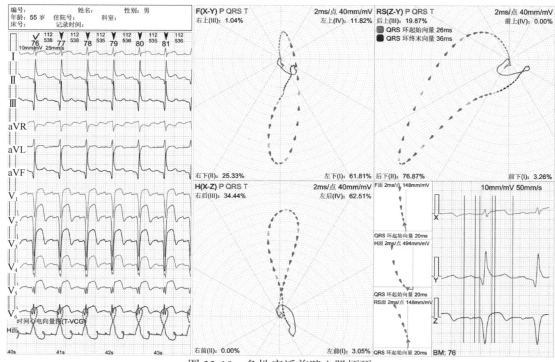

图 33-10 急性广泛前壁心肌梗死

【心电向量图特征与诊断】

1. 额面 QRS 环起始向量位于上方略偏右，呈顺钟向运行，起始向右运行时间 > 24ms（28ms），起始向上运行时间 > 25ms（44ms），起始向上振幅 > 0.2mV（0.36mV），起始上向指数 > 0.2（0.26），QRS 环最大向量位于右下方（91°），环体呈顺钟向运行，振幅为 1.39mV。T 环位于左下方（47°），振幅 < 0.3mV（0.27mV），环体呈 C 形，环体呈顺钟向运行。ST 向量 > 0.05mV（0.17mV）。

2. 横面 QRS 环起始向量位于右后方，呈顺钟向运行，向右运行时间 > 24ms（28ms），环体呈逆钟向运行，最大向量位于左后方（-86°），振幅为 1.41mV。T 环位于右前方（56°），振幅为 0.32mV，环体呈反 C 形，环体呈逆钟向运行。ST 向量 > 0.05mV（0.24mV）。

3. 右侧面 QRS 环起始向量位于后上方，呈顺钟向运行，QRS 环最大向量位于后下方（135°），环体呈逆钟向运行，振幅 > 1.5mV（1.96mV）。T 环位于后下方（128°），振幅 < 0.3mV（0.25mV），环体呈 C 形，环体呈顺钟向运行。ST 向量 > 0.05mV（0.23mV）。

心率：112 次 / 分，空间 QRS 环最大向量 > 1.6mV（1.96mV）。

4. 心电向量图诊断 ①窦性心动过速；②左心室高电压；③急性下壁心肌梗死；④急性广泛前壁心肌梗死。

【心电图特征与诊断】

心率：112 次 / 分。QRS 波群：Ⅰ导联呈 rs 型，aVL 导联呈 rS 型，Ⅱ、Ⅲ、aVF 导联呈 qR 型，V₁～V₄ 导联呈 QS 型，V₅、V₆ 导联呈 qrs 型。V₁～V₆ 导联 ST 段呈弓背形抬高，Ⅰ、Ⅱ、Ⅲ、aVL、aVF 导联 ST 段上移，aVR 导联 ST 段下移，T 波倒置。

心电图诊断：①窦性心动过速；②急性下壁心肌梗死；③急性广泛前壁心肌梗死。

【解析】

1. 急性下壁心肌梗死的特征 额面 QRS 环起始向量位于上方略偏右，呈顺钟向运行，起始向右运行时间 > 24ms（28ms），起始向上运行时间 > 25ms（44ms），起始向上振幅 > 0.2mV（0.36mV），起始上向指数 > 0.2（0.26），QRS 环最大向量位于右下方（91°），环体呈顺钟向运行。T 环位于左下方（47°），振幅＜ 0.3mV（0.27mV），环体呈 C 形，环体呈顺钟向运行。ST 向量＞ 0.05mV（0.17mV）。符合急性下壁心肌梗死的心电向量图特征。

2. 左心室高电压　右侧面 QRS 环最大向量振幅＞ 1.5mV（1.96mV），空间 QRS 环最大向量＞ 1.6mV（1.96mV）。符合左心室高电压的心电向量图特征。在心电图上，左心室高电压的表现不明显，说明心电图在诊断左心室高电压时敏感性差。临床资料及心脏彩超均不支持左心室肥大的诊断，故诊断左心室高电压。

3. 急性广泛前壁心肌梗死的特征　横面 QRS 环起始向量位于右后方，呈顺钟向运行，向右运行时间＞ 24ms（28ms），主环体呈逆钟向运行，最大向量位于左后方（–86°），振幅为 1.41mV。T 环位于右前方（56°），振幅为 0.32mV，环体呈反 C 形，环体呈逆钟向运行。ST 向量＞ 0.05mV（0.24mV）。符合急性广泛前壁心肌梗死的心电向量图特征。

冠状动脉造影示左前降支（LAD）近段闭塞，介入开通后显示左前降支沿前壁走行至心尖部后绕行到心底（也称长左前降支），支持急性广泛前壁及下壁心肌梗死的诊断。本例心电向量图和心电图的结论与患者临床诊断及冠状动脉造影相符。

第六节　下壁心肌梗死

下壁心肌梗死时，累及左心室隔面和室间隔后下部，一般由右冠状动脉或左回旋支供血障碍所致，部分是左前降支（绕旋心尖的前降支，也称长左前降支）闭塞。心电向量图改变主要为 20 ～ 40ms 的向量向上方偏移。

一、心电向量图诊断标准

1. 额面最具诊断意义，①额面 QRS 环起始向量及环体呈顺钟向运行。② QRS 环起始向上（X 导联轴之上）运行时间≥ 25ms（部分病例起始向量位于下方，一般时间＜ 20ms）。③额面 QRS 环起始向上向左向量（自 O 点到 QRS 环起始向量与 X 轴左侧相交处）的振幅≥ 0.3mV。部分学者称此向量为左上向量，这是不严谨的，易与真正的左上向量相混淆。以上 3 条是下壁心肌梗死的三大心电向量图特征。④一般 QRS 环最大向量角＜ 30°，如＜ 10°（也有学者提出＜ 15°）且 QRS 环起始部呈顺钟向运行，即使向上运行时间＜ 25ms，也可做出下壁心肌梗死的诊断。⑤ QRS 环起始最大向上向量振幅≥ 0.2mV，也有学者提出＞ 0.16mV（部分正常人可＞ 0.16mV）。⑥ QRS 环起始上向指数（最大向上向量 / 最大向下向量）＞ 0.2。⑦部分病例归心支可出现蚀缺。⑧ QRS 环起始向量位于右方时应考虑合并侧壁心肌梗死。

2. 右侧面 QRS 环起始向量呈顺钟向运行，起始向上时间＞ 25ms，起始向上振幅＞ 0.2mV。

附：冯海新教授心电向量图诊断标准

1. 额面 QRS 环起始向量呈顺钟向运行，同时再具有下列任何一条即可诊断。① QRS 环最大向上向量振幅＞ 0.2mV，起始向上运行时间＞ 25ms；② QRS 环起始向量向上向左向量＞ 0.3mV；③ QRS 环起始上向指数≥ 0.2，QRS 环最大向量角≤ 10°。

2. 右侧面 QRS 环起始向量呈顺钟向运行，起始向上时间＞ 25ms，起始向上振幅＞ 0.2mV。

二、心电向量图与心电图的关系

下壁心肌梗死时，由于额面 QRS 环起始向量向上，起始向上向量投影在Ⅱ、Ⅲ、aVF 导联轴的负侧，故在Ⅱ、Ⅲ、aVF 导联上出现异常 Q 波。

三、下壁心肌梗死合并左前分支阻滞的心电向量图和心电图特征

（一）心电向量图特征

额面最具诊断意义：QRS 环起始向量位于下方（或上方），然后迅速转向左上方，呈顺钟向运行，离心支呈顺钟向运行并伴有一个较明显的凹面向下蚀缺，表现为下壁心肌梗死图形，归心支位于离心支的上方，呈逆钟向运行，表现为左前分支阻滞的图形。心电向量图对其诊断具有明显优势，是无创检查的金标准。

（二）心电图特征

下壁心肌梗死合并左前分支阻滞时的心电图特征多不典型，甚至二者的特征在心电图上互相掩盖，在心电图上确诊困难。左前分支阻滞时，起始向量一般位于右下方，而下壁心肌梗死时，起始向量一般位于左上方，若二者合并存在时，可互相掩盖，使心电图难以用常规的诊断标准做出正确诊断。当下壁心肌坏死面积较小时，此时仍可产生左前分支阻滞指向下方的起始向量，在 Ⅱ、Ⅲ、aVF 导联可见到起始的 r 波，下壁导联呈 rS 型，r 波一般较细小（≤ 0.15mV），此现象可掩盖下壁心肌梗死表现，此时在心电图上诊断下壁心肌梗死可靠性差。当下壁心肌坏死面积较大时，Ⅱ、Ⅲ、aVF 导联起始 r 波消失，下壁导联呈 qR、QR、Qr、qrS、QS 型等，以上这些现象可掩盖左前分支阻滞表现，此时在心电图上诊断左前分支阻滞较困难。下壁心肌梗死合并左前分支阻滞时，r 波或 S 波降支常伴有切迹或顿挫。

四、病 例 解 析

病例 1： 陈旧性下壁心肌梗死（图 33-11）。

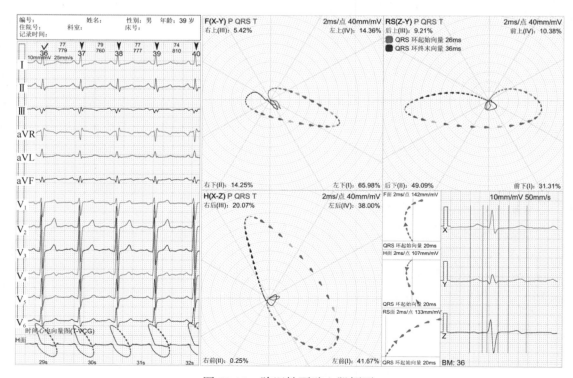

图 33-11　陈旧性下壁心肌梗死

【临床资料】

患者，男性，39 岁。阵发性心前区不适 1 个月，加重 1 天。血压 150/90mmHg。3 年前患心肌梗死，高血压病史 5 余年。冠状动脉造影示右冠状动脉（RCA）中段闭塞，于病变部位植入支架 1 枚。右冠状动脉左室后侧支（PLA）狭窄 90%，于病变部位植入支架 1 枚。临床诊断：①冠心病；②陈旧性心肌梗死；③高血压病。

【心电向量图特征与诊断】

1. 额面　QRS 环起始向量位于右上方，呈顺钟向运行，起始向上运行时间＞25ms（32ms），起始向上振幅＜0.2mV（0.16mV），起始向上向左向量振幅＞0.3mV（0.52mV），起始上向指数＞0.2（0.44），最大向量位于左下方（20°），环体呈顺钟向运行，振幅为 0.94mV。T 环位于左下方（53°），环体呈逆钟向运行，振幅＜0.3mV（0.16mV）。

2. 横面　QRS 环起始向量位于右前方，环体呈逆钟向运行，向前运行时间＞40ms（50ms），前向面积占总面积的 42%，最大向前向量振幅＞0.5mV（0.68mV）。R 向量位于左前方（39°），振幅为 1.03mV，最大向量（终末向量）位于右后方（−104°），振幅为 1.11mV。T 环位于左前方＞60°（70°），环体呈逆钟向运行，环体呈三角形，振幅＜0.3mV（0.1mV）。

3. 右侧面　QRS 环起始向量位于前上方，呈顺钟向运行，起始向上运行时间＞25ms（32ms），最大向量位于后下方 174°，环体呈顺钟向运行，振幅为 1.09mV。T 环位于前下方（48°），环体呈顺钟向运行，环体呈三角形，振幅＜0.3mV（0.13mV）。

P 环时间＞115ms（128ms）。

4. 心电向量图诊断　①左心房异常；②陈旧性下壁心肌梗死（考虑累及后侧壁心肌）；③心肌缺血。

【心电图特征与诊断】

P 波时间＞115ms（128ms）。QRS 波群：Ⅱ、aVF 导联呈 qrs 型，aVR 呈 rSr′ 型，V_1 导联呈 rS 型，$V_2 \sim V_5$ 导联呈 RS 型。肢体导联 T 波低平。

心电图诊断：①左心房异常；②提示：下壁心肌梗死；③心肌缺血。

【解析】

陈旧性下壁心肌梗死的特征：额面 QRS 环起始向量位于右上方，呈顺钟向运行，起始向上运行时间＞25ms（32ms），起始向上振幅＜0.2mV（0.16mV），起始向上向左向量振幅＞0.3mV（0.52mV），起始上向指数＞0.2（0.44），最大向量位于左下方（20°），环体呈顺钟向运行，振幅为 0.94mV。T 环位于左下方 53°，环体呈逆钟向运行，振幅＜0.3mV（0.16mV）。横面 QRS 环起始向量位于右前方，环体呈逆钟向运行，向前运行时间＞40ms（50ms），前向面积占总面积的 42%，最大向前向量振幅＞0.5mV（0.68mV）。T 环位于左前方＞60°（70°），环体呈逆钟向运行，环体呈三角形，振幅＜0.3mV（0.1mV）。符合陈旧性下壁心肌梗死累及侧后壁心肌的心电向量图特征。在心电图上，后侧心肌梗死的表现不明显，说明心电图在诊断下壁心肌梗死累及后侧壁心肌时存在着一定的局限性。本例冠状动脉造影支持心肌梗死的诊断。

病例 2：急性下壁及前壁心肌梗死（图 33-12，图 33-13）。

【临床资料】

患者，男性，60 岁。阵发性胸闷、心前区疼痛半月余，加重 3 天。血压 160/95mmHg。心脏彩超示左心增大。冠状动脉造影示左主干（LM）狭窄 95%，左前降支（LAD）中段狭窄 90%，左回旋支（LCX）近段狭窄 95%。于外地医院行 PCI。左主干、左前降支中段及左回旋支近段各植入支架 1 枚。右冠状动脉（RCA）中段闭塞，于病变部位植入支架 1 枚。临床诊断：①冠心病；②心肌梗死；③高血压病。

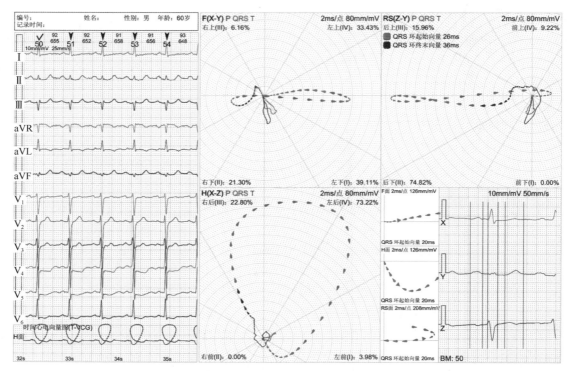

图 33-12　急性下壁及前壁心肌梗死（2019 年 10 月 14 日描记）

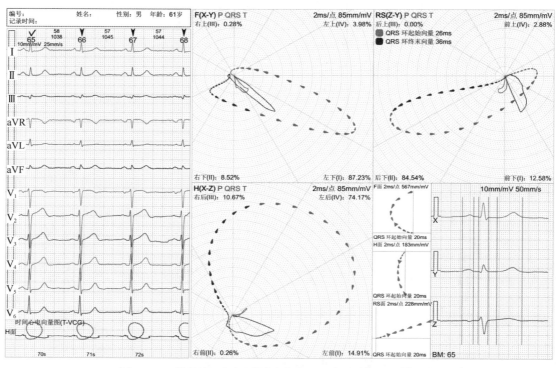

图 33-13　陈旧性下壁心肌梗死（2020 年 8 月 28 日描记）

【心电向量图特征与诊断】（图 33-12）

1. 额面　QRS 环起始向量位于左上方，呈顺钟向运行，起始向上运行时间 > 25ms（30ms），起始向上振幅为 0.06mV，起始向上向左向量振幅 > 0.3mV（0.51mV），起始上向指数 > 0.2（0.56），QRS 环最大向量位于左下方 < 10°（3°），振幅为 0.55mV，环体呈顺钟向运行。T 环位于左下方 > 55°（83°），环体呈顺钟向运行，振幅＜ 0.3mV（0.19mV）。ST 向量位于右上方＞ 0.05mV（0.08mV）。

2. 横面　QRS 环起始向量位于左前方，呈逆钟向运行，起始向前运行时间＜ 25ms（22ms），起始前向振幅＜ 0.2mV（0.13mV），前向指数＜ 0.2（0.14）。左前面积明显减小（占总面积的 4%），QRS 环最大向量位于左后方（– 64°），环体呈逆钟向运行，振幅为 0.96mV。T 环位于右前方＞ 60°（94°），呈逆钟向运行，振幅＜ 0.3mV（0.05mV）。ST 向量位于右后方＞ 0.05mV（0.08mV）。

3. 右侧面　QRS 环起始向量位于前上方，呈逆钟向运行，环体呈扭曲"8"字形运行，最大向量位于前下方（179°），振幅为 0.91mV。T 环位于后下方＞ 80°（104°），环体呈顺钟向运行，振幅＜ 0.3mV（0.19mV）。ST 向量位于后上方＞ 0.05mV（0.08mV）。

P 环时间＞ 115ms（128ms）。

4. 心电向量图诊断　①左心房肥大；② QRS 环低电压；③急性下壁及前壁心肌梗死。

【心电图特征与诊断】

P 波时间＞ 115ms（128ms）。心电轴为 – 6°。Ⅱ 导联呈 r 型，Ⅲ、aVF 导联呈 rsr′ 型，r 波振幅＜ 0.15mV，aVR 导联呈 qs 型，Ⅰ、aVL 导联呈 qRs 型，V$_1$ ～ V$_3$ 导联呈 rS 型，r 波递增不良，V$_4$ 导联呈 RS 型，V$_5$、V$_6$ 导联呈 Rs 型。Ⅰ 导联 T 波平坦，aVL、V$_4$ ～ V$_6$ 导联 T 波倒置。V$_4$ ～ V$_6$ 导联 ST 段下移 ≥ 0.10mm。

心电图诊断：①左心房肥大；② r 波递增不良；③心肌缺血。

【解析】

1. 下壁心肌梗死的特征　额面 QRS 环起始向量位于左上方，呈顺钟向运行，起始向上运行时间＞ 25ms（30ms），起始上向振幅为 0.06mV，起始上向左向量振幅＞ 0.3mV（0.51mV），起始上向指数＞ 0.2（0.56），QRS 环最大向量位于左下方＜ 10°（3°），振幅为 0.55mV，环体呈顺钟向运行。T 环位于左下方＞ 55°（83°），环体呈顺钟向运行，振幅＜ 0.3mV（0.19mV）。ST 向量位于右上方＞ 0.05mV（0.08mV）。符合急性下壁心肌梗死的心电向量图特征。在心电图上，Ⅱ、Ⅲ、aVF 导联的下壁心肌梗死的特征不明显，说明心电图在诊断下壁心肌梗死时存在着一定的局限性。

2. 前壁心肌梗死的特征　横面 QRS 环起始向量位于左前方，呈逆钟向运行，起始向前运行时间＜ 25ms（22ms），起始前向振幅＜ 0.2mV（0.13mV），前向指数＜ 0.2（0.14）。左前方的面积明显减小（占总面积的 4%），QRS 环最大向量位于左后方（–64°），环体呈逆钟向运行，振幅为 0.96mV。T 环位于右前方（94°），呈逆钟向运行，振幅＜ 0.3mV（0.05mV）。ST 向量位于右后方＞ 0.05mV（0.08mV）。符合急性前壁心肌梗死的心电向量图特征。在心电图上，胸导联 r 波递增不良，但 r 波振幅＞ 0.15mV，前壁心肌梗死的特征不明显，说明心电图在诊断前壁心肌梗死时存在着一定的局限性。

3. 图 33-12（2019 年 10 月 14 日描记）与图 33-13（2020 年 8 月 28 日描记）的心电向量图和心电图对比分析

（1）心电向量图对比分析：①额面，QRS 环起始向量呈顺钟向运行及起始向上运行时间无改变（均为 30ms），起始向量由左上方移至右上方，起始向上振幅由 0.06mV 降至 0.05mV，变化不大，起始向上向左向量振幅由 0.51mV 降至 0.27mV，起始上向指数由 0.56 降至 0.12，QRS 环最大向量由 3° 向下偏移至 25°，振幅由 0.55mV 增至 0.81mV。T 环方位由左下方的 83° 移至 43°，环体由顺钟向运行转变为逆钟向运行，振幅由 0.19mV 增至 0.34mV，ST 向量由 0.08mV 降至 0.03mV。心电向量图对比分析显示，下壁心肌梗死图形已恢复得不太典型。②横面，QRS 环起始向量由左前移至右前，运行方向无改变。起始向前运行时间由 22ms 增至 40ms，起始向前振幅由 0.13mV 增至 0.19mV，前向指数由 0.14 增至 0.28。左前面积由 4% 增至 15%，振幅由 0.96mV 降至 0.81mV。T 环由右前方 94° 移至左前方 21°，振幅 0.05mV 增至 0.27mV。ST 向量由 0.08mV 降至 0.03mV。三个面的 T 环形态均有明显改善。

（2）心电图的对比分析：图 33-12 的 Ⅱ 导联呈 r 型，图 33-13 的呈 qr 型，r 振幅明显高于图 33-12 的 r 波振幅，图 33-12 的 Ⅲ、aVF 导联呈 rsr′ 型，图 33-13 的 Ⅲ、aVF 导联呈 qr 型，r 及 r′ 波消失（这是额面 QRS 环 J 点下移所致），其他导联 QRS 波群无明显变化。ST-T 明显改善。心率由 91 次 / 分降至 55 次 / 分。P 环（波）时间由 128ms 降至 115ms。

从前后两份心电向量图和心电图的对比分析，2020 年 8 月 28 日的心电向量图和心电图均不符合前壁心肌梗死的图形改变，说明心肌坏死及供血情况均有明显改善。从患者前后心电向量图和心电图的对比分析中发现，两份心电向量图的 QRS 环差别明显，而两份心电图上的 QRS 波群无明显变化。说明心电向量图在识别图形变化上优于心电图。

病例 3：下壁心肌梗死合并左前分支阻滞（图 33-14）。

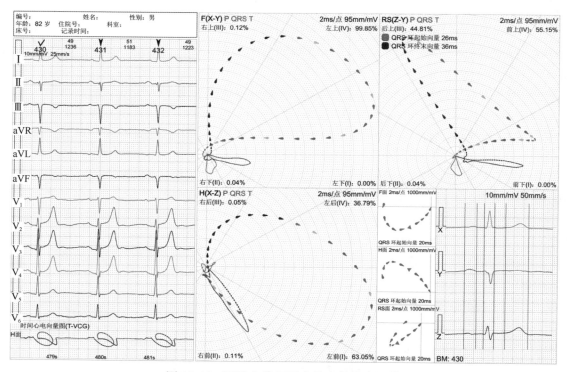

图 33-14 下壁心肌梗死合并左前分支阻滞

【临床资料】

患者，男性，82 岁。头晕、胸闷、心前区不适 1 年，加重 1 个月。10 年前患心肌梗死。冠状动脉造影示右冠状动脉近中段（RCA）闭塞。心脏彩超示左室下壁运动异常。临床诊断：①冠心病；②陈旧性心肌梗死。

【心电向量图特征与诊断】

1. 额面　QRS 环起始向量位于右下方，急转右上方及左上方，呈顺钟向运行，离心支呈顺钟向运行，可见一个较大的蚀缺，归心支呈逆钟向运行并位于离心支的上方，环体绝大部分位于左上方，最大向量位于左上方（–22°），振幅为 0.95mV。T 环位于左下方 < 25°（12°），呈逆钟向运行，振幅 < 0.3mV（0.24mV）。

2. 横面　QRS 环起始向量由右后方急转左前方，呈逆钟向运行，起始向右运行时间 > 24ms（26ms），最大向量位于左前方（17°），环体呈逆钟向运行，振幅为 0.93mV，前向运行时间 > 40ms（44ms），前向面积大于总面积的 50%（63%），前向指数 > 1。T 环位于左前方（58°），呈逆钟向运行，呈 V 形，振幅为 0.43mV。

3. 右侧面　QRS 环起始向量位于后下方，急转前上方呈顺钟向运行，离心支呈顺钟向运行，可见一个较大的蚀缺，主环体呈逆钟向运行，环体绝大部分位于上方，最大向量位于后上方（–113°），振幅为 0.72mV。T 环位于前下方 < 30°（8°），呈"8"字形运行，振幅为 0.37mV。

心率：50 次 / 分，P 环时间 > 115ms（123ms）。

4. 心电向量图诊断　①窦性心动过缓；②房间束传导阻滞；③ QRS 环低电压；④左前分支阻滞；⑤提示：左中隔支阻滞；⑥陈旧性下后侧壁心肌梗死；⑦下壁心肌缺血。

【心电图特征与诊断】

心率：50 次 / 分。P 波时间＞ 115ms（123ms），心电轴为 - 47°。Ⅰ、aVL 导联呈 qR 型，R_{aVL} ＞ R_1，Ⅱ导联呈 qrS 型，Ⅲ、aVF 导联呈 rS 型，r 波振幅＜ 0.15mV，$S_Ⅲ$ ＞ $S_Ⅱ$，aVR 导联呈 rSr′ 型。V_1 导联呈 rS 型，V_2、V_3 导联呈 qRS 型，V_4 ～ V_6 导联呈 qRs 型。Ⅱ导联 T 波低平，aVF 导联 T 波平坦，Ⅲ导联 T 波倒置，V_2 ～ V_4 导联 T 波高尖，上升支与下降支近似对称。

心电图诊断：①窦性心动过缓；②房间束传导阻滞；③提示：左前分支阻滞；④提示：左中隔支阻滞；⑤提示：陈旧性下壁心肌梗死（结合心电向量图诊断）；⑥下壁心肌缺血。

【解析】

1. 房间束传导阻滞的特征　患者存在左前分支阻滞，考虑心脏传导系统存在传导障碍，P 波时间＞ 115ms（118ms），考虑房间束传导阻滞的可能性大。因心脏彩超检查未见心脏结构异常，故不支持左心房肥大的诊断。

2. 下壁心肌梗死合并左前分支阻滞的特征　在心电向量图上，额面 QRS 环起始向量位于右下方，急转右上方及左上方，呈顺钟向运行，离心支呈顺钟向运行，可见一个较大的蚀缺，归心支呈逆钟向运行并位于离心支的上方，环体绝大部分位于左上方，最大向量位于左上方（-22°）。符合下壁心肌梗死合并左前分支阻滞的心电向量图特征。在心电图上，下壁心肌梗死和左前分支阻滞特征均不明显。由此可见，下壁心肌梗死合并左前分支阻滞时，心电图表现多不典型，甚至二者在心电图上的特征互相掩盖，心电图确诊存在困难。当左前分支阻滞时，Ⅱ、Ⅲ、aVF 导联呈 rS 型，r 波振幅≤ 0.15mV，是否存在陈旧性下壁心肌梗死？从心电图上很难做出正确诊断。在这种情况下，心电向量图在诊断上则显示出明显优势。左前分支阻滞和下壁心肌梗死在心电图上可以互相掩盖，鉴别困难，容易造成漏诊和误诊。其在心电向量图上，由于下壁心肌梗死主要影响 QRS 环的起始向量及离心支，而左前分支阻滞主要影响 QRS 环的归心支和终末向量，因此二者的心电向量图特征可在额面上同时表现出来。如果下壁心肌梗死的范围较小时，由于左前分支阻滞的影响，额面 QBS 环起始向量位于下方，于是Ⅱ、Ⅲ、aVF 导联出现起始 r 波而无 Q 波，从而掩盖了下壁心肌梗死的图形。但在心电向量图上，如果额面 QRS 环离心支的改变符合下壁心肌梗死的诊断标准，即使起始向量向下，也可做出正确诊断。

心电向量图在诊断左前分支阻滞合并陈旧性下壁心肌梗死的准确性明显优于心电图，在心电图Ⅱ、Ⅲ、aVF 导联出现 rS 型（$r_Ⅲ$ ＞ r_{aVF} ＞ $r_Ⅱ$）、qrS、QS 型时，不能明确诊断左前分支阻滞、下壁心肌梗死或左前分支阻滞合并下壁心肌梗死时，必须结合临床资料认真分析，同时行心电向量图、心脏彩超及冠状动脉造影检查，方可避免漏诊和误诊。

3. 陈旧性后侧壁心肌梗死　横面 QRS 环起始向量位于右后方，急转左前方，呈逆钟向运行，起始向右运行时间＞ 24ms（26ms），最大向量位于左前方（17°），环体呈逆钟向运行，振幅（0.93mV），前向运行时间＞ 40ms（44ms），前向面积大于总面积的 50%（63%），前向指数＞ 1。符合陈旧性后侧壁心肌梗死的心电向量图特征。横面 QRS 环起始向量位于右后方，起始向右运行时间＞ 24ms（26ms）。考虑后壁心肌梗死累及侧壁心肌。在心电图上，胸导联后侧壁心肌梗死的表现不明显，说明心电图在诊断陈旧性后侧壁心肌梗死时存在着一定的局限性。而心电向量图在诊断和鉴别诊断后侧壁心肌梗死时优于心电图。横面 QRS 环起始向量位于右后方，在心电图上，V_2 ～ V_4 导联呈 qRS 型，q 波较小，不能完全排除左中隔支阻滞合并左前分支阻滞所致。

本例冠状动脉造影示右冠状动脉（RCA）近中段闭塞，支持陈旧性下后侧壁心肌梗死的诊断。本例心电向量图结论与患者临床诊断相符，如没有心电向量图、冠状动脉造影及心脏彩超的支持，心电图诊断陈旧性下壁心肌梗死可能会存在争议。

4. 心肌缺血　额面 T 环位于左下方＜ 25°（12°），呈逆钟向运行，振幅＜ 0.3mV（0.24mV）。横面 T 环呈 V 形。右侧面 T 环位于前下方＜ 30°（8°），呈 "8" 字形运行。符合心肌缺血的心电向量图特征。心电图 Ⅱ 导联 T 波低平，aVF 导联 T 波平坦，Ⅲ 导联 T 波倒置，$V_2 \sim V_4$ 导联 T 波高尖，上升支与下降支近似对称。符合心肌缺血的心电图表现。本例为陈旧性心肌梗死患者，结合冠状动脉造影，考虑心肌缺血为冠状动脉闭塞所致。

病例 4： 下壁心肌梗死合并左后分支阻滞及完全性右束支阻滞（图 33-15）。

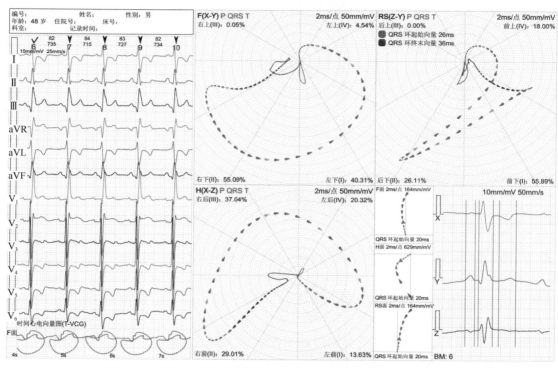

图 33-15　下壁心肌梗死合并左后分支阻滞及完全性右束支阻滞

【临床资料】

患者，男性，48 岁。心悸、心前区不适 2 月余。血压 160/100mmHg。心脏彩超示左心室下壁变薄，运动幅度低平，左心室收缩功能减低。高血压病史 8 年。3 个月前患下壁心肌梗死，曾于外院行冠状动脉造影 +PCI。右冠状动脉（RCA）近段闭塞，于病变部位植入支架 1 枚。临床诊断：①冠心病；②高血压。

【心电向量图特征与诊断】

1. 额面　P 环最大向量位于左下方＞ 60°（81°），振幅＞ 0.2mV（0.26mV）。QRS 环起始向量位于上方略偏右，呈顺钟向运行，起始向上运行时间＞ 25ms（38ms），起始向上振幅为 0.18mV，起始向上向左向量振幅＞ 0.30mV（0.50mV），起始上向指数为 0.17，最大向量位于右下方＞ 60°（122°），环体呈顺钟向运行，振幅为 1.13mV，终末部可见一个明显的蚀缺，右下象限面积大于总面积的 20%（55%）。T 环最大向量位于右下方（162°），振幅为 0.33mV，环体呈逆钟向运行。ST 向量位于右上方，振幅＞ 0.05mV（0.12mV）。

2. 横面　P 环最大向量位于左后方＜ –25°（–56°），振幅为 0.09mV。QRS 环起始向量位于右前方，呈逆钟向运行，环体呈逆钟向运行，R 向量位于左前方（25°），振幅为 0.68mV，最大向量（终末向量）位于右前方（144°），振幅为 1.14mV。终末部在右前方形成一个缓慢扭曲的附加环，时间＞ 50ms（64ms）。T 环位于右后方（–174°），环体呈顺钟向运行，振幅为 0.31mV。ST 向量位于右前方，振幅＞ 0.05mV（0.14mV）。

3. 右侧面　P 环最大向量位于后下方＞ 100°（106°），振幅＞ 0.18mV（0.27mV）。QRS 环起始向

量位于前上方，呈顺钟向运行，环体呈扭曲"8"字形运行，最大向量位于后下方（122°），振幅为 1.23mV，终末部可见一个明显的蚀缺。T 环最大向量位于后下方（99°），振幅＜0.3mV（0.15mV），环体呈顺钟向运行。ST 向量位于前上方，振幅＞0.05mV（0.07mV）。

P 环时间＞115ms（118ms）。QRS 环时间＞120ms（155ms）。

4. 心电向量图诊断　①双侧心房阻滞；②下壁心肌梗死；③左后分支阻滞；④完全性右束支阻滞；⑤心肌缺血。

【心电图特征与诊断】

P 波时间＞115ms（118ms）。QRS 波时间＞120ms（155ms）。心电轴为 126°。Ⅰ、aVL 导联呈 rS 型，Ⅱ导联呈 qRsr′ 型，Ⅲ、aVF 导联呈 qR 型。V₁ 导联呈 rsR′ 型，V₂ 导联呈 RSr′ 型，V₃、V₄ 导联呈 RS 型。V₅、V₆ 导联呈 qRS 型。ST-T 改变。

心电图诊断：①左心房阻滞；②提示：下壁心肌梗死；③提示：左后分支阻滞；④完全性右束支阻滞；⑤心肌缺血。

【解析】

1. 双侧心房阻滞的特征　患者存在完全性右束支阻滞合并左后分支阻滞，考虑心脏传导系统存在传导障碍。在心电向量图上，额面 P 环最大向量位于左下方＞60°（81°），振幅＞0.2mV（0.26mV）。右侧面 P 环最大向量位于后下方＞100°（106°），振幅＞0.18mV（0.27mV）。横面 P 环最大向量位于左下方＜–25°（–56°）。P 环时间＞115ms（118ms）。因心脏彩超检查未见心脏结构异常，故考虑双侧心房阻滞的可能性大。在心电图上，右心房阻滞的特征不明显，说明心电向量图在诊断双侧心房阻滞时优于心电图。

2. 下壁心肌梗死的特征　额面 QRS 环起始向量位于上方略偏右，呈顺钟向运行，环体呈顺钟向运行，向上运行时间＞25ms（38ms），起始向上向左向量振幅＞0.3mV（0.5mV）。符合下壁心肌梗死的心电向量图特征。相应的心电图改变：Ⅱ导联呈 qRsr′ 型，Ⅲ、aVF 导联呈 qR 型，Ⅱ、Ⅲ、aVF 导联 q 波的振幅和时间均在正常高限。结合病史、心电向量图、心脏彩超及冠状动脉造影提示下壁心肌梗死。说明心电向量图在诊断下壁心肌梗死时较心电图敏感。本例下壁心肌梗死结合临床发病时间及心电图和心电向量图的 ST-T 异常改变，考虑为亚急性期。

3. 左后分支阻滞的特征　额面 QRS 环起始向量位于右上方，呈顺钟向运行，环体呈顺钟向运行，最大向量角＞60°（122°），符合左后分支传导阻滞的心电向量图特征。左后分支传导阻滞的起始向量在额面一般是位于左上方的，本例位于上方略偏右，考虑可能为下壁心肌梗死累及侧壁心肌所致。心电图上，心电轴为 126°，Ⅰ、aVL 导联呈 rS 型，Ⅱ导联呈 qRsr′ 型，Ⅲ、aVF 导联呈 qR 型。符合左后分支阻滞的心电图特征改变。左后分支阻滞的心电向量图特征与部分右心室肥大的特征相似，单凭环体的改变进行鉴别较为困难。对左后分支阻滞的诊断，应结合临床，若能排除右心室肥大及其他心电轴右偏的原因，则有利于左后分支阻滞的诊断。本例高血压病史 8 年，心脏彩超不支持右心室肥大，故可排除右心室肥大的存在。

4. 下壁心肌梗死合并左后分支阻滞的特征　下壁心肌梗死时，额面 QRS 环起始向量向上（时间＞25ms）；而左后分支阻滞时的起始向量也向上（一般时间＜25ms）。如两者并存时，起始 30ms 的向量多位于左上方，终末部受左后分支阻滞的影响而位于右下方。因此，额面 QRS 环起始向量位于左上方，呈顺钟向运行，呈下壁心肌梗死的特征，而环的归心支和终末部位于右下方，最大向量角多位于右下方，呈左后分支阻滞的特征。本例额面 QRS 环符合下壁心肌梗死合并左后分支阻滞的心电向量图特征。

本例心电图下壁心肌梗死特征不明显，只显示左后分支阻滞合并完全性右束支阻滞的特征，如果心电图上出现完全性右束支阻滞合并心电轴右偏时，临床医师应建议做心电向量图检查是否有左后分支阻滞合并下壁心肌梗死的存在。因为下壁心肌梗死合并左后分支阻滞与完全性右束支伴心电轴右偏时，临床意义和预后是完全不同的。因为，左后分支较短较粗，主要分布于血液流速相对缓慢的流入道，同时接收右冠状动脉后降支和左冠状动脉前降支的血液供应。如果左后分支发生传导阻滞，则提示心肌病变范围较大，心功能受损较严重，死亡率较高。对其应采取积极的救治措施，降低死亡率。

5. 完全性右束支阻滞的特征　在心电向量图上，QRS 环的终末部运行缓慢，横面 QRS 环终末部在右前方形成缓慢扭曲的附加环，时间＞ 50ms（64ms），QRS 环总时间＞ 120ms（155ms），符合完全性右束支阻滞的心电向量图特征。在心电图上，V_1 导联呈 rsR′ 型，V_2 导联呈 RSr′ 型，V_3、V_4 导联呈 RS 型。V_5、V_6 导联呈 qRS 型。Ⅰ、aVL、V_5、V_6 导联 S 波宽钝，QRS 波时间＞ 120ms（155ms），符合完全性右束支阻滞的心电图特征。

6. 心肌缺血　完全性右束支阻滞时，其 ST-T 向量方向应与 QRS 环终末部附加环方向相反，本例同向，故考虑其 ST-T 向量改变为心肌缺血所致。本例不能完全排除 ST-T 改变为继发性，最大可能是原发性和继发性二者并存。

第七节　后壁心肌梗死

后壁心肌梗死的范围一般包括左心室后基底部和背部。常累及下壁或侧壁心肌，后壁心肌梗死是由右冠状动脉的左心室后支或左回旋支供血障碍所致。左心室后基底部心肌除极一般发生在左心室开始除极后 40 ~ 60ms，为左心室最后除极的部位，此处发生梗死时，向后除极向量减少或消失，使 QRS 环体向前移位。心电向量图的改变主要为 QRS 环 40ms 以后的向量明显向前偏移，即除极较晚的左心室后基底部正常向后向量消失或减小，其对应的前壁向前向量增大。

一、心电向量图诊断标准

1. 横面最具诊断意义，① QRS 环起始向量位于前方偏左，呈逆钟向运行，偏右时应考虑合并有侧壁心肌梗死。前向运行时间＞ 40ms，一般在 50ms 左右；② QRS 环呈逆钟向运行，少数呈 "8" 字形或顺钟向运行（但起始向量仍呈逆钟向运行）；③ QRS 环大部分位于左前方，前向面积大于总面积的 50%（也有学者提出＞ 70%），最大向前向量＞ 0.5mV，前向指数（向前向量／向后向量）＞ 1；④最大向量角＞ 20°。参考条件：①横面 T 环明显前移，一般 T 环最大向量角＞ 60°，T 环振幅增大，甚至大于 QRS 环的振幅；② T 环离心支与归心支呈等速运行或近似等速运行；③如合并下壁或侧壁心肌梗死时，对诊断后壁心肌梗死的把握性较大；④心脏彩超示左心室后壁运动幅度低平，冠状动脉造影示右冠状动脉或左回旋支闭塞等。符合上述诊断标准中的 2 条，另有参考条件 1 条者，诊断后壁心肌梗死时把握性大。

2. 右侧面与横面改变一致，起始向量正常，QRS 环明显前移，呈顺钟向或 "8" 字形运行。

3. 额面无特殊改变，后壁心肌梗死范围较大，可累及下壁或侧壁，称后下壁或后侧壁心肌梗死，额面可出现下壁或侧壁心肌梗死的心电向量图特征。

二、心电向量图与心电图的关系

由于横面 QRS 环起始向前向量增大及 QRS 环和 T 环明显前移，投影在心电图胸导联上，使 V_1 和 V_2 出现高大 R 波（R/S 值＞ 1）和高大直立的 T 波，而 V_7 ~ V_9 出现异常 Q 波。后壁心肌梗死应与以下疾病相鉴别，如左中隔支阻滞、B 型右心室肥大、肥厚型心肌病、不典型 A 型预激及逆钟向转位等。

三、后壁心肌梗死与下壁心肌梗死的比较

后壁心肌梗死的表现主要在横面，下壁心肌梗死的表现主要在额面，正后壁心肌梗死与下壁心肌梗死的表现不在一个面上，其诊断标准及图形显示互不影响。其实两者没有可比性，因为两者不在一个平面上。

四、后壁心肌梗死和重度右心室肥厚的鉴别诊断

后壁心肌梗死时，QRS 环向前偏移，若横面上呈顺钟向运行，与右心室肥大的鉴别可参考以下条件：
1. 额面 QRS 最大向量。后壁心肌梗死属于正常范围，而右心室肥大时则向右的向量增大。
2. 横面 QRS 环的运行方向。后壁心肌梗死多呈逆钟向运行，而重度右心室肥大时多呈顺钟向运行。
3. 横面 T 环在后壁心肌梗死时多位于左前方，右心室肥大时多位于左后方。

右心室肥大时向右后的终末向量增大，而后壁心肌梗死时则无明显增大。

五、病 例 解 析

病例 1：陈旧性后侧壁心肌梗死（图 33-16）。

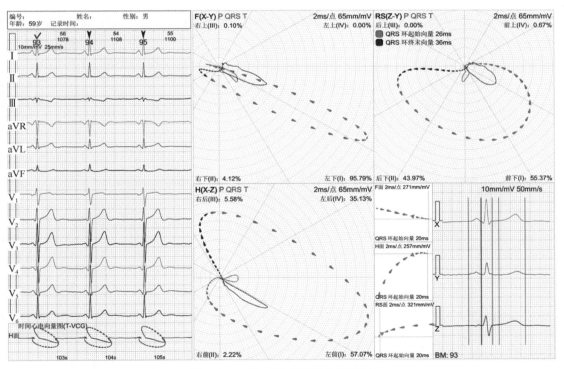

图 33-16 陈旧性后侧壁心肌梗死

【临床资料】

患者，男性，59 岁。阵发性心悸、胸闷、心前区不适 3 个月。血压 120/80mmHg。心脏彩超示未见心脏结构性异常。在外地医院行 PCI，右冠状动脉（RCA）近中段闭塞，于病变部位植入支架 2 枚，左前降支（LAD）近中段闭塞，于病变部位植入支架 1 枚，左回旋支（LCX）闭塞。临床诊断：①冠心病；②陈旧性心肌梗死。

【心电向量图特征与诊断】

1. 额面 QRS 环起始向量位于右上方，呈顺钟向运行，起始向右运行时间＞24ms（28ms），起始

向右向量振幅为 0.11mV，最大向量位于左下方（28°），环体呈顺钟向运行，振幅为 1.31mV。T 环最大向量位于左下方（27°），振幅为 0.37mV，环体呈顺钟向运行。

2. 横面　QRS 环起始向量位于右前方，呈逆钟向运行，起始向右运行时间＞ 24ms（28ms），起始向右向量振幅为 0.11mV，最大向量位于左前方（18°），环体呈逆钟向运行，振幅为 1.21mV，前向运行时间＞ 40ms（58ms），前向面积大于总面积的 50%（57%），最大向前向量＞ 0.5mV（0.52mV）。T 环最大向量位于左前方（35°），振幅为 0.41mV，环体呈逆钟向运行。

3. 右侧面　QRS 环起始向量位于前上方，呈顺钟向运行，环体呈顺钟向运行，最大向量位于前下方（53°），振幅为 0.69mV。T 环最大向量位于前下方（37°），振幅＜ 0.3mV（0.28mV），环体呈顺钟向运行。

心率：54 次 / 分，P 环时间＞ 115ms（125ms）。

心电向量图诊断：①窦性心动过缓；②左心房异常；③陈旧性后侧壁心肌梗死；④心肌缺血。

【心电图特征与诊断】

心率：54 次 / 分，P 波时间＞ 115ms（125ms）。QRS 波群：Ⅰ、Ⅱ、aVL、V₅、V₆ 导联呈 qRs 型，Ⅱ、aVF 导联呈 qR 型，Ⅲ 导联呈 rsr′ 型，aVR 呈 rSr′ 型。V₁ 呈 rS 型，V₂ ～ V₄ 导联呈 RS 型，V₅、V₆ 导联呈 qRs 型。

心电图诊断：①窦性心动过缓；②左心房异常。

【解析】

陈旧性后侧壁心肌梗死的特征：横面 QRS 环起始向量位于右前方，呈逆钟向运行，起始向右运行时间＞ 24ms（28ms），环体呈逆钟向运行，前向运行时间＞ 40ms（58ms），前向面积大于总面积的 50%（57%），最大向前向量＞ 0.5mV（0.52mV），最大向量位于左前方（18°）。T 环最大向量位于左前方（35°），振幅为 0.41mV，环体呈逆钟向运行。符合陈旧性后侧壁心肌梗死的心电向量图特征。在心电图上，陈旧性后侧壁心肌梗死特征不典型，说明心电图在诊断后侧壁心肌梗死时存在一定的局限性。

病例 2：陈旧性下后侧壁心肌梗死（图 33-17）。

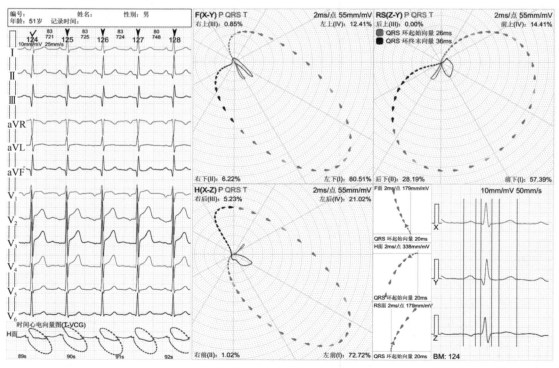

图 33-17　陈旧性下后侧壁心肌梗死

【临床资料】

患者，男性，51 岁。阵发性心前区不适 3 个月，加重 1 周。血压 150/100mmHg。心肌梗死病史 3 年余，高血压病史 5 年余，糖尿病病史 2 年余。心脏彩超示未见心脏结构性异常。冠状动脉造影示冠状动脉分布呈右冠优势。左前降支（LAD）狭窄，最重处约达 90%，于病变部位植入支架 1 枚。左回旋支（LCX）发育细小，远段闭塞。右冠状动脉（RCA）起源于右冠状窦，分布正常，发育细小，中远段闭塞。可见左前降支 - 右冠状动脉侧支循环形成及左前降支 - 左回旋支侧支循环形成。临床诊断：①不稳定型心绞痛；②陈旧性心肌梗死；③高血压病 2 级；④ 2 型糖尿病。

【心电向量图特征与诊断】

1. 额面　QRS 环起始向量位于右上方，呈顺钟向运行，环体呈顺钟向运行，起始向右运行时间＞24ms（30ms），起始向右向量振幅＞0.16mV（0.18mV），起始向上运行时间＞25ms（44ms），起始向上振幅＞0.2mV（0.32mV），起始上向左向量振幅＞0.3mV（0.68mV），起始上向指数＞0.2（0.3），最大向量位于左下方（43°），振幅为 1.4mV。T 环最大向量位于左下方（38°），振幅＜0.3mV（0.22mV），环体呈顺钟向运行。

2. 横面　QRS 环起始向量位于右前方，呈逆钟向运行，起始向右运行时间＞24ms（30ms），起始向右向量振幅＞0.16mV（0.18mV），最大向量位于左前方＞20°（37°），振幅为 1.31mV，环体呈逆钟向运行，前向运行时间＞40ms（66ms），前向面积大于总面积的 50%（73%），最大向前向量＞0.5mV（0.88mV），前向指数＞1（1.93）。T 环最大向量位于左前方（27°），振幅＜0.3mV（0.19mV），环体呈逆钟向运行。

3. 右侧面　QRS 环起始向量位于前上方，呈顺钟向运行，环体呈顺钟向运行，起始向上运行时间＞25ms（44ms），起始上向振幅＞0.2mV（0.32mV），最大向量位于前下方（81°），振幅为 1.04mV。T 环最大向量位于前下方（59°），振幅＜0.3mV（0.16mV），环体呈顺钟向运行。

P 环时间＞115ms（123ms）。

4. 心电向量图诊断　①左心房异常；②陈旧性下后侧壁心肌梗死；③心肌缺血。

【心电图特征与诊断】

P 波时间＞115ms（123ms）。QRS 波群：Ⅰ、aVL 导联呈 Rs 型，Ⅱ、aVF 导联呈 qR 型，Ⅲ 导联呈 QR 型，Q 波时间 40ms，aVR 导联呈 rSr′ 型，V₁ ～ V₄ 导联呈 RS 型，V₅、V₆ 导联呈 qRs 型。

心电图诊断：①左心房异常；②陈旧性下壁心肌梗死；③提示：陈旧性后壁心肌梗死。

【解析】

1. 下壁心肌梗死的特征　额面 QRS 环起始向量位于右上方，呈顺钟向运行，环体呈顺钟向运行，起始向上运行时间＞25ms（44ms），起始上向振幅＞0.2mV（0.32mV），起始上向左向量振幅＞0.3mV（0.68mV），起始上向指数＞0.2（0.3）。符合下壁心肌梗死的心电向量图特征。在心电图上，Ⅱ、aVF 导联呈 qR 型，Ⅲ 导联呈 QR 型，Q 波时间为 40ms，aVR 导联呈 rSr′ 型，符合陈旧性下壁心肌梗死的心电图特征。患者无明显 ST-T 改变，结合临床病史考虑为陈旧期。

2. 后壁心肌梗死的特征　横面 QRS 环起始向量位于右前方，呈逆钟向运行，起始向右运行时间＞24ms（30ms），起始向右向量振幅＞0.16mV（0.18mV），最大向量位于左前方＞20°（37°），环体呈逆钟向运行，前向运行时间＞40ms（66ms），前向面积大于总面积的 50%（73%），最大向前向量＞0.5mV（0.88mV），前向指数＞1（1.93）。T 环最大向量位于左前方（27°），环体呈逆钟向运行，振幅＜0.3mV（0.19mV）。符合后侧壁心肌梗死的心电向量图特征。后壁心肌梗死是指局限于左心室后壁或背面的梗死，临床上较少单独发生梗死。后壁心肌发生梗死时，其邻近的左心室下壁或侧壁若同时受累，分别称为下后壁或后侧壁心肌梗死。由于正后壁心肌梗死在 12 导联的心电图上无病理性 Q 波出现，故易漏诊。本例在心电图上的侧壁心肌梗死特征不典型，说明心电图在诊断侧壁心肌梗死时存在一定的局限性。

在心电向量图上，横面 QRS 环向前移位尚可见于正常变异、B 型右心室肥大、左间隔分支阻滞及肥厚型心肌病等，故在诊断后壁心肌梗死时，应进行鉴别。

3. 鉴别诊断

（1）正常变异（逆钟向转位）：横面 QRS 环起始向量正常，QRS 环体向前偏移，投影在 V_1、V_2 导联上可呈高 R 波，R/S 值＞1，致胸导联呈逆钟向转位，出现后壁心肌呈梗死样改变。但是正常变异的 QRS 环前移较轻，环体一般呈逆钟向运行。横面最大向量角一般＜20°，向前面积小于总面积的 50%，起始向右向量振幅＜0.16mV，起始向右运行时间＜24ms，起始右向指数＜0.1，向前向量振幅＜0.5mV，向前运行时间＜40ms，T 环方位在正常范围。临床上无心肌梗死的症状和体征，可作鉴别。在心电图胸导联上，若出现逆钟向转位时，一般建议做 1 份心电向量图以排除后壁心肌梗死的存在。

（2）B 型右心室肥大：B 型右心室肥大时，横面 QRS 环大部分位于左前方且呈逆钟向运行，与后壁心肌梗死的鉴别有一定困难。B 型右心室肥大时，横面 QRS 环的起始向量多位于右前方，主环体位于左前方，位于前方的面积＞50%，酷似后侧壁心肌梗死。以下几点有助于鉴别：终末向右向量多＞0.6mV 或向右向量大于向左向量，向右向量/向左向量比值≥0.6，QRS 环位于右后象限的面积＞20%，额面 QRS 环右下象限或右上象限面积＞20%。T 环多位于左后方且多呈小圆形，后侧壁心肌梗死时 T 环多位于前方偏左或偏右。结合病史、体格检查及心脏彩超检查不难做出鉴别。

（3）左中隔支阻滞：由于左中隔支阻滞时，横面 QRS 环形态与后壁心肌梗死相似，但后者多伴有下壁或侧壁心肌梗死，在额面上 QRS 环有相应的表现。左中隔支阻滞时，起始向量一般位于左前方，向右向量减小（本例与此相反）。T 环方位及形态正常，无 ST-T 向量的动态演变。在额面上 QRS 环无下壁或侧壁心肌梗死的相应图形改变，临床上无心肌梗死的症状及体征等，可作鉴别。

（4）肥厚型心肌病：部分肥厚型心肌病由于室间隔非对称性肥厚合并左心室心尖部肥厚，引起空间 QRS 环向右向前向量增大，使横面 QRS 环起始向量向右向前明显偏移，而酷似后侧壁心肌梗死。但此型肥厚型心肌病 QRS 环的起始向量向右前明显增大，环体宽阔，振幅增大，T 环多位于右后方（后侧壁心肌梗死时，T 环多位于前方偏左或偏右），结合临床和心脏彩超检查往往可以明确诊断。在心电图上，I、aVL、V_5、V_6 导联可有深窄的 Q 波。在心电向量图及心电图上可出现左心室肥大的特征。

第八节　急性右室心肌梗死

急性右室心肌梗死常合并下壁、后壁或下后壁心肌梗死，很少单独发生。大部分是由右冠状动脉主干供血障碍所致，少部分是由左回旋支供血障碍所致。心电向量图的改变主要为 QRS 环向右方的 ST 向量增大。

一、诊　断　标　准

（一）心电向量图诊断标准

1. ST 向量位于右方＞0.1mV，部分学者提出＞0.05mV。

2. 横面 QRS 环一般无向右前的起始向量。

3. T 环在两个或两个以上的面上，运行方向与 QRS 环相反、T 环长＜宽。急性右室心肌梗死合并下壁、后壁或下后壁心肌梗死时，诊断的可靠性大。

（二）心电图标准

$V_{3R} \sim V_{6R}$ 导联 ST 段抬高 > 0.1mV，急性右室心肌梗死的 ST 段抬高常为一过性，所以应尽早扫描附加导联。右胸附加导联以 V_{4R} 导联 ST 段抬高尤为重要，部分学者认为，该导联 ST 段抬高 > 0.05mV 时，即有较高的敏感性和特异性。

二、心电向量图与心电图的关系

由于横面 QRS 环向右方的 ST 向量增大，投影在心电图右侧胸导联上使 $V_{3R} \sim V_{6R}$ 导联的 ST 段抬高。

急性右室心肌梗死时，大部分患者的病理研究结果表明，左心室下壁出现病理性 Q 波的心肌梗死患者中有 14% ~ 36% 的存在右室心肌梗死。因此，对急性下壁和后壁心肌梗死的患者，特别是伴有低血压、少尿、颈静脉怒张、急性右心衰竭时，应高度怀疑合并急性右室心肌梗死的存在。单纯右室心肌梗死的预后较好，如果合并其他部位心肌梗死，则预后较差。

急性右室心肌梗死时，因 ST 向量的改变常为一过性，往往在心肌梗死后数天内出现，半数病例可在 10h 左右消失。因此，在发现急性心肌梗死时，应尽早做心电向量图和心电图检查。在诊断时应密切结合临床症状和心肌酶谱的改变才能做出正确诊断。

三、病 例 解 析

病例：急性右室心肌梗死合并急性下后侧壁心肌梗死（图 33-18）。

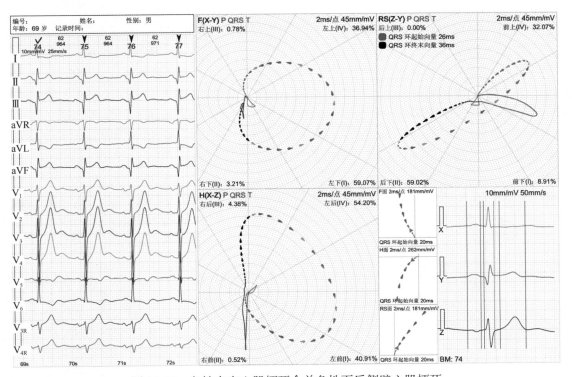

图 33-18　急性右室心肌梗死合并急性下后侧壁心肌梗死

【临床资料】

患者，男性，69 岁。夜晚无明显诱因出现持续性胸闷，症状逐渐加重，呈端坐位呼吸。患者自述高血压和脑梗死病史 20 余年，现遗留左下肢行走不利。心脏彩超示左心室舒张功能减低。检验科报告：

肌钙蛋白 22.1ng/ml（0～0.16ng/ml）。冠状动脉造影示冠状动脉分布呈右冠优势。左前降支（LAD）发育细小，全程粥样斑块形成并弥漫性狭窄，最重处约达 75%，第一对角支（D1）开口狭窄约 90%。左回旋支（LCX）发育细小，全程弥漫性狭窄，最重处约达 75%。右冠状动脉（RCA）起源于右冠状窦，分布正常，近段弥漫性狭窄，最重处约达 85%，中段无明显狭窄，远段弥漫性狭窄，最重处约达 95%。右冠状动脉远端和近段各植入支架 1 枚。临床诊断：①冠心病，急性心肌梗死；②高血压 3 级（极高危）；③脑梗死；④心功能 IV 级（Killip 分级）。

【心电向量图特征与诊断】

1. 额面　QRS 环起始向量位于右上方，呈顺钟向运行，起始向上运行时间＞ 25ms（46ms），起始上向振幅＞ 0.2mV（0.41mV），起始向上向左向量振幅＞ 0.3mV（0.98mV），起始上向指数＞ 0.2（0.67），QRS 环最大向量位于左下方（10°），环体呈顺钟向运行，振幅为 1mV。T 环最大向量位于右下方＞ 55°（99°），振幅＜ 0.3mV（0.25mV），环体呈逆钟向运行，环体呈 V 形。ST 向量位于右下方（122°），振幅＞ 0.05mV（0.09mV）。

2. 横面　QRS 环起始向量位于右前方，呈逆钟向运行，起始向右运行时间＞ 24ms（26ms），最大向量位于左前方＞ 20°（27°），环体呈逆钟向运行，振幅为 1.03mV，向前运行时间＞ 40ms（52ms），最大向前向量＞ 0.5mV（0.67mV）。T 环最大向量位于右前方＞ 60°（94°），振幅为 0.67mV，环体呈逆钟向运行，环体呈 V 形。ST 向量位于右后方（-129°），振幅＞ 0.05mV（0.07mV）。

3. 右侧面　QRS 环最大向量位于后下方（147°），环体呈顺钟向运行，振幅为 1.09mV。T 环最大向量位于前下方（19°），振幅为 0.71mV，环体呈逆钟向运行，环体呈 U 形。ST 向量位于后下方（127°），振幅＞ 0.05mV（0.09mV）。

P 环时间＞ 115ms（138ms）。

4. 心电向量图诊断　①左心房异常；②急性下后侧壁心肌梗死；③急性右室心肌梗死。

【心电图特征与诊断】

P 波时间＞ 115ms（138ms）。QRS 波群：Ⅱ 导联呈 qR 型，Ⅲ、aVF 导联呈 QR 型，$Q_{Ⅱ}$ 振幅为 -0.24mV，$Q_{Ⅲ}$ 振幅为 -0.64mV，Q_{aVF} 振幅为 -0.4mV，Q 波时间＞ 40ms（50ms）。aVR 导联呈 rS 型，V_1 导联呈 rs 型，V_2～V_4 导联呈 RS 型。Ⅰ、aVL、V_5、V_6 导联 ST 段下移＞ -0.05mV，T 波倒置，V_2～V_4 导联 T 波呈高宽型。Ⅱ、Ⅲ、aVF 导联 ST 段上移＞ 0.1mV，V_{3R}、V_{4R} 导联 ST 段上移不明显。

心电图诊断：①左心房异常；②急性下壁心肌梗死。

【解析】

1. 急性右室心肌梗死的特征　横面 ST 向量位于右后方（-129°），振幅＞ 0.05mV（0.07mV）。额面 ST 向量位于右下方（122°），振幅＞ 0.05mV（0.09mV）。右侧面 ST 向量位于后下方（127°），振幅＞ 0.05mV（0.09mV）。符合急性右室心肌梗死的心电向量图特征。在心电图上，V_{3R}、V_{4R} 导联 ST 段上移不明显，说明心电图在诊断急性右室心肌梗死时敏感性差。

2. 急性下壁心肌梗死的特征　额面 QRS 环起始向量位于右上方，呈顺钟向运行，起始向上运行时间＞ 25ms（46ms），起始上向振幅＞ 0.2mV（0.41mV），起始向上向左向量振幅＞ 0.3mV（0.98mV），起始上向指数＞ 0.2（0.67），QRS 环最大向量位于左下方（10°），环体呈顺钟向运行，振幅为 1mV。T 环最大向量位于右下方（99°），振幅＜ 0.3mV（0.25mV），环体呈逆钟向运行，环体呈 V 形。ST 向量位于右下方（122°），振幅＞ 0.05mV（0.09mV）。符合急性下壁心肌梗死的心电向量图特征。在心电图上，Ⅱ 导联呈 qR 型，Ⅲ、aVF 导联呈 QR 型，$Q_{Ⅱ}$ 振幅为 -0.24mV，$Q_{Ⅲ}$ 振幅为 -0.64mV，Q_{aVF} 振幅为 -0.4mV，Q 波时间＞ 40ms（50ms）。aVR 导联呈 rS 型，Ⅰ、aVL 导联 ST 段下移＞ -0.05mV，T 波倒置。Ⅱ、Ⅲ、aVF 导联 ST 段上移＞ 0.1mV。符合急性下壁心肌梗死的心电图特征。

3. 急性后侧壁心肌梗死的特征　横面 QRS 环起始向量位于右前方，呈逆钟向运行，起始向右运行时间＞24ms（26ms），最大向量位于左前方＞20°（27°），环体呈逆钟向运行，向前运行时间＞40ms（52ms），最大向前向量＞0.5mV（0.67mV）。T环最大向量位于右前方（94°），振幅为0.67mV，环体呈逆钟向运行，环体呈V形。ST向量位于右后方（–129°），振幅＞0.05mV（0.07mV）。符合急性后侧壁心肌梗死的心电向量图特征。在心电图上，急性后侧壁心肌梗死的表现不典型，说明心电向量图在诊断急性后侧壁心肌梗死时优于心电图。

第九节　多部位心肌梗死

多部位心肌梗死的心电向量图诊断较心电图明确。当两个部位发生梗死时，只要不是两个梗死面的部位相互对应，梗死向量互相抵消的影响就较小，诊断比较容易。例如，前壁和下壁心肌梗死时，前壁心肌梗死表现在横面的QRS环明显偏后，向前向量明显减小，下壁心肌梗死则表现在额面的QRS环起始向上向量明显增大，环体明显向上偏移，在横面和额面可显示前壁与下壁心肌梗死的心电向量图特征。但在发生两个部位互相对应的梗死时，二者梗死向量的方向相反而互相抵消，这时多部位心肌梗死的诊断较为困难。例如，前壁和正后壁心肌对应发生梗死，且面积大小相当时，在横面上前后方向所发生的梗死向量互相抵消，使各自的特征不太明显，缺少特征性的改变，从而使诊断变得困难。多部位心肌梗死的梗死面积大小不同，心电向量图可出现不同的改变。一般情况下，QRS环的向量向梗死面积较小的部位偏移，即梗死面积较大部位的特征明显。

前壁、下壁、侧壁和后壁四个部位为最基本的心肌梗死部位，临床医师和心电学工作者如能熟悉上述几种心肌梗死的定位特点，则对各种复杂的多部位心肌梗死的定位诊断会有很大帮助。如前侧壁心肌梗死，则呈前壁加侧壁心肌梗死的心电向量图特征。后侧壁心肌梗死，则呈后壁加侧壁心肌梗死的心电向量图特征，其他多部位的心肌梗死表现与以上相同。

多部位心肌梗死在临床上并不少见，可由冠状动脉多个或一个主支闭塞所引起，也可因先后多次发生闭塞而造成。在多数情况下，不同部位的心肌梗死在心电向量图上的表现可同时存在。多个部位心肌梗死时，某一部位的梗死图形并不能完全掩盖另一部位的梗死图形，因多部位心肌梗死的向量互相拮抗，其在各个方向上的向量相互抵消、掩盖，可使某一部位的梗死图形特征表现不够典型，给诊断带来一定困难。多部位心肌梗死在心电向量图上的诊断绝不是简单的诊断标准相加，其所引起QRS环的瞬间综合向量的变化较为复杂。在此种情况下，梗死部位的准确判别比较困难，易引起漏判和误判，应引起临床医师的重视。如有心肌梗死前后图形的对比及图形的动态变化，并结合临床其他资料，仔细分析、综合判断可提高定位诊断的准确性。

病 例 解 析

病例1：陈旧性下后侧壁心肌梗死（图33-19）。

【临床资料】

患者，男性，61岁。阵发性心前区不适1年，加重半个月。心肌梗死病史5年。心脏彩超示左室下后壁运动幅度低平，左心功能减低。患者拒绝行冠状动脉造影。临床诊断：①不稳定型心绞痛；②陈旧性心肌梗死。

【心电向量图特征与诊断】

1. 额面　QRS环起始向量位于右下方，呈顺钟向运行，环体位于右侧，呈顺钟向运行，归心支可见一个较大的蚀缺，最大向量位于右上方（–135°），振幅为0.62mV，大部分面积位于右上方（92%）。T环最大向量位于左下方（51°），振幅＜0.3mV（0.18mV），环体呈顺钟向运行。

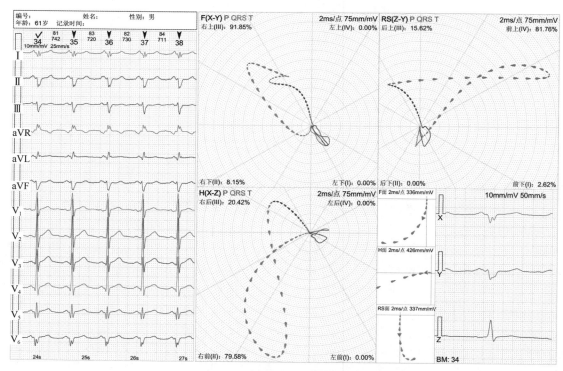

图 33-19 陈旧性下后侧壁心肌梗死

2. 横面 QRS 环起始向量及离心支位于右前方，呈逆钟向运行，环体位于右侧，呈"8"字形运行，最大向量位于右前方（106°），振幅为 0.92mV。T 环最大向量位于左前方（19°），振幅＜ 0.3mV（0.12mV），环体呈逆钟向运行。

3. 右侧面 QRS 环起始向量位于前下方，呈逆钟向运行，离心支呈顺钟向运行，离心支和归心支上均可见一个较大的蚀缺，环体呈"8"字形运行，最大向量位于前上方（–23°），振幅为 0.96mV。T 环最大向量位于前下方（76°），振幅＜ 0.3mV（0.14mV），环体呈顺钟向运行。

P 环时间＞ 115ms（125ms）。

4. 心电向量图诊断 ①房间束传导阻滞；②陈旧性下后侧壁心肌梗死；③提示：左前分支阻滞；④心肌缺血。

【心电图特征与诊断】

P 波时间＞ 115ms（125ms）。心电轴为 –106°。QRS 波群：Ⅰ、V₅ 导联呈 qrs 型，aVL 导联呈 qr 型，Ⅱ、Ⅲ、aVF 导联呈 rS 型，r 波振幅＜ 0.15mV，aVR 呈 R 型。V₁、V₂ 导联呈 Rs 型，V₃、V₄ 导联呈 qRS 型，V₆ 导联呈 rS 型，S 波升支可见明显切迹。部分导联 T 波低平及部分导联 T 波上升支与下降支近似对称。

心电图诊断：①房间束传导阻滞；②提示：左前分支阻滞；③提示：下后壁心肌梗死（结合心电向量图诊断）；④陈旧性侧壁心肌梗死；⑤心肌缺血。

【解析】

1. 房间束传导阻滞的特征 患者存在左前分支阻滞，考虑心脏传导系统存在传导障碍，P 环（波）时间＞ 115ms（125ms），考虑房间束传导阻滞的可能性大。因心脏彩超检查未见心脏结构异常，故不支持左心房肥大的诊断。

2. 下侧壁心肌梗死的特征 额面 QRS 环起始向量位于右下方，呈顺钟向运行，环体位于右侧并呈顺钟向运行，归心支可见一个较大蚀缺，最大向量位于右上方。符合下侧壁心肌梗死的心电向量图特征。心电图上，Ⅰ 导联呈 qrs 型，aVL 导联呈 qR 型，Ⅱ、Ⅲ、aVF 导联呈 rS 型，r 波振幅＜ 0.15mV。不能排除下侧壁心肌梗死的存在。在心电图上，下壁心肌梗死的特征不明显，考虑与左前分支阻滞有关。由于侧壁心肌梗死面积较大，左心室侧壁所形成的向左向量消失，导致 QRS 环向右偏移。在此种情况下，下壁心肌梗死和左前分支阻滞的心电向量图的诊断标准均不能应用。

3. 后侧壁心肌梗死的特征　横面 QRS 环起始向量及离心支位于右前方，呈逆钟向运行，环体位于右侧，呈 "8" 字形运行，最大向量位于右前方，说明侧壁心肌梗死的面积较大。T 环位于左前方，振幅偏小。符合陈旧性后侧壁心肌梗死的心电向量图特征。在心电图上，I、V_5 导联呈 qrs 型，aVL 导联呈 qR 型，aVR 导联呈 R 型，V_1、V_2 导联呈 Rs 型，V_3、V_4 导联呈 qRS 型，V_6 导联呈 qs 型，qs 波升支可见明显切迹。T 波振幅偏低。符合陈旧性后侧壁心肌梗死的心电图表现。本例心电图易误判为前侧壁心肌梗死，前侧壁心肌梗死时，横面 QRS 环的最大向量多位于左后方，本例横面 QRS 环的最大向量位于右前方，符合后侧壁心肌梗死的心电向量图特征。

4. 左前分支阻滞的特征　在心电图上，心电轴为 –106°，I 导联呈 qrs 型，aVL 导联呈 qR 型，II、III、aVF 导联呈 rS 型，r 波振幅＜ 0.15mV。提示左前分支阻滞。在心电向量图上，额面 QRS 环最大向量位于右上方（–135°），大部分面积位于右上方（92%），左上面积为 0。不符合左前分支阻滞的心电向量图特征，考虑与侧壁心肌梗死的面积较大有关。

本例心电图符合左前分支阻滞的特征，而下壁心肌梗死的特征不典型，II、III、aVF 导联 r 波振幅＜ 0.15mV，不能排除下壁心肌梗死的存在。在心电向量图上，符合下后侧壁心肌梗死的特征，而左前分支阻滞的特征不明显。额面 QRS 环起始向量位于右下方，右侧面 QRS 环起始向量位于前下方，呈逆钟向运行，离心支呈顺钟向运行，离心支与归心支上均可见一个较大的蚀缺，环体呈 "8" 字形运行，最大向量位于前上方，心电向量图上的这些特征不能完全排除下壁心肌梗死合并左前分支阻滞的存在。以上这些现象在临床上并不少见，多种疾患同时出现时易导致一种或几种异常图形变得典型、不典型或互相掩盖。出现这种情况时，心电图与心电向量图应采取优势互补的原则，取长补短，二者结合诊断，有利于提高临床诊断的准确性。

5. 心肌缺血　在心电向量图上，T 环振幅偏小，三个面的 T 环振幅均＜ 0.3mV。在心电图上，部分导联 T 波低平及部分导联 T 波上升支与下降支近似对称。符合心肌缺血的心电向量图和心电图特征。

病例 2：陈旧性下壁心肌梗死合并前壁心肌梗死（图 33-20）。

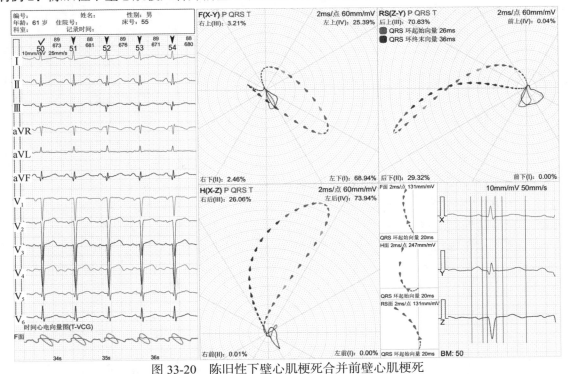

图 33-20　陈旧性下壁心肌梗死合并前壁心肌梗死

【临床资料】

患者，男性，61 岁。心前区不适，左胸闷痛、气短 3 天，活动后加重。心肌梗死病史 1 年余。心脏彩超示左心室壁节段性运动异常（左心室下壁运动幅度低平）。冠状动脉造影示冠状动脉分布呈右冠优势，右冠状动脉（RCA）全程弥漫性狭窄，最重处约达 60%。左前降支（LCA）近中段闭塞，于病变部位植入支架 1 枚。介入开通后显示左前降支沿前壁走行至心尖部后绕行至心底。左回旋支（LCX）近段未见明显狭窄，中远段弥漫性狭窄，最重处约达 70%。临床诊断：①冠心病；②陈旧性心肌梗死。

【心电向量图特征与诊断】

1. 额面　QRS 环起始向量位于右上方，呈顺钟向运行，环体呈顺钟向运行，起始向上运行时间 > 25ms（36ms），起始向上振幅为 0.2mV，起始向上向左向量振幅 > 0.3mV（0.35mV），起始上向指数 > 0.2（0.52），最大向量位于左下方（35°），振幅为 0.64mV。T 环最大向量位于左下方 > 55°（64°），振幅 < 0.3mV（0.16mV），环体呈顺钟向运行。

2. 横面　QRS 环起始向量位于右前方急转右后及左后方，呈顺钟向运行，离心支呈顺钟向运行并可见一个较明显的蚀缺，归心支呈逆钟向运行，最大向量位于左后方（–66°），振幅为 1.23mV。T 环最大向量位于左前方（55°），振幅 < 0.3mV（0.17mV），环体呈逆钟向运行。

3. 右侧面　QRS 环起始向量位于后上方，呈逆钟向运行，环体呈"8"字形运行，起始向上运行时间 > 25ms（36ms），起始上向振幅为 0.2mV，最大向量位于后下方（161°），振幅为 1.2mV。T 环最大向量位于前下方（32°），振幅 < 0.3mV（0.16mV），环体呈顺钟向运行，T 环的长 < 宽。

4. 心电向量图诊断　①陈旧性下壁及前壁心肌梗死；②心肌缺血。

【心电图特征与诊断】

QRS 波群：Ⅰ 导联呈 Rs 型，aVL 导联呈 r 型，Ⅱ、aVF、V$_5$、V$_6$ 导联呈 qRs 型，Ⅲ 导联呈 qrs 型，aVR 导联呈 rsr′ 型。V$_1$ ~ V$_4$ 导联呈 rS 型，r 波振幅均 < 0.15mV（0.1mV），r 波递增不良。部分导联 T 波低平。

心电图诊断：①陈旧性下壁及前壁心肌梗死；②心肌缺血。

【解析】

1. 下壁心肌梗死的特征　额面 QRS 环起始向量位于右上方，呈顺钟向运行，环体呈顺钟向运行，起始向上运行时间 > 25ms（36ms），起始向上振幅为 0.2mV，起始向上向左向量振幅 > 0.3mV（0.35mV），起始上向指数 > 0.2（0.52），最大向量位于左下方（35°），振幅为 0.64mV。T 环位于左下方 > 55°（64°），环体呈顺钟向运行，振幅 < 0.3mV（0.16mV）。符合陈旧性下壁心肌梗死的心电向量图特征。QRS 环起始向量略偏右方，考虑可能累及侧壁。在心电图上，Ⅱ、aVF 导联呈 qRs 型，Ⅲ 导联呈 qrs 型，aVR 导联呈 rsr′ 型。部分导联 T 波低平。符合陈旧性下壁心肌梗死的心电图表现。

2. 前壁心肌梗死的特征　横面 QRS 环起始向量位于右前方，急转右后方及左后方，呈顺钟向运行，离心支呈顺钟向运行并可见一个较明显的蚀缺，归心支呈逆钟向运行，最大向量位于左后方（–66°）。T 环位于左前方（55°），振幅 < 0.3mV（0.17mV）。符合陈旧性前壁心肌梗死的心电向量图特征。在心电图上，V$_1$ ~ V$_4$ 导联呈 rS 型，r 波振幅均 < 0.15mV（0.05mV），r 波递增不良。部分导联 T 波低平。符合陈旧性前壁心肌梗死的心电图特征。

冠状动脉造影示左冠状动脉前降支近中段闭塞，介入开通后显示左前降支沿前壁走行至心尖部后绕行到心底（也有学者称长左前降支），冠状动脉造影支持前壁及下壁心肌梗死的诊断。本例心电向量图和心电图结论与患者临床诊断及冠状动脉造影结果相符。

第三十四章

心肌缺血（ST-T 改变）

原发性 ST-T 改变是指心室除极顺序正常（即 QRS 环向量不变）而心室复极异常，多见于冠心病、心肌炎、心肌病、内分泌疾病、电解质紊乱和药物影响等。继发性 ST-T 改变是指心室除极顺序异常（即 QRS 环向量改变）引起的心室复极异常，如束支阻滞、心室预激、心室肥大、室性早搏等，其本身虽无单独临床意义，但继发性 ST-T 改变可掩盖原发性 ST-T 改变，应引起临床医师的高度重视。心室肥大则往往既有继发性 ST-T 改变，又有原发性 ST-T 改变。

一、心电向量图诊断标准

ST-T 向量改变可表现为：①T 环变小变圆，R/T 值＞ 4，T 环长 / 宽比值＜ 2.5（至少 2 个面），三个面的 T 环振幅均＜ 0.25mV，也有学者提出＜ 0.35mV，我们在工作实践中发现，三个面的 T 环振幅均＜ 0.25mV 的标准偏严，易出现假阴性，三个面的 T 环振幅均＜ 0.35mV 的标准偏松，易出现假阳性。笔者参考国内外相关文献后认为，三个面的 T 环振幅均＜ 0.3mV 时可减少假阴性和假阳性的发生率。②T 环与 QRS 环运行方向相反，横面 T 环呈顺钟向运行，右侧面 T 环呈逆钟向运行。③T 环等速运行或归心支和离心支近似等速运行，归心支较离心支运行缓慢。④T 环最大向量方位（角）的改变：额面＜ 25°、＞ 55°；横面＜ 10°、＞ 60°；右侧面＜ 30°、＞ 80°。⑤T 环呈圆形、三角形、马蹄形、月牙形、扭曲形、U 形、V 形、C 形、实心 T 环、线形 T 环、T 环振幅过小或过大（大于 R 向量的 1/2）均提示心肌缺血。⑥原发性 R-T 夹角增大（由 T 环方位异常所致，QRS 环方位正常且无心室肥大和室内传导障碍等）：横面＞ 60°，额面＞ 40°，右侧面＞ 120°。⑦ST 向量增大＞ 0.05mV，也有学者提出＞ 0.1mV，ST 向量方位异常。

二、心电向量图与心电图的关系

T 环变小变圆、转向异常、方位异常及 T 环最大向量与 QRS 环最大向量方向相反，因此在心电图上显示 T 波低平、负正双向或倒置。若 T 环等速运行，也就是离心支和归心支运行速度均等，称为冠状 T 环，是冠心病重要特征之一。在心电图上呈"冠状 T 波"，其表现为 T 波倒置伴降支和升支对称，T 波直立而双支对称亦为冠状 T 波。由于 R-T 夹角增大或 T 与 R 向量方向反向，因此在心电图上显示 T 波与 QRS 波主波方向相反。由于 ST 向量增大并与 R 向量相反，因此心电图上以 R 波为主的导联 ST 段压低。

三、不同部位心肌缺血的 T 环方位改变

前壁心肌缺血 T 环向后偏移，前侧壁心肌缺血 T 环向右偏移，下壁心肌缺血 T 环向上偏移，后壁

心肌缺血 T 环向前偏移（图 34-1）。

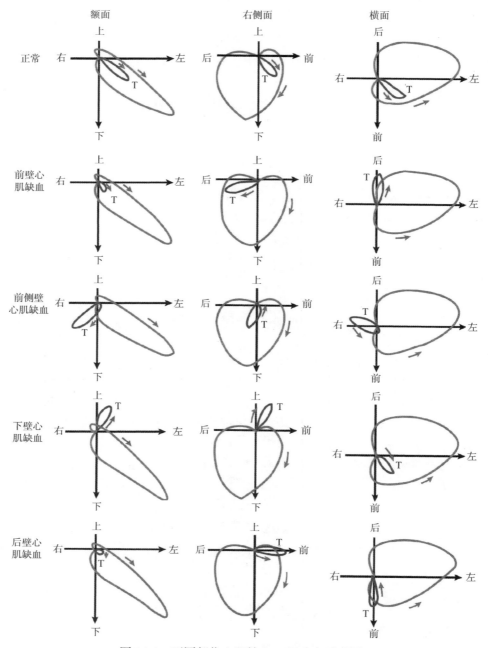

图 34-1 不同部位心肌缺血 T 环改变示意图

四、病例解析

病例 1：心电轴假性左偏、终末部异常、心肌缺血（图 34-2）。

【临床资料】

患者，男性，57 岁。阵发性心悸 2 个月，近 3 天活动后胸痛，休息后胸痛症状缓解。冠状动脉造影示冠状动脉分布呈左冠优势。左前降支（LAD）全程弥漫性狭窄，最重处约达 85%，于病变部位植入支架 1 枚。左回旋支（LCX）全程弥漫性狭窄，最重处约达 95%。钝缘支（OM2）近段狭窄约达60%。左回旋支近段和远段各植入支架 1 枚。右冠状动脉（RCA）起源于右冠状窦，分布正常，近段弥漫性狭窄，最重处约达 85%，中段闭塞，远段可见侧支循环形成。脑梗死病史 8 年，2 型糖尿病病史 10 余年。临床诊断：①不稳定型心绞痛；②冠心病；③脑梗死后遗症；④ 2 型糖尿病。

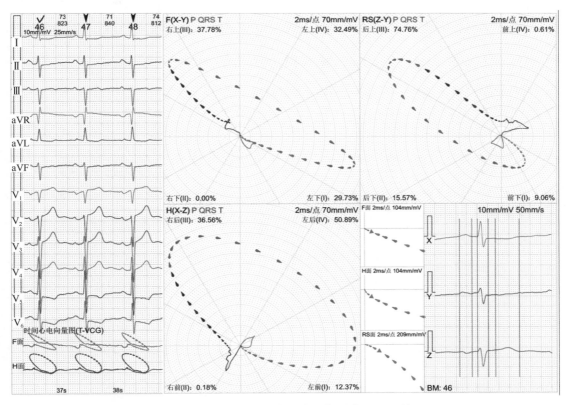

图 34-2　心电轴假性左偏、终末部异常、心肌缺血

【心电向量图特征与诊断】

1. 额面　QRS 环最大向量位于左下方（15°），环体呈逆钟向运行，振幅为 0.8mV，终末向量位于右上方（–134°），振幅为 0.7mV，左上象限面积小于总面积的 50%（34%）。T 环位于右上方（–150°），环体呈逆钟向运行，振幅＜ 0.3mV（0.15mV）。ST 向量位于右上方（–121°），振幅＞ 0.05mV（0.14mV）。

2. 横面　QRS 环 R 向量位于左后方（–1°），环体呈逆钟向运行，振幅为 0.77mV，终末向量（最大向量）位于右后方＞ –150°（–119°），振幅＞ 0.6mV（0.84mV）。T 环位于右前方（118°），环体呈逆钟向运行，振幅＜ 0.3mV（0.21mV）。ST 向量位于右前方（154°），振幅＞ 0.05mV（0.08mV）。

3. 右侧面　QRS 环最大向量位于后上方（–145°），环体呈顺钟向运行，振幅为 0.91mV。T 环位于前上方（–18°），环体呈顺钟向运行，振幅＜ 0.3mV（0.19mV）。ST 向量位于前上方（–74°），振幅＞ 0.05mV（0.13mV）。

P 环时间＞ 115ms（120ms）。三个面的 T 环均呈 V 形。

心电向量图诊断：①左心房异常；②终末部异常；③心肌缺血。

【心电图特征与诊断】　P 波时间＞ 115ms（120ms）。心电轴为 – 49°。Ⅰ 导联呈 Rs 型，aVL 导联呈 R 型，R_{aVL}=$R_Ⅰ$，Ⅱ、Ⅲ、aVF 导联呈 rS 型，$S_Ⅲ$＞$S_Ⅱ$，aVR 导联呈 Qr 型。酷似左前分支阻滞心电图特征。肢体导联 T 波平坦，V_5、V_6 导联 T 波倒置。V_5、V_6 导联 ST 段下移＞ 0.05mV（0.1mV）。

心电图诊断：①左心房异常；②心电轴假性左偏（结合心电向量图诊断）；③心肌缺血。

【解析】

1. 心肌缺血的特征　额面 T 环位于右上方（–150°），环体呈逆钟向运行，振幅＜ 0.3mV（0.15mV）。ST 向量位于右上方（–121°），振幅＞ 0.05mV（0.14mV）。横面 T 环位于右前方（118°），环体呈逆钟向运行，振幅＜0.3mV（0.21mV）。ST向量位于右前方（154°），振幅＞0.05mV（0.08mV）。右侧面T环位于前上方（－18°），环体呈顺钟向运行，振幅＜0.3mV（0.19mV）。ST向量位于前上方（－74°），振幅＞0.05mV（0.13mV）。三个面的T环均呈V形。符合心肌缺血心电向量图特征。在心电图上肢体导联T波平坦，V_5、V_6导联T波倒置。V_5、V_6导联ST段下移＞0.05mV（0.1mV）。符合心肌缺血心电图特征。

2. 心电轴假性左偏的特征　额面QRS环最大向量位于左下方（15°），环体呈逆钟向运行，振幅为0.8mV，终末向量位于右上方（－134°），振幅为0.7mV，左上象限面积小于总面积的50%（34%）。心电向量图不符合左前分支阻滞的特征。本例心电图酷似左前分支阻滞心电图特征，但心电向量图不支持左前分支阻滞的诊断，而支持心电图心电轴假性左偏的诊断。心电轴假性左偏是指额面QRS环的R向量位于左下方，终末向量位于右上方，QRS环斜卧在左下方和右上方之间，使QRS环的综合向量指向左上方，导致心电图肢体导联QRS波群的心电轴假性左偏。这种最大向量位于左下方（如本例）或右上方，而不在左上方所形成的心电图上的心电轴左偏一般称为"假性心电轴左偏"。这说明心电图在诊断左前分支阻滞时存在着一定的局限性，而心电向量图在诊断左前分支阻滞时优于心电图。

病例2：心肌缺血（图34-3）。

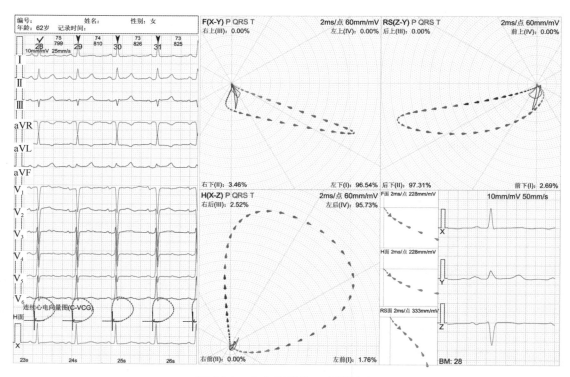

图34-3　左心房异常、心肌缺血

【临床资料】

患者，女性，62岁。近数月来头痛、胸闷、心悸、气短，以上症状活动后加重。血压150/90mmHg。胸部后前立位摄片示双肺及心膈未见异常。心脏彩超示心脏结构未见异常。临床诊断：①高血压；②冠心病。

【心电向量图特征与诊断】

1. 额面　QRS环最大向量位于左下方（23°），环体呈顺钟向运行，振幅为1.14mV。T环位于左下方＞55°（82°），环体呈逆钟向运行，振幅＜0.3mV（0.23mV）。

2. 横面　QRS环最大向量位于左后方（－52°），环体呈逆钟向运行，振幅为1.27mV。T环位于左后方＜10°（－35°），环体呈"8"字形运行，振幅＜0.3mV（0.05mV）。

3. 右侧面　QRS 环最大向量位于后下方（165°），环体呈顺钟向运行，振幅为 1.23mV。T 环位于后下方＞ 80°（100°），环体呈顺钟向运行，环体呈 V 形，振幅＜ 0.3mV（0.23mV）。

P 环时间 115ms（117ms）。三个面的 T 环均未展开。

4. 心电向量图诊断　①左心房异常；②心肌缺血。

【心电图特征与诊断】

P 波时间 115ms（117ms）。Ⅰ 导联 T 波低平，aVL 导联 T 波倒置，胸导联 T 波低平或平坦。

心电图诊断：①左心房异常；②心肌缺血。

【解析】

心肌缺血的特征：额面 QRS 环呈顺钟向运行，T 环位于左下方＞ 55°（82°），呈逆钟向运行，振幅＜ 0.3mV（0.23mV），QRS 环的运行方向与 T 环相反。横面 T 环位于左后方＜ 10°（–35°），环体呈 "8" 字形运行，振幅＜ 0.3mV（0.05mV）。右侧面 T 环位于后下方＞ 80°（100°），环体呈顺钟向运行，环体呈 V 形，振幅＜ 0.3mV（0.23mV）。三个面的 T 环均未展开。符合心肌缺血的心电向量图特征。在心电图上，Ⅰ 导联 T 波低平，aVL 导联 T 波倒置，胸导联 T 波低平或平坦。符合心肌缺血的心电图特征。

参考文献

鲍颖，李修阳，2008. 心律失常中的心电现象图解. 北京：化学工业出版社.

程树棨，林琦，1979. 心律失常的心电图与电生理. 成都：四川人民出版社.

方炳森，1976. 呼吸肌肌电所致心电图伪差酷似房性脱节 25 例报告. 新医学，7（6）：115-116.

方炳森，1994. 非时相性室内差异性传导在定位及判定房室传递时的意义. 江苏实用心电学杂志，2（1）：24-26，34.

方炳森，2011. 历史经验值得重温：再谈呼吸肌肌电伪差. 心电学杂志，30（2）：174-175.

方炳森，陈华，2011. 如何解读窦性心律. 心电学杂志，3（6）：498-499.

冯海新，李莉，吕聪敏，等，1996. 心绞痛引起一过性 Q 波二例. 中华老年医学杂志，15（1）：52.

冯海新，吕聪敏，张丽华，2004. 临床心电学及图谱详解. 北京：人民军医出版社.

龚仁泰，张松文，2009. 心电图 P 波形态诊断学. 合肥：安徽科学技术出版社.

郭继鸿，2014. 新概念心电图. 4 版. 北京：北京大学医学出版社.

李春山，2012. 心电向量图入门. 乌鲁木齐：新疆人民出版社.

李莉，吕聪敏，冯海新，2002. 疑似 Brugada 综合征心电图二例. 中华心律失常学杂志，6（4）：240-241.

林绍芳，宋洪发，曹钧，1983. 心电向量图学. 北京：人民卫生出版社：23-222.

刘仁光，2014. 临床复杂心电图案例解析. 沈阳：辽宁科学技术出版社.

刘霞，2017. 轻松阅读起搏心电图. 上海：上海科学技术出版社.

陆振刚，刘池，赖世忠，等，1982. 临床心电向量图学. 广州：广东科技文献出版社.

吕聪敏，冯海新，2000. 房室结双径路在体表心电图上的表现. 心脏杂志，12（3）：234-235.

吕聪敏，李莉，崔天祥，等，2001. 提高心房波振幅的新导联 - 腹臂导联. 中华心律失常学杂志，5（3）：176-177.

吕聪敏，汤建民，2016. 临床实用心电图学. 北京：科学出版社.

马向荣，1998. 临床心电图学词典. 2 版. 北京：军事医学科学出版社.

牟延光，2014. 临床起搏心电图学. 济南：山东科学技术出版社.

潘登，潘月，龙佑玲，等，2021. 振铃现象对心电图分析和诊断的影响. 实用心电学杂志，30（3）：226-228.

潘登，潘月，赵森，等，2020. 左前分支阻滞的心电向量图特征. 实用心电学杂志，29（3）：177-182.

潘二明，1992. 最大前向力＞最大左向力对诊断左中隔支传导阻滞的评价. 心电学杂志，11（4）：268.

潘二明，1992. 左前分支并左间隔分支阻滞误诊为前间壁心肌梗塞一例. 中国循环杂志，7（1）：149-150.

潘二明，1993. 罕见的四分支阻滞. 临床心电学杂志，2（3）：135-137.

潘二明，鲁兆芬，靳凤，2000. 关于最大后向力＞最大左向力的角度确定. 实用心电学杂志，9（1）：77.

潘二明，罗美瑛，潘仁泉，1991. B 型延缓型预激综合征误诊为前间壁心肌梗塞二例. 中国循环杂志，6（1）：70-71.

潘二明，潘仁泉，1991. 右束支、左前分支、左间隔支阻滞的心电向量图表现. 中国循环杂志，6（2）：149-150.

潘仁泉，潘二明，1989. 左间隔分支阻滞的心电向量图观察. 中国循环杂志，4（1）：68.

潘月，潘登，潘二明，等，2020. 心电向量图在鉴别和诊断心电轴左偏中的优势. 实用心电学杂志，29（1）：34-38.

潘月，潘登，潘二明，等，2015. 陈旧性下后侧壁心肌梗死合并左前分支阻滞的心电向量图分析. 实用心电学杂志，27（4）：273-278.

潘月，潘登，潘二明，等，2015. 急性右室心肌梗死的心电向量图观察. 实用心电学杂志，24（2）：138-148.

潘月，潘登，潘二明，等，2015. 左后分支阻滞的心电向量图分析. 实用心电学杂志，24（5）：358-368.

沈阳医学院，1976. 心电图学. 沈阳：辽宁人民出版社.

宋广纯，1993. 临床实用心电向量图学. 北京：中国科学技术出版社：176-203.

宿燕岗，葛均波，2019. 起搏心电图解析. 2 版. 上海：上海科学技术出版社.

陶长生，1991. 临床心电图进展. 南京：东南大学出版社.

王立群，2020. PJ 间期延长的心室预激. 临床心电学杂志，29（1）：59-68.

赵林蓉，姜治忠，1994. 心电图的立体向量环. 北京：北京医科大学、中国协和医科大学联合出版社.

Aslanger E，Yldrmtürk Z，Imek B，et al，2020. A new electrocardiographic pattern indicating inferior myocardial infarction. Journal of Electrocardiology，（61）：41-46.

Ban JE, Park SW, Lee HS, et al, 2015. Swallowing-induced atrial tachyarrhythmias successfully ablated at the left posterior interatrial septum in patient with wolff-Parkin-son-white syndrome. Korean Circ J, 45（3）: 253-258.

Bayes de Luna A, Brugada J, Baranchuk A, et al, 2012. Current electrocardiograhpic criteria for diagnosis of Brugada pattern: a consensus report. J Electrocardiology, 45: 433-442.

Biffi M, Spitali G, Silvetti MS, et al, 2007. Atrial threshold variability: implications for automatic atrial stimulation algorithms. PACE, 30（12）: 1445-1454.

Caldwell J, Redfearn D, Chiale PA, et al, 2013. Ablation-induced epsilon wave. Heart Rhythm, 10: 1737-1738.

Chen Y, Liu R, Xu Z, 2014. Wolff-Parkinson-White syndrome: could a normal PJ interval exclude bundle branch block. Revista Española de Cardiologia, 67: 153-155.

Clark EN. Katibi I. Macfarlane PW, 2014. Automatic detection of end QRS notching or slurring. Journal of Electrocardidogy, 2014, 47（2）: 151-154.

C-M Lü, Zhang-ZX, Li L, et al, 2012. Study on the relationship between myocardial ischemia assessed by 24 hour ambulatory electrocardiogram and ventricular premature beat originating from different positions in older adults. European Geriatric Medicine, 3（3）: 153-156.

Greco OT, Bittencourt LR, Vargas RN, et al, 2006. Sleep parameters in patients using pacemakers with sleep rate function on. PACE, 29（2）: 135-141.

Crinion D, Abdollah H, Baranchuk A, 2020. An Ominous ECG sign in critical care. Circulation, 141: 2106-2109.

Guillem S, Adrian B, Antoni BDL, et al, 2014. New electrocardiographic criteria to differentiate the type-2 brugada pattern from eleetroeardiogram of heahy athletes with r'-wave in leads V1/V2. Europace, ahead of print.

Jastrzebski M, Kukla P, Czarnecka D, 2017. Ventricular tachycardia score—A noval method for wide QRS complex tachycardia differentiation—Explained. Journal of Electrocardiology, 50: 704-709.

Jastrzebski M, Sasaki K, Kukla P, et al, 2016. The ventricular tachycardia score: a novel approach to electrocardiographic diagnosis of ventricular tachycardia. Europace, 18: 578-584.

Kaneko Y, Nakajima T, Tamura S, et al, 2019. Superior-type fast slow atrioventricular nodal reentrant tachycardia with a 2: 1 atrioventricular block. J Cardiovasc Electrophysiol, 30: 1696-1698.

Kim M, Kwon CH, Lee JH, et al, 2021. Right bundle branch block-type wide QRS complex tachycardia with a reversed R/S complex in lead V6: development and validation of electrocardiographic differentiation criteria. Heart Rhythm, 18（2）: 181-188.

Kounis NG, Koniari I, Soufras GD, et al, 2017. Kounis syndrome: a review article on epidemiology, diagnostic findings, management and complications of allergic acute coronary syndrome: mastocytosis and post-mortem diagnosis. Int J Cardiol, 242: 38.

Leibee C, Getachew B, Ehmann MR, 2019. Vancomycin-induced Kounis syndrome. Am J Emerg Med, 37（9）: 1806.

Marcos A D, Rodriguez M, Cinca J, et al, 2020. New Electrocardiographic algorithm for the diagnosis of acute myocardial infarction in patients with left bundle branch block. J Am Heart Assoc, 9（14）: e015573.

Neto FS, Pisani CF, Darneux FCC, et al, 2021. Validation of a simple electrocardiographic algorithm for detection of ventricular tachycardia. Arq Bras Cardiol, 116（3）: 454-463.

Pinos J, Luz Leiria TL, Kruse ML, et al, 2020. "Kiss of the girl from Ipanema" and syncope: a variant presentation of atrioventricular nodal reentrant tachycardia. Heart Rhythm Case Rep, 6（9）: 610-613.

Raschi E, Fertonani AL, Antonazzo IC, et al, 2019. Drug-induced Kounis syndrome: a matter of pharmacovigilance. Int J Cardiol, 274: 381.

Sakaue T, Inaba SJ, Sumimoto T, et al, 2019. Intravascular ultrasound-confirmed plaque rupture following multiple bee stings. European Heart Journal.

Stock JPP, 1970. Diagnosis and treatment of cardiac arrhythmias. 2nd ed. Oxford: Butterworths: 34.

Tada H, Kaseno K, Kubota S, et al, 2007. Swallowing-induced atrial tachyarrhythmias: prevalence, characteristics, and the results of the radiofrequency catheter ablation. Pacing Clin Electrophysiol, 30（10）: 1224-1232.

Take Y, Morita H, 2012. Fragmented QRS: what Is The Meaning. Indian Pacing Eleetrophysiol J, 12（5）: 213-225.

Tandeter H, Kobal S, Katz A, 2010. Swallowing-induced atrial tachyarrhythmia triggered by salbutamol: case report and review of the literature. Clin Cardiol, 33（6）: E116-120.

Tracy CM, Epstein AE, Darbar D, et al, 2012. 2012 ACCF/AHA/HRS focused update of the 2008 Guidelines for Device-Based Therapy of Cardiac Rhythm Abnormalities: a report of the American College of Cardiology Foundation/ American Heart Association Task Force on Practice Guidelines. Circulation, 126.

Undavia M, Sinha S, Mehta D, 2006. Radiofrequency ablation of swallowing-induced atrial tachycardia: case report and review of literature. Heart Rhythm，3（8）：971-974.

Vereckei A，Duray G，Szenasi G，et al，2008. New algorithm using only lead aVR for differential diagnosis of wide QRS complex tachycardia. Heart Rhythm，5：89-98.

Wang G，Liu R，Chang Q，2015. Wolff Parkinson White syndrome with bundle branch and fascicular block：the diagnostic clue of electrocardiogram. Inter J Cardiol，181：117-119.

Wilmshurst PT，1999. Tachyarrhythmias triggered by swallo-wing and belching. Heart，81（3）：313-315.

Wu G，Littmann L，Svenson RH，et al，1995. Computerized three-dimensional activation mapping study of spontaneous ventricular arrhythmias during acute myocardial ischemia in dogs：Evidence against macroreentrant mechanism. J Electrocardiol，28：115.

Yamauchi Y，Aonuma K，Sekiguchi Y，et al，2005. Curative therapy for swallowing-induced tachycardia by pulmonary vein antrum isolation. J Cardiovasc Electrophysiol，16（12）：1370-1374.

Yokoshiki H，Mitsuyama H，Watanabe M，et al，2011. Swallo-wing-induced multifocal atrial tachycardia originating from right pulmonary veins. J Electrocardiol，44（3）：395. e1-5.

Yoshiyasu A，Seiji T，Motoaki S，et al，2013. Brngada syndrome behind complete right bundle-branch block. Circulation，128：1048-1054.

Yu X，Zheng L，Liu J，et al，2020. Amplitude of QRS complex within initial 40 ms in V_2（V_2QRS_{i40}）：Novel electrocardiographic criterion for predicting accurate localization of outflow tract ventricular arrhythmia origin. Heart Rhythm，17（12）：2164-2171.

Zhang H，Zhang ZX，Yang L，et al，2015. Relevance of ventricular electrical dispersion to arrhythmogenesis in ischemic myocardium—a simulation study. Gen Physiol Biophys，24：365.

Zhu DW，Maloney JD，Simmons TW，et al，1995. Radiofrequency catheter ablation for management of symptomatic ventricular ectopic activity. J Am Coll Cardiol，26：843.

附　　录

附录 A　心律四级定位模式

窦性	房性	房室交接性	室性
△PaVR↓、PV$_{5,6}$↑，（P$_I$、P$_{II}$直立并非必定条件）	△有 P′（和窦 P 不同），当 P′极性和窦 P 相反时，靠 P′-R≥0.12s 定位，无 R-P′	△有 QRS 或 P⁻（逆 P），为 P⁻-R 时应＜0.12s，可 R-P⁻ 多在 0.20s 以内	△QRS$_V$ 和室上型明显不同，多数≥0.12s，也可＜0.12s（如 QRS 波群正常化、高位室间隔、分支性起源）
△有窦性时间表：正常窦性、窦缓、窦速、窦不齐、窦内游走、"窦→房→交"游走、窦房阻滞、窦性停搏、窦性反复、窦性并行、窦室传导	△有房性时间表：房性早搏、房速（阵发、加速性）、房颤、房扑、房性逸搏心律、房性反复、房性并行、房性传出阻滞	△有房室交接区时间表：交接性早搏、交接性速（阵发、加速性）、交接性逸律、交接性反复、交接性并行、交接性传出阻滞	△有室性时间表：室性早搏、室速（阵发、加速性、特发、尖端扭转）、室性逸搏心律、室性反复、室性并行、室性传出阻滞
Ps：外形视 P 电轴、导联而定（注意 P 电轴可显著左偏、右偏）	P′：以窦 P 作为参照系	与窦 P 极性相反为 P⁻（V$_1$ 必定直立单相）	和窦 P 极性相反为 P⁻（V$_1$ 必定直立单相）、R-P⁻ 决不会＜0.12s
P-R：可以正常、延长，也可＜正常值（WPW、融合波时）	P′-R：可以正常、延长，也可＜0.12s（WPW、融合波时）	（1）存在无传递关系之窦 P 时，窦 P 可在 QRS$_J$ 前、中、后，并在窦性时间表上	（1）存在无传递关系之窦 P 时，窦 P 可在 QRS$_V$ 之前、中、后，并在窦性时间表上
		（2）出现和 QRS$_J$ 有关 P⁻ 时也可在前、中、后；P⁻-R＜0.12s，P⁻ 和窦 P 时间表无关	（2）出现和 QRS$_V$ 有关之 P⁻ 时，只能在 QRS$_V$ 后，多在 0.12～0.20s，P⁻ 绝不会在 QRS$_V$ 之前，P⁻ 和窦 P 时间表无关
		此两条只有一条，或为房性融合波	此两条只有一条，或为房性融合波
QRS$_S$：为室上性，多数＜0.12s（伴 WPW、差传、BBB、室融时可≥0.12s）	QRS$_A$：为室上性，多数＜0.12s（伴 WPW、差传、BBB、室融时可≥0.12s）	QRS$_J$：呈室上性，与 QRS$_S$ 比较多数略有差异，也可完全一样，少数明显不同	QRS$_V$：与室上性明显不同，多数≥0.12s，也可＜0.12s

注：△为必备指标；BBB.束支阻滞。

心脏心律四级定位，就各级固有逸搏频率而言，心房固有逸搏频率虽有 50～60 次／分，但其发生率低于房室交接区和心室，故心房固有逸搏功能定为第四级起搏点。

该心律四级定位模式表由方炳森老师根据著名心电学专家程树棨提出的四级心电图模型细化改制而成。

附录 B 小格数、R-R 间期与心率对照表

小格数	R-R 间期 （s）	心率 （次/分）	小格数	R-R 间期 （s）	心率 （次/分）	小格数	R-R 间期 （s）	心率 （次/分）
2.5	0.10	600	16	0.64	94	30	1.20	50
	0.11	545	16.5	0.66	91	30.5	1.22	49
3	0.12	500	17	0.68	88	31.5	1.26	48
3.5	0.14	429	17.5	0.70	86	32	1.28	47
4	0.16	375	18	0.72	83	32.5	1.30	46
4.5	0.18	333	18.5	0.74	81	33	1.32	45
5	0.20	300	19	0.76	79	34	1.36	44
5.5	0.22	273	19.5	0.78	77	35	1.40	43
6	0.24	250	20	0.80	75	36	1.44	42
6.5	0.26	231	20.5	0.82	73	37	1.48	41
7	0.28	214	21	0.84	71	37.5	1.50	40
7.5	0.30	200	21.5	0.86	70	38	1.52	39
8	0.32	188	22	0.88	68	39	1.56	38
8.5	0.34	176	22.5	0.90	67	40	1.60	37
9	0.36	167	23	0.92	65	41.5	1.66	36
9.5	0.38	158	23.5	0.94	64	43	1.72	35
10	0.40	150	24	0.96	62	44	1.76	34
10.5	0.42	143	24.5	0.98	61	45.5	1.82	33
11	0.44	136	25	1.00	60	47	1.88	32
11.5	0.46	130	25.5	1.02	59	48.5	1.94	31
12	0.48	125	26	1.04	58	50	2.00	30
12.5	0.50	120	26.5	1.06	57	53.5	2.14	28
13	0.52	115	27	1.08	56	57.5	2.30	26
13.5	0.54	111	27.5	1.10	55	62.5	2.50	24
14	0.56	107	28	1.12	54	67.5	2.70	22
14.5	0.58	103	28.5	1.14	53	75	3.00	20
15	0.60	100	29	1.16	52	100	4.00	15
15.5	0.62	97	29.5	1.18	51	125	5.00	12

注：走纸速度为 25mm/s，每小格 0.04s。

附录 C　常见心电波及间期正常与变异原因

P 波	正常 P 波（窦性）	Ⅰ、Ⅱ、aVF 直立，aVR 倒置，电压不超过 0.25mV，时限 ≤ 0.11s
	逆行 P 波	Ⅱ、Ⅲ、aVF 直立，aVR 倒置
	Ⅰ导联 P 波倒置	左、右手反接，右位心，房性早搏或左房心律，部分交接性心律
	P 波高尖（肺型 P 波或先天性 P 波）	Ⅱ、Ⅲ、aVF 振幅 ≥ 0.25mV，V_1、V_2 振幅 ≥ 0.15mV，V_5 振幅 ≥ 0.2mV
		见于先心病、肺气肿、肺梗死、肺心病、颅内病变、急性右心衰竭、早期肺动脉高压、甲状腺功能亢进、低钾血症、右房内阻滞、右房肥大
	P 波双峰时限增宽（二尖瓣型 P 波）	两峰距 ≥ 0.04s，时限 ≥ 0.11s（常出现在 Ⅱ、Ⅲ、aVF 及 $V_3 \sim V_6$）见于二尖瓣疾患、高血压、心力衰竭、风心病
	P 波高尖双峰时限增宽	见于房间隔缺损、高血压伴慢性肺部疾病、双心房肥大
	P 波低平	各导联 P 波振幅均 < 0.1mV。见于正常、甲状腺功能减退、心包炎、心包积液、胸腔积液、全身水肿、心房梗死、高钾血症、过度肥胖
	V_1 导联 P 波倒置	见于心脏位置趋向垂直或 V_1 导联电极位置安放过高
	V_1 导联 P 波双向且负向增深	见于二尖瓣疾患、高血压、冠心病、心力衰竭
	P 波数目多于 QRS 波群数目	见于二度、三度房室阻滞（心肌炎、二尖瓣或其他瓣膜疾患、冠心病、先心病、洋地黄中毒、未下传的房性早搏）
	P 波数目少于 QRS 波群数目	见于房室分离（正常人、冠心病、洋地黄中毒）、阵发性室性心动过速
	P 波振幅时高时低	见于窦房结内游走节律、电交替
	P 波时正时负	窦房结和房室结之间游走性节律、不完全性左房内阻滞伴左房逆传（一种特殊的心房内传导阻滞，此时 Ⅱ、Ⅲ、aVF 导联 P 波正、负双相，时限 ≥ 0.12s）
	P 波消失	见于心房颤动及扑动、窦性停搏、窦房阻滞、窦 - 室传导、阵发性室上性心动过速、干扰性窦房分离、加速的房性逸搏心律、加速的交接性逸搏心律、室性早搏、室性心律、心房静止
	巨大 P 波	Ⅱ、Ⅲ、aVF 振幅 ≥ 0.25mV，V_1、V_2 振幅 ≥ 0.15mV，时限 ≥ 0.11s。见于先心病（室间隔缺损、动脉导管未闭）、风心病、扩张型心肌病、双心房负荷过重
	P 波时限延长	左心房肥大、右房负荷过重、不完全性房内传导阻滞、风心病、高血压、扩张型心肌病
	P 波时限缩短	高钾血症、房性节律、甲状腺功能减退
	交感型 P 波	交感神经兴奋（如运动、紧张等因素）引起心率增快，P 波出现类似"肺型 P 波"的特点，振幅明显升高
QRS 波	正常 QRS，< 4 岁儿童，时限 < 0.09s；4 ~ 16 岁，时限 < 0.11s；> 16 岁，时限 ≤ 0.11s；Q 波振幅小于同导联 R 波振幅的 1/4，≤ 0.3s，时限 ≤ 0.04s，不应有切迹，V_1、V_2 呈 rS 型，不应有 Q 波，但可呈 QS 型，V_5、V_6 呈 qR 型	
	QRS 时限 > 0.10s	见于心室肥大、束支阻滞、预激综合征、室性早搏、洋地黄、奎尼丁等药物中毒
	V_6、V_7 无 q 波	见于左束支阻滞，显著顺钟向转位（右心室肥大）
	Ⅰ、aVL 导联 q 波振幅大于 R 波振幅的 1/4	见于高侧壁或前壁心肌梗死、心肌病、右心室肥大、右位心、预激向量指向右下方的预激综合征、右位心
	V_1、V_2 出现 q 波或 QS 波	见于间壁心肌梗死、左束支阻滞、右心室肥大、肺气肿、肺心病、B 型预激综合征、左前分支阻滞、左室肥大伴劳损
	V_1、V_2 呈 rSr′ 型或 rsR′ 型	见于正常（室上嵴肥厚）、右束支阻滞、右心室肥大
	V_6、V_7 呈 qRs 型或 qRS 型	同上
	V_1、V_2 导联上行支宽钝	见于左束支阻滞
	V_1 导联 VAT > 0.03s	见于右心室肥大、右束支阻滞

	V_5 导联 VAT > 0.05s（女性 > 0.45s）	见于左心室肥大、左束支阻滞
	RV_5 > 2.5mV	见于左心室高电压、左心室肥大、体型消瘦者
	R 波丢失（R 波递增不良）	见于心肌梗死、冠心病
	V_1 导联 R/S ≤ 1	见于逆钟向转位、后壁心肌梗死、右心室肥大
	V_5、V_6 导联 q 波振幅≥同导联 R 波振幅的 1/4	见于侧壁心肌梗死、室间隔肥厚、肥厚型心肌病、C 型预激综合征、右位心、左心室肥大
	QRS 低电压	见于肺气肿、胸腔积液、心包积液、缩窄性心包炎、甲状腺功能减退、肥胖、恶病质、心肌梗死、心脏在胸腔中位置的改变、大量腹水、皮肤干燥、电解质紊乱、定准电压过低、心力衰竭、扩张型心肌病
	QRS 高电压	见于消瘦、小儿、双侧心室肥大、定准电压增高、右心室肥大、右束支阻滞、后壁心肌梗死、预激综合征、运动员心脏
	QRS 电轴左偏	左前分支阻滞、左束支阻滞、左心室肥大、下壁心肌梗死、预激综合征、横位心或孕妇
	QRS 电轴右偏	右心室肥大、垂位心、左后分支阻滞、少数右束支阻滞、高侧壁心肌梗死、预激向量指向右下方预激综合征
	QRS 时限延长	左束支阻滞、右束支阻滞、右心室肥大、心室预激、梗死周围阻滞、高钾血症、非特异性室内阻滞
	电交替	见于心肌炎、扩张型心肌病、心包积液、窦性心动过速、高钾血症、阵发性心动过速、洋地黄中毒
	Ⅱ、Ⅲ、aVF 出现异常 Q 波	见于下壁心肌梗死、左束支阻滞、预激向量指向左上方的预激综合征、二尖瓣脱垂
T 波	T 波正常	V_1～V_4 导联振幅逐渐增高或倒置者逐渐变浅，V_4、V_5 振幅最高，可达 1.2～1.5mV，V_1 导联应 < 0.4mV，时限 < 0.25s
	T 波高尖	见于心肌梗死、左心室负荷过重、高钾血症、心动过速、甲状腺功能亢进、束支阻滞、Dewinter 综合征、长 QT 综合征、脑外伤、早复极、变异性心绞痛、风心病、正常变异
	T 波低平	心肌缺血、心肌炎、心肌病、心包炎、低钾血症、营养不良、维生素缺乏
	T 波倒置	见于正常情况下，aVR 导联中 T 波倒置，心肌缺血、心肌梗死、心肌炎、心肌病、心包炎、低钾血症、药物影响（洋地黄、奎尼丁等）、脑血管意外、肺栓塞、高血压心脏病、嗜铬细胞瘤、左心室肥大伴劳损、完全性右束支阻滞
	功能性 T 波倒置	见于孤立性 T 波倒置综合征（心尖现象）、持续性幼稚型 T 波、"两点半"综合征、站立性 T 波改变、过度换气性 T 波改变、饱餐后 T 波改变
	双峰 T 波	见于先心病、药物影响（如胺碘酮等）、低钾血症
	T 波电交替	见于长 QT 综合征、心肌缺血、电解质紊乱、易诱发严重的室性心律失常、心力衰竭
U 波	正常 U 波	振幅 < 0.2mV，不超过同导联 T 波的 1/2，时限为 0.16～0.25s
	U 波增高	见于低钾血症、三度房室阻滞、脑部意外、药物影响（如洋地黄、肾上腺素、钙剂、抗精神病药物等）、心绞痛、急性后壁、下壁心肌梗死
	U 波倒置	急性心梗、心肌缺血、高血压、急性肺栓塞、先心病、心肌病、瓣膜病、充血性心力衰竭
	U 波双相	高血压、左心室肥大、心肌缺血、冠心病、不稳定型心绞痛
	U 波电交替	低钾血症、低钙血症、胺碘酮中毒、脑外伤、常为严重室性心律失常的前兆
P-R 间期	正常时限	0.12～0.20s

	P-R 间期延长	见于风湿病、心肌炎、冠心病、先心病、肾上腺皮质功能减退、药物中毒（洋地黄、奎尼丁等）、房性早搏、房室阻滞、房室结双径路、低钾血症、高钾血症、扩张型心肌病、颅内损伤
	P-R 间期缩短	低位房性心律、预激综合征、交接性逸搏、心脏神经官能症
	P-R 间期长、短交替	房室结双径路、交替性预激、文氏现象、舒张晚期室早二联律
QT 间期	正常值	男性为 0.40s±0.04s，女性为 0.42s±0.04s
	QT 间期延长（男性≥0.47s，女性≥0.48s）	左、右心室负荷过重、心动过缓、心肌炎、心包炎、心肌梗死、心肌缺血、束支阻滞、心力衰竭、低钾血症、低钙血症、药物中毒（奎尼丁等）、脑血管意外
	QT 间期缩短（＜0.33s）	短 QT 间期综合征、心动过速、高钾血症、高钙血症、洋地黄影响，也有学者认为 Q-T 间期＜0.38s 是一项预测滥用雄性激素强有力的指标
P-J 间期	正常值	≤0.27s
	P-J 间期延长	见于一度房室阻滞、束支阻滞、非特异性室内阻滞、预激综合征合并束支阻滞、预激综合征合并一度或三度房室阻滞
ST 段	正常值	以 R 波为主导联 ST 段压低应≤0.05mV，但Ⅲ、aVL 可压低≤0.1mV；抬高应≤0.1mV，V_1～V_4 导联可抬高 0.2～0.4mV，时限为 0.05～0.15s
	ST 段抬高	凹面向上者见于心动过速、心包炎、高钾血症、心室早复极；凹面向下者见于心肌梗死、肺栓塞、心室壁瘤、心绞痛、Brugada 综合征
	ST 段压低	出现在 aVR 导联见于心包炎、心肌梗死；出现在胸导联，见于束支阻滞、心肌炎、心肌梗死、药物影响（洋地黄、奎尼丁等）、低钾血症、心肌缺血、高血压病、肥厚型心肌病及 β 受体功能亢进、X 综合征、心室肥大
	ST 段电交替	心率正常时，见于心肌缺血、心肌梗死；心率增快时，多无临床价值

附录 D　正常成人心电数值参考示意图

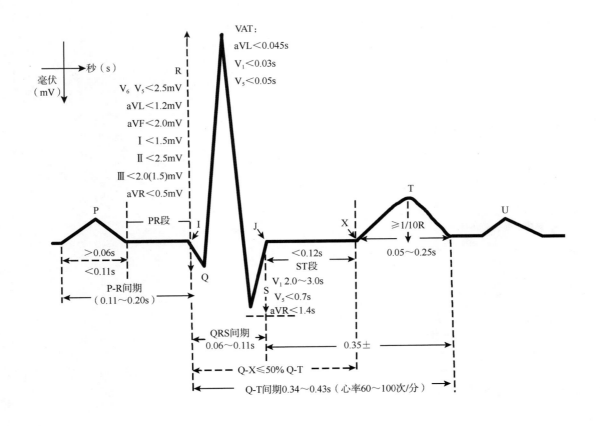

附录 E　正常儿童 V$_1$ 导联 R/S 上限值

年龄	7～30天	1～3个月	3～6个月	6～12个月	1～2岁	2～3岁	3～5岁	5～7岁	7～10岁	10～14岁
上限值	13.0	10.9	7.2	5.1	4.6	2.6	1.9	1.4	1.4	1.1

索　引

（黑斜体字为《临床实用心电图学·增补版》内容，宋体字为《临床实用心电图学》内容）